Arne Manzeschke, Wolfgang Niederlag (Hrsg.)
Ethische Perspektiven auf Biomedizinische Technologie

Health Academy

—

Herausgegeben von
Wolfgang Niederlag und Heinz U. Lemke

Band 3

Arne Manzeschke, Wolfgang Niederlag (Hrsg.)

Ethische Perspektiven auf Biomedizinische Technologie

—

DE GRUYTER

Herausgeber
Prof. Dr. theol. habil. Arne Manzeschke
Fachausschuss Medizintechnik und Gesellschaft
der Deutschen Gesellschaft für Biomedizinische
Technik im VDE
c/o Bärenschanzstr. 4
90429 Nürnberg
Tel.: +49 (0)911/27253864
E-Mail: arne.manzeschke@evhn.de

Prof. Dr. rer. nat. Wolfgang Niederlag
Fachausschuss Medizintechnik und Gesellschaft
der Deutschen Gesellschaft für Biomedizinische
Technik im VDE
Tel.: +49 (0)176/20347849
E-Mail: niederlag@health-academy.org

Das Buch enthält 4 Abbildungen und 6 Tabellen.

ISBN: 978-3-11-064460-9
e-ISBN (PDF): 978-3-11-064576-7
e-ISBN (EPUB): 978-3-11-064624-5

Library of Congress Control Number: 2020942708

Bibliografische Information der Deutschen Nationalbibliothek
Die Deutsche Nationalbibliothek verzeichnet diese Publikation in der Deutschen Nationalbiblio-
graphie; detaillierte bibliografische Daten sind im Internet über http://dnb.d-nb.de abrufbar.

© 2020 Walter de Gruyter GmbH, Berlin/Boston
Einbandabbildung: gorodenkoff / iStock / Getty Images Plus
Satz/Datenkonvertierung: L42 AG, Berlin
Druck und Bindung: CPI books GmbH, Leck

www.degruyter.com

Vorwort

Der Ruf nach Ethik ist gegenwärtig allerorten zu hören. Angesichts der großen Herausforderungen, die gerade durch die technologischen Entwicklungen im Gesundheitswesen anstehen, ist das auch nicht verwunderlich, wird Ethik doch sehr allgemein mit Orientierung verbunden. Aber welche Orientierung kann Ethik in diesem Fall geben und welche Ethik braucht es, um die notwendigen Fragen zu beraten, Antworten zu geben bzw. entsprechende Schritte zu gehen? Braucht es mehr oder eine andere Ethik im Bereich von Forschung und Entwicklung für die Medizin- und Informationstechnik? Ist es nicht ein Dilemma der Ethik, dass sie entweder zu spät kommt – sie ethische Bewertungen für technische Entwicklungen liefert, die bereits etabliert und kaum mehr zu korrigieren, geschweige denn rückholbar sind? Eine „prospektive" Ethik andererseits handelt sich leicht den Vorwurf ein, alarmistisch oder systemstabilisierend, in jedem Fall unseriös und unnötig zu sein, weil sie über Möglichkeiten spekuliert und hierbei entweder die Probleme herunterspielt oder übertreibt. Genauer wäre noch zu fragen, wer denn überhaupt nach (mehr) Ethik ruft? So steht, wer nach Ethik ruft, leicht auch im Verdacht, ein Ablenkungsmanöver zu betreiben, um die schmerzhaften politischen Fragen zu umgehen, oder – kaum besser – das jeweilige System noch effizienter zu machen. So findet sich die Ethik in der prekären Situation, als Feigenblatt für eine technisch-ökonomische Entwicklung zu dienen, die damit gleichsam approbiert wird. Umgekehrt steht eine Ethik, die penetrant nachfragt und womöglich gar die „Systemfrage" stellt, in der Gefahr, als lebensfremde „Schreibtischdisziplin" ohne Wirkung zu bleiben. Eine Ethik, die sich auf die „Niederungen" der praktischen Projekte und alltäglichen Forschungs- und Entwicklungsarbeit einlässt, wird aus diesem Prozess nicht ohne „schmutzige Hände" herauskommen. Was aber bedeutet das für die technologischen Prozesse, für die Ethik als Disziplin und für die gesellschaftliche Entwicklung?

Angesichts der eminenten Entwicklungen im biomedizinisch-technischen Bereich – wesentliche Treiber des Fortschritts sind Biomolekularisierung, Miniaturisierung, Personalisierung, Computerisierung, Vernetzung und Künstliche Intelligenz – sollen auf der Grundlage dieser Entwicklungen in diesem neuen Band der Reihe Health Academy ethische Reflexionen geliefert werden, welche die Bedeutung und die Implikationen dieser komplexen, pervasiven und ubiquitären technischen Welten für das Selbstverständnis der Menschen und ihr Handeln reflexiv einholen.

Das angesprochene Themenfeld kann in diesem Band nur exemplarisch dargestellt werden; diese neue Ausgabe von Health Academy versteht sich deshalb auch als Anstoß für eine notwendige Debatte, die auf der methodologischen wie inhaltlichen Ebene noch sehr viel intensiver zu führen sein wird. Die beiden Einführungen aus technischer und ethischer Perspektive bieten als Einstieg einen ersten Überblick über das Themenspektrum. Der zweite Teil beschäftigt sich mit ausgewählten ethischen und anthropologischen Herausforderungen angesichts der technischen Entwicklungen in Medizin und Gesundheitswesen. Der dritte Teil bietet (ethische) Perspektiven

https://doi.org/10.1515/9783110645767-201

aus den Bereichen des Rechts, der Ökonomie sowie geisteswissenschaftlicher Disziplinen mit einem unmittelbaren Bezug zur Entwicklung oder dem Einsatz von Medizin- und Informationstechnik. Der vierte Teil reflektiert ausgewählte medizin- und informationstechnische Anwendungen und die damit verbundenen ethischen Aspekte. Die hier getroffene Auswahl strebt einerseits eine gewisse Repräsentativität der Themen an, macht aber zugleich deutlich, wie nötig eine differenzierte und konkret arbeitende Ethik ist. Der fünfte Teil blickt auf die verschiedenen Formen von Institutionalisierung, die in der Ethik mit Bezug auf die Medizin- und Informationstechnik mittlerweile erreicht worden sind und fragt von hier aus nach möglichen Weiterentwicklungen. Im anschließenden Contra Punctus wird – in bewährter Weise – das Thema noch einmal von einer ganz anderen Seite beleuchtet. Er verfolgt die Entwicklung der Arzt-Patienten-Beziehung in Medizin und Literatur von der Antike bis zur Gegenwart. Das Autorenverzeichnis und eine Zusammenstellung der aktuellen Ethikkodizes bzw. Ethischen Leitlinien von Fachgesellschaften der Medizin/Technik/ Informatik beschließen den Band.

Die Herausgeber danken allen, die zum Gelingen dieses Buchprojektes beigetragen haben. Unser Dank an erster Stelle gilt den Autoren für die Mühen und die Zeit, die sie trotz schwierigem Umfeld (Corona-Krise) in das Projekt investiert haben. Ein herzlicher Dank geht auch an den de Gruyter Verlag für die erfreuliche Zusammenarbeit, insbesondere an Frau Simone Witzel, Senior Acquisitions Editor Medicine & Life Science, und Frau Jessika Kischke, Content Editor – Science, Technology & Medicine. Herzlich danken wir auch Frau Sonja Schultheis, Studentin der Gesundheitspsychologie und Medizinpädagogik, für Ihre Recherchen und Korrekturen.

Möge die vorliegende Buchpublikation für den geschätzten Leser wertvolle Anregungen und Erkenntnisse geben und den interdisziplinären Diskurs zu ethischen Aspekten der Medizin- und Informationstechnik befördern.

Nürnberg und Dresden, im Mai 2020

Arne Manzeschke
Wolfgang Niederlag

Anmerkung: In diesem Buch wird grundsätzlich das generische Maskulinum als grammatische Form verwendet, um Professionen, Akteure oder Personengruppen zu benennen. Mit der Änderung des Personenstandsgesetzes vom 20.11.2019 wäre gemäß § 22 Absatz 3 PStG neben männlich und weiblich ohnehin auch divers (w/m/d) sprachlich zu berücksichtigen. Um der besseren Lesbarkeit willen wird auf genderbezogene Markierungen verzichtet, wenn dies nicht von der Sache her ausdrücklich angezeigt ist.

Inhaltsverzeichnis

Teil I: **Einführung**

O. Dössel
1   **Perspektiven der Medizin- und Informationstechnik aus Sicht der Medizintechnik** —— **3**
1.1   Wovon sprechen wir? —— **3**
1.2   Informations- und Kommunikationstechnik und Medizintechnik —— **5**
1.3   Was ist „gute Medizintechnik"? —— **5**
1.4   Medizintechnik als Wirtschaftsfaktor —— **6**
1.5   Die großen Trends der Medizintechnik —— **7**
1.6   Literatur —— **10**

A. Manzeschke
2   **Entwicklungen und Perspektiven der Medizin- und Informationstechnik – ein Problemaufriss aus der Sicht des Ethikers** —— **11**
2.1   Einleitung —— **11**
2.2   Ein Paradigmenwechsel in der Medizin durch Informations- und Kommunikationstechnologie? —— **12**
2.3   Fragen im Vorfeld der Ethik —— **15**
2.4   Ethik und Medizintechnik im Zeitalter von Corona —— **16**
2.5   Ethik und Medizintechnik – ein Ausblick —— **18**
2.6   Anmerkungen und Literatur —— **18**

Teil II: **Ausgewählte ethische und anthropologische Herausforderungen angesichts der technischen Entwicklungen in der Medizin**

A. Lob-Hüdepohl
3   **Autonomisierung von Maschinen und die Autonomie des Menschen – Ethische Sortierungen** —— **23**
3.1   Widerständige Autonomie: Antigone als antikes Sinnbild selbstbestimmter Lebensführung —— **23**
3.2   Menschliche Autonomie: Relationale Selbstgesetzlichkeit und selbstbestimmte Lebensführung —— **24**
3.3   Technische Autonomisierung: Von programmierten Automaten zu lernenden Maschinen —— **26**

3.4   Verschränkte Autonomie: Menschliche Selbstbestimmung
             im Medium der Mensch-Maschine-Interaktion —— **28**
3.5   Kritische Autonomie: Widerpart der instrumentell zurückgestutzten
             Selbstbestimmung —— **30**
3.6   Anmerkungen und Literatur —— **31**

D. Birnbacher
**4   Therapie und Enhancement in der Biomedizin – Leiden lindern oder
             den Menschen verbessern? —— 33**
4.1   Enhancement versus Therapie: Abgrenzungen —— **33**
4.2   Die gesellschaftliche Dynamik —— **34**
4.3   Enhancement: Wider die menschliche Natur? —— **35**
4.4   Normative Kriterien —— **37**
4.5   Literatur —— **41**

T. Petri
**5   Der Mensch im zukünftigen Gesundheitswesen und
             sein Datendouble —— 42**
5.1   Ein Zukunftsszenario der Gesundheitsversorgung —— **42**
5.2   Datenrechtliche Bewertung —— **42**
5.3   Verfassungsrechtliche Erwägungen —— **44**
5.4   Datenschutzrechtliche Erwägungen nach Europäischer
             Datenschutzgrundverordnung —— **46**
5.5   Anmerkungen und Literatur —— **47**

E. Hilgendorf
**6   Menschenwürde in der Medizin – Herausforderungen durch
             neue Technologien —— 49**
6.1   Neue Handlungsspielräume und Verhaltensunsicherheit:
             zu den Aufgaben von Recht und Ethik —— **49**
6.2   Zur Bedeutung ethischer Reflexion für das Recht —— **50**
6.3   Medizinischer Fortschritt und Menschenwürde —— **51**
6.4   Zur Bedeutungsbestimmung von „Menschenwürde":
             Kant und der Zweck-Mittel-Topos —— **52**
6.5   „Aus Pflicht" oder „aus Neigung"? —— **54**
6.6   Ein Alternativvorschlag: „Menschenwürde" als Ensemble
             subjektiver Rechte —— **56**
6.7   Anmerkungen und Literatur —— **57**

Teil III: Weitere disziplinäre und interdisziplinäre Bezüge zur Ethik in der Medizin- und Informationstechnik

D.-K. Kipker
**7   Die praktische Notwendigkeit für rechtlich vermittelte Sicherheit
      in der Medizin- und Informationstechnik —— 61**
7.1   Angriffe aus dem Cyberspace als reale Gefahr für den
           Gesundheitssektor —— **61**
7.2   Der Gesundheitssektor als kritische Infrastruktur —— **62**
7.3   Die rechtliche Regulierung der gesundheitsbezogenen
           IT-Sicherheit —— **64**
7.4   Fazit und Ausblick —— **68**
7.5   Anmerkungen und Literatur —— **69**

I. L. Schregel, G. L. Lindinger, M. Lauerer, E. Nagel
**8   Stärkung der Selbstverantwortung oder Entsolidarisierung
      durch Digitalisierung? – Eine Analyse ökonomischer Anreize
      und normativer Implikationen am Beispiel der Telematiktarife —— 71**
8.1   Vorbemerkungen —— **71**
8.2   Die Individualisierung der (Kranken-)Versicherungen —— **71**
8.3   Bonusprogramme und Individuallösungen
           im Gesundheitsbereich —— **73**
8.4   Solidarität bildet die Basis —— **74**
8.5   Mehr Individuum – Mehr Gerechtigkeit? —— **76**
8.6   Literatur —— **77**

M. Marloth, K. Vogeley
**9   Die ethische Relevanz therapeutischer Interventionen in der
      Virtuellen Realität am Beispiel der Modifikation sozialer Interaktion —— 80**
9.1   Einleitung —— **80**
9.2   Virtuelle Realität als Chance und Herausforderung
           für die Medizin —— **81**
9.3   Kommunikationsschwierigkeiten bei Menschen mit Autismus
           und soziale Augmentation —— **83**
9.4   Ethische Herausforderungen virtueller Kommunikation —— **84**
9.5   Fazit —— **87**
9.6   Literatur —— **89**

K. Joisten
10   Kulturphilosophische Zugänge zur Medizin- und
       Informationstechnik —— 91
10.1   Problemstellung —— 91
10.2   Kulturphilosophische Zugänge zum Verhältnis des Menschen
           zu seinem Mitmenschen, zu seiner Zeit und zu seinem Raum —— 92
10.3   Kulturphilosophische Zugänge zur Medizin- und
           Informationstechnik —— 96
10.4   Erneut beginnen —— 98
10.5   Anmerkungen und Literatur —— 99

J. Achatz, S. Selke
11   Ethik als öffentliche Wissenschaft?! Eine postdisziplinäre Perspektive
       auf entgrenzte Forschungspraktiken im Gesundheitswesen —— 100
11.1   Auf dem Weg ins Freie: Plädoyer für ein neues
           Wissenschaftsverständnis —— 100
11.2   Digitaler Wandel und die Relevanz des „Public Turns"
           in den Gesellschafts- und Geisteswissenschaften —— 100
11.3   Postdisziplinarität im Kontext neuer Wissenschaftsnarrative —— 102
11.4   Postdisziplinarität im Kontext des digitalen Wandels
           im Gesundheitssystem —— 104
11.5   Ethik und öffentliche Wissenschaft —— 105
11.6   Anmerkungen und Literatur —— 107

K. Angelescu, St. Sauerland
12   Nutzenbewertung in der Medizin- und Informationstechnik —— 110
12.1   Vorbemerkungen —— 110
12.2   Was bedeutet „Nutzen"? —— 110
12.3   Marktzugang auf Ebene der Europäischen Union —— 111
12.4   Bewertung auf nationaler Ebene —— 112
12.5   Neuer Zugangsweg für digitale Gesundheitsanwendungen
           durch DVG-Neuregelung —— 113
12.6   Ausblick und zukünftige Handlungsfelder —— 115
12.7   Literatur —— 116

Teil IV: Medizin- und informationstechnische Anwendungen und ihre spezifischen ethischen Aspekte (Auswahl)

K. Wiegerling

13 Ethische Fragen zu Big Data und Datafizierung in der Medizin —— 121

13.1   Zum Begriff Big Data und Datafizierung —— 121

13.2   Grenzen der Datafizierung —— 123

13.3   Exemplarische Anwendungen von Big Data —— 125

13.4   Grundlagen einer ethischen Bewertung —— 126

13.5   Zur ethischen Bewertung von Big Data-Anwendungen —— 128

13.6   Literatur —— 132

M. Henne

14 Der Mensch ist mehr als die Summe seiner Daten – Ethische Reflexion technischer Unterstützung in der Pflege —— 133

14.1   Technologische Trends und gesellschaftliche Treiber —— 133

14.2   Ethische Dimensionen technischer Unterstützung in der Pflege —— 135

14.3   Strukturierte Bearbeitung ethischer Fragen —— 138

14.4   Übergeordnete Reflexion auf gesellschaftlicher Ebene —— 141

14.5   Literatur —— 142

U.-V. Albrecht, U. von Jan

15 Gesundheits-Apps – mobil, komfortabel, frei und ethisch doch verbindlich —— 143

15.1   Einleitung —— 143

15.2   Digitalisierung, mobil —— 144

15.3   Ethisches Rahmenkonzept —— 147

15.4   mHealth-Ethik —— 155

15.5   Literatur —— 157

O. Rienhoff

16 Präzisionsmedizin: Organisation, Recht und Ethik der Gesundheitssysteme im Umbruch – ein Zwischenruf —— 159

16.1   Die Heilsbotschaft „Präzisionsmedizin" —— 159

16.2   Beispiele für die explosive Zunahme an Typen und Differenziertheiten klinischer Daten —— 160

16.3   Wirkungen und Entwicklungsbedarf im bestehenden deutschen Gesundheitssystem —— 161

16.4   Komponenten möglicher Lösungen —— 166

16.5   Bilanz: Umbruch vieler gewachsener Strukturen und Prozesse zu erwarten —— 169

16.6   Konzipierung eines neuen Gesundheitswesens – Überwindung der
          rechtlichen Konstrukte der 1950er und Fortentwicklung der ethischen
          der 1970er Jahre —— **170**
16.7   Literatur —— **171**

A. Manzeschke
**17   Technisierung und Technische Assistenz in Medizin und Pflege –
          ethische und anthropologische Perspektiven —— 172**
17.1   Einleitung —— **172**
17.2   Assistenz als menschliches Bedürfnis und als
          technisches Problem —— **172**
17.3   Technische Assistenzsysteme —— **173**
17.4   Ethische und anthropologische Perspektiven auf
          technische Assistenzsysteme —— **177**
17.5   Anmerkungen und Literatur —— **180**

R. Haux
**18   Über das Zusammenwirken von Menschen und
          „intelligenten" Maschinen in der Gesundheitsversorgung –
          Was kann und was soll Informatik leisten? —— 182**
18.1   KI ist wieder in aller Munde – einleitende Bemerkungen —— **182**
18.2   Digitalisierung und intelligente Maschinen —— **183**
18.3   Gesundheitsversorgung —— **184**
18.4   Über intelligente Maschinen in der Gesundheitsversorgung ... —— **187**
18.5   ... und was Informatik leisten kann und soll —— **191**
18.6   Abschließende Bemerkungen —— **192**
18.7   Anmerkungen und Literatur —— **194**

**Teil V: Institutionalisierung von Ethik in Forschung, Entwicklung
          und Versorgung**

K. Gerlinger, A. Grunwald, Ch. Kehl
**19   Das Büro für Technikfolgen-Abschätzung beim Deutschen Bundestag
          und seine Bedeutung für die Bewertung von Informations- und
          Medizintechnologien —— 201**
19.1   Technikfolgenabschätzung beim Deutschen Bundestag —— **201**
19.2   Informationstechnische Entwicklungen im Gesundheitssystem —— **204**
19.3   Mensch/Technik-Entgrenzungen —— **207**
19.4   Fazit —— **210**
19.5   Literatur —— **211**

Ch. Lenk

20   Ethikkommissionen an Universitäten und Landesärztekammern und ihre Bedeutung für die medizintechnische Forschung —— 213

20.1   Einführung: Entstehung und Institutionalisierung der Forschungsethik und normative Quellen —— 213

20.2   Anwendungsbereiche, Produkte und Verfahren —— 214

20.3   Ethische Fragestellungen —— 219

20.4   Schlussfolgerungen —— 222

20.5   Literatur —— 222

J. Stubbe, Ch. Weiß

21   Integrierte Forschung: Pflegetechnologien als Ausgangspunkt einer neuen Governance von Forschung und Innovation —— 224

21.1   Hintergrund: Das Human Genome Project (1990–2003) —— 224

21.2   Technik für den demografischen Wandel: Gut gemeint ist nicht immer gut gemacht —— 225

21.3   Pflege wird zum Innovationsthema und zum ELSI-Treiber —— 225

21.4   Integrierte Forschung im internationalen Vergleich —— 229

21.5   Die Entwicklung geht weiter —— 230

21.6   Literatur —— 232

A. Goldschmidt, T. M. Deserno, A. Winter, B. J. Gerecke

22   Elemente eines Ethikkodex für Medizin- und Informationstechnische Fachgesellschaften —— 233

22.1   Einleitung —— 233

22.2   Elemente —— 236

22.3   Fallbeispiele —— 239

22.4   Diskussion —— 241

22.5   Literatur —— 245

S. Siewert, P. Dabrock

23   Pluralität achten – Nachdenklichkeit erzeugen – Orientierung anbieten: Der Deutsche Ethikrat als Spiegel und Katalysator gesellschaftlicher Debatten —— 246

23.1   Einleitung —— 246

23.2   Rolle und Aufgaben des Deutschen Ethikrates —— 247

23.3   Fazit —— 257

23.4   Ein nicht nur persönlich gemeintes Postskriptum (von Peter Dabrock) —— 258

23.5   Anmerkungen und Literatur —— 259

Teil VI: **Contra Punctus**

D. von Engelhardt
24 **Arzt-Patienten-Beziehung in Medizin und Literatur – Kontext, Dimensionen, Perspektiven —— 265**
24.1 Kontext —— 265
24.2 Dimensionen —— 267
24.3 Perspektiven —— 273
24.4 Literatur —— 274

Teil VII: **Anhang**

25 **Autorenverzeichnis —— 277**
26 **Stichwortverzeichnis —— 296**
27 **Ethikkodizes und Ethische Leitlinien von Fachgesellschaften aus Medizin/Technik/Informatik (Auswahl) —— 302**
28 **Zur Schriftenreihe Health Academy —— 324**

Teil I: **Einführung**

O. Dössel

1 Perspektiven der Medizin- und Informationstechnik aus Sicht der Medizintechnik

1.1 Wovon sprechen wir?

Die technischen Einrichtungen, die in diesem Buch betrachtet werden, sollen zunächst etwas präzisiert und von anderen technischen Systemen abgegrenzt werden. Im Folgenden soll von Medizinprodukten, von Softwarepaketen für die Medizin, von Produkten für die Pflege und die Rehabilitation sowie von softwarebasierten Gesundheitsbegleitern und Gesundheitsberatern die Rede sein. Dabei stehen solche Einrichtungen im Vordergrund, bei denen die Informations- und Kommunikationstechnik (IuK) eine entscheidende Rolle spielt.

Medizinprodukte werden in der Medical Device Regulation (MDR) definiert [1]

„Medizinprodukt" bezeichnet ein Instrument, einen Apparat, ein Gerät, eine Software, ein Implantat, ein Reagenz, ein Material oder einen anderen Gegenstand, das dem Hersteller zufolge für Menschen bestimmt ist und allein oder in Kombination einen oder mehrere der folgenden spezifischen medizinischen Zwecke erfüllen soll:

- Diagnose, Verhütung, Überwachung, Vorhersage, Prognose, Behandlung oder Linderung von Krankheiten,
- Diagnose, Überwachung, Behandlung, Linderung von oder Kompensierung von Verletzungen oder Behinderungen,
- Untersuchung, Ersatz oder Veränderung der Anatomie oder eines physiologischen oder pathologischen Vorgangs oder Zustands,
- Gewinnung von Informationen durch die In-vitro-Untersuchung von aus dem menschlichen Körper – auch aus Organ-, Blut- und Gewebespenden – stammenden Proben

und dessen bestimmungsgemäße Hauptwirkung im oder am menschlichen Körper weder durch pharmakologische oder immunologische Mittel noch metabolisch erreicht wird, dessen Wirkungsweise aber durch solche Mittel unterstützt werden kann.

Die folgenden Produkte gelten ebenfalls als Medizinprodukte:

- Produkte zur Empfängnisverhütung oder -förderung,
- Produkte, die speziell für die Reinigung, Desinfektion oder Sterilisation der oben genannten Produkte sind.

Stark verkürzt kann man sagen: Medizinprodukte sind Teile, Geräte oder Systeme, die einem medizinischen, zum Beispiel diagnostischen oder therapeutischen Zweck dienen, und deren Wirkungsweise in Abgrenzung zu Arzneimitteln aber nicht primär pharmakologisch oder immunologisch ist. Auch Produkte für die Gesunderhaltung (Prävention), die medizinische Pflege und die Rehabilitation gehören dazu. Beispiele für „klassische" Medizinprodukte sind:

https://doi.org/10.1515/9783110645767-001

- Medizinische Messgeräte z. B. für Temperatur, Blutdruck, EKG, EEG, Blutzucker, ...
- Bildgebende Systeme z. B. Röntgen, Computertomographie, Ultraschall-Bildgebung oder Magnetresonanztomographie, ...
- Therapiesysteme, z. B. Dialysesysteme, Strahlentherapiesysteme, Beatmung, Infusion ...
- Geräte und Systeme für die Chirurgie, z. B. Skalpell, Systeme für die minimalinvasive Chirurgie, ...
- Systeme für die in-vitro Diagnostik, z. B. Systeme zur Bestimmung der Blutwerte, Lab-on-Chip, ...
- Aktive und passive Implantate, z. B. Herzschrittmacher, künstliche Hüftgelenke, Gefäßstützen (Stents) ...
- Zell- und Gewebepräparate, z. B. mit „tissue engineering" hergestellte Hautstücke oder Herzklappen,
- Prothesen, z. B. Arm- oder Beinprothesen.

Medizinprodukte sind offensichtlich auch Softwarepakete, die den Arzt und die Ärztin unterstützen und beraten („Software in a Medical Device" oder „Software as a Medical Device"). Beispiele für „Software as a Medical Device" sind:
- Speichern und Wiederfinden von medizinischen Daten, z. B. Bildern oder EKGs oder Blutwerten, elektronische Patientenakte,
- Auswerten und Visualisieren von medizinischen Daten, z. B. von medizinischen Bildern,
- Erkennen von auffälligen Bereichen in medizinischen Daten, z. B. in Bildern oder EKGs,
- Telemedizinische Dienstleistungen,
- Triage in der Notaufnahme: welcher Patient benötigt sofort Hilfe, welcher Patient kann warten?
- Computerunterstützte Diagnose, z. B. Erkennung maligner Melanome,
- Computerunterstützte Therapieplanung, z. B. Strahlentherapieplanung, Planung chirurgischer Eingriffe.

Zu den besonderen Aspekten die auftreten, wenn so eine „Software as a Medical Device" Komponenten von Künstlicher Intelligenz (KI) (z. B. von Machine Learning) enthält, gibt es eine aktuelle Diskussion, in der ethische, regulatorische und rechtliche Fragen angesprochen werden [2].

Neben den geprüften Medizinprodukten gibt es zunehmend frei verkäufliche Produkte (Consumer-Produkte), die dem Käufer im weiteren Sinne ein „gesünderes Leben" versprechen. Hierzu gehören kleine, preiswerte und angenehme Systeme, die Menschen an ihrem Körper tragen, um etwas über ihre „Aktivität", die Zahl der gelaufenen Schritte oder über ihre Herzrate zu erfahren (Wearables). Dazu gehören auch über das Internet angebotene Dienstleistungen, die den Menschen beraten oder unterstützen (Training von Körper und Geist). Insbesondere gehören dazu auch Apps, die oft zusammen mit Wearables angeboten werden, also z. B. eine Armbanduhr mit einer App, die Herzrhythmusstörungen wie Vorhofflimmern erkennt.

Beispiele für Consumer-Produkte für die Gesundheit sind:

- Blutdruckmessgeräte, Körperwaagen ...
- am Körper getragene, kleine Systeme, welche die Aktivität, Zahl der gelaufenen Schritte, die Herzrate, etc. messen und anzeigen (Wearables),
- Dienstleistungen im Internet, z. B. ein Trainingsprogramm,
- Apps, die zu einer gesünderen Lebensweise animieren,
- Apps, die Gefahren für die Gesundheit anzeigen, z. B. Erkennung von Vorhofflimmern oder Erkennung maligner Melanome.

1.2 Informations- und Kommunikationstechnik und Medizintechnik

Auch wenn der Motor für die Innovationen der Informations- und Kommunikationstechnik (IuK) der letzten Jahre nicht die Medizintechnik war, so ergeben sich durch den Einsatz von IuK enorme Chancen und Optionen. Die sogenannte „Digitalisierung" hat die Gesundheitsversorgung in den letzten Jahren bereits ganz wesentlich verändert und wird in naher Zukunft zu weiteren weitreichenden Veränderungen führen. In diesem Zusammenhang besonders oft genannte Schlagworte sind: das elektronische Rezept, die digitale Gesundheitsakte, aber auch Big Data in der Medizin und künstliche Intelligenz in der Medizin (inkl. Machine Learning in der Medizin).

1.3 Was ist „gute Medizintechnik"?

Medizintechnik will den Arzt unterstützen, so dass er oder sie die Patienten besser behandeln kann („Patient outcome"). Neben dem klassischen „Heilen" geht es auch darum, unabwendbare Folgen für den Patienten erträglicher zu machen (Rehabilitation). Auch die Gesunderhaltung des Menschen, also das Verhindern von Krankheiten, noch bevor unangenehme Symptome sichtbar werden (Prävention), ist ein wichtiges Ziel der Medizintechnik. Nebenziele sind, die Behandlung schneller, schonender, preiswerter oder für jeden verfügbar zu machen. Es ist ausdrücklich nicht das Ziel der Medizintechnik, den Arzt zu ersetzen. Dies sollte schon bei der Konzipierung eines neuen Produktes berücksichtigt werden und darauf sollte immer – bis hin zur Bedienungsanleitung – ausdrücklich hingewiesen werden.

Der Eindruck, dass der Entwickler eines neuen Systems der Medizintechnik im Patienten nur eine Maschine sieht, die es zu reparieren gilt, ist weder ganz falsch noch ganz richtig. Medizintechnik hat in der Medizin eine andere Aufgabe als der Arzt: Medizintechnik soll Zahlen, Bilder, etc., also Fakten so genau wie nötig messen, auswerten und visualisieren, damit der Arzt sein Ziel besser erreicht. Zuwendung und Empathie sind nicht die primären Aufgaben der Medizintechnik; diese Aufgabe müssen andere (in der Regel Menschen) in der Gesundheitsversorgung wahrnehmen. Heilen und Pflegen ist heute Teamarbeit. Jeder Beteiligte sollte dabei die Rolle übernehmen, die er oder sie am besten beherrscht. Medizintechnik hat eine andere Aufgabe als der Arzt und die Ärztin oder der Pfleger und die Pflegerin, es ist – wie der Name schon sagt – eine eher technische Aufgabe. Das schließt ja nicht aus, dass Medizintechnik durchaus das Ziel verfolgen muss, die Würde der Patienten zu respektieren und für die Patienten niemals erschreckend oder abstoßend, sondern eher angenehm zu sein. Auch müssen Ingenieure, Informatiker oder Physiker, die an einem neuen System der Medizintechnik arbeiten, die Folgen z. B. für das Arzt-Patient-Verhältnis oder auch die Folgen für das Zusammenleben der Menschen bedenken – im Team mit anderen, die von diesem Thema in der Regel mehr verstehen.

1.4 Medizintechnik als Wirtschaftsfaktor

Gute Forschungsergebnisse der Medizin/Medizintechnik werden für den Patienten nur dann spürbar, wenn die dazu notwendigen Produkte von einem Unternehmen hergestellt und verkauft werden. Das wiederum setzt voraus, dass es gelingt, mit diesem Produkt auch einen wirtschaftlichen Erfolg zu erreichen, d. h. also Gewinne zu erzielen. Dies ist in allen marktwirtschaftlich organisierten Ländern eine Voraussetzung dafür, dass Medizintechnik beim Patienten ankommt.

Medizinprodukte in der oben angegebenen Definition müssen eine umfangreiche Prüfprozedur durchlaufen und eine Überwachung der ausgelieferten Produkte garantieren, bevor sie in der Europäischen Union (Prüfung durch Benannte Stellen) oder in den USA (Prüfung durch die Food and Drug Administration – FDA) zum Verkauf angeboten werden dürfen (andere Länder haben ebenfalls Prüfeinrichtungen für Medizinprodukte). Dazu zählen natürlich auch Medizinprodukte mit starken IuK-Komponenten, also z. B. „Software as a Medical Device". Ein Medizinprodukt ist in der Regel nur dann ein Markterfolg, wenn es im oben definierten Sinn ein „gutes Medizinprodukt" ist, also wirklich dem Arzt und den Patienten hilft.

Bei den oben genannten Consumer-Produkten gibt es eine Grauzone. Einige sind als Medizinprodukt zugelassen (z. B. viele, aber nicht alle Blutdruckmessgeräte), andere sind durch keine Prüfprozedur gelaufen (viele Apps). Hier ist es nicht ausgeschlossen, dass diese Produkte dem Kunden einen Vorteil für die Gesundheit versprechen, der nicht durch eine methodisch saubere und aussagekräftige Studie belegt ist.

1.5 Die großen Trends der Medizintechnik

Ein Blick in die Zukunft ist immer mit großen Unsicherheiten behaftet. Trotzdem sollen hier einige Trends genannt werden, die voraussichtlich die nächsten Jahre stark prägen werden. Sie sind eine Weiterentwicklung der Trends, die schon in der BMBF-Studie zur Situation der Medizintechnik in Deutschland im internationalen Vergleich erarbeitet wurden [3].

In vielen Bereichen werden Medizinprodukte immer kleiner (Miniaturisierung): Lab-on-Chip Systeme ermitteln wichtige Daten der in-vitro Diagnostik preiswert und direkt am Patientenbett. Herzschrittmacher sind heute so klein, dass sie direkt in einer Herzkammer verankert werden können. Diabetes-mellitus-Patienten können kontinuierlich ihren Blutzuckerspiegel messen und auf dem Mobiltelefon mit einer App kontrollieren. Neben dem schon heute eingesetzten implantierten EKG-Rekorder werden noch andere Messgrößen durch kleine Implantate kontinuierlich überwacht, um den Patienten frühzeitig vor einem Schaden zu bewahren. In einigen Bereichen wird die Nanotechnik die Mikrotechnologie ablösen. Der Trend der Miniaturisierung von Medizinprodukten ist wegen der anhaltenden Fortschritte der Mikroelektronik auch weiter sehr wichtig.

Wo immer möglich werden in Zukunft degenerierte Körperteile wie Gelenkknorpel oder Herzklappen nicht durch anorganische Materialien ersetzt, sondern durch Gewebestrukturen aus körpereigenen Zellen (tissue engineering). Passive Implantate werden immer stärker biokompatibel, biofunktionell und personalisiert und – wo sinnvoll – mit Hilfe von 3D-Druckern hergestellt.

Chirurgie und interventionelle Methoden werden immer minimal-invasiver und präziser. Sie werden von 3D-Bildern mit Überlagerung funktioneller Informationen geführt. 3D- oder sogar 4D-Informationen (3D plus Zeit) werden auch mit Methoden der virtuellen Realität während des Eingriffs in Realzeit visualisiert. „Augmented reality" ermöglicht den gleichzeitigen Blick auf den Operations-Situs und andere wichtige Informationen. Wo es sinnvoll erscheint, werden Telemanipulatoren und Roboter den Arzt unterstützen.

Ob zu den heute etablierten bildgebenden Verfahren ganz neue hinzukommen ist ungewiss. Mehrere Optionen werden in der Forschung untersucht: Phasenkonstraströntgen, Abbildung bioelektrischer Ströme, neue optische Methoden bei denen mit „Superresolution" Zellen und Zellstrukturen dargestellt werden. Insgesamt gibt es Trends hin zu quantitativer Bildgebung, funktioneller Bildgebung und biomolekularer Bildgebung. Besonders bei der medizinischen Bildgebung werden Computer den Arzt beim Erkennen und Klassifizieren von suspekten Gebieten in Zukunft immer mehr unterstützen.

Medizinprodukte werden immer „smarter" und „intelligenter" (das Wort „intelligenter" wurde bewusst in Anführungszeichen gesetzt, da bisher eine genaue Definition fehlt). Gemeint ist, dass viele Medizinprodukte schon heute einen Computer enthalten, mit dem umfangreiche Algorithmen Informationen ermitteln, die für die

Diagnose oder Therapie wichtig sind. Das betrifft natürlich große Systeme wie z. B. Dialyse-Systeme, aber auch und insbesondere aktive Implantate wie Herzschrittmacher und Neuro-Implantate (Muskelstimulation, Cochlea-Implantate, etc.). Medizinprodukte werden immer mehr und immer öfter mit anderen Systemen kabellos kommunizieren.

Das Internet wird eine noch größere Rolle spielen, als es heute ohnehin schon der Fall ist. Telemedizin wird sich trotz gewisser Anlaufschwierigkeiten bei vielen Aufgaben im Gesundheitswesen durchsetzen. Ärzte werden immer besser und häufiger mit ihren Patienten und mit anderen Ärzten Informationen austauschen. Patienten werden sich im Internet über Therapieoptionen und den „besten Arzt für ihr Problem" informieren. Das elektronische Rezept und die elektronische Patientenakte werden sich flächendeckend ausbreiten: Die Vorteile für den Patienten werden so groß, dass Restrisiken beim Datenschutz in Kauf genommen werden. Internetbasierte Rehabilitationsprogramme werden Patienten z. B. nach einem Schlaganfall oder nach einer Hüftoperation begleiten.

Apps werden sich zusammen mit Wearables sehr stark ausbreiten. Das smarte Mobiltelefon wird zum Gesundheitsbegleiter
– für Gesunde, die gesund bleiben wollen,
– für Patienten, die eine kontinuierliche Überwachung benötigen,
– für Patienten in der Rehabilitation, die schneller wieder auf die Beine kommen wollen,
– für Menschen mit Behinderungen, die auf diese Art selbständiger leben und einer erfüllenden Arbeit nachgehen können und
– für betagte Menschen, die so ihren Lebensalltag besser und selbständiger meistern können.

Ein auffälliges Merkmal der Medizin von morgen ist die zunehmende Personalisierung und Individualisierung [4]. Medizin war schon immer stark personalisiert. Aber die große Anzahl von Messdaten vom Patienten und das steigende Wissen führen dazu, dass gerade ein Paradigmenwechsel stattfindet. Wenn heute noch viele Patienten anhand von wenigen Symptomen in Gruppen mit einer großen Häufigkeit einsortiert werden, um daraus die Therapie abzuleiten, die am häufigsten zum Erfolg geführt hat, wird es in Zukunft gelingen, mit Hilfe einer genaueren Auswertung der Daten den Patienten oder die Patientin in immer kleinere Gruppen einzuteilen und viel gezielter Erkrankungen zu behandeln. Während zunächst die bessere Stratifizierung der Patienten im Vordergrund steht, wird es am Ende der Kette in einigen Bereichen möglich, das spezifische Gesundheitsproblem des einzelnen Patienten auch unter Berücksichtigung des individuellen genetischen Profils zu behandeln.

Modellierung und Simulation in der Medizin hat das Ziel, aufbauend auf grundlegenden Erkenntnissen aus Physiologie und Pathophysiologie und unter Berücksichtigung aller zur Verfügung stehenden Messdaten ein mathematisches Modell des Patienten zu erstellen („digital twin"). Mit diesem Modell ist es möglich, eine sehr spezifische Diagnose zu erstellen, die Ursachen der Erkrankung besser aufzudecken („Ätiologie") und die Folge von Therapiemaßnahmen quantitativ vorherzusagen. Dem Autor erscheint es nicht sinnvoll, ein mathematisches Modell des gesamten Körpers des Patienten zu erstellen, wie es vielleicht das Wort „digital twin" suggeriert. Es geht um die Modellierung von weitgehend abgeschlossenen Teilsystemen, wie z. B. einzelnen Organen und auch dort oft nur um die Abbildung einer bestimmten Erkrankung wie z. B. Diabetes mellitus oder eine Herzrhythmusstörung. Diese Computermodelle des Patienten haben das Potenzial, die Diagnose und die Therapieplanung in der Medizin zu präzisieren („first time right"), da sie eine quantitative Integration von allen Messdaten, Bildern und genetischen Profilen ermöglichen. Dies kann der Arzt ohne das Computermodell nur schwer leisten. Es ist anzunehmen, dass Computermodelle ein wichtiger Baustein auf dem Weg zur personalisierten Medizin werden.

Unter dem Schlagwort „Big Data" werden Möglichkeiten untersucht und vorgeschlagen, mit denen aus sehr großen und heterogenen Datenbanken Wissen extrahiert werden kann. So können computerunterstützt Muster und Abhängigkeiten aufgedeckt werden. Es ist offensichtlich, dass diese neuen Methoden der Informatik auch in der medizinischen und medizintechnischen Forschung Anwendung finden. Insbesondere die Einbeziehung des genetischen Profils des Patienten in die Diagnose und Therapieauswahl wird es erfordern, dass zuvor die Zusammenhänge anhand von sehr großen Datensätzen erkannt werden. Hier sei kurz auf die Problematik hingewiesen, dass die Europäische Datenschutzverordnung das Zusammenführen von Patientendaten zu großen Datenbanken erschwert. Es müssen dringend Wege gefunden werden, wie – unter Einhaltung der Verordnungen zum Datenschutz – „Big Data" in der Medizin generiert werden kann.

Schon heute werden in Studien Computerprogramme eingesetzt, die das gesamte publizierte Wissen zu einer Erkrankung extrahiert und so aufbereitet haben, dass sie das für einen individuellen Patienten entscheidende Wissen automatisch extrahieren und dem Arzt präsentieren können.

Künstliche Intelligenz („Artificial Intelligence") erlebt gerade einen großen Innovationsschub, weil die zur Verfügung stehenden Datenmengen und die notwendige Rechenleistung verfügbar ist. Auch in der Medizin und in der Medizintechnik werden viele große Chancen für die Zukunft erwartet [2]:

- In der diagnostischen Bildgebung werden mit KI auffällige Bereiche markiert und Registrierungs- und Segmentierungsaufgaben gelöst.
- In der Onkologie ermitteln KI-Softwarepakete die bestmögliche pharmakologische Behandlung von Krebserkrankungen und den besten Bestrahlungsplan.
- In der Kardiologie werden Langzeit-Elektrokardiogramme (EKG) nach Episoden mit Arrhythmien durchsucht.
- In der Anästhesie werden kritische Kreislaufzustände vorhergesagt.
- In der Intensivmedizin werden lebensbedrohliche Zustände frühzeitig erkannt.
- In der Ophthalmologie gelingt es, Bilder der Netzhaut besser zu befunden.

- In der Endokrinologie können sich Patientinnen und Patienten mit Diabetes mellitus bei der Insulingabe beraten lassen.
- In der Dermatologie werden maligne Melanome erkannt.
- In der Neurologie werden epileptische Anfälle vorhergesagt.
- In der Pathologie werden histologische Schnitte von Gewebe klassifiziert.

Einige dieser medizintechnischen Systeme mit „Machine Learning" haben bereits eine Zulassung als Medizinprodukt und werden zunehmend in der Medizin eingesetzt. Andere sind von keiner glaubwürdigen Einrichtung überprüft worden, können aber aus dem Internet heruntergeladen und am Menschen eingesetzt werden. Man erkennt: Gerade in der Medizin und Medizintechnik müssen beim Einsatz von Softwarepaketen mit künstlicher Intelligenz viele offene Fragen aus den Bereichen Ethik, Datenschutz und Recht beantwortet werden.

Fazit: Wir beobachten in vielen Bereichen der Medizintechnik spannende Entwicklungen. Viele Innovationen werden angetrieben durch neue Möglichkeiten in der Informations- und Kommunikationstechnik. Oft sind Paradigmenwechsel zu erwarten. Und immer wieder stellt sich die Frage: Was wollen wir wirklich und wie können wir unerwünschte Folgen abwenden?

1.6 Literatur

[1] Medical Device Regulation MDR. Verordnung (EU) 2017/745 des Europäischen Parlaments und des Rates vom 5. April 2017 über Medizinprodukte. https://eur-lex.europa.eu/legal-content/DE/TXT/?uri=CELEX%3A32017R0745 [04.02.2020].

[2] acatech (Hrsg.). Machine Learning in der Medizintechnik (acatech POSITION), München, 2020.

[3] BMBF Studie zur Situation der Medizintechnik in Deutschland im internationalen Vergleich. Bonn/Berlin, 2005. https://www.vde.com/resource/blob/973852/5ca80eb7a8c5a87a2b9e5ed469469c3b/zur-situation-der-medizintechnik-in-deutschland-2005-data.pdf [04.02.2020].

[4] acatech (Hrsg.). Individualisierte Medizin durch Medizintechnik (acatech POSITION), München, Herbert Utz Verlag, 2017. https://www.acatech.de/wp-content/uploads/2018/03/acatech_POSITION_Indiv-Medizintechnik_WEB.pdf [04.02.2020].

A. Manzeschke

2 Entwicklungen und Perspektiven der Medizin- und Informationstechnik – ein Problemaufriss aus der Sicht des Ethikers

2.1 Einleitung

Im Sommer des Jahres 1982 veröffentlichte der amerikanische Philosoph Stephen Toulmin einen immer noch lesenswerten Artikel mit dem Titel „How Medicine saved the life of ethics" [1]. Er konstatiert zunächst für das ausgehende 19. und die erste Hälfte des 20. Jahrhunderts einen Relevanzverlust der Ethik. Diese habe sich einerseits in sehr theoretischen Debatten verloren, die entweder auf universalen Regeln oder religiösen Autoritäten basierte. Auf der anderen Seite habe sie ein moralischer Relativismus gelähmt, für den die psychologischen oder kulturellen Differenzen auf eine unentscheidbare Diversität moralischer Überzeugungen und Gefühle verwiesen. Zu dieser Zeit sei es die Medizin gewesen, welche der Ethik als angewandter, fallbezogener Ethik, neues Leben eingehaucht und ihr einen erstaunlichen Aufschwung beschert habe. Über Toulmin hinausgehend wird man sagen müssen, dass dies für praktisch alle Länder und auch für andere „Anwendungsbereiche" (z. B. Wirtschafts-, Technik-, Umweltethik) gilt. Man kann wohl noch etwas zuspitzen, dass es vor allem die Medizintechnik war, die mit ihren neuen Möglichkeiten Fragen aufwarf, die nach einer moralischen Antwort verlangten: Darf man einem hirntot diagnostizierten Menschen Organe entnehmen und auf andere Menschen verpflanzen. Dem vorausgehend lag die Frage, wann man bei einem solchen Menschen die Beatmungsmaschine abstellen dürfe [2]. In der Folge dieser technischen Innovationen gerieten die sogenannten bioethischen Fragen in den Blick, und es etablierte sich eine Ethik, die nah an den konkreten Fällen diskutierte und stärker die moralischen Intuitionen der Beteiligten berücksichtigte als allgemeine Prinzipien [3]. Nicht zuletzt war diese „angewandte Ethik" stärker durch multiprofessionelle, konsensorientierte Verständigungsprozesse als das Expertenwissen einer akademischen Disziplin bestimmt.

Blickt man auf die Gegenwart, so lässt sich diese Diagnose fortschreiben. Die Medizin- und Informationstechnik geben der Ethik einen starken Bedeutungsschub, denn die Technologie der Neurowissenschaften, der genetischen Sequenzierung und Editierung, die Anwendung von Robotik und Künstlicher Intelligenz (KI) in Medizin und Pflege oder das permanente Gesundheitsmonitoring – um nur wenige Beispiele zu nennen – werfen Fragen auf, die neben einer rechtlichen Regulierung vor allem ethisch und anthropologisch herausfordern (vgl. exemplarisch [4,5]). Diese Einleitung will einen kurzen Überblick über einige Fragen und die Ebenen ihrer Bearbeitung geben.

https://doi.org/10.1515/9783110645767-002

2.2 Ein Paradigmenwechsel in der Medizin durch Informations- und Kommunikationstechnologie?

2.2.1 Vorbemerkungen

Der Gegenstandsbereich Medizintechnik lässt sich auf den ersten Blick relativ klar abgrenzen; es sind die Produkte, die in der *Medical Device Regulation* definiert werden [6]. Aber die klaren Grenzen verschwimmen dort, wo die technischen Geräte mit einer Software ausgestattet und mit anderen Geräten vernetzt werden und so noch weitere Prozesse initiiert werden können. Eine informations- und kommunikationstechnologisch basierte Medizintechnik verfügt über einen anderen „Charakter" als triviale [7] Maschinen durch ihre Vernetzung mit anderen digitalen Endgeräten und ihre in der KI begründete ‚Eigenmächtigkeit'. Auch ist ihr Einsatzspektrum und damit ihre Zwecksetzung ungleich variabler. Die Zwecksetzung einer digitalen Medizintechnik lässt sich relativ unaufwändig variieren und erweitern. Was programmiertechnisch nur ein paar Zeilen Code ausmacht, hat sozial unter Umständen weitreichende Folgen und stellt Ethik und Recht vor große Herausforderungen. Hinzu treten dann noch verstärkende Effekte: Die Daten der Anwendungsprozeduren liefern ihrerseits neue Daten, welche die Basis für weitere Nutzanwendungen, für Statistiken oder das Trainieren einer künstlichen Intelligenz liefern [8]. Und diese Daten können in einem weltweiten Netz aus den unterschiedlichsten Quellen stammen und die unterschiedlichste Qualität aufweisen. Dabei wird der wohldefinierte Raum der Medizinprodukte leicht überschritten. Nicht von ungefähr verweist Dössel in seiner tour d'horizon zur Medizin- und Informationstechnik auf die Koexistenz und Interoperation von geprüfter und ungeprüfter Technik [6]. Diese Mahnung spricht nicht allein ein technisches Problem an, sondern auch eine zentrale moralische Intuition, dass Schaden für Andere wo immer möglich vermieden werden soll. Im Folgenden wird der annoncierte Paradigmenwechsel auf seine ethischen und anthropologischen Implikationen hin untersucht und diese verschiedenen Ebenen des Handelns zugeordnet.

2.2.2 Der Paradigmenwechsel auf gesellschaftlicher Ebene

Lange bevor hierzulande das Internet breitenwirksam genutzt wurde, hat der Vordenker einer digitalen Moderne, Ray Kurzweil, die transformative Dynamik einer umfassend vernetzten digitalisierten Welt angesprochen und hierbei die ethisch-anthropologischen Herausforderungen nicht verschwiegen: „Das Gespenst einer Maschinen-Intelligenz, die auch nur annähernd mit der ihres Schöpfers konkurrieren kann, bedroht nun erneut unser Bild von dem, was wir sind." [9]

Die steigende Vernetzung der technischen Geräte, ihre Interoperation und der Einsatz großer Datenmengen hierbei charakterisieren einen neuen Typus von Gesundheitsversorgung – hier wird bewusst nicht der Terminus Medizin benutzt, sondern ein sehr viel breiteres Spektrum von Akteuren, Perspektiven und Anwendungen markiert –, der womöglich auf einen Paradigmenwechsel hinweist [10,11]. Diese neue, digital und Big-Data-basierte, ins Alltagsleben hinein vernetzte Gesundheitsversorgung unterläuft systematisch die sozialrechtlich aufgestellten Grenzen zwischen Versorgungseinrichtungen (z. B. Sozialgesetzbuch V, IX, XI). Diese technisch bedingte sektorale Entgrenzung bietet die Chance, über diese Grenzen hinweg eine integrierte Versorgung anzustreben. Zugleich sind damit aber erhebliche Eingriffe und Restrukturierungen unseres Sozialsystems verbunden und damit Fragen, wie wir in dieser Gesellschaft künftig zusammenleben werden, welche Rechte und Pflichten damit verbunden sind und welcher Grad der sozialen Kohäsion damit einhergeht. Otto Rienhoff betont zu Recht, dass eine solche digitale Transformation gesundheits- und sozialpolitisch nur gelingen kann, „wenn neu gedacht wird. Ansonsten sind durch die Präzisionsmedizin jede Menge unangenehmer Effekte möglich mit einem weiten Spektrum individueller Nachteile bis hin zur Unfinanzierbarkeit der Versorgung." [12].

Wichtige Fragen, die in diesem Zusammenhang außerdem gesellschaftlich breit verhandelt und beantwortet werden müssen, sind die nach der Datafizierung und dem Einsatz von Big Data, nach der Surveillance, dem Einsatz von Robotern und Assistenzsystemen im Gesundheitswesen [13,14].

2.2.3 Der Paradigmenwechsel auf organisationaler Ebene

Geht man auf die Ebene der Organisationen, so zeigt sich unter anderem, dass der digitale Wandel die Aufwertung von bisher eher weniger beachteten Professionen und damit eine Veränderung auch anderer beruflicher Rollen und Verständnisse bewirken dürfte. Dem Medizininformatiker (im Englischen: Health Informatics Professional = HIP) kommt nach Kluge nun die Rolle eines Treuhänders zu, der durch seine Daten-Arbeit weit mehr leistet, als nur das bisher zentrale Verhältnis von Arzt und Patient zu ermöglichen. Es steht zu erwarten, dass Arzt wie Patient sich in ihren Rollen wesentlich über die zugänglichen Daten verstehen und von dort aus agieren werden. „With this, the role of HIPs changed from that of supportive technical players in a framework that was rooted in the physician-patient encounter to that of operant facilitators and interfaces between health care institutions, physicians and patients. As a result, the whole obligation structure that had previously attached primarily to HCPs (i. e. Health Care Professionals) and institutions and had only incidentally extended to HIPs came to include HIPs in a direct manner. They now acquired a fiduciary role they had not had before except, if at all, in an accidental sense." [15].

Es ist jedoch nicht nur das Arzt-Patient-Verhältnis, das sich in seiner Kommunikation und in den Aufgabenzuschreibungen verändern wird [16], das gilt auch für das gesamte Team etwa in einem digitalen Operationssaal [17,18]. Die neuere Medizintechnik verlässt den Status eines Instruments in den Händen der Ärzte oder Pflegekräfte und wird zu einem zum Teil „autonomen" Kooperationspartner – was das genau bedeuten wird, ist noch zu erforschen und zu gestalten. Damit verbunden sind immer auch Fragen, ob die technische Unterstützung des Menschen tendenziell auf seine Ersetzung durch die Technik hinausläuft. Des Weiteren ist zu prüfen, wie sehr die technische Unterstützung und Kooperation auf Seiten des Menschen zum Verlust von Fähigkeiten führen könnte, die sich als bedenklich für die Humanität des Menschen herausstellen könnten – gerade auch dann, wenn spätere Generationen diesen Verlust weder bemerken noch bedauern würden.

2.2.4 Der Paradigmenwechsel auf individueller Ebene

Dieser Paradigmenwechsel betrifft also nicht nur unser Gesundheitssystem als Ganzes und seine organisationale Ausdifferenzierung, sondern ebenso die einzelnen Akteure in ihren Rollen, Beziehungen, Aufgaben und den Zielsetzungen, die hiermit verbunden werden. Wenn vom „digital twin" eines Menschen als seinem im Netz koexistenten „Datenschatten" die Rede ist, so deutet sich hier möglicherweise eine gravierende Verschiebung an: dieser digital twin, das mathematische Modell, könnte für eine datengetriebene Gesundheitswirtschaft sehr viel relevanter werden für die Interpretation und Intervention als die analoge Person. Es wird eine große theoretische wie praktische Herausforderung sein, die Differenz zwischen dem mathematischen Modell für bestimmte datenbasierte Anwendungen und der analogen Lebenswelt der Menschen aufrecht zu erhalten. Kurz gesagt: der digital twin darf nicht zum Verständnis des realen Menschen anleiten – ebenso wenig wie es das ökonomische Modell des homo oeconomicus hätte werden dürfen, aber auf problematische Weise dann doch geworden ist [19].

Dem Patienten wird eine neue Rolle und Verantwortung zugeschrieben; er soll nun digital souverän sein und – mit weiterer digitaler Unterstützung – zum Manager seiner eigenen Daten werden [20]. Es steht zu erwarten, dass eine solche Form der digitalen „Selbstverwaltung" deutlich den Gesundheitsbereich überschreiten und den Menschen nicht nur als Patienten oder Konsumenten [21], sondern als politischen Bürger neu definieren wird. Das ist in einem demokratischen Staat aber keine Fremddefinition, sondern wesentlich ein Moment der Selbstermächtigung und mündigen Beteiligung – eine gar nicht fernliegende und simple Frage, wie die aktuelle Debatte um die Einschränkung von Bürgerrechten in Zeiten der Corona-Pandemie zeigt. Die sogenannten Corona-Apps machen deutlich, wie schmal der Grat zwischen einer Gesundheit und Sicherheit ermöglichenden Technik und ihren freiheitseinschränkenden Implikationen ist. „Hier muss der Staat nicht nur den Seuchen- mit dem Datenschutz ins Gleichgewicht bringen, sondern auch mit dem Gerechtigkeitsgefühl. Denn so eine App wird Menschen vom gesellschaftlichen Leben ausschließen" [22]. Hier schließt sich der Kreis zwischen gesellschaftlicher und individueller Ebene wieder; was für den Einzelnen unter Umständen die Chance auf eine individuell passgenaue Diagnostik und Therapie verspricht oder auf der Ebene der Gesellschaft eine bessere

Kontrolle von Seuchen und ähnlichem bedeuten könnte, muss zugleich die Debatte um das Wertegefüge einer Gesellschaft befördern, um solchen gesellschaftlichen Ausschluss zu vermeiden. Mehr noch wird es einer politischen Debatte bedürfen, weil Unternehmen noch einmal andere ganz andere Interessen verfolgen, und die oligopolistische Stellung einiger Internetfirmen keine gerechten Lösungen erwarten lassen.

2.3 Fragen im Vorfeld der Ethik

Der Einsatz von Technik im Gesundheitswesen ist nicht neu und wegen der Zwecksetzung Leidensminderung bzw. Heilung zumeist auch moralisch gerechtfertigt. Zweifel und Kritik an einer „seelenlosen Maschinerie" haben sich bereits vor der Digitalisierung gemeldet – und die 2009 legal verbindlich gestellte Patientenverfügung war ein wichtiger Beitrag zu einer nicht nur gesundheitspolitischen Debatte um die Autonomie des Menschen in jedem Stadium seiner Existenz. Diese Debatte erhält mit der Digitalisierung und der „Autonomisierung" von Medizintechnik einen wichtigen neuen Akzent – und sie wird neben notwendigen rechtlichen Regulierungen auch ethische und anthropologische Klärungen erforderlich machen. So ist die damit häufig verbundene Annahme, dass mehr Daten mehr Erkenntnis und damit auch mehr Gesundheit bedeuten, wohl an sich zu differenzieren. Für Ethik und Anthropologie wird aber in besonderer Weise zu überlegen sein, wie sich diese Konzentration auf digitalisierbare Daten auf das Welt- und Selbstverhältnis des Menschen auswirken wird. Die leibliche Konstitution des Menschen ermöglicht keine direkte Wahrnehmung digitaler Daten; was immer ihm auf diese Weise zur Wahrnehmung und zur Orientierung in dieser Welt dargeboten wird, ist vermittelt – und die Vermittlungsinstanz, zu der immer auch Menschen gehören werden, entscheidet in einem beträchtlichen Maße darüber wie sich der Mensch versteht und wie er handelt.

Zu Recht formuliert Dössel „Auch müssen Ingenieure, Informatiker oder Physiker, die an einem neuen System der Medizintechnik arbeiten, die Folgen z. B. für das Arzt-Patient-Verhältnis oder auch die Folgen für das Zusammenleben der Menschen bedenken – im Team mit anderen, die von diesem Thema in der Regel mehr verstehen." [6]. Es wird also auf dieser technischen Vermittlungsebene ganz entscheidend darauf ankommen, wie die Technik gestaltet wird und wie die Menschen den Umgang mit ihr lernen, so dass die Zuwendung dadurch nicht ausgesteuert wird.

Menschen- und Maschinenbilder stehen in einem wechselseitigen Verhältnis [23], das gerade für die digitale Technik und ihre Bilder noch sehr viel besser verstanden werden muss. Dabei geht es um die Bedeutung dieser Wechselwirkungen für das Selbst- und Weltverhältnis des Menschen (welcher Mensch wird er unter den Bedingungen der von ihm selbst geschaffenen technischen Welt?) und darum, was er tun soll, um unter diesen Bedingungen und in Gestaltung dieser Bedingungen ein gutes Leben „mit und für die Anderen in gerechten Institutionen" [24] zu erreichen.

2.4 Ethik und Medizintechnik im Zeitalter von Corona

Die Corona-Krise lässt viele hinlänglich bekannte Fragen der Ethik nun in einer verstärkten Weise hervortreten. Aus ethischer Sicht ist es wichtig, die differenten Perspektiven und Bewertungen auf ihre moralischen Bezugspunkte hin zu befragen und in einem ethischen Diskurs darüber zu verhandeln, wie wir die Gesundheitsversorgung in unserer Gesellschaft gestalten wollen. Dabei wird deutlich, dass wir diese Fragen in einer globalisierten und digital vernetzten Welt nicht mehr innerhalb nationalstaatlicher Grenzen zielführend und adäquat verhandeln können. Das weltweite Netz und der Datenfluss sind instantan und grenzenlos. Eine Pandemie wie Corona ist heute innerhalb weniger Wochen in der ganzen Welt verbreitet und sie zeigt wie unter einem Brennglas die moralischen Fragen, die in der Gesundheitsversorgung zur Debatte stehen.

Die Corona-Krise führt uns Menschen sehr deutlich vor Augen, dass dieses Leben nicht bis ins Letzte beherrschbar ist. Die Technik kann hier ein Unterstützungsinstrument in der Bewältigung darstellen, aber sie ist ein Instrument und kein Rettungsort. Vielmehr wirft sie selbst wieder neue Probleme auf, die ihrerseits auch nicht vollkommen beherrschbar sind – das zeigt die Debatte um den Einsatz von Corona-Apps in Deutschland und anderswo.

Die Abhängigkeit von dieser Technik ist sehr deutlich geworden, sei es als Beatmungsgerätetechnik, sei es als Kommunikationstechnik, die uns in Zeiten von „social distancing" auf eine nicht unwesentliche Art noch zusammenzubleiben erlaubt.

Dass ein Gesundheitssystem nicht in erster Linie ein Gesundheitsmarkt mit permanenten Wachstumsraten und hohen Renditeerwartungen für die Kapitalgeber sein wird, hat man schon länger geahnt und auch diskutiert. Nun wird aber deutlich, dass eine auf Effizienz und Rendite ausgerichtete Führung der Gesundheitseinrichtungen in Krisenzeiten wenig bis keine Reserven kennt, und das „auf Kante genähte" System eklatante Schwächen offenbart. Da kann es auch nicht beruhigen, dass es in anderen Ländern womöglich schlechter zugeht. Der Mangel an Personal erweist sich als ein gravierendes Problem, das sich am stärksten am schwächsten Ende der Versorgungskette zeigt, in den Versorgungseinrichtungen für alte, gebrechliche Menschen und solche mit geistigen und körperlichen Einschränkungen. Hier sind die Fachkraftquoten bisher schon selten eingehalten worden. Unter Krisenbedingungen und wenn ein Teil des Personals aus Krankheits- oder Quarantänegründen ausfällt, ist eine menschenwürdige Versorgung kaum zu gewährleisten. Das ist ein gesellschaftliches Problem – und als solches und auf dieser Ebene zu verhandeln.

Die möglicherweise auch in Deutschland entstehenden moralischen Dilemmata der Triage, also der Entscheidung, wer unter nicht ausreichenden Behandlungskapazitäten noch behandelt werden soll, sind deshalb nicht allein als schwere, wenn nicht unerträgliche Situationen für die Entscheidungsträger anzusehen, primär also die behandelnden Ärzte, sondern auch für diejenigen, welche Regeln hierfür erlassen [25]. Vielmehr wird man solche ethischen Überlegungen für Ausnahmesituationen auch daraufhin bedenken müssen, welche vorangegangenen Entscheidungen mit zu den aktuellen Dilemmata beigetragen haben. Die Chance bestünde aus der Krise zu lernen – ohne freilich der Illusion zu verfallen, die Lösung der aktuellen (Struktur-) Probleme löste auch alle zukünftigen, anders gelagerten Probleme.

Was die aktuelle Krise überdeutlich zeigt, ist, dass gehandelt werden muss, auch wenn nicht alle notwendigen Informationen verfügbar sind, auch wenn die Risiken nicht sauber abgeschätzt und Fehleinschätzungen nicht ausgeschlossen werden können. Gleichwohl ist Transparenz in der Verfertigung von Entscheidungen und eine Diskussion der sie fundierenden Argumente möglich – und hilfreich. Die Leistung der Ethik besteht darin, die verschiedenen Akteure über das, was moralisch alles der Fall ist, gemeinsam zu verständigen und sie in ihrer jeweiligen Handlungsreichweite und Verantwortung zu adressieren und zu ermächtigen [26,27].

Wer in diesen Zeiten nun als „systemrelevant" anerkannt wird, ist bemerkenswert, standen doch Pflegekräfte, Postzustellerinnen oder Verkäuferinnen – hier wird sehr bewusst die weibliche Form verwendet, um den gender-gap zu verdeutlichen – bisher nicht auf den oberen Plätzen der Rankings. Die ethisch interessante Frage lautet nicht nur, wie sich diese Anerkennung über die Krise hinaus durchhalten und auch in ökonomischem Kapital niederschlagen wird, sondern auch wie das in diesen Berufen vermittelte soziale Kapital in kommenden Zeiten und unter fortschreitender Technisierung/Digitalisierung erhalten werden kann – nicht nur aus sentimentalen Gründen, sondern auch aus Einsicht in seine Bedeutung für unsere eigene Humanität.

Zugleich wird man festhalten müssen, dass die Bewältigung einer solchen Pandemie ohne eine entsprechende Medizintechnik und ohne entsprechende pharmazeutische Forschung nicht möglich ist. Wo und wie sie produziert wird, erweist sich plötzlich nicht mehr allein als eine betriebswirtschaftliche Kalkulation. Dabei zeigen die globalen Disparitäten (50.000 Intensivbetten in Deutschland für rund 80 Millionen Einwohner und 100 Intensivbetten für 110 Millionen Einwohner in Äthiopien), dass Gesundheitsfragen immer auch Gerechtigkeitsfragen sind und heute im globalen Maßstab auch in Bezügen zu Migrationsfragen oder der Entwicklungszusammenarbeit bedacht werden müsse. Der Generalsekretär der Vereinten Nationen hat in einem Interview darauf hingewiesen, dass die Hilfe der reichen Länder für die armen auch aus einem wohlverstandenen Eigeninteresse geleistet werden sollte. Andernfalls würden die katastrophalen und aussichtslosen Zustände in den weniger entwickelten Ländern nur dazu führen, dass Viren und Migranten den Weg in die reichen Länder finden würden.

Die gestiegene Komplexität in einer global vernetzten Welt erfordert ihr korrespondierend komplexere Reflexions- und Aktionsformen. Diese sind aber nur in einer weiteren Vernetzung der Akteure und dies wiederum nur mit der entsprechenden Infrastruktur zu haben. So gesehen kann es keinen Weg zurück in vermeintlich übersichtlichere Verhältnisse geben, sondern nur die Anerkennung der gesteigerten Anforderungen und den mühsamen Weg der Kooperation und Deliberation.

2.5 Ethik und Medizintechnik – ein Ausblick

So wie die Ethik in Form der sog. Angewandten Ethik allgemein eine Neubelebung erfuhr, indem sie sich selbst kritisch befragte und in der geschilderten Weise neu formierte, so sind im Zuge des hier angedeuteten Paradigmenwechsels, ausgelöst durch Digitalisierung und Vernetzung der technischen Welt sowie Verknüpfung der technischen mit der sozialen Welt, erneute Veränderungen in der Gestalt der Ethik zu erwarten. Es geht nicht um völlig neue Fragen in der Ethik, die bleiben ziemlich konstant – wohl, weil es immer noch und immer wieder der Mensch ist, der sie stellt. Es geht aber um neue Formen, wie diese Fragen gestellt und verhandelt werden. Dabei zeigt sich, dass die Orientierungsfragen in einer zunehmend komplexen technisch hergestellten Welt keine unterkomplexen Antworten vertragen. Bei aller notwendigen Komplexitätsreduktion, die gar nicht unterbleiben kann, sind die ethischen Orientierungen in steigendem Maße in der Vernetzung und Wechselwirkung ihrer vielen verschiedenen Systemstellen wahr- und vorzunehmen.

Mehr als zuvor wird sich die Ethik als angewandte Ethik in hoher Detailtreue dem zuwenden müssen, was empirisch als der „Fall" gilt. Im gleichen Maße aber wird sie sich mit den grundlegenden theoretischen Fragen – nicht zuletzt der Anthropologie als ihrem unerlässlichen Seitenstück [28] – auseinandersetzen und diese beiden Seiten miteinander vermitteln müssen. Hinzu kommt, dass dieser in sich schon mehrperspektivische Dialog verstärkt in inter- und transdisziplinären Aushandlungsprozessen bewährt werden muss, in denen die Ethik sich nicht auf den parasitären Status einer „Begleitwissenschaft" [29] wird zurückziehen können, sondern sich selbst wird *die Hände schmutzig machen müssen* [30]. Das aber nicht in falsch verstandenem moralischem Heroismus, sondern im Bewusstsein des notwendigen eigenen und doch vorläufigen Beitrags zu einem guten Leben für alle Menschen in gerechten Institutionen.

2.6 Anmerkungen und Literatur

[1]   Toulmin S. How medicine saved the life of ethics. Perspectives in Biology and Medicine. 1982;25(4):736–50.
[2]   Belkin GS. Brain death and the historical understanding of bioethics. J Hist Med Allied Sci. 2003;58(3):325–61.
[3]   Stoecker R, Neuhäuser C, Raters ML (Hrsg.). Handbuch Angewandte Ethik. Stuttgart/Weimar, J. B. Metzler, 2011.
[4]   Niederlag W, Lemke HU, Bondolfi A, Rienhoff O (Hrsg.). Ethik & Informationstechnik am Beispiel der Telemedizin. Dresden, Health Academy, 2003.
[5]   Niederlag W, Lemke HU, Nefiodow LA, Grönemeyer DHW (Hrsg.). Hochtechnologiemedizin im Spannungsfeld zwischen Ökonomie, Politik, Recht und Ethik. Dresden, Health Academy, 2005.
[6]   Dössel O. Perspektiven der Medizin- und Informationstechnik aus Sicht der Medizintechnik. In: Manzeschke A, Niederlag W (Hrsg.). Ethische Perspektiven auf Biomedizinische Technologie. Berlin/Boston, De Gruyter, 2020.

[7] von Foerster H. Wissen und Gewissen. Versuch einer Brücke. Frankfurt am Main, Suhrkamp, 1993. Die Unterscheidung zwischen trivialen und nicht-trivialen Maschinen geht auf den Kybernetiker Heinz von Foerster zurück, der für nicht-triviale Maschinen geltend machte, dass sie für den menschlichen Beobachter wie eine Black-Box erscheinen, weil dieser für das Verhältnis von Input und Output keine Regel oder Funktion bestimmen könne. Das gilt nach von Foerster auch für Menschen oder autopoietische Systeme. Genau diese Ähnlichkeit wird aber problematisch, wenn es darum geht, zwischen Maschine (als technischem Gerät) und Mensch (als biologischem Wesen) mit Blick auf moralische Kernbegriffe wie „Autonomie", „Entscheidung", „Handlung" zu unterscheiden.

[8] Wiegerling K, Nerurkar M, Wadephul C (Hrsg.). Datafizierung und Big Data. Ethische, anthropologische und wissenschaftstheoretische Perspektiven. Berlin, Springer, 2020.

[9] Kurzweil R. KI. Das Zeitalter der Künstlichen Intelligenz. München, Carl Hanser, 1993, 8 (Orig. 1990).

[10] Heinemann S, Matusiewicz D (Hrsg.). Digitalisierung und Ethik in Medizin und Gesundheitswesen. Berlin, Medizinisch Wissenschaftliche Verlagsgesellschaft, 2020.

[11] Elmer A, Matusiewicz D (Hrsg.). Die digitale Transformation der Pflege. Wandel. Innovation. Services. Berlin, Medizinisch Wissenschaftliche Verlagsgesellschaft, 2019.

[12] Rienhoff O. Präzisionsmedizin: Organisation, Recht und Ethik der Gesundheitssysteme im Umbruch – Ein Zwischenruf. In: Manzeschke A, Niederlag W (Hrsg.). Ethische Perspektiven auf biomedizinische Technologie. Berlin/Boston, De Gruyter, 2020.

[13] Manzeschke A, Brink A. Ethik der Digitalisierung im Gesundheitswesen. In: Frenz W (Hrsg). Handbuch Industrie 4.0. Recht, Technik, Gesellschaft. Berlin, Springer, 2020, 1101–17.

[14] Manzeschke A, Brink A. Ethik der Digitalisierung in der Industrie. In: Frenz W (Hrsg). Handbuch Industrie 4.0. Recht, Technik, Gesellschaft. Berlin, Springer, 2020, 1383–405.

[15] Manzeschke A. Auswirkungen neuer Technisierung auf das Arzt-Patient-Verhältnis am Beispiel digitaler Operationstechniken. In: Klinke S, Kadmon M (Hrsg.): Ärztliche Tätigkeit im 21. Jahrhundert. Profession oder Dienstleistung. Berlin, Springer, 2018, 289–310.

[16] Kluge EW. Health Information Professionals in a Global eHealth World: Ethical and legal arguments for the international certification and accreditation of health information professionals. Int J Med Inform. 2017;97:261–65.

[17] Niederlag W, Lemke HU, Strauß G, Feußner H (Hrsg.). Der digitale Operationssaal. Berlin/Boston, De Gruyter, 2014 (2. erw. Aufl.).

[18] Steil J, Finas D, Beck S, Manzeschke A, Haux R. Robotic Systems in Operating Theaters: New Forms of Team-Machine Interaction in Health Care. On Challenges for Health Information Systems on Adequately Considering Hybrid Action of Humans and Machines. Methods of Information in Medicine. 2019;58:e14–e25. DOI https://doi.org/10.1055/s-0039-1692465.

[19] Manzeschke A (Hrsg.). Sei ökonomisch. Prägende Menschenbilder zwischen Modellbildung und Wirkmächtigkeit. Münster, Lit, 2010.

[20] Deutscher Ethikrat. Big Data und Gesundheit – Datensouveränität als informationelle Freiheitsgestaltung. Berlin, Deutscher Ethikrat, 2017.

[21] Sachverständigenrat für Verbraucherfragen. Gutachten Digitale Souveränität. Berlin, 2017.

[22] Brühl J. Heikle Experimente auf dem Smartphone. Süddeutsche Zeitung vom 29.4.2020.

[23] Meyer-Drawe K. Menschen im Spiegel ihrer Maschinen. München, Wilhelm Fink, 1996.

[24] Ricœur P. Ethik und Moral. In: Ricœur P (Hrsg.). Vom Text zur Person. Hermeneutische Aufsätze (1970–1999}. Hamburg, Meiner, 2005, 251–67.

[25] Vgl. hierzu die Materialsammlung der AEM unter: https://aem-online.de/index.php?id=90&tx_ttnews%5Btt_news%5D=211&cHash=62b7b94cd347c31b5eb8d4f4fdde4d2b [03.05.2020].

[26] Stoecker R. Verteilung knapper Ressourcen in der Intensiv- und Notfallmedizin. Ein ethischer Hintergrundkommentar zur gemeinsamen Stellungnahme der AEM und anderer medizinischer

Fachgesellschaften vom 25. 3. 2020. Unter: https://aem-online.de/index.php?id=90&tx_ttnews%5Btt_news%5D=211&cHash=62b7b94cd347c31b5eb8d4f4fdde4d2b [03.05.2020].
[27] Deutscher Ethikrat. Solidarität und Verantwortung in der Corona-Krise. Ad-hoc-Empfehlung. Berlin, Deutscher Ethikrat, 2019.
[28] Heilinger JC, Nida-Rümelin J (Hrsg.). Anthropologie und Ethik, Berlin/Boston, De Gruyter, 2015.
[29] Rendtorff T. Ethik für die Wissenschaft – Bescheidwissen oder Begleitwissen?. In: Freiheit und Programm in Natur und Gesellschaft. Gaterslebener Begegnung 324/2001, 2002, 177–89.
[30] Celikates R. Gesinnungsethik, Verantwortungsethik und das Problem der „schmutzigen Hände". In: Stöcker R, Neuhäuser C, Raters ML (Hrsg.). Handbuch für Angewandte Ethik. Stuttgart/Weimar, J. B. Metzler, 2011, 278–82.

Teil II: **Ausgewählte ethische und anthropologische
Herausforderungen angesichts
der technischen Entwicklungen in der Medizin**

A. Lob-Hüdepohl

3 Autonomisierung von Maschinen und die Autonomie des Menschen – Ethische Sortierungen

3.1 Widerständige Autonomie: Antigone als antikes Sinnbild selbstbestimmter Lebensführung

Mit der Autonomie des Menschen verbindet sich seit ihrem geistesgeschichtlichen Ursprung [1] die Eigenständigkeit einer Lebensführung, die mit Bedacht gestaltet wird und sich gegen innere und äußere Einflüsse oder Bevormundungsversuche standhaft zu widersetzen vermag. Antikes Sinnbild eines autonomen Menschen verkörpert *Antigone*, von der *Sophokles* in der gleichnamigen Tragödie konstatiert, dass sie „die einzige ist, die autonom lebt" [2]: Sie trotzt dem apodiktischen Verbot ihres Königs und Onkels *Kreon*, ihren im Bruderkampf um die Vorherrschaft *Thebens* getöteten Bruders *Polyneikes* zu bestatten, nimmt sich stattdessen des Leichnams an und stellt damit das Gebot der Götter, jedem Gestorbenen durch eine Bestattung den Eintritt in das Totenreich zu ermöglichen, über die gebotene Staatsräson. Mit erheblichen Konsequenzen: *Kreon* bestraft die Standhaftigkeit der widerspenstigen *Antigone* mit dem Einmauern in eine Grabkammer. Zwar besinnt sich *Kreon* nach heftigen Auseinandersetzungen mit seinem Sohn *Haimon* – dem Verlobten der *Antigone* – eines Besseren. Doch sein Sinneswandel kommt zu spät. Denn die Protagonistin hat sich – nicht ohne zwischenzeitliche Selbstzweifel – bereits ihrem Schicksal durch Suizid entzogen, um als wahrhaft Autonome in den *Hades* einzuziehen.

Dieses antike Sinnbild widerständig autonomer Lebensführung beinhaltet Intuitionen, die für die Verhältnisbestimmung zwischen „Autonomisierung von Maschinen" und „menschlicher Autonomie" sehr bedeutsam sind. Autonomie unterscheidet sich wesentlich von Automation oder Autarkie. Die Reaktion der *Antigone* auf den Tod ihres Bruders erfolgt nicht einfach *automatisch* im Sinne eines äußeren Anstoßes (Tod des Bruders), dem dann ein durch Erziehung oder Sozialisation intern fest programmierter Handlungsablauf schwesterlicher Pflichterfüllung folgt. Sondern Antigone wirbt zunächst bei ihrer Schwester *Ismene* und später bei *Kreon* um Verständnis für ihre Position. Sie sucht das verbindende Gespräch. Erst als dieser sich ihren Argumenten verweigert, widersetzt sie sich den Anweisungen ihres Onkels. Und sie ist dabei nicht einmal sonderlich kreativ. Denn sie kreiert keine neuen Handlungsregeln, sondern sie aktualisiert lediglich ein traditionales Ethos (Pflicht zur Bestattung). Allerdings erscheint ihr dieses Ethos für eine sinnerfüllte Lebensform so bedeutsam, dass sie es gegen ein mit schweren Sanktionen bewehrtes Verbot durchsetzt. Autonomie manifestiert sich gerade da, wo sie sich im Handgemenge unterschiedlicher

https://doi.org/10.1515/9783110645767-003

Erwartungshaltungen und Optionen aus Überzeugung an starke Wertungen bindet und selbst schwersten Drohungen widersteht [3].

3.2 Menschliche Autonomie: Relationale Selbstgesetzlichkeit und selbstbestimmte Lebensführung

Im Zentrum der Autonomie des Menschen steht seine moralische Autonomie [4]. Sie umfasst ein breites Bedeutungsspektrum: Es reicht von der transzendentalphiloso-phischen Konzeption *Immanuel Kants* bis zu den empirisch pragmatischen Entwür-fen etwa *John Stuart Mills*, der sie an der basalen Fähigkeit eines Menschen festmacht, in einer konkreten Situation frei für sich zu entscheiden [5]. Idealtypisch lassen sich zwei Bedeutungskomponenten beschreiben, um die die verschiedenen Konzeptionen kreisen: Autonomie als *Selbstgesetzlichkeit* und Autonomie als *Selbstbestimmung*.

Die erste Bedeutungskomponente pointiert die Moralphilosophie *Kants*. Auto-nomie steht für die Selbstgesetzlichkeit [6] des Menschen, die seine Würde als Mensch und damit die Selbstzweckhaftigkeit seines Daseins im Raum moralischen Handelns schützt. Denn einerseits gebietet ihm seine Vernunft, sein Handeln dem für alle Ver-nunftwesen gültigen moralischen Gesetz (in seiner imperativischen Form) unter-zuordnen: „Handle nur nach der Maxime, durch die du zugleich wollen kannst, dass sie ein allgemeines Gesetz werde." [7] Andererseits gebietet ihm dasselbe moralische Gesetz, jeden Menschen jederzeit als Selbstzweck zu achten: „Handle so, dass du die Menschheit, sowohl in deiner Person wie in der Person eines jeden anderen zugleich als Zweck, niemals bloß als Mittel brauchest." [8] Beides ist widerspruchsfrei nur möglich, wenn der Mensch sich selbst (*autos*) jenes Gesetz (*nomos*) gibt, dem er sich in seinem Handeln unterstellt. Nur dadurch wahrt er seine Selbstzweckhaftigkeit und mit ihr seine Würde als eines Wesens der Freiheit.

Von eminenter Bedeutung ist, dass diese Selbstgesetzlichkeit des Menschen nie-mals unabhängig, also autark, sondern je schon relational konzipiert ist – relational, was die Selbstbindung an ein moralisches Gesetz anlangt; relational vor allem aber als Bindung der eigenen Lebensführung an die Selbstzweckhaftigkeit aller anderen Menschen, ja der Menschheit insgesamt. Diese Bindung gilt strikt wechselseitig: „Ein jeder Mensch hat rechtmäßigen Anspruch auf Achtung von seinem Nebenmenschen, und wechselseitig ist er dazu auch gegen jeden anderen verbunden. Die Menschheit selbst ist eine Würde; denn der Mensch kann von keinem Menschen (weder von ande-ren noch so gar nicht von sich selbst) bloß als Mittel, sondern muss jederzeit zugleich als Zweck gebraucht werden und darin besteht eben seine Würde (...)." [9] Es ist diese strikt symmetrische Wechselbeziehung zwischen allen Menschen als Freie und Glei-che, die das „gattungsethische Selbstverständnis" [10] des Menschen konstituiert.

Von dieser transzendentalphilosophischen Bedeutung *Kants* unterscheidet sich die Bedeutungskomponente der Autonomie als Selbstbestimmung, die mittlerweile im Vordergrund ethischer Konzeptionen steht. Selbstbestimmung bezeichnet die empirisch fassbare Fähigkeit des Menschen, selbständig seinen Handlungen ihre Ausrichtung und Orientierung und damit sich selbst eine Bestimmung zu verleihen. Solche Bestimmung des handelnden Subjekts ist die notwendige Konsequenz menschlicher Selbstzweckhaftigkeit (*Würde*). Wäre ein Mensch in seinem Handeln im Letzten durch einen Anderen oder durch etwas Anderes fremdbestimmt, so degenerierte er zum bloßen Erfüllungsgehilfen dieses ihn bestimmenden Anderen (*heteronomos*).

Selbstbestimmungen kennen verschiedene Stufungen, die über die Lebensspanne hinweg oder sogar in einzelnen Lebensbereichen variieren können. Menschen reagieren auf die Herausforderungen ihres Lebensalltags sehr unterschiedlich. Mal folgen sie – fast schon gedankenlos – eingewöhnten Handlungsroutinen. Ein anderes Mal halten sie inne, denken nach und geben ihren Aktivitäten eine bestimmte Ausrichtung und Orientierung. In diesen Fällen wird ihr Verhalten zu Handlungen [11]. Mit Handlungen verfolgen sie bestimmte Absichten, deren Sinnhaftigkeit sie bei Bedarf vor sich und anderen mit Gründen rechtfertigen [12] oder aber – sollte dies scheitern – auch ändern können. Diese begründungsbedürftige wie aber auch begründungsfähige Absichtlichkeit unterscheidet Handlungen von kausal-nomologischen Aktivitäten. Letztgenannten wohnt die innere Logik eines mehr oder minder eindeutigen Ursache-Wirkungs-Verhältnisses inne, die sich äußeren Betrachtern als rationale Erklärung erschließen mag. Dies reicht für das Erfassen von Handlungen aber bei weitem nicht aus. Ihre innere Logik erschließt sich erst dann, wenn die Absichten, die das Handlungssubjekt mit seiner Aktivität – zu denen auch mögliche Unterlassungen zählen [13] – intentional verbindet, für andere verstehbar werden – gegebenenfalls im Rahmen dialogischer Erläuterungen [14].

Der intentional-dialogische Charakter von Handlungen verweist erneut auf die relationale Grundstruktur menschlicher Autonomie. Selbstbestimmung besitzt sowohl im sich selbst bestimmenden Subjekt als auch in anderen Akteuren ein Gegenüber, vor dem es sich mit Gründen rechtfertigen muss. Darüber hinaus vollzieht sich Selbstbestimmung immer in der Auseinandersetzung mit soziokulturellen Deutungs- und Handlungsmustern oder gesellschaftlichen Normalitätsvorstellungen und Erwartungshaltungen. Diese können das Dispositionsfeld möglicher Handlungsoptionen entweder erweitern oder aber einengen. In jedem Fall präfigurieren sie jenes Optionsfeld, innerhalb dessen das Handlungssubjekt seine Handlungsoptionen auswählt, verwirft oder neu komponiert. Lediglich eines ist nicht präfiguriert: Ob es innehält, ob es eingewöhnte Handlungsroutinen unterbricht, ob es unbedacht reagiert oder aber mit Bedacht handelt usw.; all dieses gehört zur Handlungsurheberschaft, die ganz beim einzelnen Menschen verbleibt – so er sich überhaupt als sich selbst bestimmendes Wesen begreifen kann und will.

3.3 Technische Autonomisierung: Von programmierten Automaten zu lernenden Maschinen

Von „autonomen Maschinen" zu reden setzt eine ausreichend präzise Bestimmung von Autonomie voraus. Mindestens wird man voraussetzen müssen, dass Maschinen nicht nur auf Befehle von außen und dann vorprogrammiert als Automaten reagieren, sondern selbstständig eigene Verfahrensschritte planen und durchführen können [15]. Nimmt man das eben knapp skizzierte Verständnis menschlicher Autonomie zum Maßstab, so müssten Maschinen in der Lage sein, erstens sich in der Absichtlichkeit ihres Agierens selbst zu bestimmen, zweitens sich an eine feste Regel aus Einsicht in deren Sinnhaftigkeit zu binden und drittens ihre Entscheidungen sich selbst und anderen Akteuren gegenüber mit Gründen zu rechtfertigen. Folgt man auch der ursprünglichen Bedeutungsdimension von Autonomie als Selbstgesetzlichkeit, so müssten sie viertens sich selbst und alle ihre Gegenüber als Selbstzwecke achten. Letztlich wäre von ihnen fünftens auch ein überzeugter Widerstand gegen alle Versuche der „Fremdbemächtigung" zu erwarten, um als wahrhaft autonom gelten zu können.

Selbst bei optimistischer Betrachtung erfüllen auch KI-gestützte Roboter diesen Maßstab nicht. Diese „speziellen Maschinen" [16] mögen zwar über Sensoren verfügen, die eine Vielzahl von Informationen über die sie umgebende Welt sammeln und Rechen- bzw. Informationsverarbeitungsanleitungen („Algorithmen") zur weiteren Verwendung bereitstellen. Und solche Algorithmen mögen nicht nur mechanische Abläufe auslösen und darüber substantiell auf ihre Umwelt zurückwirken, sondern sich auch selbst optimieren („lernen") können. Dennoch verfügen sie nie über die „Freiheit der Anerkennung oder Ablehnung von Zielen der Aktion und Interaktion [...], wobei", wie *Bruno Gransche et al.* von einer vollen Autonomie fordern, „die Regeln nicht bloß für das Subjekt sein müssen, sondern eine Selbstrepräsentation des Subjekts als diese Regeln anerkennend einhergehen muss" [17]. Solche Freiheit ist allein menschlicher Autonomie vorbehalten. Maximal ist eine „uneigentliche" oder auch „technische Autonomie" [18] vorstellbar, die – zu denken ist etwa an *autonome* Flug- oder Fahrassistenzen – im Rahmen der vom Menschen gesetzten (und moralisch verantworteten!) Zwecksetzungen über die „delegierte Freiheit des Entscheidens über optimale Strategien" verfügen, möglichst optimal die gesetzten Zwecke zu erfüllen [19].

Freilich ist diese Beschränkung autonomer Maschinen auf solche uneigentliche, technische Autonomie bei Befürwortern einer „Maschinenethik" [20] umstritten. Für *Catrin Misselhorn* etwa ist die „Möglichkeit, Maschinen mit der Fähigkeit zu moralischen Entscheiden und Handeln auszustatten" [21], nicht grundsätzlich auszuschließen. Zwar verfügen „vollumfängliche moralische Akteure" über „Fähigkeiten wie Bewusstsein, Denken oder Willensfreiheit, die wir bislang nur Menschen zuschreiben. Es bleibt jedoch eine offene Frage, ob Maschinen diese Eigenschaften jemals zukommen können." [22] Ansatzpunkt zur Klärung dieser *offenen* Frage dient ihr das Verständnis menschlichen Handelns, dem maschinelles Handeln sehr nahe-kommen kann. Menschliches Handeln ist durch zwei Aspekte gekennzeichnet: eine „Selbstursprünglichkeit", die sich auf äußerlich erkennbare Gründe zurückführen lässt, sowie eine „Proeinstellung" des Handlungssubjekts, das mit seiner Handlung etwas erreichen will. Zwar bedarf diese Proeinstellung notwendigerweise einer „In-tentionalität", die Maschinen nur „durch ihre Programmierer und Nutzer" vermittelt werden kann [23]. Die Selbstursprünglichkeit können dagegen Maschinen dann errei-chen, sobald sie „aus Gründen zu handeln in der Lage sind" [24]. Für *Janina Loh* ist es dabei allerdings zweitrangig, wie das Handlungssubjekt zu seinen Gründen kommt: ob – wie beim Menschen – durch Erziehung oder – wie bei der Maschine – durch Programmierung. Ohnehin verwischen sich deren Unterschiede. Zugespitzt sieht sie „Programmierung als *harte* Form der Erziehung" und umgekehrt „Erziehung als eine sehr *weiche* Form der Programmierung" [25].

Allerdings laufen solche Vermittlungsbemühungen Gefahr, die Spezifika menschlicher Autonomie einzuebnen. Weder folgt menschliches Handeln – wie die intentional-dialogische Grundstruktur erläutert – einer inneren, bloß kausalen Gesetzmäßigkeit. Noch ist der Entscheidungsraum möglicher Gründe für die eine oder eben für eine andere Handlungsorientierung durch die Erziehung eines Hand-lungssubjektes determiniert – ganz davon abgesehen, dass moralische Erziehung Lernprozesse initiiert, die das Urteilsvermögen über reflexive Einsichten schult und eben nicht programmartig determiniert. Und die gelegentlich vertretene Auffassung, dass „Autonomie [...] Handeln nach eigenen Regeln bedeuten [kann], wobei deren Herkunft oft nicht weiter hinterfragt wird" [26], eliminiert endgültig den eigentlichen Sinngehalt von Autonomie als Selbstbestimmung im Sinne der Befolgung einer Regel, die beide – Regel wie die Verpflichtung ihrer Befolgung – beim Akteur selbst ihren Ur-sprung haben. Hier droht Autonomie auf programmierte Automatik zurückgestutzt zu werden.

Desungeachtet besitzen bestimmte Maschinen die Fähigkeit zu einem Lernen, das nicht vollständig von ihren Programmen (und damit von ihren menschlichen Programmierern) vorgegeben ist. Im Unterschied zu deterministischen können de-terminierte Algorithmen einen Spielraum eigener Entwicklung eröffnen, deren Ver-lauf nicht von außen vorgegeben wird oder sogar eingesehen werden kann. Diese Entwicklung dient der eigenen Optimierung als Rechenanleitung zur besseren Auf-gabenerfüllung. Das Spezifische solchen „maschinellen Lernens" besteht darin, dass der geeignete Algorithmus zur besten Zielerreichung zunächst nicht bekannt ist und deshalb auch nicht einprogrammiert werden kann. Stattdessen ist der Ausgangsalgo-rithmus so gestaltet, dass er aus der Vielzahl an Verarbeitungsleistungen von Ein-gabedaten – etwa im Wege induktiven Schließens – sich selbst steuernd optimiert und darin eine funktional technische Autonomisierung vollzieht [27]. Algorithmische Systeme reichen von programmierten Automaten, die vollständig deterministisch operieren, bis zu „Systemen, die im Wege maschinellen Lernens eigenständig Hand-lungspläne entwickeln, um das vom Betreiber des algorithmischen Systems vorge-

gebene Ziel zu erreichen" [28]. In der eigenständigen Entwicklung von Handlungs-
plänen – einschließlich seiner „Fähigkeit, sich selbst Regeln zu setzen" [29] – besteht
dann die „künstliche Intelligenz" eines bedingt offenen, also nicht deterministisch
gesteuerten algorithmischen Systems. Ob der lernende Algorithmus allerdings sein
Optimierungsziel verbesserter Aufgabenerfüllung erreicht und ob die Mittel und
Nebeneffekte ethisch zu verantworten sind, bleibt letztlich der externen Beurteilung
und Überprüfung durch menschliche Akteure vorbehalten.

3.4 Verschränkte Autonomie: Menschliche Selbstbestimmung im Medium der Mensch-Maschine-Interaktion

Mag die „technische" Autonomie lernender Maschinen menschlicher Autonomie nie
ebenbürtig sein, so kann sie jedoch auf Akte menschlicher Selbstbestimmung erheblichen Einfluss ausüben und darin mitkonfigurieren. Das gilt übrigens für jede Form
der Technik, selbst für den Gebrauch eines einfachen Werkzeuges. Das Verfügenkön-
nen über dieses Werkzeug erschließt menschlichen Akteuren in der Gestaltung ihrer
Weltbezüge Handlungsoptionen, die ihnen ohne das Werkzeug in dieser Form ver-
schlossen bleiben. Auch darin besteht die relationale Grundstruktur menschlicher
Selbstbestimmung: Technische Systeme präfigurieren immer schon das Dispositionsfeld menschlicher Entscheidungen und Handlungen.

Allerdings unterscheiden sich Techniken hinsichtlich ihrer faktischen Eingriffs-
tiefe in die Selbstbestimmung des Menschen. Beim Gebrauch von einfachen Werkzeugen sind die Nutzer hinsichtlich des Ob und Wie des Einsatzes weitgehend autonom.
Bei der Bedienung von Maschinen wird ihre Autonomie schon eingeschränkt: Sie entscheiden zwar über das Ob deren Einsatzes. Das Wie der Ausführung ist ihnen aber
weitgehend entzogen; dies liegt in der Entscheidung von Entwicklern und Konstrukteuren. Das Ausmaß autonomer Entscheidungen sinkt oftmals mit der Komplexität
jener technischen Systeme, innerhalb derer Nutzer selbständig zu agieren suchen.
Hier erfahren sie sich zunehmend „als Variablen des Systems, die die Prozesse nur
noch dahingehend zu prägen haben, dass sie sich den Systemerfordernissen optimal
unterwerfen, um die Gratifikation der Systemnutzung zu erhalten" [30]. Von entscheidender Bedeutung für das Aufrechthalten autonomer Entscheidungsspielräume des
Menschen ist die Schnittstelle („Interface"), an der Mensch und Technik zusammenwirken. *Bruno Gransche et al.* sprechen von der „Grenze der Wahrnehmungs-, Ent-
scheidungs- und Einflussräume (WEE-Grenzen)" [31], die dem Menschen und der
Technik jeweils bestimmte Rollen zuweisen. Liegt sie nah bei den menschlichen Akteuren, so ist deren Entscheidungsspielraum erheblich eingeschränkt. Liegt sie nah
beim technischen System, so verfügen menschliche Akteure über eine größere Ge-
staltungsmacht innerhalb des technischen Systems.

Solche Schnittstellenanordnungen (WEE-Grenzen) sind für alle Mensch-Technik-
Interaktionen relevant. Werden lernfähige und darin technisch autonome Systeme

einbezogen, können sie allerdings zu „neuartigen Hybrid-Akteuren" [32] führen, in denen „technische" und menschliche Autonomie in neuer Weise miteinander verschränkt sind. Das Besondere selbstlernender und darin „transklassischer" [33] Technik besteht im Verlust von externer Einflussnahme und Regulierung von Seiten der klassischen technischen Akteure, also der Entwickler und Nutzer. Das verändert deren Subjektstellung in der Mensch-Technik-Interaktion erheblich. Wenn sich die Lernprozesse technisch autonomer Systeme der Einsicht und dem Verstehen von außen entziehen, können sie sich in einer Weise verselbständigen, die faktisch in einen Paternalismus seitens des technischen Systems münden: „Systemautonomie", so *Christoph Hubig* und *Sebastian Harrach,* „beschreibt dann ein Wissensdefizit der Subjekte, die aufgrund dieses Defizits nicht mehr mit den Systemen interagieren können, sondern ihren Effekten unterliegen." [34] Diese Verselbständigung stellt sich keinesfalls zwangsläufig ein; ihr kann von menschlichen Akteuren entgegengewirkt werden. Voraussetzung ist freilich die Entwicklung und Implementierung sogenannter Governance-Strategien, die insbesondere auch die Kompetenz menschlicher Autonomiefähigkeit (als Fähigkeit realer Selbstbehauptung und Selbstbestimmung) steigern helfen. Gefordert wird etwa eine „Parallelkommunikation" zu Entwicklungen „transklassischer" Technik, die der „Systemkontrolle, Transparenzgestaltung, Vertrauensbildung und Autonomiewahrung" [35] dient und die gefährliche Tendenz zur schleichenden Aushöhlung faktischer Selbstbestimmung des Menschen abwehrt.

Wie dringlich solche individuellen, aber auch gesellschaftlichen Governance-Strategien sind, verdeutlicht das Anwachsen menschlicher Entscheidungsprozesse (zum Beispiel bei Kreditvergaben, Personalgewinnung, Verwaltungsverfahren), in denen algorithmische Systeme auf verschiedene Weise eingebunden werden: in algorithmenbasierte Entscheidungen, bei denen das technische System etwa einem Arzt Behandlungsvorschläge macht, der Arzt aber in seiner Letztentscheidung frei ist; in algorithmengetriebene Entscheidungen, die sich „nur in algorithmisch ermittelten und vorgegeben Bahnen bewegen kann"; und in algorithmisch determinierte und damit vollständig automatisierte Entscheidungen, bei denen die menschlichen Entscheider die Entscheidungen des Algorithmus nur noch ausführen [36]. Bereits algorithmenbasierte Entscheidungen wirken substantiell auf die Selbstbestimmung von Entscheidern ein; denn sie geraten schnell unter Legitimationszwang, ihre etwaige Abweichung von einer algorithmenbasierten Handlungsempfehlung zu rechtfertigen. Vollständig ausgehebelt erscheint menschliche Selbstbestimmung bei algorithmendeterminierten Entscheidungen. Damit stellt sich unweigerlich die Frage, wer für diese Entscheidung und deren Konsequenzen moralisch wie juristisch verantwortlich gemacht werden kann. Schon aus diesem Grund hält die europäische *Datenschutzgrundverordnung* am Grundsatz der menschlichen Letztentscheidung kategorisch fest (Art. 22 DSGVO).

3.5 Kritische Autonomie: Widerpart der instrumentell zurückgestutzten Selbstbestimmung

Bei algorithmendeterminierten Entscheidungen liegt die Schnittstelle der Mensch-Maschine-Interaktionen beinahe im Zentrum des Menschen. Aber eben doch nur beinahe: Denn die Letztentscheidung über die Entwicklung, Zulassung und Einsatz algorithmendeterminierter Entscheidungsverfahren verbleibt weiterhin bei menschlichen Akteuren. Das gilt auch, wenn sie sich selbst diesen Verfahren vollständig unterordnen – etwa aus dem instrumentellen Interesse an der Nutznießung optimaler Aufgabenerfüllung durch lernende technische Systeme. Das käme einer selbstinduzierten Fremdbestimmung gleich.

Eine Selbstbestimmung des Menschen, die sich aus instrumentellen Interessen heraus der Hegemonie maschineller Autonomisierung unterwirft und zu deren willfährigen Magd degeneriert, ist als Phänomen freilich nicht neu. *Max Horkheimer* hat diesen Bumerang-Effekt in seiner Kritik instrumenteller Vernunft auf den Punkt gebracht: „Das Individuum fasst einmal die Vernunft ausschließlich als ein Instrument des Selbst. Jetzt erfährt es die Kehrseite seiner Selbstvergottung. Die Maschine hat den Piloten abgeworfen; sie rast blind in den Raum. Im Augenblick ihrer Vollendung", fügt Horkheimer pessimistisch hinzu, „ist die Vernunft irrational und dumm geworden. Das Thema dieser Zeit ist Selbsterhaltung, während es gar kein Selbst zu erhalten gibt." [37]

Es gibt keinen zwingenden Grund, in diesem Pessimismus zu verharren. Freilich müsste sich die Autonomie des Menschen sich erneut als widerständig begreifen lernen – und zwar im Modus zweifacher Kritik: Zum einen müsste sie die Prozesse der Autonomisierung von Maschinen durch deren strikte Ausrichtung auf ein „menschenzentriertes Design" [38] mit allen seinen kriteriellen Anforderungen – zum Beispiel Vereinbarkeit mit gesellschaftlichen Grundwerten, soziale Nachhaltigkeit, Minimierung von Diskriminierungsgefahren [39] – gleichsam deontologisch einhegen. Zum anderen müsste sich kritische Autonomie offensiv mit solchen Zukunftsszenarien auseinandersetzen, die die technische Entwicklung einer vollen moralischen Subjektivität von Maschinen für möglich halten. Diese Szenarien sind keinesfalls abwegig. Selbst Skeptiker wie *Dieter Sturma* antizipieren die Möglichkeit „künstlicher Personen", die dann in die menschliche Gemeinschaft mit vollen Rechten aufzunehmen wären [40].

Ob die Herstellung „künstlicher Personen" überhaupt möglich sein wird, ist eine deskriptive Frage. Ob die Herstellung – die deskriptive Frage positiv beantwortet – dann auch möglich sein soll, ist die entscheidend normative Frage. Ihre Beantwortung müsste sich mindestens mit dem Diktum relationaler Autonomie auseinandersetzen, demzufolge die Selbstgesetzlichkeit des Menschen als Ausfluss seiner Selbstzweckhaftigkeit und der Menschheit insgesamt zu begreifen ist. Nochmals: Sie schließt aber die strikt wechselseitige Achtung aller menschlichen Subjekte als Freie und Gleiche ein. Dies müsste konsequenterweise auch für künstliche Personen gelten; auch sie müssten die Selbstzweckhaftigkeit aller, ihre eigene ebenso wie der menschlichen Akteure, achten. Selbst wenn künstliche Personen zu solcher Achtung fähig *und willens* wären, bestünde zwischen „natürlichen" und „künstlichen", also zwischen menschlichen und maschinellen Personen eine fundamentale Asymmetrie, die das Fundament des gattungsethischen Selbstverständnisses zersetzte. Denn dieses gattungsethische Selbstverständnis des Menschen zehrt wesentlich von der Unterstellung, dass die wechselseitig sich als gleich und ebenbürtig Achtenden ohne gestalterische Eingriffe Dritter naturwüchsig geworden sind und nicht in ihrer inneren Präfiguration von anderen auf der Basis deren Präferenzen proaktiv gemacht wurden. Das aber wäre bei *künstlichen* Personen definitionsgemäß immer der Fall – und wäre ihre lernende Entwicklung noch so ausgreifend und selbstgesteuert. Denn auch dann wären sie in dieser Entwicklungslogik noch von natürlichen Personen, von Entwicklern und Konstrukteuren gestaltet. Was sollten diese antworten, wenn sie dereinst von künstlichen Personen zur Rechenschaft gezogen werden für etwaig falsch und fehlerhaft konstruierte Ausgangsbedingungen ihrer künstlichen Entwicklung? Die fundamentalen Symmetriebedingungen, die zwischen natürlichen und künstlichen Personen herrschen müssten, sind unmöglich. Damit muss die normative Frage nach der Wünschbarkeit oder gar Erlaubnis der Entwicklung künstlicher Personen aus dem Bewusstsein kritischer Autonomie eindeutig negativ beantwortet werden.

3.6 Anmerkungen und Literatur

[1]   Pohlmann R. Art. Autonomie. In: Ritter J (Hrsg.). Historisches Wörterbuch der Philosophie. Bd. 1, Darmstadt, Wissenschaftliche Buchgesellschaft, 1971, 701–20.

[2]   Sophokles. Antigone, Vers 821.

[3]   Pauen M. Autonomie und Enhancement. In: Viertbauer K, Kögerler R (Hrsg.). Neuroenhancement. Die philosophische Debatte. Berlin, Suhrkamp, 2019, 89–114, hier: 90.

[4]   Vgl. auch zum Folgenden ausführlich: Lob-Hüdepohl A. Dichte Autonomie. Praktische Selbstbestimmung als theonome Manifestationen menschlicher Selbstzweckhaftigkeit und Selbstgesetzlichkeit. In: Bogner D, Zimmermann M (Hrsg.). Fundamente theologischer Ethik in postkonfessioneller Zeit. Beiträge zu einer Grundlagendiskussion. Basel, Schwabe, 2019, 229–52.

[5]   Mill JS. Über Freiheit. Frankfurt am Main/Wien, Europa Verlag, 1969.

[6]   Beckmann JP. Autonomie und Selbstbestimmung auch am Lebensende. Überlegungen aus ethischer Sicht. In: Welsh C, Ostgathe C, Frewer A, Bielefeldt H (Hrsg.). Autonomie und Menschenrechte am Lebensende. Grundlagen, Erfahrungen, Reflexionen aus der Praxis. Bielefeld, transcript, 2017, 27–43.

[7]   Kant I. Grundlegung zur Metaphysik der Sitten. In: Weischedel W (Hrsg.). Immanuel Kant: Werke in zwölf Bänden. Werkausgabe XI, Frankfurt am Main, Suhrkamp, 2. A. BA 52.

[8]   Vgl. [7], BA 67.

[9]   Kant, Immanuel (1797/1977): Metaphysik der Sitten. Tugendlehre § 38.

[10] Habermas J. Die Zukunft der menschlichen Natur. Auf dem Weg zu einer liberalen Eugenik? Frankfurt am Main, Suhrkamp, 2001, 115.

[11] Vgl. zur qualitativ gehaltvollen Unterscheidung zwischen (gewohnheitsmäßigem) Verhalten und Handeln erhellend: Kamlah W. Philosophische Anthropologie. Sprachkritische Grundlegung und Ethik. Mannheim, Bibliographisches Institut, 1973, bes. 60–72.

[12]   Sturma D. Autonomie. Über Personen, Künstliche Intelligenz und Robotik. In: Christaller T,
       Wehner J (Hrsg.). Autonome Maschinen. Wiesbaden, Westdeutscher Verlag, 2003, 38–55.
[13]   Zu Handlungsaktivitäten zählen sowohl Ausführungs- wie Unterlassungshandlungen.
[14]   Die Unterscheidung zwischen kausal-nomologischen und intentional-dialogischen Handlungs-
       modellen und ihrer Einbettung in die Erklären-Verstehen-Debatte in den Sozialwissenschaften
       habe ich ausführlich diskutiert in: Lob-Hüdepohl A. Kommunikative Vernunft und theologische
       Ethik. Fribourg, Academic Press, 1993, bes. 76–83.
[15]   Christaller T, Wehner J. Autonomie der Maschinen – Einführung in die Diskussion. In: Christaller
       T, Wehner J (Hrsg.). Autonome Maschinen. Wiesbaden, Westdeutscher Verlag, 2003, 9–35, bes.
       10.
[16]   Loh J. Roboterethik – eine Einführung. Berlin, Suhrkamp, 2019, 16f.
[17]   Gransche B, Shala E, Hubig C, Alpsancar S, Harrach S. Wandel von Autonomie und Kontrolle
       durch neue Mensch-Technik-Interaktionen. Grundsatzfragen autonomisierter Mensch-Technik-
       Verhältnisse. Karlsruhe, Fraunhofer Verlag, 2014, 43.
[18]   Vgl. [12], 50.
[19]   Vgl. [17], 43.
[20]   Bendel O (Hrsg.). Handbuch Maschinenethik. Wiesbaden, Springer, 2019.
[21]   Misselhorn C. Grundfragen der Maschinenethik. Stuttgart, Reclam, 2019, 70.
[22]   Vgl. [21], 72.
[23]   Vgl. [21], 86.
[24]   Misselhorn C. Maschinenethik und „Artifical Morality": Können und sollen Maschinen
       moralisch handeln? Bundeszentrale für politische Bildung 2018, 5. (http://www.bpb.de/
       apuz/263684/koennen-und-sollen-maschinen-moralisch-handeln?p=all) [17.12.2019].
[25]   Loh J. Roboterethik. Eine junge Bereichsethik. In: Information Philosophie 1/2017, 3. http://
       www.information-philosophie.de/?a=1&t=8530&n=2&y=4&c=127&o=5 [17.12.2019].
[26]   So der Informatiker Hans-Dieter Burkhard: Burkhard HD. Autonome Agenten und Roboter. In:
       Christaller T, Wehner J (Hrsg.). Autonome Maschinen. Wiesbaden, Westdeutscher Verlag, 2003,
       160–85, 161.
[27]   Datenethikkommission der Bundesregierung (Hrsg.). Gutachten der Datenethikkommission.
       Berlin, 2019.
[28]   Vgl. [27], 160.
[29]   Gottschalk-Mazouz N. „Autonomie" und die Autonomie „autonomer technischer Systeme". In:
       Gethmann C (Hrsg.). Sektionsbeiträge: XXI. Deutscher Kongress für Philosophie 2008 (CD-Rom,
       ISBN 978–3–00–025531–1). http://www.dgphil2008.de/fileadmin/download/Sektionsbei-
       traege/07_Gottschalk-Mazouz.pdf [03.01.2020].
[30]   Vgl. [17], 53.
[31]   Vgl. [17], 57.
[32]   Fink R, Weyer J. Autonome Technik als Herausforderung der soziologischen Handlungstheorie.
       Zeitschrift für Soziologie 2011, 40 H.2, 91–111, 94.
[33]   Hubig C, Harrach S. Transklassische Technik und Autonomie. In: Kaminski A, Gelhard A (Hrsg.):
       Zur Philosophie informeller Technisierung. Darmstadt, Wissenschaftliche Buchgesellschaft,
       2014, 41–57.
[34]   Vgl. [33], 49.
[35]   Vgl. [17].
[36]   Vgl. [27], 161.
[37]   Horkheimer M. Zur Kritik der instrumentellen Vernunft. Frankfurt am Main, Fischer, 1986, 124.
[38]   Vgl. [27], 163.
[39]   Vgl. [27], 165f.
[40]   Vgl. [12], 52.

D. Birnbacher

4 Therapie und Enhancement in der Biomedizin – Leiden lindern oder den Menschen verbessern?

4.1 Enhancement versus Therapie: Abgrenzungen

Enhancement hat sich eingebürgert als Bezeichnung für biomedizinische Mittel, Verfahren und Techniken, die nicht nur für die angestammten Aufgaben der Medizin – Heilung von Krankheiten, Lebenserhaltung, Symptomlinderung und gesundheitliche Vorsorge und Prävention – eingesetzt werden, sondern allein oder primär zum Zweck der Steigerung von Fähigkeiten, der Verbesserung von Lebensqualität und der Gestaltung der äußeren Erscheinung bei Gesunden. Gelegentlich wird der Begriff weiter gefasst und es werden dazu *sämtliche* Verfahren zur Steigerung von Fähigkeiten gezählt, auch dann, wenn sie Verfahren der *Erziehung, Bildung, Anstrengung, Übung* oder des *Trainings* darstellen. Mit einer solchen Erweiterung wird die Trennschärfe des Begriffs allerdings massiv beeinträchtigt. Vor allem ist dann nicht mehr ersichtlich, wieso Verfahren des Enhancement mit einem gewissen Anfangsverdacht behaftet sind – im Gegensatz zu Verfahren wie Erziehung und Anstrengung, die ganz überwiegend positiv bewertet werden.

Wenn von „Enhancement" die Rede ist, ist zumeist das so genannte „erweiternde" Enhancement gemeint und nicht das „kompensatorische". Bezugspunkt dieser Unterscheidung ist ein bestimmtes Normalitätsniveau: Die Überschreitung der Normalität gilt als erweiternd, deren Wiederherstellung als kompensatorisch. Zum kompensatorischen Enhancement gehören Verfahren wie die Verlangsamung von Alterungsprozessen (Anti-Aging), die Herstellung oder Wiederherstellung von Fruchtbarkeit (innerhalb bestimmter Grenzen), die Linderung von Schmerzen bei Geburten und die Erleichterung des Sterbens, aber auch die Kompensation genetisch bedingter Benachteiligungen mit den Mitteln der Gentechnik. Jedes Mal geht es um die Aufrechterhaltung oder Wiedergewinnung eines als normal und angemessen beurteilten Zustands, ohne dass das, was dieser Normalität im Wege steht, als krankheitswertig gelten kann. Kennzeichnend für das kompensatorische Enhancement ist, dass es in der Regel als akzeptabler gilt als das erweiternde.

Wo die Grenzen zwischen erweiternden und kompensatorischen Enhancement zu ziehen sind, ist nicht immer eindeutig und häufig kontrovers. Ist die Korrektur von abstehenden Ohren eine Form von erweiterndem oder von kompensatorischem Enhancement? Im ersten Fall wäre es ästhetischen Operationen, im zweiten Fall Brillen und Hörhilfen gleichzustellen. Ähnlich uneindeutig ist die Grenze zwischen Enhancement auf der einen und Therapie, Leidensminderung und Prävention auf der anderen Seite. Was heute als Enhancement gilt, kann morgen als Therapie gelten und andersherum. Ein Beispiel für die erstere Dynamik sind fortpflanzungsmedizinische

https://doi.org/10.1515/9783110645767-004

Verfahren wie In-vitro-Fertilisation und intrazytoplasmatische Spermieninjektion, die heute noch als Enhancement, morgen aber möglicherweise als therapeutische Verfahren gelten. Ein Beispiel für die umgekehrte Dynamik ist die von einigen Medizinethikern geforderte Rückstufung großer Teile der Kieferorthopädie auf rein ästhetische Verfahren. Wie die Grenzziehung zwischen erweiterndem und kompensatorischem Enhancement ist auch die Grenzziehung zwischen Therapie und Enhancement von soziokulturellen Normen bestimmt und historisch variabel. Ausschlaggebend ist jeweils, was als „normal" gilt, mit gravierenden Folgen für die rechtliche Einordnung und die Finanzierung. So gelten der Kinderwunsch und die Inanspruchnahme ärztlich assistierter Reproduktion unabhängig von Häufigkeit und Intensität bei einem heterosexuellen Ehepaar weithin als „normal", bei einem homosexuellen Paar weithin (noch) als „unnormal". Hinsichtlich der Festlegung, was als was gilt, folgt daraus, dass die Entscheidung darüber, welche biomedizinischen Verfahren als therapeutisch, welche als kompensatorisch und welche als erweiternd gelten, keine Sache von Experten sein kann, sondern auf dem Weg demokratischer Willensbildung erfolgen muss [1].

4.2 Die gesellschaftliche Dynamik

Das Angebot von Verfahren und Mitteln des Enhancement verzeichnet seit längerem einen rapiden Aufschwung. So werden etwa in rascher Folge neue Doping- und Rauschmittel entwickelt. Beide sind weithin populär, die ersteren nicht nur im Spitzen- sondern (in sehr viel größerem quantitativen Umfang) im Breitensport, die letzteren insbesondere unter Jugendlichen und ungeachtet staatlicher Verbote. Wachsende Bereiche der Medizin und der direkt oder indirekt in das Medizinsystem involvierten Aktivitäten (Pharmaforschung, Apotheken, Medizintechnik, Psychotherapie) widmen sich nicht mehr nur der Behandlung von Krankheiten, der Linderung von Leiden und der gesundheitlichen Prävention, sondern gleichberechtigt oder sogar vorrangig der Steigerung der physischen Leistungsfähigkeit über das Normalmaß hinaus (Sportmedizin), der Kompensation natürlicher Degenerationsprozesse (Anti-Aging), der Verschönerung des Körpers (ästhetische Chirurgie) oder der Verbesserung des Wohlbefindens bei nicht-krankheitswertigen psychischen Störungen. Teils kommen dabei neu entwickelte Mittel, Verfahren und Techniken zum Einsatz, zum größeren Teil jedoch Verfahren, die zunächst zu therapeutischen oder präventiven Zwecken entwickelt und genutzt worden sind, von denen aber – von Anfang an oder im späteren Verlauf – klar wurde, dass sie sich auch zu Zwecken außerhalb ihres ursprünglichen Anwendungsbereichs einsetzen lassen und vielfach erst dadurch für ihre Hersteller wirtschaftlich interessant wurden.

    Es ist damit zu rechnen, dass diese Entwicklung anhält, auch wenn vielfach umstritten ist, wie weit die angestrebten Wirkungen tatsächlich auf die zum Zweck des Enhancement genutzten Mittel zurückgeführt werden können. Bei Stimmungsaufhellern etwa scheint ein großer Teil der sich einstellenden Wirkung auf Placebo-Effekte zurückzugehen, insbesondere die Erwartung, dass sich infolge der Einnahme die Stimmung aufhellt [2]. Ein Faktor, der diese Entwicklung zusätzlich antreibt, ist die Tatsache, dass ohne die „wunscherfüllende Medizin" und die zahlreichen nicht erstattungsfähigen Zusatzleistungen unser opulentes Medizinsystem erheblich schrumpfen würde. Bei einer Umfrage der Stiftung Gesundheit von 2005 an 8.000 niedergelassenen Ärzten und Zahnärzten stimmten 49 Prozent der Aussage „voll und ganz" zu: „Ohne Individuelle Gesundheitsleistungen ist meine Praxis auf Dauer nicht mehr wirtschaftlich zu betreiben." [3]

Ein besonders rasanter Aufstieg ist in der ästhetischen Medizin zu verzeichnen. Im Jahr 2015 wurden weltweit rund 21,7 Millionen chirurgische und nicht-chirurgische Schönheitsoperationen durchgeführt. Zu vermuten ist, dass der latente Bedarf die faktische Nachfrage übersteigt und lediglich mangelnde Zahlungsfähigkeit als limitierender Faktor wirkt. Wie groß die Nachfrage nach Schönheitschirurgie ist, bekamen um 1980 die Niederlande zu spüren, als kosmetische Operationen in den Leistungskatalog der gesetzlichen Krankenkassen aufgenommen wurden. Es kam zu einer dramatischen Steigerung der Inanspruchnahme kosmetischer Leistungen, mit einer ungefähren Verdoppelung der Fälle jedes einzelnen Operationstyps. Mit einer nachhaltigen Nachfragesteigerung ist nicht zuletzt aufgrund der wachsenden gesellschaftlichen Akzeptanz zu rechnen. Ähnlich wie bei der Inanspruchnahme von Fortpflanzungsmedizin ist die Inanspruchnahme von Schönheitsoperationen nicht mehr in demselben Maße tabuiert wie noch vor zehn oder zwanzig Jahren.

4.3 Enhancement: Wider die menschliche Natur?

Wie alle Formen der technischen Veränderung des naturwüchsig Vorgegebenen lassen sich auch die Mittel der Biomedizin sowohl zur Bewältigung von Not- und Zwangslagen als auch zur Realisierung erwünschter Zustände und Fähigkeiten nutzen und werden dazu – etwa als Rauschmittel – seit Beginn des wissenschaftlichen Zeitalters genutzt. Zugrunde liegt das nicht nur beim Menschen, sondern bereits bei seinen animalischen Vorgängern ausgeprägte Interesse an Selbstgestaltung, Lebensgestaltung und Ästhetisierung. Es zeigt sich bereits in einer der ältesten Kulturtechniken, der Bemalung der Haut mit Naturfarben zur Markierung von Rangunterschieden. Gerade auch bei Völkern, die bis vor kurzem noch unter Steinzeitverhältnissen gelebt haben, finden wir eine Fülle von kosmetischen Techniken: Feilen der Zähne, Verlängern des Halses, Vernarbungen der Haut. Viele dieser Techniken bergen Risiken, die heute als besondere Probleme der nicht nur kosmetischen Selbstverschönerungspraktiken gelten: schwerwiegende Deformationen – man denke etwa an die Entstellung der Füße höherrangiger Mädchen im alten China – oder irreversible Veränderungen der körperlichen Gestalt – etwa die Längung des Halses mithilfe von Ringen, ohne die der Kopf keinen ausreichenden Halt hätte und abknicken würde.

Selbststeigerung mit „künstlichen" – durch die gezielte Bearbeitung von Natursubstanzen erzeugten – Mitteln ist für den Menschen etwas mehr oder weniger Natürliches. Dennoch berufen sich viele pauschale Argumentationen gegen das Enhancement u. a. auf Natürlichkeitsargumente [4]: Enhancement sei u. a. als „naturwidrig" abzulehnen. Es fragt sich jedoch, warum die durch Enhancement ermöglichten *shortcuts* unzulässig sein sollen, wenn doch in nahezu allen anderen Bereichen der Technikanwendung technische *shortcuts* hochwillkommen sind und die damit verfolgten Zwecke – physische und kognitive Leistungsfähigkeit, Wohlbefinden, Schönheit – hohe Wertschätzung erfahren, solange sie durch Disziplin, Übung und Training erstrebt werden. Auch in Deutschland trifft das Enhancement auf weitverbreitete Skepsis. Sie zeigt sich u. a. in der Neigung, die Verwendung von primär zu therapeutischen Zwecken entwickelten und genutzten Mittel und Verfahren zu Zwecken des Enhancement umstandslos als „Missbrauch" zu etikettieren, und zwar auch dann, wenn diese Verwendung eine positive Nutzen-Kosten-Bilanz aufweist und keine unvertretbaren Risiken für Dritte beinhaltet.

Bedenklich ist, dass mit der Erhebung von „Natürlichkeit" zum Maßstab tendenziell eine der Haupterrungenschaften der europäischen Aufklärung in Frage gestellt wird: die Ermächtigung des Menschen zur freien Gestaltung seines körperlichen Substrats. Bezeichnenderweise haben die philosophischen Pioniere des „prometheischen" Denkens die Zweckentfremdung der Medizin als Mittel der Selbststeigerung noch keineswegs als problematisch empfunden. Die Hoffnung, Erwartung und sogar Forderung, dass die Mittel der Medizin auch zu herkömmlich nicht der Medizin zugerechneten Zwecken eingesetzt werden, findet sich bereits zu Beginn der Neuzeit bei Bacon und Descartes. Bacon erhoffte sich von der Medizin u. a. eine Erleichterung des Sterbens, die nicht nur die damals selbstverständliche geistige Vorbereitung der Seele (*euthanasia interior*) beinhalten sollte, sondern auch eine ärztliche *euthanasia exterior*, durch die „die Sterbenden leichter und sanfter aus dieser Welt gehen", also eine Symptomlinderung zusätzlich zu oder anstelle der Bekämpfung der Ursachen des Sterbens [5]. Descartes erhoffte sich von der Zukunft der Medizin nicht nur bessere Therapien für Krankheiten, sondern auch etwa die Behebung oder Linderung der Altersschwäche [6].

Eine der Strategien, mit der der *President's Council* [4] eine kritischere Haltung gegen Enhancement-Techniken anmahnt, ist die rhetorische Analogisierung des Enhancements mit dem *Doping*. Diese Analogie ist tendenziös. Im Sport kommt dem Enhancement insofern eine Sonderrolle zu, als in diesem Bereich in der Tat die Attraktivität der darunter befassten Aktivitäten weitgehend von der Einhaltung bestimmter Fairness- und Reinheitsregeln abhängt, zu denen u. a. auch das Dopingverbot gehört. Bei Wettkampfsportarten sollen die „natürlichen" Fähigkeiten und nicht die „künstlichen" Hilfsmittel über Sieg und Niederlage entscheiden [7]. Ohne eine Bezugnahme auf Natürlichkeit als Prinzip ist der Sport als gesellschaftliche Institution nicht angemessen zu verstehen. Die vom Sport ausgehende Faszination liegt wesentlich in der Demonstration dessen, was der Mensch *aus eigener Kraft* leisten kann [8]. Die Vorbehalte gegen die „Unnatürlichkeit" des Enhancements, die in Bezug auf den Sport berechtigt sind, lassen sich aber nicht umstandslos auf andere Bereiche übertragen.

Vor allem lässt sich nicht schlussfolgern, dass wenn Doping verboten ist, jede Form von Enhancement verboten sein sollte. Selbst ein selbstschädigendes Enhancement ist für sich genommen kein hinreichender Grund für ein Verbot. Strafbewehrte Vorschriften wie die seit 2007 im Arzneimittelgesetz geltenden Strafvorschriften für den Besitz „nicht geringer" Mengen potenzieller Dopingmittel (d. h. mehr als der therapeutischen Dosis für einen Monat), die – analog zum Betäubungsmittelgesetz – die Verbreitung von Dopingmitteln bereits im Vorfeld verhindern sollen, fordern den Vorwurf eines überzogenen Rechtspaternalismus heraus. Schließlich folgt aus dem ethischen Prinzip der Respektierung von Selbstbestimmung sowie dem verfassungsmäßig garantierten Freiheitsrecht nach Art. 2,1 GG u. a. auch ein Recht auf Selbstschädigung. Weniger bedenklich, weil zusätzlich nach dem Prinzip der Nichtschädigung begründbar, ist eine rechtliche Sanktionierung der Mitwirkung von Medizinern an Dopingmaßnahmen. Ein solche Sanktionierung liefe auf einen lediglich *indirekten* (Rechts-)Paternalismus hinaus, bei dem A in Rücksicht auf das Wohl von B daran gehindert wird, B bestimmte, B schädigende Leistungen anzubieten.

In seiner Stellungnahme greift der *Council* [4] nicht ausdrücklich auf bestimmte theologische Hintergrundüberzeugungen zurück, auch wenn seine Positionen möglicherweise von religiösen Überzeugungen motiviert waren. Die Frage stellt sich allerdings, welche Überzeugungskraft Vorstellungen einer Sakrosanktheit des menschlichen Körpers und seiner Funktionen haben können, wenn sie von ihren ursprünglich theologischen Wurzeln abgelöst werden. Die aufgeklärte Welt definiert den Menschen und seine Würde primär durch seine Autonomie. Zu dieser gehört auch das Recht auf eine „Verkünstlichung" des Körpers zu ästhetischen Zwecken. Warum sollte diese unzulässig sein, wenn sie zu anderen, etwa therapeutischen Zwecken oder zur Linderung von Altersbeschwerden unbedenklich ist?

4.4 Normative Kriterien

Das heißt nicht, dass nicht an Verfahren des Enhancements strengere normative Kriterien angelegt werden müssen als an Verfahren der Therapie, Palliation und Prävention. Die Grenze zwischen Therapie und Enhancement ist zweifellos normativ relevant. Der Grund dafür ist, dass die tradierten Zwecke der Medizin in der Regel grundlegendere Bedürfnisse betreffen und gegenüber den Zwecken des Enhancements vordringlich sind. Deshalb gelten im Bereich des Enhancements besonders strenge *Sicherheitsnormen* auf der Seite der Produzenten, besonders anspruchsvolle Anforderungen an die *Aufklärung* über bekannte und potenzielle Haupt- und Nebenwirkungen auf der Seite der Anbieter und hohe Anforderungen an die *Freiwilligkeit* des *informed consent*. Berechtigt erscheint auch die Nachordnung bei der solidarischen *Kostenerstattung* und der *Mittelverteilung* im Gesundheitswesen: Je eindeutiger es sich bei einer medizinischen Maßnahme um Enhancement handelt, desto weniger verdient sie, in den Leistungskatalog der Sozialkassen aufgenommen oder mit Steuermitteln subventioniert zu werden. In Deutschland gilt seit 2007 die gesetzliche Regelung, dass Versicherte, die sich in der Folge einer Schönheitsoperation eine Krankheit zugezogen haben, bei den dadurch entstehenden Behandlungskosten in angemessener Höhe beteiligt werden. Ein Krankengeld für die Dauer der Behandlung ist ganz oder teilweise zu versagen oder zurückzufordern. Damit wurde die Solidargemeinschaft ein Stück weit von den Folgen von Schönheitsoperationen entlastet und klargestellt, dass es sich bei Operationen dieser Art um medizinisch nicht indizierte Eingriffe handelt.

An welchen weiteren Kriterien kann sich die Bewertung von Enhancement-Anwendungen orientieren?

Ein erstes Kriterium ist die Unterscheidung zwischen erweiterndem und kompensatorischem Enhancement. Wünsche nach Normalisierung – der Aufrechterhaltung und Wiederherstellung von Normalität – sind in der Regel vordringlicher als Wünsche nach Überbietung der Normalität und verdienen Vorrang bei der Verteilung knapper Ressourcen.

Ein zweites Kriterium ist die Reversibilität von Enhancement-Eingriffen. Irreversibilität beschränkt die Freiheit des Einzelnen, erwarteten oder unerwarteten Schaden aus einer steigernden Anwendung rückgängig zu machen. Eine Brille mit eingebautem Smartphone lässt sich jederzeit absetzen, ein direkt ins Ohr eingebautes Handy schon weniger, ein Chip im Gehirn ohne An-Aus-Schalter möglicherweise gar nicht. Neben ihrer Invasivität ist Irreversibilität ein ethisch relevantes Merkmal insbesondere *gentechnischer* Eingriffe. Anders als Behandlungen, die lediglich die Genexpression modulieren, haben sich gezielte Eingriffe ins menschliche Genom – ob somatisch oder in die Keimbahn – bisher als durchweg irreversibel erwiesen. Umstritten ist allerdings, ob daraus folgt, dass derartige Eingriffe auch außerhalb des sportlichen Bereichs als grundsätzlich unzulässig gelten müssen. Zweifelhaft wäre das möglicherweise für gentechnische Eingriffe zur Erzielung somatisch-genetischer Veränderungen kompensatorischer Art, etwa der zur Lebensverlängerung bei genetisch bedingter Verkürzung der Lebenserwartung oder zur Behebung von genetisch bedingter Unfruchtbarkeit. Auch wenn die Risiken derartiger Eingriffe wegen der Irreversibilität der Eingriffe als ethisch gravierend einzuschätzen sind, würden die Betroffenen wegen der aus ihnen erwachsenden Chancen sie womöglich in Kauf nehmen. Solange keine weiteren Personen betroffen sind, sollte die Entscheidung in solchen Fällen bei den Individuen verbleiben, auch dann, wenn andere oder die Gesellschaft insgesamt diese Entscheidungen als unvernünftig oder wenig nachvollziehbar halten. Wie „vernünftig" oder „unvernünftig" die Inanspruchnahme gentechnischen Enhancements für die jeweilige Person ist, lässt sich nicht intersubjektiv verbindlich angeben.

Eine neue Dimension der ethischen Normierung ergibt sich insbesondere für die zu Zwecken des Enhancements vorgenommenen Eingriffe, über die die Betroffenen selbst nicht entscheiden können, etwa, weil sie zum Zeitpunkt des Eingriffs über die dazu erforderliche Entscheidungsfähigkeit nicht verfügen (etwa als Kleinkind oder als anderweitig Unmündiger) oder weil der Eingriff im zeitlichen Vorfeld der Geburt erfolgt. Derartige Risiken der *Fremdbestimmung* ergeben sich insbesondere bei gentechnischen Eingriffen in die Keimbahn, die vor der Bildung des Embryos oder in den ersten Tagen der Embryonalentwicklung ansetzen. Dieses Risiko ist nicht spezifisch für Keimbahnmodifikationen. Es ergibt sich auch für pränatale somatisch-genetische Eingriffe und nicht zuletzt auch für die Präimplantationsdiagnostik, soweit diese eine Auswahl für den Transfer in den mütterlichen Uterus nicht nur nach dem Kriterium des Fehlens einer bestimmten genetischen Belastung, sondern darüber hinaus auch nach positiven Merkmalen trifft, etwa nach dem Geschlecht oder der prospektiven Immunausstattung des späteren Kindes. Allerdings besteht das Risiko der Fremdbestimmung bei gentechnischen Eingriffen in die Keimbahn in sehr viel radikalerer Weise, da hier die Wahlentscheidung über qualitative Merkmale des Nachwuchses nicht mehr strikt auf die genetischen Konstellationen eingeschränkt ist, die sich bei der Kombination der elterlichen Gene natürlicherweise, d. h. zufällig, ergeben.

Mit Fremdbestimmungsrisiken dieser Art ist für die Zukunft mit einiger Wahrscheinlichkeit zu rechnen – zumindest für den Fall, dass sich hinreichend sichere Ansätze einer gentechnischen Keimbahnintervention zu therapeutischen Zwecken etabliert haben. Es ist davon auszugehen, dass bei Vorliegen von Verfahren, die die Möglichkeiten der Präimplantationsdiagnostik überbieten (etwa zur Korrektur von genetischen Belastungen bei homozygoten Paaren oder zur Behebung genetisch bedingter Unfruchtbarkeit), zugleich auch ein Anreiz besteht, diese Verfahren auch für nicht-gesundheitsbezogene Zwecke zu nutzen und, falls sie im Inland verboten werden sollten, durch „genetischen Tourismus" [9] zu umgehen. Mit den therapeutischen Möglichkeiten der neuen hocheffizienten Gen-Scheren ist jedenfalls Tür und Tor geöffnet für eine Vielzahl nicht-therapeutischer Anwendungen. Zwar erscheint es wenig wahrscheinlich, dass die in Zukunft zur Verfügung stehenden Möglichkeiten zur gezielten „Programmierung" von Nachkommen dazu führen, dass eine große Anzahl Eltern die Beschaffenheit ihrer Kinder quasi „nach Katalog" aussuchen oder in anderer Weise „designte" Babys statt nach dem Zufallsprinzip zustande gekommene Kinder haben wollen. Aber auch wenn die Folgen sehr weniger dramatisch wären als die sich gegenwärtig aufgrund der Verfügbarkeit selektiver Techniken in vielen Ländern entwickelnde Ungleichverteilung der Geschlechter, wäre die einmal etablierte Entwicklung nicht wieder rückgängig zu machen.

Das spezifische Fremdbestimmungsrisiko der Keimbahnintervention zu Zwecken des Enhancements liegt darin, dass anders als bei den Eingriffen zu therapeutischen Zwecken nicht garantiert ist, dass der Betroffene von dem Eingriff profitiert und dass er seine auf der Wahlentscheidung anderer beruhende genetische Ausstattung als Erweiterung und nicht als Einengung seiner Lebensmöglichkeiten empfindet. Bei therapeutischen Eingriffen kann in der Regel davon ausgegangen werden, dass sie, indem sie schwere genetisch bedingte Belastungen vermeiden oder mindern, sowohl unter dem Gesichtspunkt des Wohltuns als auch unter dem der Selbstbestimmung eine insgesamt positive Bilanz aufweisen. Zwar kann der Betroffene nicht selbst über die Vornahme des Eingriffs (mit-)entscheiden, aber er wird diese Entscheidung in der Regel nachträglich sowohl als Erleichterung empfinden als auch nachträglich gut-heißen. Nur wenige Heranwachsende oder Erwachsene beklagen sich darüber, dass ihre Eltern ihrer Impfung gegen Kinderlähmung zugestimmt haben. Das ist anders in Fällen, in denen eine von zwei Konstellationen vorliegt: dass die Wahl der Eltern über die Merkmale der Kinder Wünsche der Eltern realisiert, die nicht durchweg mit den Wünschen des aus der genetischen Steuerung hervorgehenden Individuums übereinstimmen; oder dass die Wahl der Eltern die Wahlmöglichkeiten des aus der genetischen Steuerung hervorgehenden Individuums übermäßig einengt. Im ersten Fall liegt ein Fall von „Instrumentalisierung" des Nachkommens (bzw. der sich über Generationen erstreckenden Reihe der betroffenen Nachkommen) zur Erfüllung eigener Wünsche vor, im zweiten ein Fall von Nicht-Beachtung des von Joel Feinberg so genannten „Rechts auf eine offene Zukunft" [10].

Danach wären die Fremdbestimmungsrisiken einer qualitativen Merkmalswahl mittels gentechnischer Eingriffe in die Keimbahn umso akzeptabler, je mehr sie Fä-higkeiten betreffen, die die Autoren der Studie *From Chance to Choice* „all-purpose natural capacities" genannt haben [11], d. h. Grundfähigkeiten, die zu vielerlei Zwe-cken nützlich und mit nahezu allen Lebensplänen kompatibel sind, beispielsweise ein resilientes Immunsystem, ein mittleres Intelligenzniveau und eine nicht allzu ausgeprägte Aggressionsneigung. Es dürfte allerdings nur wenige „Grundfähigkeiten" dieser Art geben. Die wünschenswerte Vielfalt der Lebensformen und Lebensstile ist nur auf dem Hintergrund einer entsprechenden Vielfalt der genetischen Anlagen zu haben, und für nahezu alle spezifischen Anlagen, die sich Eltern wünschen (etwa athletischer Körperbau, sportliche oder musikalische Begabung, Anpassungsfähig-keit, Soziabilität) lassen sich Umstände vorstellen, unter denen sie sich auf das Wohl oder die Freiheit des Kindes beeinträchtigend auswirken.

Auf der anderen Seite scheinen es sich diejenigen zu einfach zu machen, die jede auf Enhancement gerichtete genetische Intervention ablehnen. Die Grenze zwischen Therapie und Enhancement ist, wie wir gesehen haben, durchaus normativ relevant. Aber das macht sie nicht automatisch zu einer Grenze zwischen Zulässig und Un-zulässig. Auch wenn man nicht so weit gehen möchte wie Jonathan Glover, wenn er provozierenderweise schreibt: „One day it may come to seem that we owe some ,enhancements' to our children" [9], bleiben die zu erwartenden zukünftigen Mög-lichkeiten einer gezielten genetischen Steuerung eine ethische Herausforderung, die nach differenzierten Antworten verlangt.

4.5 Literatur

[1] Huster S. Die Leistungspflicht der GKV für Maßnahmen der künstlichen Befruchtung und der Krankheitsbegriff. NJW 2009, 24,1713–6.

[2] Galert T, Bublitz C, Heuser I, et al. Das optimierte Gehirn. Gehirn & Geist 2009, 11, 40–8.

[3] Ärzte im Zukunftsmarkt Gesundheit. Gemeinsame Studie der GfK und der Stiftung Gesundheit 3/2005. http://www.stiftung-gesundheit.de/pdf/Studien/Studie_Aerzte_im_Zukunftsmarkt_ Gesundheit.pdf [10.10.2019]

[4] President's Council on Bioethics Beyond therapy: Biotechnology and the pursuit of happiness. New York/Washington D. C., USA, Dana Press, 2004.

[5] Bacon F. Über die Würde und den Fortgang der Wissenschaften. Darmstadt, Wissenschaftliche Buchgesellschaft, 1966.

[6] Descartes R. Discours de la méthode/Von der Methode. Hamburg, Meiner, 1960.

[7] Pawlenka C. Ethik, Natur und Doping. Paderborn, Mentis, 2010.

[8] Birnbacher D. Doping und ärztliche Ethik. Sportmedizin. 2013;64:73–6.

[9] Glover J. Choosing children: Genes disability, and design. Oxford, Oxford University Press, 2006.

[10] Feinberg J. The child's right to an open future. In: Aiken W, Lafollette H (eds.): Whose child? Children's rights, parental authority, and state power. Totowa NJ, USA, Rowman and Littlefield, 1980, 124–52.

[11] Buchanan A, Brock DW, Daniels N, Wikler D. From chance to choice. Genetics and justice. Cambridge, Cambridge University Press, 2000.

T. Petri

5 Der Mensch im zukünftigen Gesundheitswesen und sein Datendouble

5.1 Ein Zukunftsszenario der Gesundheitsversorgung

Eine Konsumentenbefragung des Jahres 2011 entwickelte für das deutsche Gesundheitssystem im Jahr 2024 das Szenario, dass die Erfassung von Vitalparametern (z. B. Puls, Blutdruck oder Blutzucker) in Verbindung mit einem Smartphone bei der Prävention oder beim medizinischen Monitoring weit verbreitet sein werde. Entsprechendes werde für einen intelligenten Arztbericht gelten, der den Patienten diagnostische Daten verständlich aufbereiten werde. Medizinische Daten seien zentral in einer Online-Datenbank abgelegt, die Daten seien durch eine robuste Verschlüsselung gesichert [1].

Gegenwärtig benötigt das deutsche Gesundheitssystem zwar noch einige Schritte, um das eingangs beschriebene Szenario zu erreichen – allzu weit ist es jedoch nicht entfernt. Die Sammlung von Daten zu Ernährungsgewohnheiten und zum Kalorienverbrauch gehört bereits zu den beliebtesten Anwendungen von Apps und Gadgets. Die mit Abstand meisten Anwendungen sind dabei freilich nicht dem Gesundheitssystem im engeren Sinne zuzuordnen, sondern gehören zum Wellness- bzw. Fitnessbereich [2]. Nach dem jüngst verabschiedeten Digitale-Versorgung-Gesetz (DVG) [3] ist immerhin die Verschreibung von Gesundheits-Apps als Teil der Regelversorgung vorgesehen [4]. Konkrete Projekte betreffen beispielsweise die Smartphone-gestützte Migränetherapie oder sensorbasierte Systeme zur Therapie-Unterstützung von Depressionen. Daneben soll die elektronische Patientenakte bis zum Jahr 2021 so weit vorangetrieben werden, dass Patienten digital auf sie zugreifen können. Unsere Gesellschaft bewegt sich also durchaus auf die Vorstellungen zu, welche die Zukunftsstudie für 2024 entwickelt hatte.

5.2 Datenrechtliche Bewertung

Bei der Bewertung solcher oder ähnlicher Entwicklungen bietet es sich unter datenethischen ebenso wie unter datenschutzrechtlichen Gesichtspunkten an, die Auswirkungen zu betrachten, die eine Verarbeitung personenbezogener Gesundheitsdaten auf den Menschen hat, dessen persönliche Daten erfasst, gespeichert und weitergegeben werden.

Das Sammeln, Ordnen und Analysieren von persönlichen Daten erzeugt Bilder von der betroffenen Person. Bei zahlreichen Anwendungen liegt es sogar nahe, dass die jeweilige Verarbeitung von Gesundheitsdaten etwa im Rahmen der Gesundheits-

https://doi.org/10.1515/9783110645767-005

versorgung oder im kommerziell geprägten Wellness- oder Fitnessbereich primär darauf abzielt, Aspekte der physischen, psychischen, physiologischen oder genetischen Identität einer natürlichen Person abzubilden [5]. Das Datenschutzrecht bezeichnet einen solchen Prozess der Erstellung eines solchen Datendoubles als „Profiling" [6], ihr Ergebnis als „Persönlichkeitsprofil". Ausgangspunkt für die Erzeugung derartiger Profile ist der Versuch, ein Individuum unter bestimmten Aspekten einordnen und bewerten zu können. Für die automatisierte Verarbeitung personenbezogener Daten ist es dabei charakteristisch, dass die einmal beschafften Informationen aus ihrem ursprünglichen Zusammenhang gelöst und in neue Kontexte gestellt werden können.

Ein Persönlichkeitsprofil mag nicht nur für den „Verantwortlichen" [7], sondern auch für die betroffene Person bisweilen durchaus Vorteile haben: Die digitale Dokumentation einer umfassenden Diagnostik etwa kann für die erfolgreiche Behandlung von Krankheiten notwendig sein, die Analyse von Fitnesswerten versetzt Anbieter von Fitnessanwendungen in die Lage, ihrer Kundschaft Angebote zu unterbreiten, die ihren persönlichen Interessen entsprechen usw. Profiling ist also dann unproblematisch, soweit und solange ein Gleichklang der Interessen der Datennutzer und der betroffenen Personen sichergestellt ist. Bei einer solchen Übereinstimmung der Interessen des Verantwortlichen und der betroffenen Person entspricht die Verarbeitung personenbezogener Daten auch dem Vorstellungsbild der betroffenen Person. Erfasst beispielsweise eine Klinik Diagnostikdaten, tut sie dies in erster Linie zum Zweck der Heilbehandlung – also zu einem Zweck, zu dem der betroffene Patient die Klinik aufgesucht hat.

Jedoch: Ein solch vollständiger Gleichklang der Interessen von Datenverwendern und betroffenen Personen ist eher selten. Das gilt erst recht für Fälle, in denen Gesundheitsdaten mit anderen Daten aus anderen Zusammenhängen verschnitten werden. Meistens wird ein datenschutzrechtlich Verantwortlicher [8] das Datendouble zumindest teilweise zu Zwecken verwenden, die nicht den Interessen der betroffenen Person entsprechen. In derartigen Fällen wird der Verantwortliche die digitale Souveränität der betroffenen Person auf unterschiedliche Weise beeinträchtigen. In Extremfällen kann die Verarbeitung bei der betroffenen Person sogar einem völligen Kontrollverlust bezüglich ihrer eigenen sensiblen Daten führen. Je weiter sich die erfassten Daten von dem ursprünglichen Verarbeitungszusammenhang lösen, umso schwieriger wird es dann für die betroffene Person, selbst über die Preisgabe und Drittverwendung der eigenen persönlichen Daten mit zu entscheiden [9]. Beispielsweise veröffentlichte die Nichtregierungsorganisation *Privacy International* im September 2019 eine Studie, wonach zahlreiche Betreiber von Gesundheitswebseiten personenbezogene Nutzungsdaten ohne Information der Nutzer an andere Stellen weitergeleitet haben sollen. Zu den Adressaten dieser weitergeleiteten Daten sollen unter anderen große Unternehmen wie Facebook, Google und Amazon gehört haben, die offensichtlich nicht mit den Inhalten der besuchten Gesundheits-Internetseiten oder der genutzten Apps in Verbindung stehen, sondern vorrangig eigene Werbeinteressen verfolgen [10]. Es ist davon auszugehen, dass Personen, die eine Webseite mit Informationen zu Depressionen aufsuchen, darauf vertrauen, dass dieser Umstand geheim bleibt. Erst recht gilt das, wenn der Betreiber einer solchen Gesundheitsseite einen Selbsttest anbietet [11]. Die Weitergabe aussagekräftiger personenbezogener Nutzerdaten ist ein schwerwiegender Vertrauensbruch. Was macht es mit einem psychisch angeschlagenen Menschen, wenn er nach vollzogenem Depressionsselbsttest bei der nächsten Google-Recherche unvermittelt Werbung für Antidepressiva erhält? Vergleichbare Risiken bestehen auch bei sonstigen Gesundheitsanwendungen. Im Oktober 2019 beispielsweise wurden Recherchen [12] veröffentlicht, wonach eine in Deutschland ansässige Diagnostik-App ebenfalls Tracking- und Analyse-Dienste nutze und in diesem Zusammenhang sensible Gesundheitsdaten wie z. B. körperliche Beschwerden ohne vorherige Information und Legitimation der Nutzer an Dritte weiterleite [13]. Ohnehin sind in zahlreichen Gesundheits-Apps Tracking-Dienste auch aus Übersee eingebunden [14]. Naturgemäß erfahren Betreiber von App-Stores es ebenfalls, wenn eine bestimmte Nutzerin oder ein bestimmter Nutzer eine Gesundheits-App herunterlädt.

Bei den beschriebenen Vorfällen – deren Zahl leider in den letzten Monaten erheblich angestiegen ist – werden die betroffenen Personen also teilweise massiv in ihrer Fähigkeit eingeschränkt mitzugestalten, wie sie von anderen Personen oder Stellen wahrgenommen, eingeordnet und gegenüber weiteren Personen oder Stellen dargestellt werden. Zugleich gibt es auch Fallkonstellationen, in denen das Bild infrage gestellt wird, das die betroffene Person von sich selbst hat. Die Durchführung eines Gentests kann beispielsweise genetische Dispositionen von schweren Krankheiten offenlegen, von denen die betroffene Person selbst nichts weiß und auch nicht wissen will (Recht auf Wissen und auf Nichtwissen) [9].

5.3 Verfassungsrechtliche Erwägungen

In verfassungsrechtlicher Begrifflichkeit gesprochen ist die betroffene Person bei solchen Fallkonstellationen in ihrem Persönlichkeitsrecht aus Art. 2 Abs. 1, Art. 1 Abs. 1 Grundgesetz beeinträchtigt. Das Bundesverfassungsgericht hat die möglichen tatsächlichen Auswirkungen vor geraumer Zeit [15] mit folgenden Worten umschrieben, die heute mehr denn je Geltung besitzen: „Wer nicht mit hinreichender Sicherheit überschauen kann, welche ihn betreffende Informationen in bestimmten Bereichen seiner sozialen Umwelt bekannt sind, und wer das Wissen möglicher Kommunikationspartner nicht einigermaßen abzuschätzen vermag, kann in seiner Freiheit wesentlich gehemmt werden, aus eigener Selbstbestimmung zu planen oder zu entscheiden. Mit dem Recht auf informationelle Selbstbestimmung wären eine Gesellschaftsordnung und eine diese ermöglichende Rechtsordnung nicht vereinbar, in der Bürger nicht mehr wissen können, wer was wann und bei welcher Gelegenheit über sie weiß. Wer unsicher ist, ob abweichende Verhaltensweisen jederzeit notiert und als Information dauerhaft gespeichert, verwendet oder weitergegeben werden, wird versuchen, nicht durch solche Verhaltensweisen aufzufallen." Dabei entspricht es einer uralten Erfahrung, dass gesundheitlich beeinträchtigte Personen oft von ihrem gesellschaftlichen Umfeld ausgegrenzt werden, berufliche oder sonstige Nachteile erleiden. Auch vor diesem Hintergrund verpflichtet das Patientengeheimnis schon seit über 2500 Jahren den Arzt zur Verschwiegenheit [16]. Für den effektiven Schutz des Patientengeheimnisses hochproblematisch ist etwa die im DVG vorgesehene Verpflichtung der gesetzlichen Krankenkassen, pseudonymisierte Versichertendaten an den Spitzenverband der Krankenkassen Bund als Datensammelstelle zu übermitteln, welche die Daten zum Zwecke der wissenschaftlichen Erschließung der Daten an ein neu geschaffenes Forschungsdatenzentrum weiterleiten soll [17]. Das europäische Recht stellt personenbezogene Gesundheitsdaten ebenso wie genetische und biometrische Daten unter einen besonders strengen Schutz [18]. Hinzu kommen Risiken, dass Verantwortliche die gewonnenen Daten dazu nutzen, um die betroffenen Personen in ihrer Willensbildung zu manipulieren.

Menschen sind soziale Wesen. Daraus folgt, dass das Individualinteresse einer betroffenen Person auf *alleinige* Steuerung der sie betreffenden Daten nicht absolut zu setzen ist. Wie bereits angedeutet stehen dem Grundrecht des Einzelnen auf informationelle Selbstbestimmung häufig andere legitime Interessen gegenüber, wie etwa das Wohlergehen der Allgemeinheit sowie die Freiheit der Wissenschaft in Forschung und Lehre. In solchen Verarbeitungssituationen sind Lösungen gefordert, die „Situationen sich widersprechender ethischer Prinzipien ausschließen oder bei denen der Nutzen das Risiko überwiegt" [9]. In juristische Sprache übersetzt muss dann ein Ausgleich widerstreitender Interessen stattfinden, der dem Verhältnismäßigkeitsgrundsatz zu genügen hat. Bei sensiblen Daten wie Gesundheitsdaten sollten allerdings schon triftige Gründe vorliegen, die eine Verarbeitung gegen oder ohne den Willen der betroffenen Person rechtfertigen.

Speziell im Zusammenhang mit der Gesundheitsversorgung scheint dabei gegenwärtig indes die Neigung groß zu sein, die gebotene Interessenabwägung regelmäßig zugunsten des Gemeinwohls aufzulösen. Dabei gilt es stets zu bedenken, dass das Wechselspiel zwischen individueller Freiheit und Solidaritätsverpflichtungen des Einzelnen sorgsam austariert werden muss, wenn unsere freiheitlich-demokratische Gesellschaft nicht in eine Art „technologischen Totalitarismus" [19] abgleiten soll. Martin Schulz, der damalige EU-Parlamentspräsident, hat dieses Risiko einmal wie folgt beschrieben: Es klinge zwar verführerisch, „… wenn herzinfarktgefährdete Menschen im Alltag rund um die Uhr medizinisch überwacht werden, weil diese Überwachung individuelle und kollektive Vorteile zu bringen scheint." Jedoch: „Der quantifizierte Mensch wird uns künftig wie ein Schatten begleiten: zusammengesetzt aus den Signalen und Daten, die wir und alle anderen senden. Das wird, wie jeder heute schon bemerkt, dem Einzelnen durchaus Vorteile bringen. Aber es wird ihn auch zum Bestandteil einer Rechnung machen." [20] „Wenn die Messung unseres Augenzwinkerns oder die Beschleunigung unseres Pulses beim Ansehen bestimmter Produkte in Echtzeit in die Datenbank von multinationalen Konzernen fließen, ist der neue Mensch nur noch die Summe seiner Reflexe, und er wird biologistisch komplett determiniert." [20]

5.4 Datenschutzrechtliche Erwägungen nach Europäischer Datenschutzgrundverordnung

Sprechen diese von Martin Schulz beschriebenen Risiken generell gegen die Digitalisierung der Gesundheitsversorgung? Nein, wenn man derartige Risiken ernst nimmt und Vorsorge trifft, damit sie nicht eintreten. Mit anderen Worten ist aus datenschutzrechtlicher Sicht gegen die Digitalisierung der Gesundheitsversorgung an sich nicht viel einzuwenden, wenn sie sich strikt an zentralen datenschutzrechtlichen Verarbeitungsgrundsätzen orientiert und mit einem hohen technisch-organisatorischen Schutzniveau einhergeht. Das allerdings sind anspruchsvolle Vorgaben, weil beispielsweise die Vertraulichkeit sensibler Gesundheitsdaten nur mit großem Aufwand adäquat gesichert werden kann. So gehen bereits heute Fachleute für Big-Data-Analysen im Gesundheitsbereich davon aus, dass eine irreversible Anonymisierung von personenbezogenen Gesundheitsdaten (z. B. Blutwerte, DNA, Röntgenbilder) nicht zu realisieren sei. Eine solche Abkopplung eines Datums vom Personenbezug sei von den maßgeblichen Akteuren des Gesundheitswesens häufig auch nicht erwünscht, da nur ein Personenbezug Rückschlüsse auf mögliche Kostenersparnisse, Krankheitsverläufe oder auf andere Gesundheitsfaktoren erlaube [21].

Solche Einschätzungen dürfen allerdings nicht zum Vorwand genommen werden, die notwendigen Bemühungen um einen risikoadäquaten technisch-organisatorischen Datenschutz einzustellen. Viele Gesundheitseinrichtungen sind in der jüngeren Vergangenheit den Anforderungen des technisch-organisatorischen Datenschutzes nicht gerecht geworden. Manche haben dafür bereits ihren Preis bezahlt, etwa, weil sie Hackerangriffen zum Opfer gefallen sind. Auch deshalb muss gerade im Zeitalter der Digitalisierung der Grundsatz an Bedeutung gewinnen, sensible Daten sparsam und nur im erforderlichen Rahmen zu erfassen und zu verwenden. Die personenbezogenen Daten, die Gesundheitseinrichtungen verarbeiten müssen, um ihren Auftrag der Gesundheitsversorgung erfüllen zu können, bedürfen eines effektiven Schutzes.

Ein fairer Ausgleich zwischen Verarbeitungsinteressen wird auch wohl nur dann gelingen, wenn die Verantwortlichen auf faire Weise die betroffenen Personen in ihre Verarbeitungsprozesse einbinden und die Verarbeitung transparent ausgestalten. Transparent heißt in diesem Zusammenhang eine Verarbeitung, wenn sie für die betroffene Person nachvollziehbar gemacht wird [22]. Ohnehin macht die Verordnung (EU) 2016/679 (Datenschutz-Grundverordnung – DSGVO) die Rechtmäßigkeit einer Verarbeitung u. a. davon abhängig, dass eine wirksame Einwilligung der betroffenen Person oder eine andere legitime Rechtsgrundlage die Verarbeitung rechtfertigt. Zugleich enthält die DSGVO weitere zentrale handlungsleitende Grundsätze für die Verarbeitung personenbezogener Daten. Für die Verarbeitung von Gesundheitsdaten bedeutsam sind unter anderem der bereits erwähnte Grundsatz der Transparenz, der Grundsatz der Datenminimierung sowie wichtige Vorgaben der Datensicherheit (Prinzip der Integrität und der Vertraulichkeit der Verarbeitung). Anders als bisher muss der Verantwortliche die Einhaltung der Verarbeitungsgrundsätze auch nachweisen können (Rechenschaftspflicht). Diese und andere Grundsätze der DSGVO sollen dazu beitragen, dass Menschen in der Kommunikation mit dem Staat oder global handelnden Unternehmen nicht durch objekthafte Datendouble ersetzt werden und so ihre Qualität als Datensubjekt verlieren.

In der eingangs beschriebenen Zukunftsstudie aus dem Jahr 2011 bewerteten die befragten Personen übrigens in großen Teilen es als kritisch, wenn ein Arzt mithilfe von Telemonitoring die Werte der Patienten aus der Ferne beobachten könne. Entsprechendes galt für die Option, dass die persönlichen Daten automatisch an den Arzt gesendet würden und damit der jederzeitige Zugriff auf die Daten möglich sein werde [23]. In Bezug auf den elektronischen Arztbrief waren die Bedenken noch größer [24]. Bereits diese legitimen Befindlichkeiten sollten Grund genug sein, dem Selbstbestimmungsrecht der betroffenen Patienten bei künftigen Digitalisierungsvorhaben im Gesundheitsbereich einen hohen Rang einzuräumen.

5.5 Anmerkungen und Literatur

[1] Münchener Kreis (Hrsg.). Zukunftsbilder der digitalen Welt – Nutzerperspektiven im internationalen Vergleich. 2011, 172 ff. Dabei sahen rund 44 % der befragten Personen Missbrauchspotenziale sowie 29 % eine nicht kontrollierte Speicherung ihrer Daten „irgendwo" als erhebliches Problem an.

[2] Vgl. z. B. Selke S. Lifelogging: Wie die digitale Selbstvermessung unsere Gesellschaft verändert. Berlin, Econ, 2014.

[3] Siehe Gesetz für eine bessere Versorgung durch Digitalisierung und Innovation (Digitale-Versorgung-Gesetz – DVG) vom 9.12.2019, BGBl. 2019 I S. 2562.

[4] Siehe § 139e SGB V.

[5] An dieser Stelle möchte ich nicht die Frage problematisieren, ob und inwieweit der Mensch aus einer oder mehreren Identitäten besteht oder bestehen kann. Die Datenschutz-Grundverordnung geht bei ihrer Legaldefinition der personenbezogenen Daten in Art. 4 Abs. 1 recht zwanglos davon aus, dass der Mensch sich aus mehreren Teilidentitäten zusammensetzt – eine Annahme, die nicht unbedingt geteilt werden muss. Speziell unter dem Gesichtspunkt einer gesundheitsbezogenen Identität vgl. dazu bereits: Hornung G. Die digitale Identität. Baden-Baden, Nomos, 2005.

[6] Zum „Profiling" siehe z. B. Art. 4 Nr. 4 Datenschutzgrundverordnung (DSGVO)

[7] Der Verantwortliche wird in Art. 4 Nr. 7 der Datenschutz-Grundverordnung legal definiert und bezeichnet die Stelle, die allein oder gemeinsam mit anderen Stellen über die Zwecke und Mittel der Verarbeitung entscheidet. Die Verantwortlichkeit klärt im Datenschutzrecht die Frage, wer (Haupt-)Adressat von datenschutzrechtlichen Pflichten ist. Näheres dazu bei: Petri T. Art. 4 Nr. 1 Begriffsbestimmung „Personenbezogenes Datum". In: Simitis S, Hornung G, Spiecker I (Hrsg.). Datenschutzrecht. DSVGO mit BDSG, Kommentar, 1. Auflage. Baden-Baden, Nomos, 2019.

[8] Soweit der Datenverwender selbst über die Zwecke und Mittel der Verarbeitung entscheidet, gilt er datenschutzrechtlich als „Verantwortlicher", siehe Art. 4 Nr. 2 DSGVO. In diesem Sinne wird dieser Begriff im Folgenden eingeführt und verwendet.

[9] Röhrig R, Weigand MA. Ethische Aspekte. In: Langkafel P (Hrsg.) Big Data in Medizin und Ge- sundheitswirtschaft, Heidelberg, medhochzwei, 2014, 103–114.

[10] Privacy International. Your mental health on sale. 09/2019. https://privacyinternational.org/ report/3193/report-your-mental-health-sale [28.11.2019].

[11] Laut der in [10] zitierten Studie von *Privacy International* boten mehrere der untersuchten Gesundheitswebseiten derartige Depressionsselbsttests an.

[12] Tremmel S, Gieselmann H, Eikenberg R. Datenschleuder – massive Datenschutzmängel in der Gesundheits-App Ada. c't 2019;22:14 ff.

[13] Zur datenschutzrechtlichen Bewertung derartiger Vorgänge siehe 98. Datenschutzkonferenz. Entschließung vom 06.11.2019: Gesundheitswebseiten und Gesundheits-Apps – Keine Weiter- gabe sensibler Daten an unbefugte Dritte! Die Datenschutzkonferenz ist ein Zusammenschluss der unabhängigen deutschen Datenschutzaufsichtsbehörden des Bundes und der Länder. Ihre Verlautbarungen sind abrufbar unter www.datenschutzkonferenz-online.de [28.11.2019].

[14] Siehe dazu: Gieselmann J. Risiken und Nebenwirkungen. c't 2019;17:60 ff.

[15] Bundesverfassungsgericht, Urteil vom 15.12.1983, BVerfGE 65, 1 ff.

[16] Bereits der Eid des Hippokrates fasste die wichtigsten berufsethischen Grundsätze des Ärzte- standes zusammen und zählte dazu die ärztliche Schweigepflicht: *„Was auch immer ich bei der Behandlung oder auch unabhängig von der Behandlung im Leben der Menschen sehe oder höre, werde ich, soweit es niemals nach außen verbreitet werden darf, verschweigen, in der Überzeugung, dass derartige Dinge unaussprechbar sind."*

[17] Siehe dazu §§ 303a-303f Sozialgesetzbuch 5 in der Fassung des DVG. Inwieweit diese gesetz- lich neu begründete zentrale Datensammlung zu Forschungszwecken datenschutzgerecht erfolgt, wird wesentlich von der Verordnung abhängen, die die Vorgaben des DVG konkreti- sieren soll. Dazu zählt beispielsweise die Frage, wie stark die Versichertendaten pseudonymi- siert werden. Falls ich den Gesetzestext nicht missinterpretiere, werden personenbezogene Daten von „Leistungserbringern" (also der Ärztinnen und Ärzte) nicht pseudonymisiert an den Spitzenverband übermittelt – ein nicht unerheblicher Eingriff in das Persönlichkeitsrecht und möglicherweise auch das Berufsrecht der betroffenen Personen.

[18] Art. 9 DSGVO.

[19] Schirrmacher F. (Hrsg.). Technologischer Totalitarismus – Eine Debatte. Berlin, Suhrkamp, 2015.

[20] Schulz M. Warum wir jetzt kämpfen müssen. In: Schirrmacher F. (Hrsg.) Technologischer Totalitarismus – Eine Debatte. Berlin, Suhrkamp, 2015, 15–22.

[21] Siehe z. B. Heckmann D, Paschke A. Datenschutzrechtliche Aspekte von Big Data-Analysen im Gesundheitswesen. In: Stiftung Datenschutz (Hrsg.). Big Data und E-Health. Berlin, Erich Schmidt Verlag, 2017, 69–74.

[22] Siehe z. B. Art. 5 Abs. 1 DSGVO.

[23] vgl. [1]. Dabei sahen rund 44 % der befragten Personen Missbrauchspotenziale sowie 29 % eine nicht kontrollierte Speicherung ihrer Daten „irgendwo" als erhebliches Problem an.

[24] Insoweit sahen über 60 % der Befragten ein hohes Missbrauchsrisiko.

E. Hilgendorf

6 Menschenwürde in der Medizin – Herausforderungen durch neue Technologien

6.1 Neue Handlungsspielräume und Verhaltensunsicherheit: zu den Aufgaben von Recht und Ethik

Neue Technologien eröffnen neue Handlungsspielräume, schaffen aber auch Verhaltensunsicherheit, indem sie die Frage aufwerfen, ob wir das, was wir tun können, auch tun dürfen oder gar sollten. Die überkommene Moral und das überkommene Recht haben auf derartige Fragen oft keine eindeutige Antwort parat. Eine solche Situation trat etwa in den siebziger und achtziger Jahren des letzten Jahrhunderts auf, als die Humanbiotechnologie plötzlich enorme technologische Fortschritte [1] machte und Möglichkeiten eröffnete, die bislang nur in der Science-Fiction diskutiert worden waren.

In derartigen Situationen wird meist (zu) rasch der Ruf nach dem Gesetzgeber laut. Dabei wird leicht übersehen, dass ein gutes Gesetz auf ethische Reflexion gegründet sein sollte. Erforderlich ist außerdem empirisches Wissen über die zu regelnde Problemsituation und über erwartbare Folgen einer bestimmten Regelung [2]. Solange derartige Voraussetzungen fehlen, sind neue gesetzliche Regelungen bloß gesetzgeberischer Aktionismus und in aller Regel nicht zielführend.

Seit einigen Jahren steht die Medizinethik vor neuen Herausforderungen. Auch vor der Medizin hat die Digitalisierung nicht Halt gemacht. Heute existieren nicht bloß neue Formen der Datengewinnung und Datenübermittlung in Arztpraxen und Krankenhäusern, es stellt sich auch die Frage nach der Zulässigkeit des Einsatzes technischer Systeme am oder im Körper von Menschen. Es handelt sich um Systeme, die eigenständig Daten erheben und übertragen können, aber auch in der Lage sind, weitergehende Funktionen durchzuführen, man denke nur an die schon bekannten Herzschrittmacher, an Insulinpumpen oder an die neuen „Hirnschrittmacher". Darüber hinaus besteht heute die Möglichkeit, Roboter in der Medizin – insbesondere in der Pflege – einzusetzen [3].

Das Recht schafft zwar einen Handlungsrahmen, vermag aber derartige neue Sachverhalte nur selten abschließend normativ zu erfassen. Außerdem wird es oft vorkommen, dass die rechtlichen Vorgaben auf die neuen Situationen nicht mehr passen und deshalb geändert werden müssen. Am ehesten möglich sind rein negative Antworten dahingehend, dass bestimmte Anwendungen und Einsatzformen rechtlich von vornherein ausgeschlossen sind. Im Großen und Ganzen kann aber keine Rede davon sein, dass die Frage nach der Zulässigkeit und den Grenzen des Einsatzes neuartiger Technologien juristisch immer eindeutig zu beantworten sei. Die juristisch-dogmatische Reflexion muss deswegen durch eine ethische ergänzt werden. Dies soll

https://doi.org/10.1515/9783110645767-006

im Folgenden am Beispiel einer neuen Interpretation der Menschenwürdegarantie veranschaulicht werden.

6.2 Zur Bedeutung ethischer Reflexion für das Recht

Allerdings scheint die Ethik angesichts neuer Technologien und der von ihnen aufgeworfenen Handlungsoptionen kaum in einer besseren Situation zu sein als das Recht. In gewisser Weise ist die Situation in der Ethik sogar noch problematischer, da es nicht die eine richtige Moral gibt, sondern eine Vielzahl von Moralen, die bei konkreten Fragestellungen teilweise zu deutlich unterschiedlichen Lösungen kommen [4]. Ein seit langem bekanntes Beispiel hierfür ist die moralische Bewertung von Sterbehilfe.

Häufig stößt man zudem auf die Ansicht, ethische Reflexion sei für Recht und Gesetzgebung etwas Äußerliches, Fremdes. Dies bedeutet im Extremfall, dass man der Ethik die Sonntagsreden zuweist, während dann, wenn es „darauf ankommt", rechtliche Vorgaben behandelt werden. Diese Arbeitsteilung und die ihr zugrundeliegenden Vorstellungen über die Aufgaben von Ethik und Rechtswissenschaft sind jedoch verfehlt. Um dies einzusehen, sind zunächst einige begriffliche Klärungen erforderlich. Moral umfasst Regeln des menschlichen Miteinanders, Ethik ist die wissenschaftliche Reflexion über diese Regeln. Ganz ähnlich ist das Recht die Summe aller Rechtsregeln, während sich die Rechtswissenschaft aus einer Metaperspektive mit diesen Regeln beschäftigt. Moral und Ethik verhalten sich also zueinander so wie Recht und Rechtswissenschaft. Auch wenn dieser Sprachgebrauch nicht immer penibel beachtet werden muss, sollte doch über die grundlegenden begrifflichen Unterschiede Klarheit herrschen.

Gesetzliche Regelungen zeichnen sich dadurch aus, dass sie in einem bestimmten Verfahren erlassen werden und für einen bestimmten Bereich gelten sollen. In einem sorgfältig durchgeführten Gesetzgebungsprozess müssen begriffliche Klärungen durchgeführt, Leitwerte ins Bewusstsein gehoben, Folgen erwogen und sorgfältig Formulierungen gesucht werden, die den Willen des Gesetzgebers in eine angemessene Form bringen. Jedenfalls die Reflexion auf die grundlegenden Werte, aber auch die Klärung der Problemsituation involviert ethische Reflexion. Gerade in neuartigen Bereichen ist Gesetzgebung deshalb auf ethische Reflexion angewiesen.

Allerdings darf die Leistungsfähigkeit von Ethik nicht überschätzt werden. Verstanden als wissenschaftliche Reflexion auf die unterschiedlichen Moralen einer Gesellschaft ist es der Ethik nicht ohne weiteres möglich, eigene moralische Standards aufzustellen. Deswegen besteht zwischen Ethik und zum Beispiel einer religiösen Moral ein großer Unterschied. Immerhin kann Ethik die Formulierung einer konsistenten und transparenten Gesamttheorie für eine bestimmte Moral leisten. Sie kann Problemstellungen klären, indem sie ihre logische Struktur aufzeigt und eventuell auch deutlich macht, wie das Problem zu lösen ist, etwa durch begriffliche Differenzierungen, oder aber durch mehr empirisches Wissen. Auf diese Weise trägt Ethik auch zur interdisziplinären Vernetzung bei.

Die klärende Funktion von Ethik kann auch bei der Auseinandersetzung mit moralischen Rätseln, zum Beispiel Dilemmata, helfen. Auch wenn das Dilemma nicht aufgelöst und damit beseitigt werden kann, bedeutet schon seine strukturelle Klärung einen wesentlichen Erkenntnisfortschritt. Ethik kann des Weiteren dazu beizutragen, sich über die eigenen Werte überhaupt erst klar zu werden. Eine derartige Selbstvergewisserung kann bei der Auseinandersetzung mit neuen Problemstellungen außerordentlich hilfreich sein. Sie kann helfen, die eigene normative Orientierung ins Bewusstsein zu heben, sie kritisch auf Widersprüche oder empirisch falsche Annahmen zu befragen und sie u. U. zu verbessern. Alles dies sind Leistungen, die auch und gerade im Gesetzgebungsprozess von großer Bedeutung sind. Dagegen wäre es vermessen, von einem Ethiker ohne Weiteres „fertige" Antworten auf unsere drängendsten moralischen Probleme zu erwarten. Ethikerinnen und Ethiker sind, jedenfalls, wenn sie versuchen, wissenschaftlichen Standards zu folgen, weder Prophetinnen noch Hohepriester, sondern selbst den Regeln rationaler Argumentation unterworfen.

Traditionelle Angebote der Ethik zur Lösung neuer praktischer Probleme sind in Deutschland der Kantianismus, eine Form der sogenannten deontologischen Ethik [5], ferner der Utilitarismus als ausdifferenzierte Form des Konsequentialismus [6]. Weitere „Ethikangebote", die aber in sich oft heterogen und nicht so stark ausgearbeitet sind wie die beiden vorgenannten Theorienfamilien, sind die Tugendethik [7], kohärentistische Ansätze [8] und die christliche Liebesethik [9]. Hinzu kommen andere religiös fundierte Ethiken, etwa solche, die auf der Basis des Islam formuliert sind [10].

6.3 Medizinischer Fortschritt und Menschenwürde

Die Digitalisierung der Medizin wirft eine Vielzahl neuer Probleme auf. Dazu gehört zum einen die Verflüssigung und enorme Beschleunigung der Kommunikation in der Medizin, die Automatisierung vieler Abläufe und das Auftreten einer neuen Kategorie von Akteuren, die bald als „künstliche Intelligenz (KI)", bald als „Roboter", bald als „autonome Systeme" bezeichnet werden [11]. Die ubiquitäre Vernetzung erhöht die Gefahren der Cyberkriminalität, wirft aber auch Fragen nach der Zulässigkeit eines technologischen Paternalismus auf, also der Kontrolle und Steuerung menschlichen Verhaltens durch Technik, die soweit gehen könnte, dass sozialschädliches oder gar kriminelles Verhalten von vornherein unmöglich gemacht wird. Der klassische Datenschutz steht vor neuen Herausforderungen; gleichzeitig stellen sich neue Fragen nach der originären Verfügungsbefugnis über Daten, die nicht zwingend personenbezogene Daten sein müssen.

Auch die Anwendung von Menschenrechten und Menschenwürde in der Medizin steht vor neuen Herausforderungen. Da sich Patienten in aller Regel in einer besonderen Schwächesituation befinden, die sie von den meisten anderen Grundrechtsträgern unterscheidet, sind Kranke und alte Menschen in ganz besonderer Weise auf Schutz und Unterstützung angewiesen. Stets besteht die Gefahr, dass sie zu einem „bloßen Objekt" medizinischen Handelns werden. Ihre Schwächesituation führt außerdem dazu, dass sie echte oder auch bloß vermeintliche Hilfsangebote zu akzeptieren bereit sind, selbst wenn diese für sie (oder andere) mit erheblichen Nachteilen (nicht bloß finanzieller Art) verbunden sind.

Angesichts dieser Problemsituation bietet es sich an, nach einem Leitprinzip zu suchen, welches unserem Recht und unserer Moral, zumindest der Mehrheit der Moralen (oder der Mehrheitsmoral) zu Grunde liegt und auf dessen Grundlage Zweifelsfragen gelöst werden können. Der erste Kandidat für ein solches Prinzip ist in unserer Rechtskultur die Garantie der Menschenwürde, Art. 1 GG. Sie bildet nicht bloß seit der Aufklärung einen zentralen Leitwert der (politischen) Moral, sondern stellt auch die Grundnorm unserer eigenen Verfassungsordnung dar. Die Menschenwürdegarantie des Grundgesetzes kann als Basis eines „Juristischen Humanismus" angesehen werden [12]. Art. 1 Abs. 1 Satz 1 GG legt fest, dass die Menschenwürde nicht angetastet werden darf. Sie zu achten und zu schützen ist Aufgabe jeder staatlichen Gewalt in Deutschland, Art. 1 Abs. 1 Satz 2 GG. Von den übrigen Grundrechten unterscheidet sich die in der Verfassung verbürgte Menschenwürde dadurch, dass sie keiner Abwägung zugänglich ist. Jede Verletzung von Menschenwürde ist per se rechtswidrig und damit unzulässig.

Angesichts der extrem starken Ausgestaltung von Menschenwürde im Grundgesetz muss offenbar geklärt werden, was genau die Menschenwürde ge- oder verbietet. Es ist von großer Bedeutung, das Konzept „Menschenwürde" so weit wie möglich zu präzisieren. Eine „Supernorm" ohne klaren Gehalt wäre Augenwischerei und würde mehr Schaden als Nutzen stiften. Die Berufung auf die Menschenwürde angesichts neuer Regelungsfragen in der Medizin wäre wenig mehr als eine rhetorische Floskel, mit deren Hilfe man die eigenen moralischen Vorurteile in einer wohlklingenden Formel versteckt zu transportieren versucht. Die in der deutschsprachigen Medizinethik fast inflationäre Verwendung des Menschenwürdetopos [13] ist schon deshalb sehr problematisch.

6.4 Zur Bedeutungsbestimmung von „Menschenwürde": Kant und der Zweck-Mittel-Topos

Ein sprachlicher Ausdruck ist umso bestimmter, je mehr er ausschließt. Was verbietet (oder gebietet) die Menschenwürdegarantie eigentlich? Der jedenfalls in Deutschland immer noch am stärksten verbreitete Klärungsversuch ist der Hinweis auf *Immanuel Kant* und dessen Äußerung, der Mensch dürfte niemals „bloß als Mittel" gebraucht werden [14]. Vor allem daraus wird das populäre „Instrumentalisierungsverbot" hergeleitet, welches gerne verwendet wird, um zu erklären, warum in einem konkreten Fall die Menschenwürde einer Person verletzt sei.

Die Forderung, niemanden als Mittel zu einem bestimmten Zweck zu gebrauchen, ist allerdings voraussetzungsreich: Erforderlich ist zunächst einmal ein „Zweck", welcher wiederum ein bewusst zwecksetzendes Individuum voraussetzt. Die Fähigkeit einer derartigen Zwecksetzung gestehen wir grundsätzlich nur Menschen zu, nur im Ausnahmefall auch Tieren. Die Aussage, auch die Natur verfolge „Zwecke", würden die meisten wohl schon als metaphorischen Sprachgebrauch empfinden. Ein „Zweck" ist ein in der Zukunft liegender Zustand oder ein in der Zukunft liegendes Ereignis, welches das zwecksetzende Individuum herbeizuführen wünscht. Von einem „Mittel" zur Zweckerreichung sprechen wir dann, wenn der Einsatz des Mittels dazu dient, den Zweck zu erreichen. Es „vermittelt" zwischen zwecksetzendem Individuum und Zweck. Die Rede von einem „Mittel" macht also nur Sinn, wenn irgendein Zweck gesetzt wurde, der durch Einsatz des Mittels verwirklicht werden soll [15].

Wird nun zwingend die Würde eines Menschen verletzt, wenn er oder sie als „Mittel", vielleicht sogar „bloß als ein Mittel", gebraucht wird? Schon *Arthur Schopenhauer* hat dies bezweifelt: Der „von allen Kantianern so unermüdlich nachgesprochene Satz, *man dürfe den Menschen immer nur als Zweck, nie als Mittel behandeln*, ist zwar ein bedeutend klingender und daher für alle die, welche gern eine Formel haben mögen, die sie alles fernern Denkens überhebt, überaus geeigneter Satz; aber bei Lichte betrachtet, ist es ein höchst vager, unbestimmter, seine Absicht ganz indirekt erreichender Ausspruch, der für jeden Fall seiner Anwendung erst besonderer Erklärung, Bestimmung und Modifikation bedarf" [16]. Mit anderen Worten: der Zweck-Mittel-Topos ist wenig mehr als eine Leerformel und taugt nicht dazu, Verletzungen von Menschenwürde eindeutig zu erfassen.

Gerade im Bereich von Medizin und Pflege muss man nicht lange suchen, um einzusehen, warum Schopenhauer Recht hat. Ein in der Medizinethik schon länger thematisiertes Problem ist die Frage nach der Zulässigkeit bzw. Unzulässigkeit von (lebenszeitverkürzender) Sterbehilfe. Die Formel, die Menschenwürde werde verletzt, wenn jemand als „bloßes Objekt" missbraucht oder „instrumentalisiert" werde, ist weder für die eine noch die andere Position verwertbar, denn weder in der Gewährung noch in der Verweigerung von (aktiver oder passiver) Sterbehilfe liegt per se eine Behandlung als „bloßes Objekt" oder eine „Instrumentalisierung". Es ist zwar denkbar, dass einem Patienten Sterbehilfe verweigert (oder) gewährt wird, um irgendeinen weitergehenden Zweck zu verwirklichen; dies ist jedoch der (extreme) Ausnahme- und nicht der Regelfall. Mir scheint, dass der Zweck-Mittel-Topos in keinem der beiden Fälle irgendeinen Erkenntniswert besitzt. Dies lässt sich verallgemeinern: In ihrer gängigen Verwendung ist die Argumentation mit der Menschenwürde qua Instrumentalisierungsverbot so unbestimmt, dass sie wenig mehr darstellt als die getarnte Berufung auf die unbedingte Richtigkeit der eigenen moralischen oder rechtspolitischen Überzeugungen, ohne diese Überzeugungen zur Diskussion stellen zu wollen.

Der heute intensiv diskutierte Einsatz von Robotern in der Medizin lässt die Schwächen des Instrumentalisierungstopos noch deutlicher werden: Geht man davon aus, dass auch ein hochentwickelter Roboter nur eine Maschine ist, so ist schon fragwürdig, ob es sich um ein Subjekt handelt, welches Zwecke überhaupt setzen kann. Es ist daher unerfindlich, wie ein selbständig eingesetzter Roboter einen Menschen „bloß als ein Mittel" zu irgendeinem Zweck gebrauchen können soll. Die subjektive Verankerung des Zweck-Mittel-Topos führt dazu, dass nur Wesen, die Zwecke setzen können, taugliche Verletzter von Menschenwürde sind. Roboter fallen jedenfalls bislang nicht darunter [17]. Der Instrumentalisierungstopos ist auf sie nicht anwendbar.

Dennoch sind ohne weiteres Fälle denkbar, in denen Roboter Situationen herbeiführen, die wir als Verletzung von Menschenwürde ansehen würden: Ein schlecht programmierter Roboter schiebt einen nackt auf einem Wagen liegenden bewusstlosen Patienten in den öffentlichen Warteraum des Krankenhauses und lässt ihn dort stehen. Nach einem Kurzschluss stellt ein Roboter einen bewegungsunfähigen Patienten in einem dunklen Kellerraum ab, wo dieser längere Zeit in großer Angst ausharren muss, bis menschliche Hilfe kommt. Infolge eines Hackerangriffs ist die Programmierung eines Operationsroboters gestört, worauf dieser seinen Patienten nicht ordnungsgemäß operiert, sondern die Schnitte ungesteuert setzt, so dass der Patient unter extremen Schmerzen zu Tode kommt.

Die meisten würden derartige Fälle wohl als Menschenwürdeverletzungen ansehen. Es fehlt aber offensichtlich an einer „Instrumentalisierung": die Opfer wurden nicht (auch nicht vom Programmierer oder anderen Personen „hinter" der Maschine) als „bloße Mittel" zu irgendeinem weitergehenden Zweck gebraucht; sie wurden überhaupt nicht als Mittel gebraucht. Vielmehr wurden sie in einer Weise behandelt, die ihre von Sozialmoral und Recht anerkannten Bedürfnisse in extremer Weise verletzt hat. Es geht hier um *faktische Wirkungen*, die Erzeugung von faktischem Leiden bei den Patienten, nicht um Intentionen handelnder Personen. Das Kant'sche Kriterium für Menschenwürdeverletzungen versagt. Soweit in den skizzierten Fällen Menschenwürdeverletzungen anzunehmen sind (was mir sehr naheliegend erscheint), spielen offenbar andere Erwägungen eine Rolle, und nicht der Instrumentalisierungstopos.

6.5 „Aus Pflicht" oder „aus Neigung"?

Auch Kants Hohelied auf die „Pflicht" ist nur schwer mit unseren Vorstellungen von gutem ärztlichem Handeln in Einklang zu bringen. Nur das Handeln „aus Pflicht" hält Kant für ethisch einwandfrei; tritt eine Neigung dazu, Gutes zu tun, so verliert die Handlung an sittlichem Wert [18]. Bereits Schiller hat in den „Xenien" über Kants Apotheose der Pflicht gespottet [19]. In der Tat erscheint es merkwürdig, eine Handlung nur dann als moralisch gut einstufen zu wollen, wenn sie „aus Pflicht" erfolgt und sie begleitende „Neigungen" wie Interesse, Sympathie, Mitgefühl, oder auch Liebe als kontaminierende Beimengungen zu betrachten. „Grundvoraussetzung ärztlicher Kunst ist es, sich für seinen Mitmenschen zu interessieren." [20] Diese Neigung – vielleicht könnte man auch von einer besonderen Befähigung sprechen – drückt sich nach Thomas Meinertz darin aus, dass sich der Arzt dem Patienten zuwendet und ihm zuhört, dass er versucht, sich in ihn einzufühlen, dass er sich um eine Vertrauensbasis bemüht und Sicherheit gibt [21]. Es ist mehr oder weniger offensichtlich, dass die Kantische Pflichtenethik kaum als theoretische Grundlage für ein so umschriebenes ärztliches oder pflegerisches Ethos taugt. Ein Arzt oder ein Pfleger, der seinem Patienten mitteilt, er handele nur aus Pflicht, besäße im Übrigen aber keinerlei Neigung dazu und würde sich für den Patienten auch nicht interessieren, würde seinen Beruf verfehlen. Ganz im Gegenteil definieren wir einen guten Arzt oder eine gute Pflegerin über die Fähigkeit, Mitgefühl zu entwickeln und sie auch zu zeigen. Menschliche Zuwendung aus echter Zuneigung ist das, was wir von Ärzten erhoffen.

Wie steht es um die Leistungsfähigkeit des Kantischen Modells bei der normativen Erfassung neuer Technologien in der Medizin, etwa bei Operations- oder Pflegerobotern? Roboter handeln jedenfalls nicht aus „Neigung" und scheinen insofern Kants Ideal von gutem Handeln nahezukommen. Allerdings erscheint es jedenfalls beim heutigen technischen Stand kaum möglich, einer Maschine ein Handeln „aus Pflicht" zuzuschreiben, es sei denn, man wolle den steuernden Algorithmus als die Festschreibung einer Pflicht verstehen. Die Maschinen agieren aber jedenfalls nicht autonom im Sinne Kants [22], so dass für sie ein Handeln „aus Pflicht" wohl ausscheidet. Mit Kants Pflichtenverständnis wäre es eher vereinbar zu sagen, dass Maschinen, sofern sie ordnungsgemäß funktionieren, „pflichtgemäß" agieren.

Folgt man dem, so fehlt uns nach wie vor ein Kriterium, über das wir maschinelle Aktionen bewerten können. Was macht die Aktion einer Maschine „gut" oder „richtig", was macht sie „schlecht"? Das Kant'sche Theorieangebot, welches sich letztlich an der Form der menschlichen Willensbildung orientiert, versagt bei der Bewertung von Aktionen, die von Maschinen durchgeführt werden und nicht ohne Weiteres auf einen menschlichen Willen zurückgeführt werden können. Worauf sollte es bei der Bewertung von Handlungen, die Maschinen ausführen, ankommen? Nach dem Vorangegangenen kann die Antwort nur lauten: auf die *Konsequenzen* des Maschineneinsatzes, also auf die Wirkungen, die durch die Aktionen der Maschinen beim Patienten erzeugt werden. Aktionen, die das Wohlergehen des Patienten steigern, seine Schmerzen lindern, sind gut. Aktionen, die den Patienten schädigen, evtl. sogar Schmerzen mehren, sind schlecht [23]. Es geht also um objektive Konsequenzen für die Patienten, und nicht um die subjektiven Intentionen der Akteure [24]. Dies schließt natürlich nicht aus, menschlichen Akteuren – soweit solche an der Schadenszufügung beteiligt sind – u. U. die Verletzung einer Handlungs- oder Unterlassungspflicht vorzuwerfen.

6.6 Ein Alternativvorschlag: „Menschenwürde" als Ensemble subjektiver Rechte

Um die Garantie der „Menschenwürde", die in Deutschland immerhin besonderen Verfassungsrang genießt, mit Inhalt zu füllen, muss angegeben werden, was genau mit „Menschenwürde" gemeint ist. Dazu gibt es eine ganze Anzahl von Vorschlägen [25]. Um „Menschenwürde" als Rechtsbegriff möglichst stark zu interpretieren, kann man sie als ein Ensemble von subjektiven Rechten verstehen [26]: einem Recht auf Sicherung einer Existenzgrundlage (materielles Existenzminimum), einem Recht auf autonome Selbstentfaltung (minimale Freiheitsrechte), einem Recht auf Freiheit von extremen Schmerzen (gegen Folter), einem Recht auf Wahrung eines Kernbereichs der Privatsphäre (gegen deren völlige Aufhebung), einem Recht auf geistig-seelische Integrität (gegen Gehirnwäsche und den Einsatz von Wahrheitsdrogen), einem Recht auf grundsätzliche Rechtsgleichheit (gegen Sklaverei) und einem Recht auf minimale Achtung (gegen extreme Demütigungen).

Alle diese Rechte sollten sehr eng gefasst werden und nur extreme Fälle aus-schließen. Andere Verletzungen grundlegender menschlicher Bedürfnisse werden von den (übrigen) Menschenrechten erfasst, die in der deutschen Verfassung als „Grundrechte" positiviert sind. Dieses enge Verständnis des Schutzbereichs von „Menschenwürde" entspricht dem Entstehungszusammenhang der Menschenwürde-garantie in der deutschen Verfassung, nämlich der Erfahrung, dass die seit der Auf-klärung bekannten Menschenrechte nicht ausgereicht hatten, um den Zivilisations-bruch der Massenmorde an Juden und anderen Minderheiten im Dritten Reich zu verhindern.

Deutet man „Menschenwürde" unter Zugrundelegung der Ensembletheorie, so ergibt sich, dass Patienten auch dann, wenn sie es bei der Diagnose, Therapie oder Pflege mit KI oder Maschinen zu tun haben, uneingeschränkt durch die Menschen-würdegarantie geschützt bleiben. Die Zufügung von starken Schmerzen, das Erzeu-gen von Angst oder extremen Gefühlen von Verlassenheit, oder das Bewirken oder Bestehenlassen von Situationen, die von den Patienten als extrem demütigend erlebt werden (oder erlebt würden, wenn sie sie wahrnehmen könnten), verletzt die Men-schenwürde der Betroffenen. Dass die Maschine, die derartige Situationen durch Tun oder Unterlassen bewirkt, damit weder irgendwelche Intentionen verfolgt noch gar die Patienten als „bloße Mittel" zu irgendwelchen Zwecken behandelt, ist irrelevant, da es allein auf die faktischen Konsequenzen des robotischen „Handelns" für die Patienten ankommt.

Natürlich ist die Ensembletheorie nur ein Versuch unter anderen, das Konzept „Menschenwürde" zu präzisieren. Mit der Präzision des Topos „Menschenwürde" nimmt dessen Unbestimmtheit ab, und „Menschenwürde" wird zu einem zumindest einigermaßen bestimmten Rechtsbegriff. Dies hat freilich einen Preis: Mit der Unbe-stimmtheit geht auch die Interpretationsoffenheit des Konzepts verloren – manche werden von „Ausdeutbarkeit" sprechen – und mit der Interpretationsoffenheit auch sein Identifikationspotential. Präzisierung, so könnte man verkürzend sagen, macht die Menschenwürde für viele weniger attraktiv. Wer den Schutz der Menschenwürde in der Medizin auch im Zeitalter der neuen digitalen Technologien sicherstellen will, sollte allerdings bereit sein, diesen Preis zu bezahlen.

6.7 Anmerkungen und Literatur

[1] Man denke nur an die damals neuen Möglichkeiten der In-vitro-Fertilisation. Dazu und zu vergleichbaren Herausforderungen aus dem zeitgenössischen Schrifttum etwa: Beckmann JP (Hrsg.). Fragen und Probleme einer medizinischen Ethik. Berlin, De Gruyter, 1996; Eser A, von Lutterotti M, Sporken P, Illhardt F, Koch HG (Hrsg.). Lexikon Medizin, Ethik, Recht. Freiburg/Basel/Wien, Herder, 1989.

[2] Man könnte – in Parallele zur „Technikfolgenabschätzung" – von einer „Gesetzesfolgen-abschätzung" sprechen.

[3] Literatur in Auswahl: Böttinger E, zu Putlitz J (Hrsg.). Die Zukunft der Medizin. Disruptive Innovationen revolutionieren Medizin und Gesundheit. Berlin, Medizinisch- Wissenschaftliche Verlagsgesellschaft, 2019; Bogdan B. Med Revolution – Neue Technologien am Puls des Patienten. Berlin/Heidelberg, Springer, 2018; Jörg J. Digitalisierung in der Medizin. Wie Gesundheits-Apps, Telemedizin, künstliche Intelligenz und Robotik das Gesundheitswesen revolutionieren. Berlin/Heidelberg, Springer, 2018.

[4] Anderer Ansicht ist offenbar: Misselhorn C. Grundfragen der Maschinenethik. Ditzingen, Reclam, 2018, 48 ff. Der Autorin ist allerdings zuzugeben, dass viele Moralen beanspruchen, die „einzig wahre" zu sein.

[5] Einen ersten Einstieg in die Ethikkonzeption Kants bietet: Maio G. Mittelpunkt Mensch: Ethik in der Medizin: Ein Lehrbuch. Stuttgart, Schattauer, 2012, 23 ff. Aus angelsächsischer Perspektive: Beauchamp TL, Childress JF. Principles of Biomedical Ethics. Oxford, Oxford University Press, 8th. ed. 2019, 394 ff; Vaughn L. Bioethics: Principles, Issues, and Cases. Oxford, Oxford University Press, 4th. ed. 2020, 38 ff.

[6] Maio G. Mittelpunkt Mensch [5], 37 ff.; Beauchamp TL, Childress JF. Principles of Biomedical Ethics [5], 340 ff.; Vaughn L. Bioethics [5], 36 ff.

[7] Maio G. Mittelpunkt Mensch [5], 47 ff.

[8] Fischer J, Gruden S, Imhof E, Strub JD (Hrsg.). Grundkurs Ethik. Grundbegriffe philosophischer und theologischer Ethik. Stuttgart, W. Kohlhammer, 2. Aufl. 2007, 115 ff.

[9] Es ist bemerkenswert, dass die Tradition der christlichen „Liebesethik" in der praktischen Ethik der Gegenwart keine besondere Rolle mehr spielt und selbst von Theologen vernachlässigt wird, meines Erachtens sehr zu Unrecht. Für eine erste Orientierung siehe: Hilpert K. Liebe: Theologisch-Ethisch. In: Kaspar W (Hrsg.): Lexikon für Theologie und Kirche. Freiburg/Basel/Rom/Wien, Herder, 3. Aufl. 1993 ff, Bd. 6, 915 ff.

[10] Einführend: Eich T (Hrsg.). Moderne Medizin und Islamische Ethik. Biowissenschaften in der muslimischen Rechtstradition. Freiburg/Basel/Wien, Herder, 2008.

[11] Da verbindliche Definitionen fehlen, ist der Sprachgebrauch oft unklar und schwankend. In einer ersten Annäherung wird man von „künstlicher" (besser: „maschineller") Intelligenz dann sprechen können, wenn Computerprogramme intellektuelle Aufgaben übernehmen, die früher Menschen vorbehalten waren. Als „Roboter" lassen sich in Maschinen verkörperte Computerprogramme bezeichnen, wenn die Maschine über wenigstens einen „Aktuator" (z. B. einen Greifarm) verfügt. „Autonome" technische Systeme sind solche Computersysteme, die komplexere Aufgaben ohne menschlichen Input im Einzelfall lösen können. Weitergehende, in der

Philosophie und Theologie mit dem Autonomiekonzept verbundene Elemente wie die Fähigkeit zur Selbstgesetzgebung oder der Besitz einer „Seele" spielen hier keine Rolle.

[12] Hilgendorf E. Humanismus und Recht – Humanistisches Recht? Eine erste Orientierung. In: Groschopp H (Hrsg.). Humanismus und Humanisierung. Aschaffenburg, Alibri, 2014, 36 ff.

[13] Hilgendorf E. Die mißbrauchte Menschenwürde – Probleme des Menschenwürdetopos am Beispiel der bioethischen Diskussion. In: Byrd BS, J. Hruschka J, Joerden JC (Hrsg.): Jahrbuch für Recht und Ethik. Berlin, Duncker & Humblot, Bd. 7, 1999, 137 ff.

[14] Kant I. Grundlegung zur Metaphysik der Sitten (1785/1786), 61 (zitiert nach: Weischedel W (Hrsg): Immanuel Kant. Werkausgabe. Darmstadt, Wissenschaftliche Buchgesellschaft, Bd. VII, 1968).

[15] Die Beschreibung ist bewusst subjektiv gehalten, denn es gibt objektiv taugliche, aber auch untaugliche Mittel. Auch untaugliche Mittel können eingesetzt werden, um einen bestimmten Zweck zu erreichen. Der Einsatz wird aber nicht von Erfolg gekrönt sein.

[16] Schopenhauer A. Die Welt als Wille und Vorstellung I, § 61. von Löhneisen W (Hrsg): Arthur Schopenhauer – Gesammelte Werke I. 1982, 477.

[17] Zum Problem einer „Menschenwürdeverletzung ohne Menschenwürdeverletzer" schon: Hilgendorf E. Menschenwürdeschutz als Schutz vor Demütigung? Eine Kritik. In: Hilgendorf E (Hrsg.), Menschenwürde und Demütigung. Die Menschenwürdekonzeption Avishai Margalits. Baden-Baden, Nomos, 2013, 135 ff. Auch eine Körperverletzung ist ohne „Körperverletzer" denkbar – warum nicht auch eine Menschenwürdeverletzung?

[18] Kant I. Grundlegung zur Metaphysik der Sitten (1785/1786), 20 ff. (vgl. [13]).

[19] „Gerne dien ich den Freunden, doch tu ich es leider mit Neigung, und so wurmt es mir oft, dass ich nicht tugendhaft bin." (Schillers Werke. Nationalausgabe, Band 1, Wien/Köln, Böhlau, 1992, 357).

[20] Meinertz T. Ärztliche Kunst. Was einen guten Arzt ausmacht. Stuttgart, Schattauer, 2018, 58.

[21] Meinertz T. Ärztliche Kunst [19], 59 ff.

[22] Zum Kantischen Autonomiekonzept einführend: Maio G. Mittelpunkt Mensch [5], 33 ff.

[23] Man mag dies als die Grundintuition des Utilitarismus bezeichnen. Aber auch die christliche „Liebesethik" könnte sich die im obigen Satz skizzierte konsequentialistische Position zu eigen machen (vgl. Matth 7, 20: „An ihren Früchten sollt ihr sie erkennen").

[24] Dass es sich hierbei um vollkommen unterschiedliche Positionen handelt, wird besonders deutlich, wenn (gute) Intentionen zu schlechten Konsequenzen geführt haben. Das Argument „Ich habe es aber doch gut gemeint" ist per se weder ethisch noch juristisch überzeugend.

[25] Baldus M. Kämpfe um die Menschenwürde. Die Diskussion seit 1949. Berlin, Suhrkamp, 2016.

[26] Hilgendorf E. Instrumentalisierungsverbot und Ensembletheorie der Menschenwürde. In: Paeffgen HU, Kindhäuser U, Stübinger S, Verrel T, Zaczyk R (Hrsg.). Strafrechtswissenschaft als Analyse und Konstruktion. Festschrift für Ingeborg Puppe zum 70. Geburtstag. Berlin, Duncker & Humblot, 2011, 1653 (1665 ff.).

Teil III: **Weitere disziplinäre und interdisziplinäre Bezüge zur Ethik in der Medizin- und Informationstechnik**

D.-K. Kipker

7 Die praktische Notwendigkeit für rechtlich vermittelte Sicherheit in der Medizin- und Informationstechnik

7.1 Angriffe aus dem Cyberspace als reale Gefahr für den Gesundheitssektor

Komplexe IT-Infrastrukturen haben eines gemein: Es dauert Jahre, sie zu einem funktionsfähigen System auszubauen, bei dem alle „Kinderkrankheiten" beseitigt sind, aber es braucht nur wenige Stunden, um ein zuvor optimal funktionsfähiges Computersystem zu zerstören.

Diese Erfahrung musste im Februar 2016 auch das Lukaskrankenhaus der Städtischen Kliniken Neuss machen, nachdem dessen Computernetzwerk von einer so genannten „Ransomware" befallen wurde: Wahrscheinlich wurde von einem arglosen Mitarbeiter – vielleicht aus Unachtsamkeit oder im Stress – der Anhang einer E-Mail geöffnet, der das getarnte Schadprogramm enthielt, welches mit einer Verschlüsselung sämtlicher erreichbarer Dateien begann, sodass bereits nach wenigen Stunden nahezu die gesamte IT-Infrastruktur des Krankenhauses lahm gelegt war [1]. Anstelle der sonst üblichen Benutzeroberfläche erschien auf den Bildschirmen vielmehr nur die Forderung, dass sämtliche Dateien verschlüsselt seien und eine Geldsumme in Bitcoins gezahlt werden müsse, um die Systeme wieder funktionsfähig zu machen. Die Malware-Infektion hatte zur Folge, dass im gesamten Krankenhaus alle anfallenden Daten – sowohl bei der Behandlung der Patienten als auch im Labor wie in der Verwaltung – manuell, also händisch, verarbeitet werden mussten. Ein Krankenhaus, das bis dahin aufgrund seiner elektronischen Führung der Patientenakte als äußerst fortschrittlich galt, war durch die Ransomware wieder in das Zeitalter vor der Computerisierung zurückgefallen, und das nicht ohne Folgen: Manche Behandlungen konnten gar nicht durchgeführt werden, Laboruntersuchungen verliefen deutlich langsamer als sonst üblich und Notfälle konnten nicht mehr angenommen, sondern mussten an umliegende Krankenhäuser abgegeben werden. So ging es über eine Woche lang, bis die Techniker die Funktionsfähigkeit der Computersysteme zumindest teilweise wiederhergestellt hatten. Glücklicherweise existierten aktuelle Sicherungskopien der wichtigen Datenbestände, sodass es trotz der Verschlüsselung vieler Dateien nicht zu signifikanten Datenverlusten kommen konnte. Eines steht jedoch fest: Allein schon der Ausfall der Computersysteme, welche die Grundlage für den reibungslosen täglichen Betrieb darstellen, hatte schwerwiegende Folgen für die Klinik und führte zu enormen finanziellen Schäden, obgleich das Lukaskrankenhaus eigentlich noch vergleichsweise glimpflich davon und bis auf die Computer selbst

https://doi.org/10.1515/9783110645767-007

niemand zu Schaden kam. Auch war eine Übermittlung von Patientendaten aus der elektronischen Akte an unbefugte Dritte nicht nachweisbar.

Ein großer praktischer Vorteil für das Lukaskrankenhaus war zur Zeit des Vorfalls im Februar 2016, dass die Überlastungssituation, die durch den Ausfall der IT eintrat, teilweise an andere Krankenhäuser im Umland weitergegeben werden konnte, die vor allem die dringende Behandlung von Notfallpatienten vornahmen. Was jedoch wäre passiert, wenn auch diese Krankenhäuser von einer ähnlichen oder gar derselben Malware betroffen gewesen wären? Zumindest für den Neusser Fall steht fest, dass es sich nicht um eine gezielte Attacke auf die Krankenhaus-IT handelte, sondern das Lukaskrankenhaus vielmehr nur ein Zufallstreffer war und ebenso ein privater PC hätte infiziert werden können. Zwar gab es um diesen Zeitraum herum in Deutschland auch noch einige weitere Infektionen von Krankenhaus-IT, diese waren aber vereinzelt und deshalb keineswegs mit einem koordinierten Angriff auf die Computernetzwerke zu vergleichen. Wenn es jedoch zu einem solchen Angriff käme, hätte dieses Folgen, die den Vorfall von Februar 2016 noch vergleichsweise harmlos erscheinen ließen. Denn einmal angenommen, es wären tatsächlich sämtliche Krankenhäuser im Raum Düsseldorf von einer Ransomware befallen gewesen, hätte es keine Ausweichlösungen für Notfallpatienten mehr gegeben. Bei bloß finanziellen Schäden als alleiniger Folge der Malware-Attacke wäre es vermutlich somit nicht geblieben.

7.2 Der Gesundheitssektor als kritische Infrastruktur

Ein solches Szenario macht deutlich, welch hohen Stellenwert der Gesundheitssektor für die grundlegende Versorgung der Bevölkerung in Deutschland einnimmt. Ohne eine flächendeckende medizinische Leistungserbringung, wie sie durch Krankenhäuser, Gesundheitszentren und Arztpraxen gewährleistet wird, würde es zu gravierenden Engpässen mit gesamtgesellschaftlichen Folgen kommen. Manch einer mag sicherlich einwenden, dass ein solches Bedrohungsszenario, bei dem Kliniken im Cyberraum angegriffen werden, unrealistisch erscheint, zumal es bisher keine eindeutigen Präzedenzfälle gab. Dagegen kann man jedoch einwenden, dass es in der jüngeren Vergangenheit zwar keine gezielten Angriffe auf Krankenhäuser gegeben hat, Industrie-, Versorgungs- und Energieanlagen aber durchaus schon von systematischen Hackerangriffen betroffen wurden – einmal mehr, einmal weniger „erfolgreich" [2]. Da die Digitalisierung über alle Branchen hinweg mit der zunehmenden Vernetzung und Leistungsfähigkeit von Computersystemen darüber hinaus in Zukunft noch weiter zunehmen wird, ist es schon jetzt notwendig, geeignete Maßnahmen zu treffen, um im Zweifelsfall auch branchenübergreifend besonders gefährdete öffentliche wie private Einrichtungen, die für das Funktionieren der Gesellschaft zwingend notwendig sind, besonders zu schützen.

Zu derlei kritischen Infrastrukturen gehört insbesondere auch der Gesundheitssektor. Anwendungsbeispiele wie die elektronische Patientenakte oder die elektronische Gesundheitskarte und der Ausbau der Telematikinfrastruktur machen mehr als deutlich, dass informationstechnische Systeme hier einen bedeutenden Stellenwert einnehmen – nicht zuletzt sind aber auch die zahlreichen computergesteuerten Behandlungsgeräte, die unmittelbar für die automatisierte Versorgung von Patienten zuständig sind, von enormer Bedeutung. Man denke in diesem Zusammenhang beispielsweise an die Infusionspumpe, die in das Krankenhaus W-LAN eingebunden ist, deren Werkspasswort aber nie zurückgesetzt wurde, sodass die Zugangsdaten des Steuerinterface für jedermann über die Gebrauchsanweisung auf der Herstellerseite im Internet frei abrufbar sind. Gefahren für den Betrieb von Gesundheitseinrichtungen betreffen jedoch nicht nur die Funktionsfähigkeit von computerbasierten medizinischen Behandlungsgeräten, also vorrangig die IT-Sicherheit. Ebenso ist es wichtig, die zahllosen Patientendaten, die von der Aufnahme bis zum Abschluss einer Behandlung anfallen und die in vielen Fällen mittlerweile ebenfalls digital gespeichert sind, zu schützen. Hierbei handelt es sich um besonders sensible Kategorien von Daten, die nicht nur unter sehr eingeschränkten Bedingungen erhoben und verarbeitet werden dürfen, sondern genauso vor dem unberechtigten Zugriff durch Dritte zu bewahren sind. Man denke allein in diesem Zusammenhang an die Verarbeitung von genetischen Daten: Indem immer mehr moderne medizinische Anwendungen wie beispielsweise die synthetische Biologie und die Präzisions- sowie die personalisierte Medizin auch einen gentherapeutischen Charakter aufweisen und die Kosten für die Entschlüsselung menschlicher DNS stetig weiter sinken, steigt auch die Anzahl der in diesem Bereich verarbeiteten personenbezogenen Daten in einem erheblichen Maße an. Kumuliert mit den in einer elektronischen Patientenakte gespeicherten Informationen ergibt sich im Gesundheitssektor ein umfassender Datenfundus über intimste menschliche Eigenschaften. Und dass nicht nur die Funktionsfähigkeit von Krankenhaus-IT wie im Falle des Lukaskrankenhauses allein im Fokus steht, wird ebenso anhand verschiedener Beispiele deutlich: So wurden im Rahmen des „Premera Blue Cross Hack" [3] die personenbezogenen Daten von elf Millionen Mitgliedern durch Cyberkriminelle entwendet. IT-Sicherheitsexperten gehen davon aus, dass das Netzwerk von Premera bereits seit fast einem Jahr unbemerkt infiltriert wurde. Mit den durch den Hack erlangten Daten ist es theoretisch möglich, die digitale Identität einer Vielzahl von Personen zu kopieren. Auch die Patientendatenbank des Klinikums der University of California, Los Angeles (UCLA) wurde mit einem Data Breach konfrontiert [4]: So berichtete die „Los Angeles Times" im Juli 2015, dass auf die Geburtsdaten, die Sozialversicherungsnummern, die Medicare- und Health-Plan-Identifikationsnummern sowie auf weitere medizinische Informationen über Diagnose und Behandlungsvorgänge unbefugt zugegriffen wurde, ohne dass die Kreditkartendaten oder andere finanzielle Informationen, die ebenso zum Abruf zur Verfügung standen, kopiert wurden. Durch dieses Beispiel wird deutlich, dass detaillierte gesundheitsbezogene Informationen mittlerweile in der Lage sind, einen höheren Wert zu erzielen, als dies für materielle, also finanzbezogene Daten, der Fall ist. Doch nicht nur in anderen Staaten treten „Data Breaches" auf – jüngst wurde zum Beispiel auch in Deutschland bekannt, dass Millionen von Patientendaten für eine geraume Zeitspanne frei verfügbar im Internet abrufbar gewesen sind [5]. Somit birgt die umfassende digitale Verarbeitung von Gesundheitsdaten nicht nur ein erhebliches Innovations- und Nutzenpotenzial, sondern stellt zugleich einen neuen Risikofaktor einerseits für die Funktionsfähigkeit der datenverarbeitenden Einrichtungen im Gesundheitswesen (IT-Sicherheit), andererseits für den Schutz von Patientendaten (Datensicherheit und Datenschutz) dar. Hieraus folgt, dass Datenschutz und IT-Sicherheit im Bereich der medizinischen IT Hand in Hand gehen: Ohne hinreichende Vorkehrungen der IT-Sicherheit, also des Schutzes der informationstechnischen Systeme im Hinblick auf ihr ordnungsgemäßes Funktionieren, kann auch nicht gewährleistet werden, dass die Patientendaten im Sinne des Datenschutzes richtig verarbeitet werden, also insbesondere im Sinne der Datensicherheit vor dem unberechtigten Zugriff durch Dritte effektiv geschützt sind. Das Vertrauen der Patienten in das ordnungsgemäße Funktionieren der Behandlung ist mithin in einem erheblichen Ausmaß von der Informationstechnik abhängig.

7.3 Die rechtliche Regulierung der gesundheitsbezogenen IT-Sicherheit

Auf rechtspolitischer Ebene begann die Diskussion um den Schutz von besonders gefährdeten Einrichtungen vor Angriffen aus dem digitalen Raum schon vor einigen Jahren, konsolidiert wurden die Ziele erstmals durch die Cyber-Sicherheitsstrategie der Bundesregierung im Jahr 2011 [6], die Ende 2016 durch eine Aufteilung in vier zentrale Handlungsfelder umfassend überarbeitet wurde [7]. Die Vorgaben aus der Cyber-Sicherheitsstrategie dienten unter anderem auch der Schaffung eines neuen Gesetzes als Grundlage: des so genannten IT-Sicherheitsgesetzes (IT-SiG), das im Juli 2015 in Kraft getreten ist und speziell den Schutz solcher informationstechnischen Systeme bezweckt, die für den Betrieb von kritischen Infrastrukturen (KRITIS) notwendig sind [8]. Auch der Gesundheitssektor ist vom Begriff der kritischen Infrastruktur, die für das Funktionieren des Gemeinwesens von erheblicher Bedeutung ist, umfasst, weil durch seinen Ausfall oder seine Beeinträchtigung erhebliche Versorgungsengpässe oder Gefährdungen für die öffentliche Sicherheit eintreten würden. In gesetzlicher Hinsicht erfolgt die Bestimmung konkreter kritischer Infrastrukturen durch Erfüllung der in § 2 Abs. 10 des Gesetzes über das Bundesamt für Sicherheit in der Informationstechnik (BSIG) festgelegten qualitativen und quantitativen Anforderungen sowie durch die Rechtsverordnung gem. § 10 Abs. 1 BSIG (BSI-Kritisverordnung – BSI-KritisV). Hieraus ergibt sich für den Gesundheitssektor, dass als Kategorien
- die stationäre medizinische Versorgung,
- die Versorgung mit unmittelbar lebenserhaltenden Medizinprodukten,
- die Versorgung mit verschreibungspflichtigen Arzneimitteln und mit Blut- und Plasmakonzentraten sowie
- die Laboratoriumsdiagnostik

dem KRITIS-Bereich unterfallen. Laut gesetzlicher Berechnungsgrundlage der BSI-KritisV liegt eine kritische Infrastruktur im Regelfall bei einem Einzugsgebiet von 500.000 versorgten Personen vor. Die entsprechenden, in der Rechtsverordnung aufgeführten Berechnungsformeln zugrunde gelegt, ist ein Krankenhaus ab einer Fallzahl von 30.000 vollstationären Patienten im Jahr als kritische Infrastruktur einzuordnen, eine Apotheke ab einer Zahl von 4.650.000 im Jahr abgegebenen Packungen und ein medizinisches Labor ab einer Anzahl von 1.500.000 Aufträgen pro Jahr.

Der Gesetzgeber verfolgt mit seiner durch das IT-Sicherheitsgesetz vorgegebenen Schutzstrategie einen proaktiven Ansatz, das heißt, dass Gefahren für die informationstechnische Infrastruktur schon vor dem Eintritt eines Schadens erkannt und verhindert werden sollen. Zur Erreichung dieses Ziels steht einerseits der umfassende Austausch von für die IT-Sicherheit relevanten Informationen im Mittelpunkt, andererseits sollen – auch basierend auf den neu gewonnenen Erkenntnissen – von den Betreibern kritischer Infrastrukturen angemessene Schutzvorkehrungen ergriffen werden. Speziell für den Informationsaustausch wurde durch das IT-Sicherheitsgesetz die so genannte „Meldepflicht" eingeführt. Danach müssen die Betreiber der kritischen Infrastrukturen erhebliche Störungen der Verfügbarkeit, Integrität, Authentizität und Vertraulichkeit – also die klassischen IT-Schutzziele betreffend – unverzüglich an das Bundesamt für Sicherheit in der Informationstechnik (BSI) melden, wenn die Störungen zu einem Ausfall oder zu einer Beeinträchtigung der Funktionsfähigkeit der betriebenen kritischen Infrastruktur führen können oder tatsächlich schon geführt haben. Das BSI wiederum erstellt aus diesen Angaben ein Lagebild zur IT-Sicherheit in Deutschland und sorgt ferner dafür, dass Informationen über Bedrohungslagen an möglicherweise ebenfalls betroffene Einrichtungen weitergegeben werden, damit diese schon vor dem Eintritt der tatsächlichen Gefahrenlage entsprechende Gegenmaßnahmen ergreifen können. Durch diese Strategie ist es nicht nur möglich, den Schutz der einzelnen kritischen Infrastruktur zu gewährleisten, sondern es können durch den vernetzten Informationsfluss ebenso gezielte und koordinierte Angriffe auf mehrere Einrichtungen besser verhindert werden.

Die Ausführung der neben der Meldepflicht zu erfüllenden technischen Schutzvorkehrungen wird vom IT-Sicherheitsgesetz nicht im Detail vorgeschrieben. Vielmehr wird als Richtwert für diese Maßnahmen nur der „Stand der Technik" ausdrücklich erwähnt. Hierbei handelt es sich um einen so genannten „unbestimmten Rechtsbegriff", der einer Auslegung bedarf [9]. Ein Vorteil von derlei unbestimmten Rechtsbegriffen ist vor allem darin zu sehen, dass sie flexibel auf die technische Entwicklung reagieren können, ohne dass hierzu das Gesetz geändert werden muss, was jedes Mal mit einem größeren organisatorischen wie zeitlichen Aufwand verbunden wäre. Mit dem „Stand der Technik" wird auf außerhalb des Rechts liegende technische Standards Bezug genommen. Für den Schutz der kritischen Infrastrukturen und damit auch im Gesundheitswesen relevant ist insbesondere die Normenreihe ISO/IEC 2700X zur Einrichtung eines Information Security Management Systems (ISMS).

Doch nicht nur der deutsche Gesetzgeber hat erkannt, welch eine enorme Bedeutung die kritischen Infrastrukturen für die Funktionsfähigkeit des Gemeinwesens haben. Auch auf europäischer Ebene wird mit der Richtlinie 2016/1148 über Maßnahmen zur Gewährleistung einer hohen gemeinsamen Netz- und Informationssicherheit (NIS-RL) ein Ansatz zur Verbesserung der IT-Sicherheit in kritischen Infrastrukturen verfolgt, wobei auch hier wieder der Gesundheitssektor explizit angesprochen wird. Primäre Zielsetzung ist hierbei der Schutz des gemeinsamen europäischen Binnenmarktes, der in einem immer weitergehenden Maße auf die digitale Datenverarbeitung angewiesen ist [10]. Die Vorgaben, welche die EU NIS-RL trifft, sind in vielerlei Hinsicht mit denjenigen aus dem deutschen IT-Sicherheitsgesetz vergleichbar [11]: So müssen die betroffenen Einrichtungen auch hier wieder gesetzlich vorgeschriebene IT-Sicherheitsmaßnahmen betreiben. Ferner muss in jedem Mitgliedstaat eine zentrale, für die IT-Sicherheit zuständige Behörde (in Deutschland das BSI) benannt werden, die das Meldewesen der betroffenen Infrastrukturbetreiber koordiniert – wobei durch die NIS-RL die Cyberabwehr in einem noch größeren europäischen Kontext steht und mit Hilfe der Europäischen Agentur für Netz- und Informationssicherheit (ENISA) als Dachstelle die Erkenntnisse über neue IT-Security-Bedrohungslagen einen europaweiten Austausch erfahren. Freilich bedeutet das Nebeneinander von nationalen und europäischen Regelungen nicht, dass beispielsweise für Krankenhäuser auch alle Maßnahmen doppelt umzusetzen wären: Die EU-Regelungen verpflichten lediglich den deutschen Gesetzgeber, die europäischen Vorgaben umzusetzen. In Deutschland ist das entsprechende Gesetz zur Umsetzung der EU-Richtlinie 2016/1148 bereits im Sommer 2017 in Kraft getreten [12]. Doch damit ist der gesetzgeberische Prozess zur Schaffung effektiver europäischer Cybersecurity noch nicht abgeschlossen: Insbesondere als eine Reaktion auf die schwerwiegenden, öffentlichen IT-Sicherheitsvorfälle im Jahr 2016 – wie zum Beispiel „WannaCry" und „Petya" – hat sich der europäische Gesetzgeber dazu entschlossen, die ursprünglich aus dem Jahr 2013 stammende EU-Cyber-Sicherheitsstrategie zu novellieren. In diesem Zusammenhang stellte der EU-Kommissionspräsident Jean-Claude Juncker am 13. September 2017 die neue europäische Cyber-Sicherheitspolitik für die kommenden Jahre vor [13]. Kernelemente sind die umfassende Umstrukturierung der ENISA mit noch weitergehenden Zentralstellenfunktionen, die Einführung einer europäischen IT-Sicherheitszertifizierung sowie die noch weiter verstärkte mitgliedstaatliche Kooperation in diesem Bereich. Ebenso noch im September 2017 wurde von der EU-Kommission der Vorschlag einer neuen Verordnung, dem so genannten „Cybersecurity Act" (CSA) , vorgestellt, der im Juni 2019 in Kraft trat [14]. Der CSA bringt wesentliche Neuerungen in zwei Bereichen: Zum einen wird das Mandat der EU-Cybersicherheitsagentur ENISA in ein dauerhaftes Mandat überführt und ihre Mittel und Aufgabenbereiche erweitert, zum anderen wird erstmalig ein EU-weiter Zertifizierungsrahmen für die Cybersicherheit von Produkten, Verfahren und Diensten geschaffen. Die ENISA soll künftig insbesondere eine führende Rolle im Hinblick auf die Zusammenarbeit und Koordinierung und den Kapazitätsaufbau zur Cybersicherheit auf Unionsebene und in den Mitgliedstaaten übernehmen. Als unabhängiges Kompetenzzentrum soll sie sowohl Informationen für Bürger und Unternehmen bereitstellen als auch die EU-Organe und Mitgliedstaaten bei der Erhöhung der Cybersicherheit unterstützen. Der Zertifizierungsrahmen für die Cybersicherheit soll die Sicherheit von Geräten des Internets der Dinge (IoT), vernetzten Produkten und kritischen Infrastrukturen gewährleisten – in diesem Rahmen wird auch der Gesundheitssektor adressiert. IT-Sicherheitsanforderungen sollen ferner bereits während der technischen Entwicklung und Konzeption berücksichtigt werden. Ziel der Zertifizierung ist es, für Nutzer ein hohes, unabhängig geprüftes Sicherheitsniveau zu garantieren und für Unternehmen die Anforderungen an den Markteintritt und die Cybersicherheit klar und EU-weit einheitlich zu definieren.

Mit einem Blick auf die Zukunft werden die Vorgaben des EU CSA aller Voraussicht nach durch das IT-SiG 2.0 ergänzt werden, das Cybersicherheit nicht nur für KRITIS und Bundeseinrichtungen, sondern zunehmend im Sinne einer ganzheitlichen Strategie reguliert, die ebenfalls vermehrt IoT und Industrie 4.0 einbezieht. Darüber hinaus sieht der Entwurf zum IT-SiG 2.0 [15] eine Stärkung des Verbraucherschutzes durch die Etablierung eines freiwilligen IT-Sicherheitskennzeichens vor, dessen Anforderungen federführend durch das Bundesministerium des Innern, für Bau und Heimat (BMI) entwickelt werden. Es ist davon auszugehen, dass das IT-SiG 2.0 die deutsche Cybersecurity-Landschaft in den nächsten Jahren erheblich prägen wird.

Soweit durch IT-Systeme (auch) personenbezogene Daten verarbeitet werden, gehen technisch-organisatorische Anforderungen an die Datensicherheit und die informationelle Selbstbestimmung der betroffenen Person Hand in Hand – und gerade für den Gesundheitssektor muss dies in besonderem Maße gelten. Deshalb hat der EU-Gesetzgeber schon im Jahr 1995 in Art. 8 der EU-Datenschutzrichtlinie (DSRL) [16] den Umgang mit besonderen Kategorien personenbezogener Daten geregelt, worunter auch die Verarbeitung von Gesundheitsdaten fällt. Die mittlerweile in die Jahre gekommenen und durch das deutsche Bundesdatenschutzgesetz (BDSG) in das nationale Recht implementierten Regelungen wurden ab dem 25. Mai 2018 durch die EU Datenschutzgrundverordnung (DSGVO) [17] ersetzt. Die DSGVO, die als europäische Verordnung nunmehr unmittelbar in allen EU-Mitgliedstaaten gilt, bestimmt in Art. 9 das besondere Schutzbedürfnis von Gesundheitsdaten. Technisch-organisatorische Anforderungen an die Datensicherheit, die in der DSRL bisher in Art. 17 sowie im deutschen Umsetzungsgesetz in § 9 BDSG in Verbindung mit der Anlage zu § 9 S. 1 BDSG geregelt waren, werden nunmehr unmittelbar durch Art. 32 DSGVO adressiert – im Mittelpunkt der vorgesehenen Maßnahmen stehen hier unter anderem die Pseudonymisierung und Verschlüsselung von Daten. Als zentrale Regelung schreibt der Art. 5 DSGVO (Grundsätze für die Verarbeitung personenbezogener Daten) ferner fest: „Personenbezogene Daten müssen […] in einer Weise verarbeitet werden, die eine angemessene Sicherheit der personenbezogenen Daten gewährleistet, einschließlich Schutz vor unbefugter oder unrechtmäßiger Verarbeitung und vor unbeabsichtigtem Verlust, unbeabsichtigter Zerstörung oder unbeabsichtigter Schädigung durch geeignete technische und organisatorische Maßnahmen (Integrität und Vertraulichkeit).“

7.4 Fazit und Ausblick

Die Dichte und vor allem auch die Geschwindigkeit, mit der die IT-Sicherheitsgesetz-gebung in Deutschland und Europa in den vergangenen Monaten vorangetrieben wurde und wird, macht deutlich, dass das Thema nicht nur eine erhebliche rechtspo-litische Brisanz besitzt, sondern auch ein enormes Bedürfnis dahingehend besteht, verbindliche, klare und transparente Anforderungen für die IT-Sicherheit durch das Recht zu formulieren. Betroffen von den neuen Vorgaben ist eine Vielzahl verschie-dener Sektoren und Branchen, wobei der Gesundheitssektor als besonders vulnerab-ler Bereich hervortritt, indem hier nicht nur die Funktionsfähigkeit von Computer-systemen zum Betrieb einer kritischen Infrastruktur im Mittelpunkt steht, sondern ebenso der technische Datenschutz einen hohen Stellenwert besitzt, wenn sensible personenbezogene Daten wie zum Beispiel Gesundheitsdaten, biometrische Daten oder genetische Informationen verarbeitet werden. Dadurch ist mittelbar auch das Patientenvertrauen tangiert.

Für eine erfolgreiche Umsetzung der neuen rechtlichen Anforderungen zur Cyber-sicherheit in der Anwendungspraxis dürfte es überdies neben dem politischen Willen in einem erheblichen Maße auch darauf ankommen, wie gut die Vorschriften beim technischen und medizinischen Personal aufgenommen werden. Zwar besteht neben einem regelmäßigen Nachweis in Form von Audits, Prüfungen oder Zertifizierungen auch die Möglichkeit, die Nichteinhaltung der gesetzlichen Vorgaben mit Bußgeldern zu belegen, dennoch werden diese Faktoren für eine effektive Umsetzung von IT-Sicher-heitsmaßnahmen nicht allein entscheidend sein. Gerade für kleinere Arztpraxen, de-nen regelmäßig ein zu sorgloser Umgang mit Patientendaten attestiert wird, stellt sich das Problem eines nur begrenzten Budgets sowie oftmals unzureichender fachlicher IT-Qualifikation. Hinzu tritt die Frage, ob die gesetzlich anvisierten Sicherheitsmecha-nismen tatsächlich stets ohne Weiteres flächendeckend in der Praxis umsetzbar sind, denn nach den Vorgaben der Hersteller beispielsweise von Medizinprodukten dürfen medizinische Systeme teils überhaupt nicht modifiziert werden, um deren Funktions-fähigkeit nicht zu beeinträchtigen. Hierdurch läuft der durch die Gesetze angestrebte Zweck einer Förderung der Informationssicherheit unter Umständen seinen eigenen Zielen zuwider: Anstatt die Funktionsfähigkeit einer medizinischen Einrichtung ab-zusichern, besteht in derart gelagerten Fällen womöglich das Risiko, dass durch die ergriffenen technischen Schutzmechanismen selbst und nicht durch unbefugte Ein-griffe Dritter der ordnungsgemäße Betrieb der Krankenhaus-IT beeinträchtigt wird.

Nicht zuletzt kommt es im Gesundheitssektor für ein gutes IT-Sicherheitsmanage-ment – wie überall anders auch – vor allem auf die intrinsische Motivation zur Umset-zung der Maßnahmen an – verstanden als Eigeninitiative, den Arbeitsalltag bewusst um eine weitere Facette zu ergänzen. Cybersicherheit ist deshalb, wie der IT-Experte Bruce Schneier bereits referierte, kein statisches Objekt, sondern ein Vorgang ständi-ger Beobachtung, Reaktion, Anpassung und Optimierung: „Security is a process, not a product."

7.5 Anmerkungen und Literatur

[1] Hierzu: heise-online vom 02.12.2016. Ransomware-Virus legt Krankenhaus lahm. https://www. heise.de/newsticker/meldung/Ransomware-Virus-legt-Krankenhaus-lahm-3100418.html [18.09.2019].

[2] Siehe zum Beispiel den Cyber-Angriff auf ein Stahlwerk, bei dem laut BSI-Sicherheitsbericht ein Hochofen schwer beschädigt wurde. Dazu: heise-security vom 17.12.2014. Erfolgreiche Cyber-Attacke auf deutsches Stahlwerk. https://www.heise.de/security/meldung/BSI-Sicherheitsbericht-Erfolgreiche-Cyber-Attacke-auf-deutsches-Stahlwerk-2498990.html [18.09.2019].

[3] The Christian Science Monitor vom 20.03.2015. Premera hack: What criminals can do with your healthcare data? https://www.csmonitor.com/World/Passcode/2015/0320/Premera-hack-What-criminals-can-do-with-your-healthcare-data [18.09.2019].

[4] Los Angeles Times vom 17.07.2015. UCLA Health System data breach affects 4.5 million patients. http://www.latimes.com/business/la-fi-ucla-medical-data-20150717-story.html [18.09.2019].

[5] Dazu: Zeit Online vom 17.09.2019. Millionen Patientendaten waren offenbar ungeschützt im Netz abrufbar. https://www.zeit.de/digital/datenschutz/2019-09/datenleak-patienteninformationen-ingolstadt-kempen-passwort-datenschutz [18.09.2019].

[6] Siehe: heise-security vom 23.02.2011. Bundesregierung beschließt Cyber-Sicherheitsstrategie. https://www.heise.de/security/meldung/Bundesregierung-beschliesst-Cyber-Sicherheitsstrategie-1195666.html [18.09.2019].

[7] Bundesministerium des Innern. Cyber-Sicherheitsstrategie für Deutschland 2016. https://www. bmi.bund.de/cybersicherheitsstrategie/BMI_CyberSicherheitsStrategie.pdf [18.09.2019].

[8] Hierzu: Hornung G. Neue Pflichten für Betreiber kritischer Infrastrukturen: Das IT-Sicherheitsgesetz des Bundes. NJW 2015, 3334 ff; Roos P. Das IT-Sicherheitsgesetz – Wegbereiter oder Tropfen auf den heißen Stein? MMR 2015, 636 ff.

[9] Zu den unbestimmten Rechtsbegriffen in der IT-Sicherheit und zu deren Auslegungsoptionen siehe auch: Kipker DK. Unbestimmte Rechtsbegriffe. DuD 2016, 610.

[10] Kipker DK. Die NIS-RL der EU im Vergleich zum deutschen IT Sicherheitsgesetz. ZD-Aktuell 2016, 05261.

[11] Kipker DK. The EU NIS Directive Compared to the IT Security Act – Germany is Well Positioned for the new European Cybersecurity Space. ZD-Aktuell 2016, 05363.

[12] Kipker DK. Umsetzungsgesetz zur NIS-RL mit nur geringen Anpassungen gegenüber der bisherigen Rechtslage beschlossen. MMR-Aktuell 2017, 389121.

[13] Hierzu im Einzelnen: Kipker DK. Massiver Ausbau der EU-Cyber-Sicherheitskapazitäten – Jahresansprache des EU-Kommissionspräsidenten Juncker und Veröffentlichung der neuen europäischen Cyber-Sicherheitsstrategie. MMR-Aktuell 2017, 394677.

[14] Verordnung (EU) 2019/881 des Europäischen Parlaments und des Rates vom 17. April 2019 über die ENISA (Agentur der Europäischen Union für Cybersicherheit) und über die Zertifizierung der Cybersicherheit von Informations- und Kommunikationstechnik und zur Aufhebung der Verordnung (EU) Nr. 526/2013 (Rechtsakt zur Cybersicherheit).

[15] Referentenentwurf des Bundesministeriums des Innern, für Bau und Heimat für ein Zweites Gesetz zur Erhöhung der Sicherheit informationstechnischer Systeme (IT-Sicherheitsgesetz 2.0 – IT-SiG 2.0). http://intrapol.org/wp-content/uploads/2019/04/IT-Sicherheitsgesetz-2.0-_-IT-SiG-2.0.pdf [18.09.2019].

[16] Richtlinie 95/46/EG des Europäischen Parlaments und des Rates vom 24. Oktober 1995 zum Schutz natürlicher Personen bei der Verarbeitung personenbezogener Daten und zum freien Datenverkehr (außer Kraft getreten am 24.05.2018).

[17] Verordnung (EU) 2016/679 des Europäischen Parlaments und des Rates vom 27. April 2016 zum Schutz natürlicher Personen bei der Verarbeitung personenbezogener Daten, zum freien Datenverkehr und zur Aufhebung der Richtlinie 95/46/EG.

I. L. Schregel[1], G. L. Lindinger[1], M. Lauerer, E. Nagel

8 Stärkung der Selbstverantwortung oder Entsolidarisierung durch Digitalisierung? – Eine Analyse ökonomischer Anreize und normativer Implikationen am Beispiel der Telematiktarife

8.1 Vorbemerkungen

Die digitale Durchdringung der gesamten Gesellschaft ist ein vielgestaltiger Transformationsprozess, der spezifisch auch das Gesundheitswesen verändert. Insbesondere die Aussicht auf verbesserte Qualität und die Steigerung der Effizienz sind zentrale Versprechungen dieser Entwicklung [1,2]. Doch die neuen Möglichkeiten werfen auch ethische Fragen auf. Implikationen digitaler Technologien im Spannungsverhältnis zwischen ökonomischer Rationalität und normativen Analysen sind hierfür differenziert, aber auch ergänzend zu betrachten. Gerade das Erreichen einer möglichst effizienten Nutzung unter Einhaltung der Prinzipien der Evidenzbasierung sowie der Solidarität ist sowohl eine zentrale Frage der medizinischen Ethik als auch eine der normativ gestützten Ökonomie [3,4]. Doch welche Bedingungen müssen hierfür geschaffen werden?

Im Folgenden soll diskutiert werden, wie sich das Verhältnis zwischen Stärkung der Eigenverantwortung und solidarischer Verpflichtung im Zeitalter der Digitalisierung unter ökonomischen wie Gerechtigkeitsaspekten abwägen lässt. Ausgangspunkt und Beispiel bilden Überlegungen zu den Auswirkungen verhaltensbasierter Bonussysteme und Versicherungsmodelle – gestützt durch digitale Anwendungen und Echtzeitmessungen (sog. Telematiktarife) – auf die solidarisch orientierte Krankenversicherung in Deutschland. Insbesondere die Möglichkeit einer Kopplung der (Versicherungs-)Prämien an aggregierte Daten und Berechnungen im Zuge der Big-Data- und mHealth-Technologie wird stetig ausgeweitet und wissenschaftlich untersucht [5–9]. Abschließend sollen diese Entwicklungen und ihre weitreichenden Implikationen im Lichte einer suggerierten Rationalisierung und der Gefahr einer impliziten Entsolidarisierung im Gesundheitswesen gegenübergestellt und diskutiert werden.

---

1 Geteilte Erstautorenschaft (I. L. Schregel, G. L. Lindinger)

https://doi.org/10.1515/9783110645767-008

8.2 Die Individualisierung der (Kranken-)Versicherungen

Im Zuge der Digitalisierung und Massendatenverarbeitung erscheint eine stärkere Individualisierung von Tarifen und Prämien im Versicherungswesen durch eine zunehmende Datenerfassung und Datenauswertung absehbar. Die Individualisierung steigert ebenso die Erwartungshaltung der Versicherten integrierte und auf sich persönlich angepasste Versicherungslösungen, sowohl bezüglich des Preises wie auch der medizinischen Leistung, zu erhalten. Unter Hinzunahme der Telematik und/oder des Telemonitoring, welches die Erhebung und Auswertung von Verhaltens- und Gesundheitsdaten beschreibt, sollen Risiken passgenau auf die Eigenschaften und das jeweilige Verhalten des Versicherten abgestimmt werden. Telematik-Tarife sollen dabei auch versicherungsseitig das tatsächliche Risiko des Einzelnen besser berücksichtigen. Technisch umgesetzt werden können entsprechende Angebote durch eine TelematikBox oder eine App auf dem Smartphone [10]. Dadurch können Daten in hoher Menge und nahezu konstant erhoben und weitergeleitet werden. Der Bereich der Motorfahrzeugversicherung ist in dieser Hinsicht innerhalb der Versicherungswirtschaft am weitesten fortgeschritten [11]. So werden in der Kfz-Branche schon jetzt Telematiktarife dieser Art angeboten. Kfz-Versicherungen nutzen die genannten Technologien, um Daten über das Fahrverhalten ihrer Kunden zu erheben und diesen die Ergebnisse der Analyse zum Fahrverhalten zurück zu spiegeln. Hierdurch können Versicherte ihre Fahrweise entsprechend anpassen. Über den Nutzen der Risikoreduzierung hinaus werben Versicherungen mit vergünstigten Tarifen bei sicherem Fahrverhalten. Durch die stetige Reflexion des eigenen Verhaltens wird dem Kunden einerseits die Möglichkeit zur Selbstoptimierung gegeben, andererseits wird er so in die Verantwortung für sein eigenes Verhalten gezogen [12].

Auch im Gesundheitsbereich zeigt sich diese Entwicklung, welche Ausdruck eines größeren Trends in der Gesellschaft, nämlich der Quantifizierung und Vermessung von Lebensbereichen und zunehmend auch der Selbstvermessung von Physis, Psyche und Handlungen ist [13,14]. Diesem Trend folgend, verlagert sich die Erhebung und das Aufzeichnen des eigenen Gesundheitszustandes zunehmend durch gesundheitsbezogene Apps, Wearables und in Smartphone integrierte Sensoren aus dem medizinischen Praxis- und Klinik-Umfeld direkt zum Patienten oder Versicherten hin. Diese Verlagerung führt zu einer Aktivierung des Patienten. Es ist nicht mehr das medizinische Fachpersonal, sondern der Patient selbst, welcher gesundheitsbezogene Daten erhebt und verarbeitet. Während die Verwertung von Daten im klinischen Umfeld strengen Kriterien unterliegt, kann der Patient als Verwalter seiner Daten diese beliebig mit Providern, externen Anbietern, Ärzten und weiteren Dritten teilen. Durch Hochleistungsrechner, Algorithmen und künstliche Intelligenz ist eine effiziente Verarbeitung der so gewonnenen Datenmengen in den vergangenen Jahrzehnten möglich geworden [15]. Hierdurch können Daten nicht nur auf eine neuartige Weise zusammengestellt, sondern darüber hinaus über komplexe Berechnungen Zusammenhänge aufgedeckt und Vorhersagen getroffen werden.

Die in dieser Weise ausgestaltete Risikoprofilbildung soll in vielen Bereichen eine an das Individuum angepasste Präventionsstrategie und eine Verbesserung der Früherkennung von Krankheiten und Symptomen ermöglichen [16,17]. Smartphones und Apps überwachen hierzu den Gesundheitszustand des Patienten und geben ihm kontinuierlich Feedback [18]. Einerseits ist unklar, welche Verantwortungen sich sowohl durch die technischen Möglichkeiten als auch durch die Ergebnisse für den Patienten ergeben. Andererseits nutzen die Versicherungsunternehmen im Gesundheitsbereich zunehmend die Potenziale der Digitalisierung. Ein Fokus liegt auf Big Data-Anwendungen und der damit ermöglichten Quantifizierung von Risiken. Durch die statistische Auswertung relevanter Merkmale können Schadens- und Krankheitswahrscheinlichkeiten berechnet werden. Doch diese Veränderungen und die wachsende Bedeutung von Apps und Wearables im Gesundheitswesen werfen auch Fragen auf, zum Beispiel nach der Daten- oder Anwendungssicherheit, der Qualität der Anwendungen sowie den Auswirkungen der permanenten individuellen Vermessung auf das Kollektivprinzip von Versicherungen [11]. Eine Studie der Friedrich-Ebert-Stiftung in Kooperation mit der Hochschule Bonn-Rhein-Sieg und der Universität zu Köln untersuchte in diesem Zusammenhang, ob und inwieweit Gesundheits-Apps und Wearables die solidarische Krankenversicherung gefährden. Die Forscher kommen in ihrer Untersuchung zu dem Ergebnis, dass die Nutzung gesundheitsbezogener Apps langfristig die Einstellung zur Solidarität in der Krankenversicherung verändern kann. Bei den Anwendern steigt die Wahrscheinlichkeit deutlich, das Solidarprinzip in der Krankenversicherung abzulehnen. Offenbar reduzierten das zunehmende Wissen und die vermeintliche Kontrolle über individuelle Gesundheitswerte die Akzeptanz der Menschen für solidarisch finanzierte Gesundheitssysteme [19]. Es zeigt sich damit, dass die Nutzungsart und die im Lebensalltag des Individuums erfahrene Nützlichkeit und Nutzbarkeit in Hinblick auf Entsolidarisierungseffekte von entscheidender Bedeutung sind.

8.3 Bonusprogramme und Individuallösungen im Gesundheitsbereich

Diese Ausgangslage bildet den Hintergrund für die Entwicklungen im Versicherungsmarkt der gesetzlichen Krankenversicherungen. Es ist zu beobachten, dass zunehmend von den Versicherten erwartet wird, individuelle Versicherungslösungen, sowohl bezüglich des Preises wie auch medizinischer Leistung gegeneinander abzuwägen. Zusätzlich werden Bonusprogramme und Serviceleistungen der Krankenkassen angeboten, welche die Kosten für den Versicherten reduzieren können. Niedrigere Angebote sind zum Beispiel durch Score-Rabatte, welche anhand von periodisch übermittelten Daten berechnet werden, möglich [20]. Durch die genannten Entwicklungen wird den Patienten bzw. Verbrauchern zunehmend mehr (Eigen-)Verantwortung für ihren Gesundheitszustand und ihr gesundheitsbezogenes Handeln von extern zugeschrieben. Das Vorliegen von Daten bestärkt den Patienten zudem aus sich heraus in seiner Eigenverantwortung, indem er sich selbst und seine Gesundheit erfassen und optimieren kann [21]. Mittlerweile finden Apps und Wearables eine immer breiter werdende Akzeptanz in der Bevölkerung [1,22]. Entsprechend werden gesundheitsbezogene Daten nicht mehr nur im Bereich des Leistungssports und im klinischen Setting erfasst, sondern insbesondere auch von einer weitestgehend gesunden Population [3]. Die im Rahmen dieser Selbstvermessung aufgezeichneten Verhaltens- und Gesundheitsdaten der Versicherten sind nicht nur für die Anwendenden, die Forschung und die Versorgungserbringer, sondern insbesondere auch für wirtschaftliche Unternehmen von Interesse. So auch für die Krankenversicherung, denn die Daten könnten – ähnlich wie bei Kfz-Versicherungen – zur Berechnung des Individualrisikos dienen [10]. Dieser Aussage folgend kooperieren bereits jetzt Krankenkassen mit Anbietern gesundheitsbezogener Apps oder stellen diese sogar selbst, meist kostenlos, zum Download zur Verfügung. Die Benutzung solcher Apps wird durch Anreizstrukturen, wie Bonussysteme und Vergütungen, unterstützt [1,23]. Bei der Überlegung, ob Telematiktarife auch im Gesundheitswesen Einzug finden sollen, müssen laut Maas und Milanova [24] ökonomische, juristische, sozialethische und soziologische Überlegungen bedacht werden. So sei es zwingend notwendig, zwischen der Individualversicherung und der Sozialversicherung zu unterscheiden.

8.4 Solidarität bildet die Basis

Das derzeitige gesetzliche Krankenversicherungssystem in Deutschland basiert als Solidarsystem auf einem Ausgleichsmodell. Der Beitrag bemisst sich an dem Leistungsfähigkeitsprinzip und damit der individuellen Finanzstärke, der Leistungsanspruch hingegen an dem individuellen Bedarf. Versicherungsbeitrag und Leistung sind somit voneinander entkoppelt. Das unbekannte Individualrisiko wird aggregiert und mündet in einem geschätzten Mittelbedarf. Durch die Bildung eines Kollektivs kann so ein Schadens- und Risikoausgleich ermöglicht werden [25]. Hierdurch kann zu Lasten vieler Gesunder eine adäquate Behandlung weniger Kranker bzw. Hochrisikopatienten gewährleistet werden. Im Gegensatz zum Solidaritätsprinzip beruhen die privaten Krankenversicherungen auf dem Äquivalenzprinzip. Die Beitragshöhe spiegelt das individuelle Risiko wider [26].

Einerseits wird den durch die Selbstvermessung entstehenden Gesundheitsdaten das Potenzial zur Versorgungsoptimierung zugeschrieben [2,27]. Durch ein gesundheitsadäquates Verhalten und die konsekutive Senkung des Individualrisikos können nicht nur Schäden für den einzelnen Patienten verhindert, sondern zusätzlich zukünftige Kosten abgewendet werden. Es kann eine Umverteilung der Gelder zugunsten unvermeidbarer Krankheiten stattfinden, wodurch die Versicherungsgemeinschaft theoretisch profitieren kann. Zudem können Informationsasymmetrien zwischen Versicherungen und Versicherten durch Verhaltensdaten vermindert werden, indem

Versicherungen Zugriff auf individuelle Risikodaten erhalten. Insbesondere durch die Verknüpfung mit Bonussystemen könnte das moralische Risiko (moral hazard), das heißt eine Veränderung des Verhaltens auf Grund des Wissens, dass die Kosten für Schäden nicht selbst getragen werden müssen, reduziert werden [28,29]. Durch finanzielle Anreize ist zudem eine Steigerung der (digitalen) Gesundheitskompetenz in der Bevölkerung denkbar.

Andererseits wird häufig die Gefahr einer Entsolidarisierung des Gesundheitssystems benannt, wobei anzumerken ist, dass eine Risikodifferenzierung nach derzeitigem Rechtsstand durch gesetzliche Krankenversicherungen nicht vorgenommen werden darf [1]. Wenngleich der Solidaritätsbegriff nicht klar definiert ist und in der Fachwelt von verschiedenen Disziplinen, wie bspw. Soziologie, Ethik, Recht und Ökonomie unterschiedlich beschrieben wird, werden zumeist die Aspekte des sozialen Zusammenhalts, des Ausgleichs zwischen „Stärkeren" und „Schwächeren" im Sinne einer regelmäßigen Rücksichtnahme und eines „Füreinander-Einstehens" sowie ein sozialstaatliches Verteilungsprinzip genannt [30–34]. Diesen Aspekten folgt das beschriebene Solidarprinzip der gesetzlichen Krankenkassen. Würden die bestehenden Regularien hinsichtlich der individualrisikoadjustierten Beitragsbemessung gelockert werden, so sei es laut Schneider [35] aus ökonomischer Sicht notwendig, dass Versicherte mit einem gemäß den Berechnungen vermuteten erhöhten Erkrankungsrisiko ihrem potentiellen Leistungsbedarf nach im Verhältnis mehr zahlen. Dem entspräche eine Individualversicherung, welche nicht mehr auf dem Solidaritätsprinzip beruhte. Ein Risiko- und Sozialausgleich wäre somit nicht mehr zu gewährleisten, da weder die individuelle Finanzleistung berücksichtigt wird, noch eine Beitragsbemessung unter Absehung des Erkrankungsrisikos erfolgt. Durch die Implementierung von Telematiktarifen ist eine Tendenz zu erkennen, die Verantwortung auch an die Betroffenen im Sinne einer Selbstverantwortung der Patienten zurückgeben zu wollen [36]. Nach § 1 SGB V sind die Versicherten für ihre Gesundheit mitverantwortlich. Dementsprechend wird von ihnen eine gesundheitsförderliche Lebensführung, Vorsorgemaßnahmen und eine aktive Mitwirkung an den Behandlungen erwartet. Es ist denkbar, dass der einzelne Patient so (finanziell) für das Nicht-Einhalten des gewünschten Verhaltens zur Rechenschaft gezogen wird. Der Patient ist nicht nur verantwortlich für den Erhalt der eigenen Gesundheit, sondern ihm wird suggeriert, dass er im Falle der Krankheit auch die Verantwortung an der Entstehung der Krankheit trägt.

Eine Vielzahl von Erkrankungen stellt jedoch ein multifaktorielles Geschehen dar, bei dem der Kausalzusammenhang zwischen eigenverantwortlichem Handeln und Krankheitsgeschehen nicht gegeben sein muss, jedoch durch Berechnung der Telematiktarife angenommen wird. Eine retrospektive Schuldzuweisung aufgrund einer fehlenden Verantwortungsübernahme für die eigene Gesundheit sollte dementsprechend nicht die Grundlage der individuellen Tarifberechnung darstellen. Sollte es dem Patienten aus unterschiedlichen Gründen nicht möglich gewesen sein, sich an die vorgegebenen Empfehlungen zu halten oder liegt eine nicht zu beeinflussende

Erkrankung vor, wird er nicht nur durch das erhöhte Krankheitsrisiko, sondern zusätzlich durch höhere Versicherungskosten bestraft. Dies kann insbesondere zu einer gesellschaftlichen Benachteiligung von vulnerablen Gruppen führen, welche bereits jetzt schon nur unzureichend in der Lage sind, ihre äußeren Lebensumstände und ihren Gesundheitszustand zu beeinflussen [37]. Schneider [35] bezeichnet dies als „blaming the victim".

Ebenso gilt es, eine gesellschaftliche Schuldzuweisung zu verhindern, bei der der Erkrankte als selbstverschuldeter und demnach vermeidbarer Kostenfaktor gesehen wird, welcher die Versicherungsgesellschaft überproportional belastet. Gerade unter Beachtung der deutlich größeren Zustimmung von „Entsolidarisierungsoptionen, die Beitragsdifferenzierungen auf der Basis verhaltensbedingter Gesundheitsrisiken vorsehen, als Entsolidarisierungsoptionen bei nichtverhaltensbedingten Gesundheitsrisiken (etwa berufsbedingte oder genetische Risiken)" [38] scheint hier eine Gefährdung des Solidargedankens, die schwachen und schwächsten Teile der Bevölkerung zu stützen, denkbar. Unabhängig von der Krankheitsgenese, selbst bei gegebenem Kausalzusammenhang, gilt es, Individuum und individuelle Gesundheit gleichermaßen als höchstes Gut zu schützen. Dies darf nicht durch eine auf Eigenverantwortung gründende Schuldzuweisung gefährdet werden.

8.5 Mehr Individuum – Mehr Gerechtigkeit?

Grundsätzlich sollten Maßnahmen, welche eine Stärkung der Eigenverantwortung, der Prävention und der Individualisierung der Medizin bezwecken, bejaht werden. Durch die monetäre Anreizsetzung innerhalb der deutschen gesetzlichen Krankenversicherung soll ein gesundheitsbewusstes Verhalten, insbesondere bei Risikogruppen, gefördert werden. Jedoch treten oben genannte Nebeneffekte häufiger auf als die erwünschten Präventionseffekte, wobei letztere zudem oft nicht gut nachweisbar sind [39]. Eine Ausrichtung und Kopplung der Beitragssätze an eigenverantwortliches Verhalten haben weitreichendere Folgen, als die offenkundigen Effizienzvorteile und die Wünsche der Bevölkerung nach einer höheren Individualisierung suggerieren. Die hierdurch entstehenden Fragen zu den grundlegenden Konstruktionsprinzipien der nach dem Solidaritäts- und Subsidiaritätsprinzip gestalteten gesetzlichen Krankenversicherung müssen weiter adressiert und in der Gestaltung der Angebote bedacht werden. Aufgrund der unmittelbaren Betroffenheit der Versicherten und auch deren Akzeptanz von individualisierenden Lösungen ist der Versuch einer Ausweitung der Bonus- und Anreizsysteme mit den oben genannten Folgen erwartbar [19]. Daher ist ein öffentlicher Diskurs, der neben medizinischen und ökonomischen Aspekten auch ethische und rechtliche Fragestellungen berücksichtigt, zwingend erforderlich.

Dennoch ist eine Digitalisierung der Krankenversicherungen und damit auch von deren Angebote begrüßenswert. Zudem sollte eine Rationalisierung im Sinne einer Effizienzsteigerung der Finanzierung und Versorgung, sofern diese nicht zu einer

Belastung der Versicherungsgemeinschaft und/oder einzelner Versicherten führt, grundsätzlich unterstützt werden. Die Potenziale digitaler Technologien können und dürfen genutzt werden, um die gesundheitliche Eigenverantwortung des Individuums zu stärken. Zugleich müssen aber auch die Grenzen – sowohl technischer als auch ethischer und gesetzlicher Natur – berücksichtigt werden. Die Teilnahme an Bonussystemen muss freiwillig bleiben und bei Unterlassung ohne Nachteile für den Versicherten erfolgen. Dies heißt auch, dass das Bereitstellen von Daten, die aktive Förderung der eigenen Gesundheit sowie die Einbindung der Lebensweise der Versicherten in die Versicherungsgestaltung begrenzt sein soll. Deren Belohnung darf nicht auf finanziellen Anreizen, welche die Finanzierungsgrundlagen (Beiträge) der Versicherung und damit der Versorgung betreffen, fußen. Eine so gestaltete Unterwanderung des Solidarsystems und der bestehenden Regularien sollte verhindert werden, um Benachteiligungen und insbesondere einem „blaming the victim"-Effekt vorzubeugen. Wichtiger als eine effizienzorientierte Verlagerung der Verantwortungen und Belastungen hin zu einer stärker individualisierten Basis, bleibt weiterhin die solidarische Grundausrichtung bei der Finanzierung unseres Gesundheitswesens.

8.6 Literatur

[1] Gigerenzer G, Schlegel-Matthies K, Wagner G. Digitale Welt und Gesundheit: eHealth und mHealth – Chancen und Risiken der Digitalisierung im Gesundheitsbereich. Berlin, SVRV Sachverständigenrat für Verbraucherfragen, 2016.

[2] Meidert U, Scheermesser M, Prieur Y, et al. Quantified Self – Schnittstelle zwischen Lifestyle und Medizin. Zürich, vdf Hochschulverlag, 2018.

[3] Friele M, Schmitz-Luhn B, Woopen, C. Medizin 4.0 – Ethik im digitalen Gesundheitswesen. Ethik Med. 2018;30:87–9.

[4] Gross D, Schmidt M. Ethical perspectives on eHealth and health apps: Is all that is achievable desirable? Bundesgesundheitsblatt, Gesundheitsforschung, Gesundheitsschutz. 2018;61(3):349–57.

[5] McCrea M, Farrell M. A conceptual model for pricing health and life insurance using wearable technology. Risk Management and Insurance Review. 2018;21(3):389–411.

[6] Verbelen R, Antonio K, Claeskens G. Unravelling the predictive power of telematics data in car insurance pricing. Journal of the Royal Statistical Society. Series C: Applied Statistics. 2018;67(5):1275–1304. DOI: 10.1111/rssc.12283

[7] Wiegard RB, Breitner MH. Smart services in healthcare: A risk-benefit-analysis of pay-as-you-live services from customer perspective in Germany. Electronic Markets. 2019;29(1):107–9.

[8] Wiegard RB, Guhr N, Krylow S, Breitner MH. Analysis of wearable technologies' usage for pay-as-you-live tariffs: recommendations for insurance companies. Zeitschrift für die gesamte Versicherungswissenschaft. 2019;108(1):63–88.

[9] Wüthrich M. Covariate selection from telematics car driving data. European Actuarial Journal. 2017;7(1):89–108. DOI: 10.1007/s13385-017-0149-z.

[10] Bitter P, Uphues S. Big Data und die Versichertengemeinschaft – „Entsolidarisierung" durch Digitalisierung? Abida Dossier, 2017, 1–9. http://www.abida.de/sites/default/files/13%20 Entsolidarisierung.pdf [07.03.2020].

[11] Arisov E, Becker J, Erny M, Zeier Röschmann A. Individualisierte Versicherungslösungen in einer digitalen Welt. Eine Studie des Zentrums für Risk & Insurance. Winterthur/Schweiz, ZHAW Zürcher Hochschule für Angewandte Wissenschaften, 2019, 12f.

[12] Vgl. [11], 16ff.

[13] Selke S. Lifelogging als soziales Medium? Selbstsorge, Selbstvermessung und Selbstthematisierung im Zeitalter der Digitalität. In: Jähnert J, Förster C (Hrsg.). Technologien für digitale Innovation. Wiesbaden, Springer VS, 2014, 173–200.

[14] Selke S. Rationale Diskriminierung durch Lifelogging: Die Optimierung des Individuums auf Kosten des Solidargefüges. In: Andelfinger VP, Hänisch T (Hrsg.). eHealth: Wie Smartphones, Apps und Wearables die Gesundheitsversorgung verändern werden. Wiesbaden, Springer VS, 2016, 53–71.

[15] Wolff D, Göbel R. Digitalisierung: Wie die Digitalisierung unsere Lebens- und Arbeitswelt verändert. Berlin/Heidelberg, Springer, 2018.

[16] Long S, Hasenfuß G, Raupach T. Apps in der Inneren Medizin: Ein Thema für das Medizinstudium? Internist. 2019;60(4):324–30.

[17] Nguyen A, Frensham L, Baysari M, Carland J, Day R. Patients' use of mobile health applications: what general practitioners think. Family practice. 2019;36(2):214–8.

[18] Strotbaum V, Reiß B. Apps im Gesundheitswesen – Echter medizinischer Nutzen oder der Weg zum gläsernen Patienten? In: Müller-Mielitz S, Lux T (Hrsg.). E-Health-Ökonomie. Wiesbaden, Springer, 2017, 359–82.

[19] Böning S, Maier-Rigaud R, Micken S. Gefährdet die Nutzung von Gesundheits-Apps und Wearables die solidarische Krankenversicherung? Eine bevölkerungsrepräsentative Bestandsaufnahme der Solidaritätseinstellungen. Bonn, Friedrich-Ebert-Stiftung, Abteilung Wirtschafts- und Sozialpolitik, 2019.

[20] Vgl. [11], 3.

[21] Thranberend T, Knöppler K, Neisecke T. Gesundheits-Apps: Bedeutender Hebel für Patient Empowerment – Potenziale jedoch bislang kaum genutzt. Spotlight Gesundheit. 2016;2:1–8.

[22] Deslisle M, Jülicher T. Step into „The Circle" – Wearables und Selbstvermessung im Fokus. ABIDA-Dossier 06/2016.

[23] Vgl. [11], 4, 18ff.

[24] Maas P, Milanova V. Zwischen Verheißung und Bedrohung: Big Data in der Versicherungswirtschaft. Die Volkswirtschaft 05/2014, 23–25. http://dievolkswirtschaft.ch/content/uploads/2014/05/11_Maas_Milanova_DE.pdf [08.03.2020].

[25] Farny D. Versicherungsbetriebslehre, 5. Auflage. Karlsruhe, Verlag Versicherungswirtschaft, 2011.

[26] Schulenburg J, Lohse U. Versicherungsökonomik: Ein Leitfaden für Studium und Praxis. Karlsruhe, Verlag Versicherungswirtschaft, 2014.

[27] Albrecht P. Bedroht Big Data Grundprinzipien der Versicherung? (II). Zeitschrift für Versicherungswesen. 2017;6;189–92.

[28] Vgl. [11], 10.

[29] Swedloff R. Risk Classification's Big Data (R)evolution. Conneticut Insurance Law Journal. 2014;21.1:339–73, 346.

[30] Depenheuer O. Solidarität im Verfassungsstaat: Grundlegung einer normativen Theorie der Verteilung, 2. Auflage. Books on Demand, 2016.

[31] Haenlein A, Schuler R. Sozialgesetzbuch V. 5. Auflage, Nomos, 2016.

[32] Schlegel R Voelzke T. jurisPraxiskommentar – SGB V, 3. Auflage, 2016.

[33] Deutscher Ethikrat. Big Data und Gesundheit Datensouveränität als informationelle Freiheitsgestaltung. Berlin, Deutscher Ethikrat, 2017, 229. https://www.ethikrat.org/fileadmin/Publikationen/Stellungnahmen/deutsch/stellungnahme-big-data-und-gesundheit.pdf (08.03.2020).

[34] Wintermantel V. Forschungsbericht IV: Ergebnisse der Vermächtnisstudie zum Thema sozialer Zusammenhalt und Sozialstaat, Discussion Paper P 2017–009, Wissenschaftszentrum Berlin für Sozialforschung, 2017. https://bibliothek.wzb.eu/pdf/2017/p17-009.pdf [08.03.2020].

[35] Schneider I. (Keine) Solidarität im digitalen Gesundheitswesen. Beitrag Tutzinger Diskurs 06/2019. https://www.tutzinger-diskurs.de/keine-solidaritaet-im-digitalen-gesundheitswesen [09.03.2020].

[36] Fuchs C, Nagel E, Raspe H. Rationalisierung, Rationierung und Priorisierung – was ist gemeint? Deutsches Ärzteblatt. 2009;106(12):A554–7.

[37] Alber K, Kliemt H, Nagel E. Selbstverantwortung als Kriterium kaum operationalisierbar. Deutsches Ärzteblatt. 2009;106(26):A1361–3.

[38] Vgl. [19], 3.

[39] Scherenberg V, Glaeske G. Anreizkomponenten von Bonusprogrammen der gesetzlichen Krankenversicherungen: Kommunikation als unterschätzte Erfolgskomponente. Zeitschrift für Nachwuchswissenschaftler. 2009;1(1):45–61.

M. Marloth, K. Vogeley

9 Die ethische Relevanz therapeutischer Interventionen in der Virtuellen Realität am Beispiel der Modifikation sozialer Interaktion

9.1 Einleitung

Die Philosophie hat seit der Antike das Ziel verfolgt, eine erste gesicherte Grundlage der Erkenntnis zu bestimmen. Noch heute ist die Konsequenz beeindruckend, mit der Descartes in seinen Meditationen über die erste Philosophie die Fundamente des Wissens mithilfe eines radikalen Zweifels infrage stellt [1]. So ist Descartes in seinen Betrachtungen schließlich mit dem Gedanken konfrontiert, dass er in allem, was er zu erkennen glaubt, getäuscht werden kann. Es ist fraglich geworden, ob die Welt um ihn herum eigentlich existiert, ob seine Wahrnehmungen überhaupt auf etwas in der Welt referieren. Jahrhunderte später entwickelt auch Putnam in seinem berühmten Gedankenexperiment zum „Gehirn-im-Tank" einen fundamentalen Zweifel [2]: Welche Konsequenzen hätte es, wenn jeder nur ein *Gehirn im Tank* wäre und unsere Wahrnehmung der Wirklichkeit lediglich durch künstliche Stimulation verursacht würden? Die Existenz der Welt wäre eine Illusion, auch wenn adäquate physiologisch hervorgerufene Reize Anlass zu ihr gegeben und eine realitätsgetreue Welt an das Gehirn vermittelt hätten. Beide Gedankenexperimente befassen sich mit unserem Umgang mit einer Welt, die gar nicht existiert.

Unter bestimmten Bedingungen ist der Mensch bereits heute in der Lage, eine solche künstliche oder virtuelle Welt mithilfe von *Virtual Reality* (VR) zu erzeugen. Für diese virtuelle Welt steht zweifelsfrei und schon vor dem Kontakt mit ihr fest, dass sie nicht wirklich existiert, und doch kann sie schon heute einem Besucher das Gefühl vermitteln, sich tatsächlich an einem realen Ort zu befinden. Das Wissen darum, dass es sich um eine Täuschung handelt, ändert nichts am subjektiven Erleben. Dieses Gefühl wird in der Literatur als „feeling of presence" beschrieben [3]. Noch glaubhafter wird die Illusion, wenn das Zusammensein mit anderen in einer virtuellen Welt als „social presence" erlebt wird [4]. Beim *Anderen* kann es sich entweder um einen durch einen Avatar verkörperten anderen Menschen oder einen autonomen Computeragenten handeln. Moderne Entwicklungen zeigen schon heute Möglichkeiten auf, die Interventionen in laufende Kommunikation zulassen [5,6]. Systematische Untersuchungen zum Erleben der Interaktion mit „künstlichen Menschen" einschließlich ihrer neuralen Korrelate lassen vermuten, dass wir die Interaktion mit ihnen ähnlich wie mit realen Menschen erleben [7–10].

Madary und Metzinger prognostizieren: „VR technology will eventually change not only our general image of humanity but also our understanding of deeply entrenched notions, such as *conscious experience*, *selfhood*, *authenticity*, or *realness*.

https://doi.org/10.1515/9783110645767-009

In addition, it will transform the structure of our life-world, bringing about entirely novel forms of everyday social interactions and changing the very relationship we have to our own minds." [4]

Hier deutet sich an, dass VR potenziell nicht nur eine tiefgreifende Veränderung für die sozialen Strukturen unserer Lebenswelt bedeutet, sondern auch elementare Kategorien unseres Selbstverständnisses transformieren könnte. Die konzeptuelle Verknüpfung zwischen unserer sozialen Einbettung und unserem eigenen Selbstbewusstsein ist etwa im symbolischen Interaktionismus plausibel gemacht worden [11,12]. Diese möglichen Konsequenzen zeigen die Notwendigkeit auf, VR zum Gegenstand der ethischen Betrachtung zu machen, die besonders dann mit Nachdruck erfolgen muss, wenn die Exposition von vulnerablen Personen erwogen wird. Tatsächlich wird vermutet, dass gerade schwer kranke Patienten am meisten von VR-Therapien profitieren könnten [13]. Im Folgenden soll anhand des Beispiels von „social augmentation" [5] ein Eindruck von der technischen Leistungsfähigkeit bereits erprobter VR-Systeme vermittelt werden und welche ethischen Risiken daraus resultieren könnten.

9.2 Virtuelle Realität als Chance und Herausforderung für die Medizin

Vor allem in der Neurologie und in der Psychiatrie stimuliert VR die Kreativität in der Entwicklung neuer therapeutischer Ansätze. Bislang machte man sich hier zunutze, dass virtuelle Umgebungen so konstruiert werden können, dass sie sich durch einen hohen Realitätsgrad auszeichnen, gleichzeitig aber maximale Kontrolle über eine Situation und somit Sicherheit für den Patienten gewährleistet werden kann. Expositionstherapien *in virtuo* zur Behandlung spezieller Phobien und Angststörung, wie zum Beispiel der Höhenangst, sind gut etabliert und schon seit Jahren in der S3-Leitlinie zur Behandlung von Angststörungen zu finden [14]. In aktuellen Übersichtsarbeiten werden zudem Ansätze zur Behandlung von Schizophrenie, Autismus-Spektrum-Störung (ASS), Demenzen, Suchterkrankungen, Depression und Essstörungen diskutiert [15,16]. Zunehmend wird die Entwicklung virtueller Umgebungen nicht mehr nur dem Ziel untergeordnet, die Wirklichkeit möglichst naturgetreu zu replizieren, sondern vielmehr macht man sich therapeutisch zunutze, dass in VR nichts natürlich vorgegeben ist, sondern alle Eigenschaften der virtuellen Welt nach den Vorstellungen des Gestalters variiert werden können. Denkt man beispielsweise an die sogenannte „AVATAR-Therapie" zur Behandlung akustischer Halluzinationen bei Schizophrenie [17] oder an die vielen verschiedenen Ansätze für die Behandlung von Demenzpatienten [18–21], so wird deutlich, dass eine Exposition von Patienten gewissenhaft geprüft werden muss, da gerade an Demenz und Schizophrenie Erkrankte Defizite in ihrer Fähigkeit zur Realitätssicherung aufweisen können. Die Exposition in einer virtuellen Umgebung könnte die Realitätswahrnehmung dieser Patienten weiter

irritieren und verschlechtern. Im Fokus der ethischen Betrachtung stehen mindestens fünf Spannungsfelder:
- Realität und Repräsentation von Realität,
- Autonomie,
- Privatsphäre,
- Selbst-Diagnose und Selbst-Behandlung sowie
- Publikationsdruck und Überschätzung der Effektivität einer Therapie (*Therapeutic Misconception*) [22].

Ethische Leitlinien zur klinischen Anwendung von VR sind bislang nicht ausgearbeitet worden.

Eine ethische Auseinandersetzung mit VR ist außerdem mit der Herausforderung konfrontiert, dass zahlreiche Neuentwicklungen nicht primär für Personen mit bestimmten Einschränkungen oder Störungsbildern entwickelt werden und somit auch nicht den strengen Kontrollmechanismen der sogenannten evidenzbasierten Medizin unterliegen, aber gerade für bestimmte vulnerable Gruppen von großem Nutzen sein können. Kommunikation und soziale Interaktion sind Bereiche, in denen große Veränderungen durch die Anwendung von VR zu erwarten sind. Es ist wahrscheinlich, dass sich die alltäglichen Strukturen unserer Lebenswelt durch den verstärkten Einsatz von VR zum Beispiel in Hinblick auf soziale Interaktionen verändern werden, wie es auch Madary und Metzinger vermuten. Ein Beispiel für diesen Prozess ist die sogenannte „social augmentation", eine besondere Form der virtuellen Kommunikation [5,6]. Diese sogenannte soziale Augmentation ist keine einfache Replikation verbalen und nonverbalen Verhaltens von einem oder beiden Kommunikationspartnern, sondern kann in einer laufenden Kommunikation intervenieren und Verhaltenselemente wie etwa Mimik, Gestik und Blickverhalten modifizieren. Für Menschen mit Kommunikationsdefiziten, beispielsweise aufgrund einer ASS, könnte durch die neue Technologie eine *normale*, das heißt an die Kommunikationsweise nicht-autistischer Menschen angepasste soziale Interaktion möglich werden. Das würde für eine autistische Person nicht weniger bedeuten, als in einer virtuellen Welt eine das tägliche Leben wesentlich bestimmende Einschränkung einfach ablegen zu können. Es ist wahrscheinlich, dass diese Aussicht eine große Anziehungskraft auf Betroffene ausüben würde. Es ist außerdem denkbar, dass auf der Grundlage dieser innovativen Technologie zukünftig auch Trainings- oder Therapie-Instrumente entwickelt werden. Daher ist es wichtig, die ethischen Problemstellungen, die aus der Anwendung der sozialen Augmentation erwachsen könnten, gegen ihren potenziellen Nutzen abzuwägen. Denn die automatische Modifikation dessen, was als nonverbales Verhalten in einer Kommunikation wahrgenommen wird, ist, wie zu erläutern sein wird, ein substantieller Eingriff in die Autonomie des Betroffenen und hat das Potenzial, die gesellschaftliche Einstellung gegenüber einem von der Norm abweichenden Verhalten zu verändern. Voraussetzung für eine ethische Untersuchung ist es, zunächst eine Vorstellung von ASS und dem Verfahren der sozialen Augmentation zu entwickeln.

9.3 Kommunikationsschwierigkeiten bei Menschen mit Autismus und soziale Augmentation

Eine Patientengruppe, für die bereits verschiedene, therapeutisch motivierte Ansätze in VR entwickelt wurden, sind Patienten mit ASS. Nach DSM-5 ist ASS als eine tiefgreifende Entwicklungsstörung anzusehen, die sich im Wesentlichen durch zwei Hauptsymptome charakterisieren lässt, nämlich Störungen der sozialen Interaktion und Kommunikation, besonders der nonverbalen Verständigung (Gestik, Mimik, Blickverhalten, Prosodie) sowie repetitives, stereotypes Verhalten. Entsprechend dem dimensionalen Verständnis psychischer Störungen variieren Ausprägung und Verteilung der Symptome je nach Diagnose [23,24]. Etwa die Hälfte der Personen mit ASS weisen eine geistige Behinderung mit einem IQ < 70 auf [25].

Bislang zielten Trainingsprogramme in VR für Personen mit ASS vor allem darauf ab, verschiedene Formen eines sozialen Kompetenztrainings zu entwickeln [26]. Ein neuer experimenteller Ansatz in VR, dessen Anwendbarkeit auch für ASS diskutiert wird, ist unter dem Begriff der sozialen Augmentation vorgestellt worden. Die innovative Idee dieses Verfahrens ist es, (nonverbales) Verhalten in VR nicht nur so realistisch wie möglich zu replizieren, sondern vielmehr während der Interaktion zu erlauben zu intervenieren und dadurch das (nonverbale) Verhalten zu modifizieren und zu optimieren [5,6]. Das Prinzip ist in der folgenden Systemarchitektur bereits implementiert [5]. Die Modifikation nonverbalen Verhaltens zweier Gesprächspartner wird technisch durch drei Komponenten gewährleistet: Einer „status analysis component (SAC)", einer „social intelligence and modification component (SIMC)" und einer „behavioural blending component (BBC)". Durch SAC findet zunächst eine Bestandsaufnahme der (nonverbalen) Kommunikation unter Einbeziehung von Mimik, Gestik, Blickverhalten und anderen Faktoren der Gesprächspartner statt. Durch die SIMC kann das Verhalten entweder als funktional oder dysfunktional evaluiert werden. Wird das Verhalten als dysfunktional gewertet, kann es in einem dritten Schritt durch die BBC für den Betrachter verblendet, das heißt modifiziert, dargestellt werden [1].

Beispielhaft wäre etwa denkbar, dass zwei Personen aufeinandertreffen, die sich in ihrem Blickverhalten unterscheiden. Während die erste Person Blickkontakt aufnimmt, vermeidet die andere den Blickkontakt, was auf die erste Person abweisend wirken könnte. Dieses abgewandte und vermeintlich abweisende Blickverhalten könnte nun insofern einem normalen Blickverhalten angepasst werden, als es in ähnlicher Weise wie das der ersten Person überwiegend zugewandt dargestellt würde, obwohl es faktisch abgewandt ist. Dies erfordert eine medial vermittelte Darstellung des Blickverhaltens einer anderen Person, das schematisch, durch neutrale oder aber auch durch fotorealistische virtuelle Charaktere im Sinn von Avataren dargestellt werden könnte. Bei der Erfassung von Ganzkörperbewegung mittels sogenannter „Motion Capture"-Verfahren könnte beispielsweise abweisendes Verhalten, das durch das Stemmen der Hände in die Hüften ausgedrückt werden könnte, herausgeschnitten werden, während sämtliche anderen Körperbewegungen, Mimik oder Blickverhalten unverändert bleiben könnten. Diese Variante würde die medial vermittelte Darstellung eines vollständigen Körpers in einer gemeinsamen, geteilten virtuellen Realität erfordern. Technisch ist also die Darstellung und Modifikation einzelner nonverbaler Kommunikationssignale wie Blickverhalten, Mimik, Gestik, Körperhaltung und -bewegung in Echtzeit bereits realisierbar, während die Kommunikation stattfindet [5]. In der konkreten Umsetzung stehen sich dabei zwei Personen gegenüber, sie begegnen sich aber nicht in der Realität, sondern sie treffen in einer virtuellen Umgebung – verkörpert durch Avatare – aufeinander. Sie tragen beide eine aus mehreren Komponenten bestehende technische Ausrüstung, durch die Blickverhalten, Mimik und andere Körperbewegungen detektiert werden können. Die so erhobenen Daten können verarbeitet und praktisch in Echtzeit in die VR übertragen werden, Bewegungen werden also in dem Moment für beide sichtbar, in dem sie ausgeführt werden. Das echte Verhalten der Personen wird also synchron durch das Verhalten des Avatars in der virtuellen Realität dargestellt. Die hier vorgestellte Systemarchitektur ermöglicht durch die Modifikation des in VR wiedergegebenen Verhaltens eine korrigierte soziale Interaktion. Ein wichtiger Unterschied zu bisherigen Trainingsprogrammen resultiert aus dem Umstand, dass soziale Augmentation bisher noch keinen klar definierten therapeutischen Zweck erfüllt. Natürlich wäre aber das Einbringen von Rückmeldeoptionen an die Kommunikationspartner denkbar, was dieses Verfahren dann zu einer Art Trainings- oder Therapieverfahren machen könnte.

9.4 Ethische Herausforderungen virtueller Kommunikation

Die ethischen Fragestellungen modifizierter Kommunikationsformen in VR sind wesentlich davon abhängig, welches Ziel durch ihren Einsatz verfolgt wird. Es macht einen Unterschied, ob beispielsweise kulturell spezifische Gesten *übersetzt* werden, der Inhalt der Kommunikation also nicht verändert wird, oder ob eine soziale Augmentation dafür genutzt wird, ein störungsbedingtes spezifisches Kommunikationsdefizit auszugleichen oder zu *verbessern*, das heißt die Kommunikation einem vorherrschenden Paradigma dessen, was als *normale* Kommunikation bzw. *normales* nonverbales Verhalten verstanden wird, anzugleichen. Aus ethischer Perspektive bestehen in Hinblick auf die Exposition autistischer Personen vor allem Risiken hinsichtlich der Wahrung ihrer Autonomie sowie dem gesellschaftlichen Umgang mit sozialer Augmentation: Autonomie ist eines der wichtigsten Prinzipien in der allgemeinen Ethik und spätestens seit Beauchamps und Childress „Principles of Biomedical Ethics" auch in der Medizinethik von zentraler Bedeutung [27]. Die Konzeption virtueller Umgebungen verstanden als künstlich erzeugte und vollständig kontrollierbare Welten scheint im Widerspruch zum Prinzip der Autonomie zu stehen. Wo jeder Sinneseindruck und jede Erfahrung durch eine Maschine gesteuert werden, ist auch eine Limitation selbstbestimmten Handelns zu befürchten. Immer wieder tritt in der Literatur der Vergleich zu Nozick's „Experience Machine" auf. Für diese hält Nozick fest:

[...], plugging into an experience machine limits us to a man made reality, to a world no deeper or more important than that which people can construct. There is no actual contact with any deeper reality, though the experience of it can be simulated. [28]

Auch und gerade soziale Augmentation schränkt die Selbstbestimmung einer Person potentiell bedeutend ein, indem Mimik, Gestik und Blickverhalten bereits während ihrer Produktion und während der laufenden Kommunikation automatisch kontrolliert und manipuliert werden können. Die natürliche Kommunikation wird hin zu einer *normalen* Kommunikation verändert. Folgt man etwa der Konzeption des symbolischen Interaktionismus [11,12], so besteht eine plausible konstitutive Beziehung zwischen der Interaktion mit anderen und dem eigenen Selbsterleben. Da für Autonomie die Erfahrung grundlegend ist, eine Handlung selbst initiieren und kontrollieren zu können im Sinne der Autorenschaft der eigenen Handlung, kann die automatische Modifikation von Kommunikation eine Einschränkung dieses Erlebens und damit des eigenen Autonomie-Erlebens nach sich ziehen. In der Literatur wird das Erleben, Initiator und Kontrolleur einer Handlung zu sein, auch als „sense of agency" beschrieben [29–31]. Eine wichtige Frage, die in Hinblick auf die soziale Augmentation demnach beleuchtet werden muss, ist, ob, und wenn ja, unter welchen Bedingungen sich eine in ihrem Verhalten modifizierte Person noch als Urheber des Kommunizierten fühlt oder fühlen kann.

In der ethischen Auseinandersetzung mit therapeutischen VR-Anwendungen wird in diesem Zusammenhang auch diskutiert, dass Patienten unter bestimmten Bedingungen eine „epistemische Unsicherheit" oder ein „phänomenologisches Unbehagen" entwickeln könnten, was die Gewissheit über die Urheberschaft des eigenen Handelns oder auch die eigene Autorenschaft beeinträchtigen würde [32]. Derartige Phänomene könnten potenziell zu schwerwiegenden psychischen Dekompensationen führen. Es muss demnach erforscht werden, ob die Anwendung der sozialen Augmentation mit ähnlichen Risiken für autistische Personen behaftet sein könnte, bevor derartige Programme verfügbar gemacht werden.

Ein weiterer zu bedenkender Aspekt ist die starke Anziehungskraft, die die soziale Augmentation auf autistische Personen haben könnte. Eine Technologie, die eine unsichtbare Grenze in der Interaktion mit anderen aufzuweichen vermag, kann eine große Bedeutung für jemanden gewinnen, der tagtäglich durch diese Grenze von seinen Mitmenschen getrennt wird. Wie soll aber damit umgegangen werden, wenn eine autistische Person die modifizierte Kommunikation so zu schätzen lernt, dass sie nur noch virtuell kommunizieren will, weil sie so in der sozialen Interaktion viel besser zurechtkommt? Auch hier können Parallelen zu in der Medizin diskutierten Überlegungen gezogen werden. Denn in der Medizin stellte man sich schon sehr früh die Frage, was die Entwicklung virtueller Welten für schwer Kranke bedeuten könnte: Ist ein Leben in der virtuellen Welt erstrebenswerter als ein von Krankheit geprägtes Leben in der wirklichen Welt? Könnten Patienten von der Illusion abhängig werden wie von Schmerzmitteln? Stellvertretend für viele andere Erkrankungen wurden in der Debatte erkrankte Personen mit Lähmungen, einer Demenz oder einem *Locked-in*-Syndrom als Beispiele angeführt [13,33]. Während derartige Überlegungen in der Vergangenheit einen eher akademischen Charakter gehabt haben, wird heute deutlich, dass die jüngsten technischen Entwicklungen und die Möglichkeiten einer potenziellen Integration von Kommunikationshilfen in den Alltag dieser Fragestellung eine ganz neue Aktualität verleihen. Um über die therapeutische VR-Exposition einer Person entscheiden zu können, haben Kellmeyer et al. die Erfüllung der folgenden Kriterien gefordert [13]:

- „Therapeutic alternativism": therapeutische Ansätze, die auf einer Mensch-Mensch-Interaktion beruhen, sollten Mensch-Maschine-Interaktionen vorgezogen werden,
- „Human-oriented value alignment": medizinische Technik sollte eingesetzt werden, um Werte der Autonomie und Würde zu befördern und angemessen Ausdruck zu verleihen, und
- „Patient-centered design": die Entwicklung medizinischer VR-Systeme sollte von und mit dem Patienten ausgedacht und verwirklicht werden.

Für die Medizin stellen diese Prinzipien einen guten Ausgangspunkt dar, um die zahlreichen Neuentwicklungen in der klinischen Anwendung von VR zu evaluieren.

Für die Evaluation der sozialen Augmentation scheinen sie nicht hinreichend zu sein, da es hier einen weiteren wichtigen gesellschaftlichen Aspekt zu berücksichtigen gilt, der hier bislang unerwähnt geblieben ist: Technologien wie die soziale Augmentation basieren darauf, dass es eine konkrete Vorstellung von *Normalität* gibt, die als Vorlage dient, funktionales und dysfunktionales Verhalten voneinander abgrenzen zu können. Die offenkundige Frage, die sich in diesem Zusammenhang stellt, ist, wer definiert was zu einem bestimmten Zeitpunkt *normal* und somit funktionales Verhalten ist? Damit wird die Relevanz des Normativismus [34] als einer Hintergrundkonzeption sichtbar. Ohne Rückgriff auf gesellschaftlich, historisch oder kulturell entwickelte Normen kann keine Grenze zwischen funktional und dysfunktional oder auch zwischen normal oder normabweichend gezogen werden. Die intrinsische Notwendigkeit dieser Technologie, ihren Ausführungen einen Normalitätsbegriff zugrunde zu legen, prädisponiert sie dazu, gesellschaftlich oder politisch oder anderweitig instrumentalisiert zu werden.

Die Entscheidung darüber, was als normales Verhalten gewertet wird, ist weitreichend, da in einem automatisierten Verfahren alle Signale aus der laufenden Kommunikation herausgefiltert werden können, die nicht einem bestimmten Standard folgen. Das kann eine vorherrschende Auffassung von *normalem* Verhalten bestärken und sich hin zu einer Vorstellung *gebotenen* Verhaltens weiterentwickeln und auch zugleich die Gültigkeit des *normalen* Verhaltens festschreiben.

Würde die Verfügbarkeit einer solchen Technologie also die gesellschaftliche Erwartungshaltung befördern, dass autistische Personen sie auch benutzen? Könnten sich Betroffene unter Druck gesetzt fühlen, verstärkt virtuell zu kommunizieren? In diesem Fall könnte sich der potenzielle Nutzen einer neuen Technologie zu einem Zwang für jene wandeln, die durch die Neuentwicklung in der Gestaltung ihres Lebens unterstützt werden sollten.

Die soziale Augmentation hat das Potenzial, Menschen mit Kommunikationsstörungen in VR erfolgreiche soziale Interaktionen zu ermöglichen, die ihnen ohne Modifikation schwerfielen. Diese soziale Normalisierung in Echtzeit ist aber nur um den Preis zu haben, dass das eigene Verhalten in der Wahrnehmung des Gegenübers verändert wird, ohne dass die Interaktionspartner darüber konkret, also für jeden Kommunikationskanal und jeden Zeitpunkt, volle Kontrolle behalten können. Der Eindruck einer normalen Kommunikation ist nur die Illusion, die durch die soziale Augmentation erzeugt wird. Es gilt also Bedingungen zu definieren, unter denen eine neue Technologie unter Minimierung der Risiken einer vulnerablen Personengruppe zugutekommen kann.

9.5 Fazit

Die vorangegangenen Überlegungen zeigen, dass die soziale Augmentation als eine Technologie zur Modifikation sozialer Interaktion das Potenzial hat, die sozialen Strukturen unserer Kommunikation maßgeblich zu verändern. Die Idee, diese Entwicklung für Menschen mit Kommunikationsstörungen nutzbar zu machen und ihnen so zumindest in VR die soziale Interaktion zu erleichtern, ist naheliegend und lässt Patienten an technischen Neuerungen partizipieren und von ihnen profitieren. Es sind zahlreiche Situationen im Alltag vorstellbar, wie zum Beispiel ein Bewerbungsgespräch, in denen eine autistische Person von einem angepassten nonverbalen Verhalten profitieren könnte. Die Anwendung technischer Hilfsmittel wie die soziale Augmentation kann in diesem Kontext auch als „human-oriented value alignment" [13], also als Autonomie und Werte unterstützender Einsatz der Technik verstanden werden. Diese Chancen müssen in der Abwägung über die Anwendbarkeit neuer Kommunikationssysteme genauso in die Erwägungen miteinbezogen werden wie die ethischen Risiken, die aus ihnen erwachsen. Die Unsicherheit bezüglich dieser Risiken darf nicht dazu verleiten, vulnerable Personen von vornherein von der Anwendung technischer Neuentwicklungen auszuschließen, sie muss dazu führen, Spannungsfelder zu antizipieren und wenn möglich aufzulösen. Konkret könnten in erster Näherung für die soziale Augmentation folgende Empfehlungen von Nutzen sein:

An erster Stelle muss die transparente Kommunikation über die Möglichkeiten und Grenzen der sozialen Augmentation stehen, um falschen Hoffnungen und Erwartungen entgegenzuwirken. Dabei ist vor allem wichtig zu vermitteln, dass es sich bei der Modifikation nonverbalen Verhaltens in VR bis auf weiteres nicht um einen therapeutischen Ansatz handelt. Durch die skizzierte Anwendung wird zunächst keine Technik erlernt oder trainiert, die die Kommunikation im Alltag erleichtern oder verbessern würde, auch wenn Trainings- oder Therapiemaßnahmen auf dieser Grundlage entwickelt werden könnten. Mithilfe der sozialen Augmentation kann die Illusion einer funktionalen Kommunikation in VR erzeugt werden, sie kann aber keine Hilfestellung für die reale Kommunikation in der Wirklichkeit leisten. Die wiederholte oder sogar regelmäßige Nutzung von sozialer Augmentation sollte deshalb nur unter psychotherapeutischer Betreuung erfolgen. So können die Erfahrungen mit der neuen Kommunikationsform reflektiert und eingeordnet werden und Anzeichen für die Entwicklung einer Abhängigkeit rechtzeitig erkannt werden.

Zum jetzigen Zeitpunkt handelt es sich bei der sozialen Augmentation um den Prototyp einer Systemarchitektur. Im Sinne eines „patient-centered design" [13] könnten autistische Personen in die spezifische Weiterentwicklung mit einbezogen werden. Hier sollten zunächst empirische Daten über die Einstellung Betroffener zu dem skizzierten Verfahren erhoben werden: Besteht ein grundsätzliches Interesse an einer derartigen Technologie? Was wäre Nutzern, deren kommunikatives Verhalten derart tiefgreifenden Manipulationen unterzogen werden soll, wichtig? Welche Hoffnungen und Ängste sind damit verknüpft? Gibt es ganz praktische Punkte, die umgesetzt werden sollten, wie zum Beispiel eine Möglichkeit, in einen Authentizitätsmodus zu wechseln, also die Modifikation während einer sozialen Interaktion auszuschalten? Solange es keine Erfahrungswerte im Umgang mit und den Auswirkungen von sozialer Augmentation im allgemeinen und ihrer Anwendung bei autistischen Personen gibt, sollte das Verfahren als medizinisches Hilfsmittel behandelt werden und somit in Testung und Anwendung an den Standards der evidenzbasierten Medizin ausgerichtet werden.

Neben der medizinischen Anwendung sind andere Anwendungsgebiete der sozialen Augmentation denkbar. Es könnte zum Beispiel im Rahmen interkultureller Kommunikation wertvoll sein, bei der kulturspezifische Gestik und Verhaltensweisen *übersetzt* werden. Schließlich sind neue Formen der Mensch-Maschine-Interaktion denkbar, bei denen nutzerfreundliche und nutzerangepasste Schnittstellen etabliert werden müssen. Durch gute empirische Forschung in den verschiedenen Bereichen können viele der ethischen Problemstellung besser beleuchtet werden. Interdisziplinär können die Ergebnisse reflektiert und diskutiert werden. Andere Fragestellungen, vor allem solche, die den Einfluss virtueller Kommunikationsformen auf die Gesellschaft betreffen, sind nur bedingt durch empirische Daten zu bereichern. Hier müssen Philosophie, Gesellschaft, Politik und Nutzer miteinander in den Diskurs treten.

Danksagung
Diese Untersuchung wurde im Rahmen des Projektkonsortiums THERENIA (ERANET-NEURON-Förderschema der Europäischen Kommission) mit Mitteln des Bundesministeriums für Bildung und Forschung (01GP1822) und im Rahmen des Projektkonsortiums VIRTUALTIMES (Horizon 2020-Förderschema der Europäischen Kommission, Grant Agreement 824128) gefördert.

9.6 Literatur

[1] Descartes R. Meditationen über die Erste Philosophie. Stuttgart, Reclam, 1986.

[2] Putnam H. Vernunft, Wahrheit und Geschichte. Frankfurt am Main, Suhrkamp, 1982.

[3] Slater M. Place illusion and plausibility can lead to realistic behaviour in immersive virtual environments. Philos Trans R Soc B Biol Sci. 2009;364(1535):3549–57.

[4] Madary M, Metzinger TK. Real Virtuality: A Code of Ethical Conduct. Recommendations for Good Scientific Practice and the Consumers of VR-Technology. Frontiers in Robotics and AI. 2016;3(3):1–23.

[5] Roth D, Bente G, Kullmann P, et al. Technologies for Social Augmentations in User-Embodied Virtual Reality. In: 25th ACM Symposium on Virtual Reality Software and Technology on (VRST 2019), November 12–15, 2019, Parramatta, NSW, Australia. ACM, New York, NY, USA, 12 pages. https://doi.org/10.1145/3359996.3364269

[6] Roth D, Latoschik ME, Vogeley K, Bente G. Hybrid Avatar-Agent Technology – A Conceptual Step Towards Mediated "Social" Virtual Reality and its Respective Challenges. I-com. 2015;14(2):107–14.

[7] Vogeley K, Bente G. "Artificial humans": Psychology and neuroscience perspectives on embodiment and nonverbal communication. Neural Netw. 2010;23(8):1077–90.

[8] Pfeiffer UJ, Schilbach L, Timmermans B, et al. Why we interact: On the functional role of the striatum in the subjective experience of social interaction. NeuroImage. 2014;101:124–37.

[9] Jording M, Hartz A, Bente G, Schulte-Rüther M, Vogeley K. The "Social Gaze Space": A Taxonomy for Gaze-Based Communication in Triadic Interactions. Front Psychol. 2018;9:226.

[10] Jording M, Hartz A, Bente G, Schulte-Rüther M, Vogeley K. Inferring Interactivity From Gaze Patterns During Triadic Person-Object-Agent Interactions. Front Psychol. 2019;10:1913.

[11] Mead GH. Mind. *Self and Society*. Chicago und London, The University of Chicago Press, 1934.

[12] Blumer H. Symbolic Interactionism. Perspective and Method. Englewood Cliffs, New Jersey, Prentice-Hall, Inc., 1969.

[13] Kellmeyer P, Biller-Andorno N, Meynen G. Ethical tensions of virtual reality treatment in vulnerable patients. Nat Med. 2019;25(8):1185–8.

[14] Bandelow B, Wiltink J, Alpers GW, et al. Deutsche S3-Leitlinie Behandlung von Angststörungen. 2014. https://www.dgppn.de/_Resources/Persistent/0c2fc607fa678377a9efb4f13d5ce7007f2c43d0/S3-LL_Lang_Angstst%C3%B6rungen_2014.pdf [13.01.2020].

[15] Freeman D, Reeve S, Robinson A, et al. Virtual reality in the assessment, understanding, and treatment of mental health disorders. Psychol Med. 2017;47(14):2393–400.

[16] Maples-Keller JL, Bunnell BE, Kim S-J, Rothbaum BO. The Use of Virtual Reality Technology in the Treatment of Anxiety and Other Psychiatric Disorders. Harv Rev Psychiatry. 2017;25(3):103–13.

[17] Craig TK, Rus-Calafell M, Ward T, et al. AVATAR therapy for auditory verbal hallucinations in people with psychosis: a single-blind, randomised controlled trial. Lancet Psychiatry. 2018;5(1):31–40.

[18] Moyle W, Jones C, Dwan T, Petrovich T. Effectiveness of a Virtual Reality Forest on People with Dementia: A Mixed Methods Pilot Study. The Gerontologist. 2018;58(3):478–87.

[19] García-Betances RI, Jiménez-Mixco V, Arredondo MT, Cabrera-Umpiérrez MF. Using Virtual Reality for Cognitive Training of the Elderly. Am J Alzheimers Dis Dementiasr. 2015;30(1):49–54.

[20] Tabbaa L, Ang CS, Rose V, et al. Bring the Outside In: Providing Accessible Experiences Through VR for People with Dementia in Locked Psychiatric Hospitals. Proceedings of the 2019 CHI Conference on Human Factors in Computing Systems (CHI 2019). ACM, New York, NY, USA, 15 pages. https://doi.org/10.1145/3290605.3300466

[21] Siriaraya P, Ang CS. Recreating living experiences from past memories through virtual worlds for people with dementia. Proceedings of the SIGCHI Converence on Human Factors in Coputing Systems. Toronto, Ontario, Canada, 2014, ACM 3977–86. http://dl.acm.org/citation. cfm?doid=2556288.2557035

[22] Marloth M, Vogeley K. Psychiatric Interventions in Virtual Reality: Why we need an Ethical Framework (In preparation).

[23] American Psychiatric Association. Diagnostic and Statistical Manual of Mental Disorders. Washington D. C., American Psyciatric Publishing, 2013.

[24] Vogeley K. Zur Sichtbarkeit von Autismus-Spektrum-Störungen im Erwachsenenalter im DSM-5. Psychiatrie. 2015;12(02):94–100.

[25] Freitag CM, Vlassaliu L, Vogeley K, et al. Autismus-Spektrum-Störung im Kindes-, Jugend- und Erwachsenenalter. Interdisziplinäre S3-Leitlinie der DGKJP und der DGPPN sowie der beteiligten Fachgesellschaften, Berufsverbände und Patientenorganisationen. 2016. https://www.awmf.org/uploads/tx_szleitlinien/028-018m_S3_Autismus-Spektrum-Stoerungen_ASS-Diagnostik_2016-05.pdf [16.12.2019].

[26] Grynszpan O, Weiss PL, Perez-Diaz F, Gal E. Innovative technology-based interventions for autism spectrum disorders: A meta-analysis. Autism. 2014;18(4):346–61.

[27] Beauchamp TL, Childress JF. Principles of Biomedical Ethics. 6. New York, Oxford Universtiy Press, 2009.

[28] Nozick R. Anarchy, State and Utopia. New York, Basic Books, 1974.

[29] Synofzik M, Vosgerau G, Newen A. I move, therefore I am: a new theoretical framework to investigate agency and ownership. Conscious Cogn. 2008;17(2):411–24.

[30] David N, Stenzel A, Schneider TR, Engel AK. The Feeling of Agency: Empirical Indicators for a Pre-Reflective Level of Action Awareness. Front Psychol. 2011;2:149.

[31] David N, Newen A, Vogeley K. The „sense of agency"and its underlying cognitive and neural mechanisms. Conscious Cogn. 2008;17(2):523–34.

[32] Kellmeyer P. Neurophilosophical and Ethical Aspects of Virtual Reality Therapy in Neurology and Psychiatry. Camb Q Healthc Ethics. 2018;27(4):610–27.

[33] The Editors. Being and believing: ethics of virtual reality. Lancet. 1991;338(8762):283–4.

[34] Foucault M. Psychologie und Geisteskrankheit. Frankfurt am Main, Suhrkamp, 1972.

K. Joisten

10 Kulturphilosophische Zugänge zur Medizin- und Informationstechnik

10.1 Problemstellung

Nimmt man ein Blatt Papier in die Hand, auf dem die Funktionsweise einer technischen Apparatur graphisch dargestellt ist, wird unsere Aufmerksamkeit auf sie gelenkt. Wir können die Abbildung genauer betrachten und uns auf sie einlassen, Detail um Detail erkunden, den Zusammenhang unter den einzelnen Teilen herstellen. So verstehen wir allmählich den Wirkzusammenhang, verstehen, wie der Apparat funktioniert.

Was übersehen und außer Acht gelassen wird, wenn man das Blatt Papier in den Händen hält, ist das Papier selbst und mit diesem der Bereich außerhalb der graphischen Darstellung der technischen Apparatur, also der Rand zwischen der Papiergrenze und dem Beginn der Graphik. Kein Wunder, wird man denken, er gehört zum Verständnis der Funktionsweise eben so wenig dazu wie das Papier selbst, auf dem die Darstellung zu finden ist.

Übertragen wir diese Überlegung auf das Thema des inneren Zusammenhangs zwischen dem Menschen, der Kultur und der Technik, können wir einen vergleichbaren Befund diagnostizieren. Der Mensch hält das Papier in den Händen. Die Technik mit ihren Herausforderungen, Chancen und Risiken steht als eine Art graphische Darstellung heutzutage in der Öffentlichkeit im Fokus der Betrachtung. Die Kultur mit ihrer Einfärbung, ihren Prägungen und Qualitäten, die gewissermaßen das Blatt Papier ist, zu der die Technik gehört und auf deren Boden „sich die Technik abspielt", führt demgegenüber im Hintergrund eher ein Schattendasein.

Worauf möchte ich hinaus? Begibt man sich in die Technik hinein, begibt man sich in einen inneren Zusammenhang, in dem auf mathematisch-technischer Basis das Funktionieren, das Normieren, das Optimieren, die Datensammlung und Datensicherheit im Zentrum stehen, um nur wenige Stichworte zu nennen. Funktioniert das technische Produkt, hat es einen „Wert"; funktioniert es reibungslos, ist es „vertrauenswürdig"; besteht dann auch noch Datensicherheit, bekommt es die Etikettierung „ethisch".

Fokussiert und fixiert man sich daher auf die Technik/Graphik ist scheinbar die Kultur/das Blatt Papier ausgeblendet. Unter der Hand bleibt sie dennoch vorhanden, wie die sprachlichen Wendungen Wert, Vertrauenswürdigkeit, Ethik anzeigen, die aus ihrem Kontext entnommen sind und in den technischen Bereich übertragen wurden. Will man daher Zugänge zur Technik gewinnen, kann dies nur über den jeweiligen kulturellen Kontext gelingen, von dem aus sie vollzogen werden. Denn in der Kultur wird die jeweilige technische Anwendung umgesetzt und allererst gebraucht

https://doi.org/10.1515/9783110645767-010

und bekommt dann von ihr her vor allem rechtliche, politische, ethische, soziale und ökonomische Bewertungen. Dieser Befund könnte – was in diesem Beitrag nicht vorgesehen ist – über einen Ländervergleich mit ihren spezifischen Kulturen und den in ihnen jeweils wurzelnden Umgang mit technischen Systemen bestätigt werden.

Aufgabe dieses Beitrages ist es, aus einer kulturphilosophischen Perspektive zunächst drei Zugänge zum Menschen offen zu legen, um sie im nächsten Schritt als Zugänge hin zur Medizin- und Informationstechnik fruchtbar zu machen. Auch wenn bei der Lektüre vielleicht der Anschein entstehen könnte, es läge dem Beitrag eine kulturpessimistische Haltung zugrunde, würde diese Einschätzung zu kurz greifen. Es geht weder um Kulturpessimismus, noch um Kulturoptimismus, sondern um einen möglichst vorurteilsfreien Aufweis menschlichen Lebens, Handelns, Erleidens in unserer Zeit, der in einem offenen, herrschaftsfreien, dem Menschen zugewandten Diskurs immer wieder verhandelt werden sollte.

10.2 Kulturphilosophische Zugänge zum Verhältnis des Menschen zu seinem Mitmenschen, zu seiner Zeit und zu seinem Raum

Tragend für diese Ausführungen ist folgende Deutung des Menschen: der Mensch findet sich als ein leibliches Wesen mit seiner Geburt in einem Kontext vor, hatte er es doch nicht in der Hand, Ja zum Geborenwerden zu sagen. Von Geburt an bis zu seinem Tod ist er auf Mitmenschen angewiesen, da er allein – sowohl körperlich als auch psychisch – nicht überlebensfähig wäre. Er ist daher beziehungsfähig und beziehungsbedürftig und vermag, sein Leben lang die gesamte Bandbreite menschlich-mitmenschlicher Bindungsformen mit je spezifischen Intensitäten und Tiefen zu gestalten. Aber nicht nur das. Der Mensch entfaltet in seiner Leiblichkeit auch Bezüge zum Raum und zur Zeit, und zwar in zweifacher Hinsicht: einerseits ist der Leib des Menschen selbst räumlich/ausgedehnt und zeitlich/endlich, andererseits ist der konkrete Ort, innerhalb dessen er sich befindet, stets gestimmt und mit Stimmungscharakteren versehen. So sind die Stimmungscharaktere in einer Diskothek, einer Zahnarztpraxis, einer Leichenhalle, einem Fußballstadion oder in der Sauna jeweils spezifisch und der Mensch kann zu ihnen, da er selbst eine Art leiblicher Klangkörper ist, in Resonanz treten.

Aber auch die Zeit, genauer gesagt, das Zeitgefühl, variiert mit den Zeitigungen seiner selbst, die in bestimmten Situationen erforderlich sind. Befindet sich jemand in einer Diskothek, wird er das Empfinden haben, dass der Abend rascher vergangen ist als die halbe Stunde während einer Zahnarztbehandlung. Auch hier handelt es sich demnach um ein Resonanzverhältnis, bei dem das menschliche Erleben von Zeit mit dem, was durchlebt werden muss, in einem untrennbaren wechselweisen Bezug steht.

Lassen wir im Folgenden kulturphilosophische Zugänge zum Verhältnis des Menschen zu seinem Mitmenschen, zu seiner Zeit und zu seinem Raum zum Vorschein treten, kann dies in dem vorliegenden Rahmen nicht in einer umfassenden, ausgewogenen und multiperspektivischen Weise geschehen [1]. Sieht man aber, dass der Mensch in all seinem Leben, Handeln und Erleiden zwischen den Polen Nähe und Distanz, Beständigkeit und Wandel, Dauer und Flüchtigkeit ausgespannt ist, achten wir vor allem auf den Pol der Distanz (in Beziehung zum Mitmenschen), des Wandels (in Bezug zum Raum) und der Flüchtigkeit (in Bezug auf die Zeit). Denn dieser Pol rückt heute – nicht nur in unserer westlichen Welt – immer stärker in den Vordergrund und stellt den Menschen in seiner Lebenswelt vor große Herausforderungen, um psychisch und physisch gesund zu bleiben.

Als Zugang zum Verhältnis des Menschen zu seinem Mitmenschen habe ich den dialogischen Ansatz gewählt, wie er von den Dialogphilosophen, zu denen u. a. Ferdinand Ebner, Martin Buber, Franz Rosenzweig und Gabriel Marcel zählen, entfaltet wurde. Wir konzentrieren uns dabei auf die grundlegende Unterscheidung, die Martin Buber herausgearbeitet hat: die Unterscheidung zwischen dem Grundwort „Ich-Du" und dem Grundwort „Ich-Es".

Grundlegend für seine Überlegungen ist die Einsicht, dass der Mensch kein Ich ist, dem ein anderer Mensch in der Weise gegenübersteht, wie es für Subjekt-Objekt-Beziehungen konstitutiv ist. Denn bei diesen ist ein Subjekt ein Erkenntnissubjekt, das die Welt der Objekte – zu denen auch der Mensch zählen würde – von sich weggerückt, um sie (möglichst objektiv) kategorisieren, analysieren, normieren, kurz gesagt, um sie handhaben, händeln und in seinem Sinne mit ihnen umgehen zu können.

Dialogisch betrachtet, gibt es kein reines Ich, kein Ich an sich, kein für sich bestehendes isoliertes Ich, gehört der Mitmensch doch immer schon zum Menschen. Er ist ihm gewissermaßen eingeschrieben, in ihm präsent, und zwar in einer zweifachen (Buber spricht von einer „zwiefältigen") Weise, die entsprechend in zwei Grundworten zur Sprache kommen: dem „Ich-Du" und dem „Ich-Es". In diesem Sinne schreibt Buber:

> „Die Welt ist dem Menschen zwiefältig nach seiner zwiefältigen Haltung. Die Haltung des Menschen ist zwiefältig nach der Zwiefalt der Grundworte, die er sprechen kann. Die Grundworte sind nicht Einzelworte, sondern Wortpaare. Das eine Grundwort ist das Wortpaar Ich-Du. Das andere Grundwort ist das Wortpaar Ich-Es; wobei, ohne Änderung des Grundwortes, für Es auch eins der Worte Er und Sie eintreten kann. Somit ist auch das Ich des Menschen zwiefältig. Denn das Ich des Grundworts Ich-Du ist ein andres als das des Grundworts Ich-Es." [2]

Das Ich des Grundworts Ich-Du ist ein Ich, das in eine „unmittelbare Beziehung" zu einem Du getreten ist. Die Beziehung zum Du, die unmittelbar ist, ist eine, bei der „kein Zweck, keine Gier und keine Vorwegnahme" zwischen beiden steht und „alles Mittel zerfallen ist" [3]. Einfach gesagt: Geschieht eine Ich-Du-Beziehung, vergegenständlicht der Mensch seinen Mitmenschen nicht und legt ihn auch nicht auf etwas fest. Er steht vielmehr in einer gegenseitigen und wechselweisen Beziehung, in der er

„am Du zum Ich" wird [4]. Auf diese Weise vollzieht sich eine wirkliche Begegnung, die im Sinne Bubers als ein gegenläufiges Ineinandergreifen gedeutet werden kann, das von beiden Seiten her vollzogen wird.

Im Ich-Du-Verhältnis kommt dem Ich die Handlung des Du von dessen Seite her entgegen und beide kommen letztlich in der Bewegung des Aufeinander zu im Zwischen, in dem die Trennung zwischen Subjekt und Objekt, zwischen dem Innen und Außen aufgehoben ist, zusammen. Beide entspringen in der Begegnung in ihrer Personalität und das meint, sie können in diesem wechselweisen In-Beziehung-sein unverstellt als die Person erscheinen, die sie sein können [5]. Sagt man demgegenüber das Grundwort Ich-Es hat man die beiden Gebiete, das Ich und das Es, das „Draußen" und das „Drinnen", „die Einrichtungen und Gefühle", das „Es-Revier und Ich-Revier" voneinander abgegrenzt und getrennt [6]. Prägnant formuliert Buber:

> „Einrichtungen sind das ‚Draußen', in dem man sich zu allerlei Zwecken aufhält, in dem man arbeitet, verhandelt, beeinflusst, unternimmt, konkurriert, organisiert, wirtschaftet, atmet, predigt; das halbwegs geordnete und einigermaßen stimmende Gefüge, in dem sich unter vielfältigem Anteil von Menschenköpfen und Menschengliedern der Ablauf der Angelegenheiten vollzieht. Gefühle sind das ‚Drinnen', in dem man lebt und sich von den Einrichtungen erholt. Hier schwingt einem das Spektrum der Emotionen vor dem interessierten Blick; hier genießt man seine Neigung und seinen Haß, seine Lust und [...] seinen Schmerz. Hier ist man daheim und streckt sich im Schaukelstuhl aus." [7]

Im Grundwort Ich-Es wird demnach auf die Trennung der beiden Bereiche, dem Bereich des einzelnen Menschen mit seinem Innen und dem Bereich seines Außen, verwiesen. Hier hat der Mensch immer „etwas", auf das er sich ausrichtet; er hat einen Gegenstand, also ein „etwas", das ihn gewissermaßen anzieht und ihm die Richtung vorgibt; er tut „etwas" oder lässt „etwas" sein, fühlt „etwas", denkt „etwas". So agiert er im Draußen ebenso wie im Drinnen auf eine Weise, in der er sich seiner Personenhaftigkeit entzieht und sich stattdessen im Sog seiner Zweckhaftigkeit aus dem Weg geht.

Um Missverständnisse zu vermeiden, ist darauf hinzuweisen, dass der Mensch beide Grundworte sagen kann, ja, sagen muss, da es keine zwei Welten gibt, die der Wirklichkeit und die des Scheins, die eigentliche und die uneigentliche, die echte und die unechte. Vielmehr gibt es „nur die Welt; die uns freilich zwiefältig erscheint nach unserer zwiefältigen Haltung." [8]. Will man dieser Zwiefalt im Sagen beider Grundworte entsprechen, ist zunächst eine Einsicht in diese zwiefältige Haltung erforderlich und damit einhergehend die Einsicht in das Primat des Grundwortes Ich-Du. Denn von diesem aus wird das Grundwort Ich-Es nicht geleugnet, verteufelt, verurteilt oder ad acta gelegt, sondern in seiner Tendenz, in das „Haben der Dinge" flüchten zu wollen, erfasst.

Achten wir, wie oben erwähnt, vor allem auf den Pol der Veränderung, des Wandels und der Flüchtigkeit, da er unserer Auffassung nach heutzutage leitend ist, ist dieser im Sagen des Grundwortes Ich-Es präsent. Begünstigt wird die heutige Tendenz, eine Fokussierung auf diesen Pol vorzunehmen, auch in den Bezügen, die der Mensch zum Raum und der Zeit einnimmt. Zwei kurze Verweise können dies anzeigen.

Der französischen Ethnologe Marc Augé hat in seinem wichtigen Essay „Orte und Nicht-Orte" darauf aufmerksam gemacht, dass es im kulturellen Raum verstärkt zu einer Aufhebung der qualitativen Differenzen gekommen ist und stattdessen eine Nivellierung und Uniformität festgestellt werden kann. Unabhängig davon, wo man sich befindet, findet man den bekannten Supermarkt einer Supermarktkette, das bekannte Einkaufszentrum und die bekannte Shopping Mall wieder. Dieses Verschwinden qualitativer Differenzen im kulturellen Raum und das damit einhergehende Entstehen geschichts- und gesichtsloser Raumstrukturen hat Marc Augé dazu bewogen, die wichtige Unterscheidung zwischen „Orten" und „Nicht-Orten" vorzunehmen und insgesamt eine Dominanz der „Nicht-Orte" aufzuweisen. Zu den Nicht-Orten gehören Augé zufolge „die für den beschleunigten Verkehr von Personen und Gütern erforderlichen Einrichtungen (Schnellstraßen, Autobahnkreuze, Flughäfen) ebenso wie die Verkehrsmittel selbst oder die großen Einkaufszentren oder die Durchgangslager, in denen man die Flüchtlinge kaserniert." [9]

Fragt man nun mit Augé danach, wie sich ein Ort von einem Nicht-Ort abhebt, kann man mit ihm antworten: „So wie ein Ort durch Identität, Relation und Geschichte gekennzeichnet ist, so definiert ein Raum, der keine Identität besitzt und sich weder als relational noch als historisch bezeichnen lässt, einen Nicht-Ort. Unsere Hypothese lautet nun, dass die *Übermoderne* Nicht-Orte hervorbringt, also Räume, die selbst keine anthropologischen Orte sind und [...] die alten Orte nicht integrieren". [10]

Nicht-Orte zeichnen sich demnach in ihrem „Transitcharakter" durch Beliebigkeit und Austauschbarkeit aus und können sich dadurch nicht in die Identität einer Kultur einfügen. Sie sind zwar „da", aber als Durchgangsstätten sprechen sie gewissermaßen nicht für sich selbst. Sie stehen selbstreferenziell und abgeschottet für sich da und können keinen Beitrag für die Unverwechselbarkeit eines Ortes leisten, der ein „anthropologischer Ort" ist, insofern er „das Sinnprinzip für jene, die dort leben, und das Erkenntnisprinzip für jene, die ihn beobachten", darstellt [11].

Von hier her kann der Bogen hin zum französischen Kulturkritiker Paul Virilio gespannt werden, der – aus der Perspektive des Bezugs des Menschen zur Zeit – ebenfalls das dramatische Aufkommen des Nicht-Ortes feststellt [12]. So heißt es in seinem Essay „Fahrzeug": „Der Kontinent der Geschwindigkeit wäre demnach der brutale Einbruch des *Nicht-Ortes* in die Geschichte, die Fahrzeugwelt hätte so schließlich die letzte Enklave aufgelöst [...] Mit dieser letzten Enklave aber löste sich zugleich der Boden der Erfahrung auf" [13]. Die vermehrte Präsenz von Nicht-Orten lässt sich aus dieser Sicht als eine grenzenlose Geschwindigkeitssteigerung lesen, die zu einem stetig anwachsenden Erfahrungsverlust des Menschen führt. Auf diese Weise verliert der Mensch einen stabilen Bezug zu sich selbst, es kommt zum Verlust eines Gewärtigseins, also des Gewärtigseins von Herkünften und Zukünften, die trotz aller Brüche kohärent miteinander in (s)einer Lebensgeschichte verbunden werden können.

10.3 Kulturphilosophische Zugänge zur Medizin- und Informationstechnik

Geht es uns in diesem Abschnitt um kulturphilosophische Zugänge zur Medizin- und Informationstechnik, wollen wir das zuvor Gesagte fruchtbar machen und mit diesem den Brückenschlag hin zur Medizin- und Informationstechnik vollziehen. Die Diagnose, die wir kulturphilosophisch stellen können, ist eindeutig: Der Mensch ist in all seinem Leben, Handeln und Erleiden zwischen den beiden Polen Stabilität und Veränderung, Beständigkeit und Wandel, Dauer und Flüchtigkeit ausgespannt. Heutzutage kann in seiner Beziehung zum Mitmenschen, in räumlicher und zeitlicher Hinsicht eine Tendenz konstatiert werden, den Pol der Distanz, des Wandels und der Flüchtigkeit ins Zentrum zu rücken, was einer folgenreichen Vereinseitigung entspricht. Dies ist alles andere als eine Nebensache, da der Sache nach und entwicklungspsychologisch betrachtet das Primat auf der Seite der Stabilität, Beständigkeit und der Dauer liegt. Denn erst wenn der Mensch seine Beziehungsfähigkeit und -kraft in der Nahsphäre entwickeln konnte und immer wieder neu entwickelt, kann er sie buchstäblich auf alle Menschen in einer Ich-Es-Beziehung ausdehnen; er kann dann überall umherstreifen, ohne sich zu verlieren; er kann jederzeit an jedem Ort sein, ohne sich zu verflüchtigen [14].

Die Herausforderung der Technik ist zunächst eine Herausforderung innerhalb der Kultur mit ihren Orientierungsangeboten, da sie den moralischen, ethischen, geistigen, sozialen und rechtlichen Nährboden bereitstellt, auf dem Technik in einer angemessenen Weise ihre Wirkung entfalten kann. Wie umgekehrt, die Herausforderung der Kultur eine für die Technik ist, da diese neuen Orientierungen anbieten kann, die – wenn sie gelingende Möglichkeiten bereitstellen will – anschlussfähig zu sein hat und das heißt, sie hat den Menschen dort abzuholen, wo er steht, beziehungsweise: sie hat ihn in seiner Standortnähe, ein oder zwei Schritte voran, abzuholen.

Die Medizin- und Informationstechnik hat sich mittlerweile in eine Vielzahl von Ausrichtungen und Schwerpunktsetzungen ausdifferenziert, weshalb es letztlich unpräzise ist, von *der* Medizin- und Informationstechnik zu sprechen. Sie versucht in unterschiedlichen Anwendungsfeldern ihren Beitrag zu leisten, die Behandlung eines Patienten zu optimieren. Ausgangspunkt ist dabei unausgesprochen die Setzung, dass Datenoptimierung (quantitativ und qualitativ) auch mit Präzision, Schärfe und Exaktheit, sei es der Diagnose, der Therapie und der Prävention (um auf zentrale Anwendungsfelder zu verweisen), einhergeht. Diese Setzung wird implizit mit der kulturphilosophischen Setzung, die im rein technischen Kontext keinesfalls ihren theoretischen Ort hat, verknüpft: die Datenoptimierung geschieht im Dienst des Menschen/des Patienten. Wie kommt dieser medizininformatische Kurzschluss zustande?

Die Technik ist ein wertfreies, neutrales Medium, das dann seine Funktion erfüllt, wenn es seine Funktion reibungslos erfüllt. Mit Hilfe dieser bewusst zirkulär formulierten Aussage könnte sichtbar werden, dass die Medizin- und Informationstechnik dann funktioniert, wenn sie reibungslos die Trias „Patient, Medizin und Technik" ins Zentrum rückt, und zwar mit der Leitperspektive der Optimierung menschlichen Lebens und Handelns kraft Datenmaximierung und Datenpräzisierung. Kann dies gelingen?

Greifen wir auf die oben herausgehobene Unterscheidung der beiden Grundworte von Buber Ich-Du und Ich-Es zurück und versuchen wir diese mit Hilfe von Karl Löwith und seinem wichtigen Buch „Das Individuum in der Rolle des Mitmenschen" aus dem Jahre 1928 aus einer anderen Perspektive zu fassen [15]. Wendet man sich mit Löwith dem Verhältnis des Menschen zu seinem Mitmenschen zu, ist der Begriff des „Du" von dem des „Anderen" abzuheben. Beide eröffnen ein je spezifisches Verständnis der Beziehungen, die man zum Mitmenschen eingehen kann. So ist der Andere für Löwith irgendein beliebiger Anderer, der unter vielen weiteren anderen Mitmenschen vorkommt. Laufe ich beispielsweise durch eine Stadt, gehe ich an diesem oder jenem Menschen zufällig vorüber, d. h. ich ziehe an irgendeinem x-beliebigen Menschen vorbei, ohne dass ich ihn in seiner Personenhaftigkeit und Einzigartigkeit erfasse. Diesen Anderen bezeichnet Löwith im Rückgriff auf den lateinischen Sprachgebrauch als „alius", also als irgendeinen anderen. Im Unterschied dazu kann der Mitmensch aber auch als ein Du gefasst werden, der zu mir als dieser unverwechselbare, einzigartige und besondere Mensch gehört. Er kann in der Bedeutung der lateinischen Worte als „alter" oder „secundus" bezeichnet werden und darin als der andere Mensch hier bei mir die Nähe, die Intimität und die Tiefe der Beziehung anzeigen.

Stellt man beide Verhältnisweisen nebeneinander, die zwischen Ich und Du und die zwischen dem Ich und dem Anderen, ist das Verhältnis von Ich und Du das ursprünglichere Verhältnis. Denn erst von der Intimität bzw. Nähe dieses besonderen Menschen aus, kann ein Verständnis für die anderen im Sinne der beliebigen Anderen, der Vielen und der Menge, erwachsen. Hier sehen wir – trotz aller Differenzen, auf die nicht eingegangen werden kann – die inhaltliche Übereinstimmung bei Löwith und Buber, insofern Buber im Grundwort Ich-Du die Haltung des Menschen in seiner Begegnung zu einem besonderen Menschen ausspricht und im Grundwort Ich-Es die Haltung des Menschen in seinem Treffen auf irgendeinen Menschen in einer äußeren Zweckhaftigkeit benennt.

Verwenden wir diesen kulturphilosophisch-mitmenschlichen Zugang als Zugang zur Medizin- und Informationstechnik, kann sichtbar werden, dass der Mensch in der Intimität einer einzigartigen Beziehung zu einem Menschen immer wieder seine Beziehungskraft stärken und seine Beziehungstiefe anstreben muss, um – nicht nur körperlich – sondern ganzheitlich gesehen möglichst gesund zu sein und zu bleiben. Ist man rein in der Logik technischen Prozessierens unterwegs, bewegt man sich (man denke an die Worte Bubers) in den „Einrichtungen" und im „Draußen", wo „man sich zu allerlei Zwecken aufhält, in dem man arbeitet, verhandelt, beeinflusst, unternimmt, konkurriert, organisiert, wirtschaftet, atmet" und – so könnte man ergänzen – wo man zur Untersuchung geht, behandelt wird, Gesundheitsvorgaben befolgt.

Medizin- und Informationstechnik kann gelingen, wenn sie diese Rückbindung an das „Drinnen", an das Grundwort Ich-Du, an das Dialogische in einer mitmenschlichen Perspektive als notwendige andere Seite ihrer selbst zu erfassen und zu integrieren versuchen würde. Eine Qualitätssteigerung im Kontext der Medizin- und Informationstechnik bedeutet eine Präzisierung beim Erstellen von Diagnosen, eine Förderung der körperlichen Gesundheitsprävention, eine Steigerung der Exaktheit therapeutischer Maßnahmen und deren Überprüfung. Sollen diese Maßnahmen greifen, benötigen sie den Verbund mit dem Menschen, der auf den Mitmenschen angewiesen ist, dessen Psyche Zeit benötigt, um z. B. eine Diagnose zu verarbeiten und der einen geeigneten Raum braucht, in dem der technische Hintergrund abgefedert wird. Denn, wie Buber sagt: „ohne Es kann der Mensch nicht leben. Aber wer mit ihm allein lebt, ist nicht der Mensch." [16]

10.4 Erneut beginnen

Eingangs haben wir das Beispiel angeführt, bei dem wir auf das Blatt Papier/die Kultur als die Grundlage verwiesen haben, auf dem sich Technik „abspielt". Heutzutage stehen wir mitten in einer bipolaren Krisensituation, da wir weder fraglos in der Kultur noch in der Technik Halt finden können. Denn in der Kultur – und damit spreche ich von unserer Kultur – liegen zwar Orientierungen vor (Werte, Normen, Regeln), allerdings greifen sie nicht mehr. Phänomene, die von Dauer, Stabilität, Verlässlichkeit, Tiefe durchdrungen sind, geraten in den Hintergrund oder lösen sich auf. So sind tiefere Bindungen und Bezüge in der Kultur gelöst, *und* die Technik kann diesen Bindungsverlust nicht heilen – wie könnte sie auch – sie verstärkt und intensiviert ihn in der Logik ihres Prozesses.

Die Kultur kann dadurch kein Korrektiv, kein Integral, keinen Orientierungsrahmen für die Technik bieten, den Technik benötigt, um im Dienste des Menschen zu stehen. Und die Technik mit ihren Möglichkeiten und Chancen kann diese nur schwer entfalten, da sie den Anschluss an den Menschen in der Zwiefältigkeit von „Drinnen" und „Draußen" von sich aus nicht ermöglichen kann. Letztlich ist es daher erforderlich, Kultur und Technik als Schwestern zu sehen, die im Blick auf das Gute für den Menschen Handlungsoptionen vorzustellen haben. Diese sind im öffentlichen Diskurs zu „verhandeln", um Menschenbilder miteinander zu suchen und für sie einzustehen, die ein gelingendes Leben eröffnen können. Dabei sind die menschlichen Grundfragen leitend: Wie wollen wir uns sehen/wie will ich mich sehen, wie möchten wir dieses Bild von uns leben/wie möchte ich es leben? Wie kann dies gelingen?

In der Wissenschaft wird angesichts neuer Herausforderungen immer wieder von neuem eine gemeinsame Wissenschaftssprache gefordert und gefördert, um sich inter- und transdisziplinär verstehen zu können. Aus meiner Sicht benötigen wir auch immer wieder von neuem das Ringen um eine Öffentlichkeitssprache, in der wir miteinander um Menschenbilder ringen, die wir in unserer Kultur verantworten wollen.

Geschieht dies nicht, wird der kulturelle Boden immer poröser, wie umgekehrt betrachtet, die Technik sich in der Kultur nicht verwurzeln kann. Wir müssen daher erneut beginnen und den Schritt hinaus in die Öffentlichkeit vollziehen.

10.5 Anmerkungen und Literatur

[1] Nähere Ausführungen finden sich bei: Joisten K. Philosophie der Heimat – Heimat der Philosophie. Berlin, De Gruyter, 2003.

[2] Buber M. Ich und Du. In: Buber M. Das dialogische Prinzip. 5. durchgesehene Auflage. Darmstadt, Lambert Schneider, 1984, 7–136, 7.

[3] vgl. [2], S. 15–16.

[4] vgl. [2], S. 32.

[5] Buber M. Das Problem des Menschen. Heidelberg, Lambert Schneider, 1954, 65.

[6] vgl. [2], S. 45–46.

[7] vgl. [2], S. 45.

[8] vgl. [2], S. 78.

[9] Augé M. Orte und Nicht-Orte. Vorüberlegungen zu einer Ethnologie der Einsamkeit. 2. Aufl. Frankfurt am Main, S. Fischer, 1994, 44.

[10] vgl. [9], S. 92–93.

[11] vgl. [9], S. 64.

[12] Von besonderer Relevanz wären hierzu auch die Ausführungen von Michel de Certeau, auf die sich Augé bezieht: de Certeau M. Kunst des Handelns. Berlin, Merve Verlag, 1988.

[13] Virilio P. Fahrzeug. In: Virilio P. Fahren, fahren, fahren. Berlin, Merve Verlag, 1978, 19–50, 26.

[14] Zum Folgenden siehe auch: Joisten K. Im Sanatorium der kranken Geschichten. Anamnese, Diagnose, Therapie. In: Koechlin A, Gruntz-Stoll J (Hrsg.). Das Fremde lesen als das Eigene. Beiträge zur narrativen Heilpädagogik. Bern, Haupt Verlag, 2013, 109–26. – Joisten K. Der Massenautist und der Massenvagabund. Formen der Ent-Leiblichung im 21. Jahrhundert. In: Beckmann-Zöller B, Kaufmann R (Hrsg.). Heimat und Fremde. Präsenz im Entzug. Dresden, Verlag Text & Dialog, 2015, 61–9. – Joisten K. In Beziehung sein. Das Gute für den Menschen mit seinen Mitmenschen. In: der blaue reiter. Journal für Philosophie. Hannover, Verlag für Philosophie, 1/2015, 33–37.

[15] Löwith K. Das Individuum in der Rolle des Mitmenschen. München, Drei Masken Verlag, 1928.

[16] vgl. [2], 38.

J. Achatz, S. Selke

11 Ethik als öffentliche Wissenschaft?! Eine postdisziplinäre Perspektive auf entgrenzte Forschungspraktiken im Gesundheitswesen

11.1 Auf dem Weg ins Freie: Plädoyer für ein neues Wissenschaftsverständnis

In diesem Beitrag plädieren wir – ein Ethiker und ein Soziologe – dafür, Ethik (auch) als eine öffentliche Wissenschaft aufzufassen. Dies geschieht vor dem Hintergrund gemeinsamer Forschungsinteressen und -projekte im Bereich des digitalen Wandels im Gesundheitswesen [1].

Öffentliche Wissenschaften sind das Produkt gewandelter Wissensproduktion in Nebenfolgengesellschaften, die entgrenzte Probleme lösen müssen. Ein Mittel dazu ist ein revidiertes Wissenschaftsverständnis. Übergreifend zeichnen sich öffentliche Wissenschaften durch *gesellschaftlich rückgekoppelte* Wissenschaftsfreiheit aus [2]. Sie sind der Gegenpol einer rein disziplinär organisierten, auf akademische Positionierungsgesten abzielenden und meist metrisch vermessbaren Wissenschaft [3]. Übereffiziente, auf akademische Betriebsamkeit ausgerichtete Wissenschaften erzeugen zwar intellektuelle Deutungsmonopole, zerstören damit aber die Vielfalt von Erkenntnismodellen und minimieren Lösungsansätze für gesellschaftlich relevante Probleme [4]. Öffentliche Wissenschaft sieht hingegen nichtakademische Publika als *zentrale* Adressaten von Forschung, Lehre und zivilgesellschaftlichem Engagement (d. h. weniger Fachkollegen, Fachgremien oder Fachzeitschriften). Diese Form der Wissenschaft bezieht ihre Legitimation aus der Orientierung am Gemeinwohl und nicht aus disziplinärem Agenda-Setting oder ökonomischen Interessen (z. B. Einwerben von Drittmitteln). Um Lösungswissen auch praktisch umsetzen zu können, reicht es nicht länger aus, eine rein disziplinäre, inter- oder transdisziplinäre [5], integrative [6] oder integrierte [7] Perspektive einzunehmen.

11.2 Digitaler Wandel und die Relevanz des „Public Turns" in den Gesellschafts- und Geisteswissenschaften

Ein erweitertes, an pluralen Öffentlichkeiten orientiertes Wissenschaftsverständnis nennen wir *post*disziplinäre Wissenschaft. Im Kontext des „public turns" der Geistes- und Gesellschaftswissenschaften [8,9] ist öffentliche Ethik nur eines von vielen Beispielen für ein komplementäres Wissenschaftsnarrativ.

Die Relevanz der Öffnung von Wissenschaften ist dabei weder unumstritten noch ein Selbstläufer. Grundsätzlich sprechen jedoch zwei Gründe für eine Öffnung von

https://doi.org/10.1515/9783110645767-011

Wissenschaften. Der *exogene* Grund liegt im steigenden Rechtfertigungsdruck auf das System der Wissenschaft selbst sowie in der Einforderung von Nützlichkeitsmerkmalen und -nachweisen einzelner Disziplinen und deren Vertreter. Der *endogene* Grund liegt in der zunehmenden Pathologisierung von Wissenschaft innerhalb einer Kultur des akademischen Kapitalismus' [10], in der es zwangsläufig zu Verzerrungen normativer Prämissen von Wissenschaftlichkeit kommt [11]. Die Öffnung von Wissenschaften kann zudem als Reaktion auf drei Herausforderungen betrachtet werden:

Die erste Herausforderung besteht in der Anerkennung der Tatsache, dass zur Lösung gesellschaftlicher Probleme notwendiges Wissen immer häufiger *außerhalb* des eigenen Kompetenzbereichs liegt. Gerade die Digitalisierung des Gesundheitswesens bricht klassische Institutionalisierungen auf, indem nicht nur die Grenzen des Möglichen in immer neue Handlungsbereiche verschoben werden, sondern auch eine neue Dateninfrastruktur entsteht, die bisher lokalisierte und begrenzte Problemstellungen in vernetzte „wicked problems" transformiert. Mit dem digitaltechnischen Strukturwandel aller Lebensbereiche vollzieht sich ein schleichender Wandel normativer Standards, der unter anderem Entproblematisierung personenbezogener Daten, Gewöhnungseffekte an eine neue Normalität des Privatheitsverständnisses und eine schrittweisen Algorithmisierung des Menschenbilds umfasst [12]. Diese Herausforderungen lassen sich gerade nicht mehr auf die Felder des professionellen medizin(technischen) Handelns und deren ethische Reflexion beschränken, sondern fordern Öffnung, Kommunikation und Stellungnahme über die eigene Profession hinaus. Hieraus resultiert die Notwendigkeit für disziplinäres Grenzgängertum bzw. disziplinierte Disziplinlosigkeit.

Die zweite Herausforderung besteht darin, dass Gesellschaft immer häufiger selbst zum Labor wird, zum mitsprechenden Kontext, in dem dringende Probleme und Fragen unter Einbezug von Werten, Tugenden und – im besten Fall – ethischen Standards diskutiert werden [13,14]. Der Einbezug von Werten ist zudem notwendig, um angemessen entscheiden und handeln zu können. Hieraus resultiert die Notwendigkeit zur Rückkopplung von Wissenschaft mit der Gesellschaft, d. h. mit vielfältigen Öffentlichkeiten, Praxisfeldern, Publika, Milieus, Szenen und Subkulturen. Vor diesem Hintergrund wird die Kritik an der begrenzten Wirkung institutionalisierter Formen von Wissenschaft verständlich. Regelmäßig werden die „splendid isolation" [15] oder selbst errichtete Barrieren zwischen Wissenschaft und Gesellschaft [16] kritisiert. Stellvertretend für viele kritisiert Richard Sennett „Gedankenfestungen" [17], die aus Jargon und Fachsprache resultieren. John Brewer rät plakativ zum Verlassen der „disziplinären Bunker" [18]. Zudem zeigt eine breit angelegte empirische Studie, dass nur ein Teil der Geistes- und Sozialwissenschaftler öffentliche Sichtbarkeit überhaupt als Teil ihres akademischen Rollenrepertoires begreift und sich stattdessen lieber auf innerdisziplinären Output konzentriert [19]. Aus diesen Entwicklungen resultiert, in einem Wort: Selbstreferenzialität. Diese Diagnose lässt sich in gewissem Umfang auch auf die Ethik übertragen. Selbstreferenzialität führt zu Abgrenzung. Dies reicht bis in die Arbeit von Ethikräten hinein, die in interdisziplinärer Zusammensetzung praxis- und handlungsleitende Normierung leisten sollen, dabei aber einen internen „Kampf um die Anerkennung von Wissen" [20] ausfechten.

Unstrittig ist, dass es Bedarf nach reflexiven Orientierungsleistungen gibt. Disziplinäre Ressourcen und Kompetenzen werden jedoch noch zu wenig öffentlichkeitswirksam genutzt, um drängende gesellschaftliche Problemstellungen anzugehen. Gerade der Aufstieg der Technikwissenschaften, die weniger existente Phänomene untersuchen, sondern selbst neue Phänomene hervorbringen [21], produziert weitreichenden Reflexionsbedarf [22]. Die Herausforderung liegt vielmehr darin, die Arbeiten der Ethik auch *sichtbar* werden zu lassen. Wie Bogner kritisch festhält, geht der „Kampf um die Anerkennung von Wissen" allzu oft zu Ungunsten der Ethik aus: „Während sich auf der Makroebene ein hegemonialer Trend zur Ethisierung wissenschaftlich-technischer Phänomene beobachten lässt, zeigt sich auf der operativen Mikroebene eine relative Marginalisierung der Fachethik." [20] Die Öffnung der Ethik zu außerwissenschaftlichen Publika wäre aber gerade dann angeraten, wenn es darum geht, auch den unsichtbaren, weil sozialregulativ funktionierenden Anteil wertgeleiteten Handelns und Aushandelns in die Öffentlichkeit zu tragen.

11.3 Postdisziplinarität im Kontext neuer Wissenschaftsnarrative

Inzwischen existieren mehrere Wissenschaftsdiskurse, die diese Ausgangslage aufgreifen und in eine progressive Wissenschaftsprogrammatik umsetzen. Im Schnittpunkt stehen vier zentrale Themen, die im Folgenden die Struktur des Beitrages bestimmen: Relevanz, Reinheitsgebot, Robustheit und Reichweite.

Öffentliche Wissenschaften lassen erstens thematische *Relevanzsetzungen* zu, die nicht allein innerdisziplinär sind. Ziel sollte es vielmehr sein, auf außerwissenschaftliche Relevanzsetzungen zurückzugreifen, anstatt Wissenschaft bloß auf eine „innere Entwicklungsaufgabe" des Forschers zu reduzieren, wie es Max Weber in seinem berühmten Aufsatz formulierte [23]. Ausgangspunkt öffentlicher Wissenschaft sind daher Relevanzsetzungen pluraler Öffentlichkeiten bzw. Praxisfelder. Für diese Perspektive bieten sich Begriffe wie Ko-Design von Forschung [2] oder konsultative Forschung [24] an. Im Sinne einer „Archäologie lokalen Wissens" findet dabei Wissensarbeit *mit* und *an* öffentlich zirkulierenden Wissensformen statt, wobei es darum geht, sowohl instrumentelles und reflexives Wissen zu produzieren als auch transformatives Wissen, das in konkreten Anwendungsbezügen handlungsleitend wird.

Öffentliche Wissenschaften distanzieren sich zweitens von normativen Prämissen der Naturwissenschaften und sind somit ein Symbol für das *Ende des Reinheitsgebots*. Forschungstätigkeit selbst basiert auf allgemein gültigen Auffassungen von Wissenschaftlichkeit. John Brewer hat für die Geistes- und Gesellschaftswissenschaften gezeigt, dass das übliche Wissenschaftsverständnis aus einer unscharfen Abgrenzung zu den Naturwissenschaften herrührt. Idealtypisch lassen sich drei grundlegende Auffassungen unterscheiden [25]: Unter Wissenschaftsloyalität („science-loyalism") wird eine starke Orientierung an den Naturwissenschaften verstanden. Dieses Wissenschaftsverständnis legt simulative, mathematische, statistische und tendenziell deduktive Verfahrensweisen nahe [26]. Wissenschaftsaffirmation („science-affirmation") ist hingegen eine Einstellung, bei der die Idee der Wissenschaftlichkeit zwar aufrechterhalten, jedoch eine Unterscheidung zwischen den Methoden der Natur- und denen der Geistes- und Sozialwissenschaften betont wird. Schließlich bezeichnet Wissenschaftsdistanz („science-rejectionism") [27] gegen-affirmative bzw. alternative Wissenschaftsauffassungen. Öffentliche Wissenschaft ist für prominente Vertreter dieser Perspektive: „The end of pure science" [28]. Hierbei hat das Ende des akademischen Reinheitsgebots viele Facetten, die den gesamten Prozess der Wertschöpfung von Wissensarbeit betreffen: Ko-Definition von Forschungsthemen und -fragen, Ko-Produktion von Wissen, Ko-Praxis in lokalen Handlungsfeldern und Ko-Präsentation von Ergebnissen [29].

Öffentliche Wissenschaften sehen drittens in der *Robustheit der Wissensproduktion* ein eigenständiges Qualitätsmerkmal. Wissen wird immer häufiger im Kontext seiner Anwendung erzeugt und zentrale Problem-, Frage- und Themenstellungen werden vom „gesellschaftlichen Kontext" mitformuliert, d. h. nicht allein von Wissenschaftlern aus den Kerninstitutionen der Forschung. Öffentliche Wissenschaft erzeugt „sozial verteiltes" und im besten Fall auch „sozial robustes" Wissen und unterliegt dabei einer gesteigerten Transparenz und Rechenschaftsplicht gegenüber der Gesellschaft. Relevante „Forschungsgebiete werden als Reaktion auf gesellschaftliche Probleme begründet, während das Praxisfeld wiederum zum Ort von wissenschaftlichen Entdeckungen wird." [30] Wissen wird dann sozial robust, wenn bei dessen Produktion Belange, Interessen und Bedürfnisse von Laien, Anwendern, Patienten etc. nicht nur bei der Prioritätensetzung beachtet, sondern wenn außerwissenschaftliche Akteure auch auf die Definition von Forschungsthemen Einfluss genommen haben.

Und schließlich, viertens, sind öffentliche Wissenschaften besonders an der *Reichweite der Ergebnispräsentation* interessiert. Reichweite bedeutet für öffentliche Wissenschaft das funktionale Äquivalent zu Fachveröffentlichungen. Reichweite ist der Gegenbegriff zum innerakademischen Zitierindex, der (auch ethisch betrachtet) als immer problematischer erscheint. Reichweite hängt dabei sehr stark von der Art des Schreibens (stimmhaft/stimmlos), der Resonanzfähigkeit der Inhalte, der Nutzung multimodaler Medien sowie der Zusammenarbeit mit Massenmedien ab. Diese (unvollständigen) Kriterien sollen einen Weg zu öffentlicher Wissenschaft als komplementärer Praxis gesellschaftlich relevanter Wissensproduktion und Wissensdistribution weisen.

11.4 Postdisziplinarität im Kontext des digitalen Wandels im Gesundheitssystem

Mit der Digitalisierung entsteht eine neue medizin-technische Infrastruktur, die zunächst medizinische Praktik, Verwaltung und individuelles Gesundheitshandeln verändert. Neben hochspezialisierten Medizintechniken, wie medizinischen Expertensystemen, Plänen für eine digitale Gesundheitsverwaltung, wie eine digitale Patientenakte, verbreiten sich auch neue Formen privater Gesundheitsanwendungen und -informationssysteme, wie Gesundheits-Apps und Patientenportalen. Gerade die individuellen Möglichkeiten Gesundheitsinformationen zu finden, sich in spezifischen Betroffenengruppen auszutauschen oder auch unter Anleitung von Gesundheitsanwendungen selbst tätig zu werden, erfahren einen enormen Zuwachs. Diese Erweiterung des Gesundheitswesens wird bereits aufgegriffen, um etwa über Public-Health-Initiativen Gesundheitskompetenzen der Bevölkerung zu stärken oder auch Selbstexpertisierungen zu unterstützen [31].

Die Kehrseite der neuen Dateninfrastruktur liegt in der Entgrenzung typischer medizinethischer Konfliktfälle und deren Transformation zu Netzwerkproblemen. Mit dem Einbringen von medizinischen Expertensystemen wird die klassische Rolle des Arzt-Patienten-Verhältnisses aufgebrochen. Weichen behandelnde Ärzte von Standardverfahren ab, müssen sie sich nicht nur gegenüber den Patienten rechtfertigen, sondern auch die Missachtung des informatorischen Systems begründen [32]. Die Patientenakte macht viele Verwaltungsvorgänge einfacher, eröffnet aber zugleich einen digitalen Angriffsvektor über gesammelte digitale Gesundheitsdaten, der keineswegs trivial ist [33]. Die Privatisierung der medizinischen Information und Versorgung gehen mit einer latenten Entsolidarisierung und einer radikalen Individualisierung des Gesundheitsverständnisses einher, das ganzheitlichen Bestimmungen der Gesundheit (etwa nach WHO) entgegenstehen [34].

Typische akademische Reaktionen auf Problemverlagerungen dieser Art sind Entwürfe neuer Bindestrichs-Ethiken, die disziplinäre Spezialisierungen weiter vorantreiben und netzförmige Problemstellungen dann an jedem ihrer Stränge in Fachdiskursen von Public Health Ethics, Medizinethik, Pflegeethik, Informations- und Maschinenethik (etc.) diskutieren. Fragen nach der Gestaltung digitaler medizin-technischer Dateninfrastrukturen lassen sich bei diesem Vorgehen zwar unter hohem Zeit- und Koordinationsaufwand zwischen den ethischen Subdisziplinen beantworten, wir möchten diesen Anlass dagegen nutzen, um statt weiterer Spezialisierungen für eine Erweiterung der Perspektiven akademischer Ethik zu plädieren.

11.5 Ethik und öffentliche Wissenschaft

Neben Kritik und Orientierungsleistungen (z. B. Hilfe zur Selbstverortung) trägt die akademische Ethik dazu bei, die Bedingungen der Möglichkeit des Wollens und Sollens mit zu bestimmen. Als philosophische Praxis, die ihrer Natur nach meist in bedächtiger Zurückgezogenheit vollzogen wird, kann sie zukünftigen Formen der Wissenschaft, Technologieentwicklung und des gesellschaftlichen Zusammenlebens kaum gerecht werden, wenn sie die Vermittlung und den Eingang ihrer Forschungsleistungen in die Praxis der Gesellschaft nicht selbst übernimmt, sondern anderen als „Übersetzungsaufgabe" überlässt.

Gerade angewandte Formen der Ethik finden ihren Anschluss an Anforderungen öffentlicher Wissenschaft in drängenden Wertungsfragen. Da jeder Mensch bereits ein moralisierender Praktiker ist, stellen Abwägungen und Entscheidungsfindungen ein gemeinsames Band zwischen akademischer und öffentlicher Ethik dar, womit sich *Relevanzsetzungen* klären lassen. Wenn argumentiert wird, dass nicht jede neue Technik professioneller Ethik-Betreuung bedarf, wird dennoch das Wirken einer „provisorischen Moral" vorausgesetzt und eine soweit geschulte Sensibilität der Praktiker in ihrem Feld erwartet, dass auftretende Wertungsprobleme für sie erkennbar werden [35]. Der Anschluss ethischer Reflexion an Öffentlichkeiten und damit Praktiken der Moral verdeutlicht den Stellenwert sowie das Lösungspotenzial von Ethik. Einsichten in faktische Wirkzusammenhänge der Welt bleiben wirkungslos, wenn daraus keine Praxis resultiert, und blind, wenn die jeder Praxis eingeschriebene unbewusste oder bewusste Wahl, die eine wertende Bevorzugung einer Handlung vor anderen Handlungsoptionen bedeutet, verdeckt bleibt. Die Omnipräsenz privater, politischer sowie (zivil-)gesellschaftlicher Wertaushandlungen, die insgesamt eine sozialregulative Kraft entfalten, blieben in ihrer Wirksamkeit unsichtbar, wenn auf öffentliche Praktiken der Wertreflexion verzichtet würde. Dies gilt für beide Modi der Ethik – das Problematisieren vertrauter und verbreiteter Überzeugungen einerseits und die Aufgabe, drängende Wertkonflikte auf ihre Untiefen und handhabbare Lösungsvorschläge hin zu untersuchen, andererseits. Die Relevanz von Ethik als reflexives Bemühen um die Vereinbarkeit von Werten und Formen des Wissens, die in Wissenschaft und Technik gewonnen werden [36], ist also im besten Fall eine genuin öffentliche Aufgabe und kann in der Öffnung zu weiteren Publika nur an weiterer Relevanz gewinnen.

Öffentliche Ethik spricht Moralphilosophen zudem ab, einen exklusiven Zugriff auf ein „Reich der Moral" zu haben. Besonders deutlich sind die Überschneidungen mit anderen Disziplinen in den Bereichen der Evolutionsbiologie [37,38], Entwicklungspsychologie [39] und Soziologie [40]. Das Beharren auf einem *Reinheitsgebot* philosophischer Arbeitsweise(n) würde nicht nur die Überschneidungen mit anderen Disziplinen, sondern auch die Strahlkraft von Ethik in vielfältige Lebensbereiche unterschlagen. Die Öffnung für außerakademische Publika macht deutlich, dass sich das moralische Universum aus verschiedenen Standpunkten moralischer Subjekte sehr unterschiedlich darbietet („field complexity") und der dynamische gesellschaftliche Wandel beständige Änderungen in der Vielfalt der Lebenswirklichkeiten und Wertungsweisen („field instabillity") hervorbringt [41]. Forschung in Ethik kann diese Unbestimmtheiten nicht überwinden. Anstatt sich aber auf idealisierte Gedankenexperimente zurückzuziehen, bietet öffentliche Wissenschaft die Chance, die Vielfalt wertender Deutungsweisen einzubinden. Wenn letztlich Ergebnisse ethischer Untersuchungen wieder Eingang in die Praxis finden sollen, hängt deren Wirksamkeit nicht nur von der Überzeugungskraft der Argumente ab, sondern auch davon, ob sie potenzielle Adressatenkreise einbinden kann.

Wenn durch öffentliche Wissenschaft die Sichtbarkeit der Ethik erhöht wird und die Wirkungen reflexiver Arbeit nachvollziehbare Anwendungen finden, gewinnt normative Forschungsarbeit an Bedeutung, die sich nicht darin erschöpft, moralischer Kommentar „after the fact" zu sein. Die *soziale Robustheit* öffentlicher Ethik wird dann gesteigert, wenn Nachhaltigkeit gepflegt wird. Es geht darum, die Anschlussfähigkeit der eigenen Arbeit an bestehende Wertungsgewohnheiten und die Möglichkeiten für offene Weiterentwicklung vorgelegter Lösungsangebote aufzuzeigen. Dynamische Problemstellungen praktischer Ethik müssen Anpassungen an veränderte Sachlagen ermöglichen, um politische Prozesse demokratischer Entscheidungsfindung [42] auch in ihren zukünftigen Folgen unterstützend zu begleiten. Luhmann [43] mag Recht damit haben, dass sich partizipative Verfahren nicht ohne erhebliche Qualitätsverluste auf *alle* Betroffenen erweitern lassen. Diese Einschränkung steht dem radikalen Unterfangen einer sich selbst erneuernden Demokratie [44] zwar entgegen, hebt die Notwendigkeit ständiger Anpassung und Erweiterung ihres partizipativen Rahmens (Frauenwahlrecht, Wahlrecht für Migranten, e-Democracy) aber nicht auf, der sich auch auf Forschungsleistungen erstreckt. Die Anwendbarkeit ethischer Lösungsvorschläge erschöpft sich nicht in ihrer Umsetzbarkeit nach politischen Mehrheiten und entwickelten Gesetzesänderungen, sondern erstreckt sich auch über das breite Feld der Selbstverpflichtungen (Ethikkodizes und Ethos in Medizin, Journalismus, Wissenschaft, etc.) und gelebten Formen sozialer Arbeit (Pflege, Lehrberufe, Kommunen, Interessensverbände, Ehrenamt, etc.), die mitunter bereits Formate öffentlicher Ethik pflegen und dadurch mit unterschiedlichem Erfolg ein normatives Selbstverständnis aufrechterhalten.

Schlussendlich kann öffentliche Ethik ihre *Reichweite* über die Spezialisierung in akademischen Feldern hinaus erweitern, wenn die Kontextualität ethischer Reflexion und Lösungsvorschläge als transformativer Prozess der Interessensbildung verstanden wird. Im Nahfeld der Angewandten Ethik setzen sich spezialisierte Bereichsethiken bereits mit medizinischen, technischen und biologischen Fragen auseinander, um adäquate Beschreibungen und Beurteilungen von moralisch problematischen Situationen zu erlangen. Um neben Fachartikeln und Gutachten auch in die Praxis der Themenfelder hineinzuwirken, ist darüber hinaus das Eigeninteresse der jeweiligen Praktiker anzusprechen, bereits bei der Entwicklung von Produkten und Dienstleistungen ethische Fallstricke vermeiden zu können. Die Integration ethischer Expertise *vor* oder *bei* der Entwicklung von Technologien und Dienstleistungen [45] ist noch weiter entwicklungsfähig [46]. Letztlich ist die Sichtbarkeit einer Praxis ethischer Reflexion an mehrere Ebenen gebunden. Öffentliche Ethik findet Anschluss an Forschung, Produktion, Vertrieb, Verwaltung und Politik, wird bei öffentlichen Tagungen ebenso vorgenommen wie an Stammtischen und auf Schulhöfen und findet nach wie vor in professioneller Distanz an akademischen Lehrstühlen statt. Erst die Kombination ist gewinnbringend, um netzförmigen Problemstellungen der Digitalisierung gerecht zu werden und zukunftsweisend Wissen und Werte zu vereinbaren.

11.6 Anmerkungen und Literatur

[1] Der Beitrag basiert zu weiten Teilen auf der Publikation „Einladung zur öffentlichen Soziologie. Eine postdisziplinäre Passion", in dem die hier vorgebrachten Argumente im Detail vorgestellt und mit praktischen Beispielen belegt werden [4].

[2] Schneidewind U, Singer-Brodowski M. Transformative Wissenschaft. Klimawandel im deutschen Wissenschafts- und Hochschulsystem. Marburg, Metropolis, 2014.

[3] Chan J, Johns F, Moses LB. Academic Metrics and Positioning Strategies. In: Btihay A (Hrsg.). Metric Culture. Ontologies of Self-Tracking Practices. Bingley, Emerald, 2018, 177–95.

[4] Selke S. Einladung zur öffentlichen Soziologie. Eine postdisziplinäre Passion. Wiesbaden, Springer VS, 2020.

[5] Dressel G, Berger W, Heimerl K, Winiwarter V (Hrsg.). Interdisziplinär und transdisziplinär forschen. Praktiken und Methoden. Bielefeld, transkript, 2014.

[6] Bergmann M, Schramm E. Transdisziplinäre Forschung. Integrative Forschungsprozesse verstehen und bewerten. Frankfurt am Main, Campus, 2008.

[7] Gransche B, Manzeschke A (Hrsg.). Das geteilte Ganze. Horizonte Integrierter Forschung für künftige Mensch-Technik-Verhältnisse. Wiesbaden, Springer VS, 2020.

[8] Selke S, Treibel A (Hrsg.). Öffentliche Gesellschaftswissenschaften. Grundlagen, Anwendungsfelder und neue Perspektiven. Wiesbaden, Springer VS, 2018.

[9] Brewer J. The Public Value of Social Sciences. London, Bloomsbury, 2013.

[10] Münch R. Akademischer Kapitalismus. Über die politische Ökonomie der Hochschulreform. Frankfurt am Main, Suhrkamp, 2011.

[11] Kreiß C. Gekaufte Forschung. Wissenschaft im Dienste der Industrie – Irrweg Drittmittelforschung. Berlin, Europa Verlag, 2015.

[12] Selke S, Biniok P, Achatz J, Späth E. Gutachten: Ethische Standards für Big Data und deren Begründung. Karlsruhe, 2018.

[13] Gibbons M, Lomoges C, Nowotny H, Schwartzman S, Scott P, Trow M. The New Production of Knowledge. The Dynamics of Science and Research in Comtemporary Societies. London, Sage, 1994.

[14] Nowotny H, Scott P, Gibbons M. Wissenschaft neu denken. Wissen und Öffentlichkeit in einem Zeitalter der Ungewissheit. Weilerswist, Velbrück, 2004.

[15] Burawoy M. For Public Sociology. American Sociological Review. 2005;4:4–28, 27.

[16] Bauman Z. Vom Nutzen der Soziologie. Frankfurt am Main, Edition Suhrkamp 2014.

[17] Sennett R. How I Write: Sociology as Literature. Münster, Rhema, 2009.

[18] vgl. [9], S. 199.

[19] Bastow S, Dunleavy P, Tinkler J. The Impact of Social Sciences. How Academics and their Research Make a Difference. London, Sage, 2014.

[20] Bogner A. Ethisierung und die Marginalisierung der Ethik: Zur Mikropolitik des Wissens in Ethikräten. Soziale Welt. 2009;60(2):119–37, 120.

[21] Simon HA. Die Wissenschaften vom Künstlichen. Wien, Springer, 1994.

[22] Lenk H. Zur Sozialphilosophie der Technik. Frankfurt am Main, Suhrkamp, 1982.

[23] Weber M. Wissenschaft als Beruf. Stuttgart, Reclam, 1995.

[24] Selke S. Konsultative Forschung. Wissensproduktion „in vivo" am Regional Centre of Expertise Südschwarzwald. In: Böschen S, Groß M, Krohn W (Hrsg.). Experimentelle Gesellschaft – das Experiment als wissensgesellschaftliches Dispositiv? Baden-Baden, Nomos, 2017, 341–63.

[25] vgl. [9], S. 44ff

[26] vgl. [16], S. 30.

[27] Die wörtliche Übersetzung von „science rejectionism" müsste eigentlich „Wissenschaftsablehnung" lauten. Anschlussfähiger erscheint uns hingegen die Formulierung „Wissenschaftsdistanz".

[28] Burawoy M. Third-wave sociology and the end of pure science. Public Sociology, Routledge, 2017, 317–35.

[29] Selke S. Betriebsamkeit statt Gelehrsamkeit. Öffentliche Hochschulen als „Werkzeuge" konvivialer Gesellschaften. In: Selke S, Treibel A (Hrsg.). Öffentliche Gesellschaftswissenschaften. Grundlagen. Anwendungsfelder und neue Perspektiven. Wiesbaden, Springer VS, 2018, 245–77.

[30] Braun-Thürmann H. Wandel der Wissensproduktion. In: Simon D, Knie A, Hornbostel S (Hrsg.). Handbuch Wissenschaftspolitik. Wiesbaden, VS Verlag, 2010, 71–88, 79.

[31] Heyen N. Von der Selbstvermessung zur Selbstexpertisierung. In: Heyen N, Dickel S, Brüninghaus A (Hrsg.). Personal Health Science: Persönliches Gesundheitswissen zwischen Selbstsorge und Bürgerforschung. Wiesbaden, Springer, 2019, 23–42.

[32] Wiegerling K, Heil R. Gesellschaftliche und ethische Folgen der digitalen Transformation des Gesundheitswesens. In: Haring R (Hrsg.). Gesundheit digital: Perspektiven zur Digitalisierung im Gesundheitswesen. Heidelberg, Springer 2019. 213–27.

[33] Tschirsich M, Brodowski C, Zilich A. „Hacker hin oder her" – Die elektronische Patientenakte kommt. Vortrag auf der Konferenz 36c3, Leipzig 2019. https://media.ccc.de/v/36c3-10595-hacker_hin_oder_her_die_elektronische_patientenakte_kommt [18.04.2020].

[34] Achatz J. Vom Logos zum Logging. Digitale Selbstvermessung zwischen externalisierter Selbsterkenntnis und digitaler Vulnerabilität. In: Albrecht R, Achatz J, Güngör L (Hrsg.). Digitalisierung – Werte zählen? Würzburg, Königshausen & Neumann, 2019, 29–54.

[35] Grunwald A. Against over-estimating the role of ethics in technology development. Science and Engineering Ethics. 2000;6(2):181–96.

[36] Dewey J. Die Suche nach Gewissheit: eine Untersuchung des Verhältnisses von Erkenntnis und Handeln. Frankfurt am Main, Suhrkamp, 2001, 255.

[37] Tomasello M. Becoming human: a theory of ontogeny. Cambridge, Massachusetts, The Belknap Press of Harvard University Press, 2019.

[38] Tomasello M. A natural history of human morality. Cambridge, Massachusetts, Harvard University Press, 2015.

[39] Hamlin JK, Wynn K, Bloom P. Social evaluation by preverbal infants. Nature. 2007;450(7169):557–9.

[40] Weber M. Die protestantische Ethik und der Geist des Kapitalismus. München, Beck, 2013.

[41] Edel A. Ethical judgment. The use of science in ethics. New Brunswick, Transaction Publishers, 1995, 95, 110.

[42] Grunwald A. Angewandte Ethik als Beratung: ihre Funktionen im ethischen und politischen Diskurs. In: Ammicht Quinn R, Potthast T (Hrsg.). Ethik in den Wissenschaften. Tübingen, IZEW, 2015, 85–92.

[43] Luhmann N. Die Moral der Gesellschaft (darin: Kap. 3: Soziologie der Moral; Kap. 6: Wirtschaftsethik). Frankfurt am Main, Suhrkamp, 2012.

[44] Dewey J. Democracy is radical (1937). In: Hickman LA, Alexander TM (Hrsg.). The essential Dewey: Pragmatism, education, democracy. Bloomington, Indiana University Press, 1998, 337–9.

[45] Hubig C. Technikethik als Ethik der Ermöglichung des Anwendungsbezuges. In: Quinn R, Potthast T (Hrsg.). Ethik in den Wissenschaften. Tübingen, IZEW, 2015, 209–14.

[46] Brumsen M. Ethics in engineering in the Netherlands: The role of professional associations, universities, and law. International Journal of Engineering Education. 2005;21(3):391–401.

K. Angelescu, St. Sauerland

12 Nutzenbewertung in der Medizin- und Informationstechnik

12.1 Vorbemerkungen

Die digitale Transformation hat auch den Gesundheitsbereich bereits tiefgreifend verändert, und Medizin- und Informationstechnik wachsen immer weiter zusammen. Stimmen aus Politik und Industrie, aber auch aus dem Gesundheitswesen selbst kritisieren mitunter, dass notwendige Anpassungen an den technologischen Fortschritt in den gewachsenen Strukturen, Prozessen und rechtlichen Rahmenbedingungen im Gesundheitswesen nicht schnell genug voranschreiten. Inwieweit die angemahnten Anpassungen im Gesundheitswesen tatsächlich notwendig sind, um technischen Fortschritt zu gewährleisten, und inwieweit sie durch wirtschaftliche oder politische Interessen getriggert werden, ist dabei nicht immer leicht zu erkennen.

Dieser Beitrag richtet seinen Fokus auf digitale Gesundheitsanwendungen (diGA), jener Teilbereich der Medizin- und Informationstechnik, der sich gerade als neue sozialrechtliche Kategorie medizinischer Interventionen herausbildet. DiGA sind gemäß dem jüngst vom Bundestag verabschiedeten Digitale-Versorgung-Gesetz (DVG) Medizinprodukte und dadurch charakterisiert, dass ihre „Hauptfunktion wesentlich auf digitalen Technologien beruht" und sie „dazu bestimmt sind, bei den Versicherten oder in der Versorgung durch Leistungserbringer die Erkennung, Überwachung, Behandlung oder Linderung von Krankheiten oder die Erkennung, Behandlung, Linderung oder Kompensierung von Verletzungen oder Behinderungen zu unterstützen" [1]. Dazu gehören Gesundheits-Apps, aber auch zum Beispiel webbasierte Anwendungen. Für diGA werden die derzeitigen (Stand Ende 2019) regulatorischen Rahmenbedingungen der (Nutzen-)bewertung beschrieben und ein Ausblick auf zukünftige Entwicklungen und Handlungsfelder gewagt.

12.2 Was bedeutet „Nutzen"?

Unter dem Begriff „Nutzen" ist ein kausal begründeter positiver Effekt einer medizinischen Intervention für eine Patientin bzw. einen Patienten zu verstehen [2]. Demgegenüber bezeichnet ein Schaden kausal begründete negative Effekte. Der Nutzen bemisst sich dabei an sogenannten patientenrelevanten Endpunkten, also wie eine Patientin oder ein Patient sich fühlt, inwiefern er Funktionen und Aktivitäten wahrnehmen kann und ob er überlebt [3]. Diese patientenbezogenen Zielkriterien (Mortalität, Morbidität, gesundheitsbezogene Lebensqualität) werden auch vom Gesetzgeber als vorrangig betrachtet (z. B. gemäß Abs. 1b § 35 SGB V).

https://doi.org/10.1515/9783110645767-012

Der Begriff „Nutzen" hat eine weitreichende sozialrechtliche Bedeutung. Denn die Anerkennung des Nutzens ist in vielen Gesundheitsbereichen eine zentrale Voraussetzung dafür, dass medizinische Interventionen Eingang in die Regelversorgung finden und von den gesetzlichen Krankenkassen erstattet werden (z. B. § 135 SGB V). Andersherum kann das Fehlen eines Nutzennachweises (oder ein nachgewiesener Schaden) in vielen Bereichen zu einem Ausschluss aus der Versorgung führen (z. B. § 137c SGB V, Abs. 4 Satz 1 § 34 SGB V). In der Nutzenbewertung wird dabei in der Regel mit dem aktuellen Behandlungsstandard verglichen, also zumeist eine Behandlungsalternative, die den Patienten bereits in der Versorgung zur Verfügung steht.

12.3 Marktzugang auf Ebene der Europäischen Union

DiGA, die medizinischen Zwecken wie Diagnose, Überwachung oder Behandlung von Krankheiten oder Behinderungen dienen, stellen Medizinprodukte dar [4] und müssen als solche für den Markzugang (= Zulassung) in der Europäischen Union (EU) eine CE-Zertifizierung durchlaufen. Im Jahr 2017 ist die EU-Medizinprodukteverordnung (Medical Device Regulation, MDR) verabschiedet worden, deren Regelungen in den nachfolgenden Jahren schrittweise umgesetzt wurden und (Stand Ende 2019) noch werden. Neben allgemeinen Verbesserungen hinsichtlich der Anforderungen an die Sicherheit und an die Transparenz hält die MDR darüber hinaus auch einige Neuerungen speziell in Bezug auf Software als Medizinprodukt bereit: Fiel Software bisher zumeist in die niedrigste Risikoklasse I, wird sie gemäß MDR zukünftig häufiger in die höheren Klassen IIa, IIb und sogar III fallen, je nach Zweckbestimmung und den damit verbundenen Risiken. Beispielsweise eine App zur Therapieunterstützung einer kognitiven Verhaltenstherapie bei Angststörungen könnte dann in Klasse IIb fallen [5]. Mit einer Höherklassifizierung sind außerdem höhere Anforderungen an die Zulassung verbunden. Die zentralen Anforderungen für alle Produkte sind dabei – wie bereits vor der Gültigkeit der MDR – die Kriterien Sicherheit und (technische) Leistungsfähigkeit. Eine regelhafte Bewertung des Nutzens erfolgt im Rahmen der Zulassung nicht, allerdings erfuhr das Kriterium der „Vertretbarkeit des Nutzen-Risiko-Verhältnisses" durch die MDR eine gewisse Aufwertung. Es ist also zu erwarten, dass jedenfalls bei Medizinprodukten mit hohem Risiko für die Zulassung auch Daten zum Nutzen erforderlich sein werden; auf diGA wird das allerdings nur in sehr seltenen Fällen zutreffen. Zur Nutzen-Risiko-Abwägung sind dabei auch Daten zum Medizinprodukt im Vergleich gegenüber *keiner Behandlung* oder *Placebo* akzeptabel, auch dann, wenn es bereits eine Behandlungsalternative gibt. Daten aus eigenen klinischen Prüfungen (= klinischen Studien) schreibt die MDR nur für Klasse-III-Produkte und Implantate vor, für alle anderen sind Daten aus der Fachliteratur oder von gleichartigen Produkten ausreichend. Aus diesen Regelungen folgt, dass bis auf wenige Ausnahmen für den weit überwiegenden Teil der diGA auch nach Neuregelung durch die MDR nicht davon auszugehen ist, dass mit Zulassung die Frage des

Nutzens hinreichend beantwortet ist. Zur Bewertung von Nutzen und Schaden (und häufig auch für Fragen der Erstattung) gibt es in den meisten europäischen Ländern deshalb einen zusätzlichen Schritt des Health Technology Assessments (HTA).

12.4 Bewertung auf nationaler Ebene

Für die Bewertung einer gänzlich neuen Methode ist der Gemeinsame Bundesausschuss (G-BA) zuständig, ein Organ der gemeinsamen Selbstverwaltung und das höchste Entscheidungsgremium für das deutsche Gesundheitswesen. Dies galt bis zum Inkrafttreten des DVG uneingeschränkt auch für solche Methoden, die maßgeblich auf der Anwendung einer diGA beruhen. Dabei unterscheiden sich die regulatorischen Rahmenbedingungen im stationären Sektor einerseits und ambulanten Sektor andererseits: Neue Untersuchungs- und Behandlungsmethoden, die in der vertragsärztlichen Versorgung (d. h. ambulant) zur Anwendung kommen sollen, müssen zunächst vom G-BA hinsichtlich ihres Nutzens für die Patienten bewertet werden (Verbot mit Erlaubnisvorbehalt, § 135 SGB V). Im stationären Sektor gilt das umgekehrte Prinzip (Erlaubnis mit Verbotsvorbehalt, § 137c SGB V). Da im stationären Bereich zunächst jede Behandlung erlaubt und erstattungsfähig ist, kommt es meist nur dann zu Methodenbewertungen durch den G-BA, wenn eine der Interessengruppen im G-BA dies für angezeigt hält und einen Antrag stellt, z. B. weil eine schädliche Wirkung einer Methode befürchtet wird.

Für vielversprechende neue Methoden, bei denen die bisher vorliegenden Daten noch nicht für einen Nutzennachweis ausreichen, hat der G-BA seit Einführung der Erprobungsregelung mit dem GKV-Versorgungsstrukturgesetz (GKV-VStG) im Jahr 2012 die Möglichkeit, selbst Studien zu initiieren. In der Regel sind dies Studien der höchsten Evidenzstufe, sogenannte randomisierte kontrollierte Studien (RCTs). Denn dieses Evidenzniveau ist meistens notwendig, um mit hinreichender Sicherheit von einer kausalen Beziehung zwischen Intervention und Behandlungsergebnis ausgehen zu können. Ein Erprobungsverfahren kann auf Antrag auch von Herstellern selbst angestoßen werden (§ 137e SGB V) und kommt auch für diGA infrage. Die Hersteller mussten bis zum Jahr 2019 allerdings die Kosten einer solchen Erprobungsstudie überwiegend selbst tragen. Weil dies offenbar zu große Hürden aufbaute, soll mit der Neuregelung im Terminservice- und Versorgungsgesetz (TSVG), das im Jahr 2019 in Kraft trat, nun der G-BA als Finanzierungsträger einspringen, wenn ein Hersteller nicht zahlen kann oder will.

Der G-BA entscheidet auch darüber, ob eine Intervention eine neue (ärztliche) Methode darstellt oder lediglich eine „Variante" einer Methode, die bereits Teil der Versorgung ist, z. B. bei technologischen Weiterentwicklungen. Daher unterfällt vermutlich nur ein kleiner Teil der diGA der Methodendefinition des G-BA, denn zumeist beruhen diese auf Weiterentwicklungen bewährter oder altbekannter Therapie- oder Diagnoseansätze. Erfüllt eine diGA die Methodendefinition nicht, ist der sogenannte Bewertungsausschuss zuständig, ein weiteres Organ der gemeinsamen Selbstverwaltung. Dieser entscheidet über die Aufnahme in den Einheitlichen Bewertungsmaßstab (EBM), eine Art „Leistungskatalog" der vertragsärztlichen Versorgung, der auch die Vergütung ärztlicher Leistungen regelt.

Zur Unterstützung der Entscheidungsfindung im Methodenbewertungsverfahren kann der G-BA das Institut für Qualität und Wirtschaftlichkeit im Gesundheitswesen (IQWiG) mit der Erstellung eines wissenschaftlichen Gutachtens beauftragen. Sowohl der G-BA [6] als auch das IQWiG (gemäß Abs. 4 Satz 1 § 139a SGB V) sind dabei den Grundsätzen der evidenzbasierten Medizin verpflichtet. Die Gutachten des IQWiG zur Nutzenbewertung basieren zumeist auf RCTs, je nach Fragestellung können aber auch Studien eines geringeren Evidenzniveaus ausreichend sein [2].

Neben dem Methodenbewertungsverfahren (§ 135 und § 137c SGB V) gibt es über selektivvertragliche Regelungen weitere Zugangswege in die Versorgung, die prinzipiell auch für diGA offenstehen und für diese bisher vermutlich deutlich häufiger gewählt werden. Hier sind insbesondere die Regelungen zur Integrierten Versorgung (§ 140a SGB V), zur Gesundheitsprävention (§ 20a/b SGB V), zu Satzungsleistungen (§ 11(6) SGB V) sowie zum Innovationsfonds (§ 92a SGB V) zu nennen. Auf diesen Wegen gelangen die Interventionen jeweils nur zu den Versicherten einzelner Krankenkassen, der Kreis der potenziellen Nutzer ist dadurch begrenzt. Für Krankenkassen sind diese Möglichkeiten nicht zuletzt auch aus Marketinggründen attraktiv. Eine systematische Bewertung von Nutzen und Schaden (sowie weiterer Kriterien wie Datensicherheit, Datenschutz und Praktikabilität) ist hier allerdings nicht vorgesehen. Dies kann dazu führen, dass Therapien in die Versorgung gelangen, bei denen nicht bekannt ist, ob sie tatsächlich wirken, die möglicherweise überhaupt keinen Vorteil bieten oder sogar schaden, zum Beispiel dann, wenn sie dazu beitragen, dass eigentlich verfügbare, wirksame Therapien nicht angewandt werden.

Aus Sicht von diGA-Herstellern stellten die bisherigen Regelungen Barrieren gegen den Markteintritt dar: Erfüllen diGA weder die Methodendefinition des G-BA noch die einer ärztlichen Leistung, blieb bisher nur ein punktueller Zugang über eine der selektivvertraglichen Regelungen übrig. Diese regulatorische Lücke soll das Digitale-Versorgung-Gesetz (DVG) schließen, das Anfang 2020 in Kraft getreten ist [1].

12.5 Neuer Zugangsweg für digitale Gesundheitsanwendungen durch DVG-Neuregelung

Mit dem DVG Medizinprodukte haben Versicherte gemäß § 33a SGB V erstmals Anspruch auf solche diGA, die als Medizinprodukte niedriger Risikoklasse (Klasse I oder IIa) in ein Verzeichnis beim Bundesinstitut für Arzneimittel und Medizinprodukte (BfArM) aufgenommen sind. Für die Aufnahme in die BfArM-Liste müssen Hersteller neben den grundlegenden Kriterien „Sicherheit, Funktionstauglichkeit und Qualität des Medizinproduktes", Datenschutz und Datensicherheit auch „positive Versorgungseffekte" nachweisen. Insbesondere die Aspekte Datenschutz und Datensicherheit standen während des Gesetzgebungsverfahrens im Zentrum der Kritik (z. B. [7,8]), sind jedoch nicht im Fokus dieses Beitrags. Das Kriterium der „positiven Versorgungseffekte" wird vom Gesetzgeber offenbar als nachrangig betrachtet, denn wenn dessen Nachweis noch nicht gelingt, ist eine temporäre Listung und Erprobung vorgesehen. Das Kriterium „positiver Versorgungseffekt" ist aufgrund von Stellungnahmen zum Gesetzentwurf [7,9] schließlich noch konkretisiert worden als „entweder ein medizinischer Nutzen oder eine patientenrelevante Struktur- oder Verfahrensverbesserung." Dass die temporäre Erstattung an die Bedingung der Erprobung geknüpft wurde, ist sicherlich auch im Sinne der Patienten. Allerdings erhalten alle Versicherten auch die temporär gelisteten diGAs, nicht nur im Rahmen einer Erprobung. Das bedeutet auch, dass diGAs niedriger Risikoklasse für eine breite Anwendung und Erstattung durch die Solidargemeinschaft zunächst noch nicht einmal eine Verbesserung der Versorgung vorweisen müssen. Patienten können daher weiterhin nicht sicher sein, ob ihnen die auf Kassenkosten angewendeten diGAs Vorteile bringen – bei mindestens Restrisiken hinsichtlich Datenschutz und Datensicherheit. Inwieweit für Ärzte, Krankenkassen und Patienten überhaupt erkennbar sein wird, ob „ihre" diGA temporär oder dauerhaft gelistet wurde und auf welcher Datenbasis dies erfolgte, ist derzeit noch offen. Denn gesetzlich geregelt ist nur, dass das Verzeichnis veröffentlicht wird, nicht aber der Umfang der veröffentlichten Informationen.

Die DVG-Neuregelung, die dem Anschein nach darauf abzielt, die beschriebene Regulierungslücke zu füllen, produziert gleichzeitig Überschneidungen mit den bisherigen Regelungen des SGB V: Bei solchen diGAs, die ärztliche Leistungen sind und § 135 SGB V unterfallen, besteht ein Leistungsanspruch auch ohne Methodenbewertungsverfahren und Beschluss einer Richtlinie, was einem Aufweichen des Methodenbewertungsvorbehalts des G-BA bei vertragsärztlichen Leistungen gleichkommt. Das IQWiG hatte aus diesem Grund eine Unterscheidung zwischen ärztlichen und nicht-ärztlichen diGAs vorgeschlagen [10]. Dies entspräche auch dem kürzlich vom britischen National Institute for Health and Care Excellence (NICE) vorgeschlagenen Klassifikations- und Bewertungsschema für digitale Gesundheitstechnologien gemäß ihrer hauptsächlichen Funktion [11]. Der NICE-Vorschlag enthält auch einen hilfreichen Ansatz, das erforderliche Evidenzniveau der Daten am potenziellen Risiko der digitalen Gesundheitstechnologie auszurichten.

Welches Evidenzniveau gefordert wird, um die „positiven Versorgungseffekte" einer diGA darzulegen, wird gemäß DVG noch per Rechtsverordnung geregelt werden. Der ursprüngliche Gesetzentwurf wurde noch um einen Passus ergänzt, dass diesbezügliche Regelungen „unter Berücksichtigung der Grundsätze der evidenzbasierten Medizin" erfolgen müssen. Für nicht-ärztliche diGAs erscheint es dabei durchaus angemessen, geringere Anforderungen an die Evidenz zu stellen.

Tab. 12.1: Systematik von Bewertungen von Niedrigrisiko- und Hochrisiko-diGA.

DiGA-Gruppe	Niedrigrisiko-diGA (Klasse I/Ia)	Hochrisiko-diGA (Klasse IIb/III und Methode gemäß § 135)
Für Bewertung zuständig	BfArM	G-BA
Bewertungsstart	Antrag des Herstellers	Antrag durch Akteur im G-BA
Bewertungskriterien	Nutzen *oder* patientenrelevante Struktur- und Verfahrensverbesserung (positive Versorgungseffekte)	(höherer) Nutzen
Evidenzanforderung	Noch offen („Berücksichtigung der Grundsätze der evidenzbasierten Medizin")	i. d. R. RCTs
Erprobung	möglich	möglich
Vergütung	Vereinbarung zwischen GKV-Spitzenverband und Herstellern	Vereinbarung zwischen GKV-Spitzenverband und KBV (Bewertungsausschuss)

BfArM: Bundesinstitut für Arzneimittel und Medizinprodukte; diGA: digitale Gesundheitsanwendung; G-BA: Gemeinsamer Bundessausschuss; GKV: Gesetzliche Krankenversicherung; KBV: Kassenärztliche Bundesvereinigung; RCT: randomisierte kontrollierte Studie

12.6 Ausblick und zukünftige Handlungsfelder

Für die nicht-ärztlichen diGAs niedriger Risikoklassen, die vor allem Zwecken wie Organisation, Dokumentation und Kommunikation dienen, erscheint eine Kurzbewertung im Sinne des DVG sinnvoll und angemessen (vgl. Tab. 12.1). Anders sieht dies aus bei diGAs, die ärztliche Leistungen sind oder ärztliche Leistungen wesentlich unterstützen. Es bleibt abzuwarten, inwiefern das neu geschaffene Nebeneinander von BfArM-Bewertung und G-BA-Methodenbewertung mit überlappendem Aufgabenbereich, aber jeweils unterschiedlichen Aufgreif- und Bewertungskriterien sowie erwartbar unterschiedlicher Tiefe der Bewertung eine effiziente und schnelle Beantwortung der wesentlichen Fragen zum Nutzen und Schaden fördert oder eher verzögert. Weiterhin außen vor bleiben außerdem diGAs höherer Risikoklassen (IIb und III), die keine neue Methode darstellen, damit also weder der BfArM-Bewertung noch der G-BA-Methodenbewertung unterfallen.

Der Erfolg des neu geschaffenen Zugangswegs in die Versorgung wird sich auch daran bemessen lassen müssen, inwieweit es gelingt, per „fast track" in die Versorgung gelangte diGAs, die sich später als unwirksam oder schädlich erweisen, wieder „loszuwerden". Denn unwirksame diGAs sind nicht nur eine Verschwendung von Versichertengeldern, die in der Folge an anderer Stelle fehlen, sondern können Patienten auch schaden. Zum Beispiel in der Therapie psychischer Erkrankungen (aber nicht nur dort) können erfolglose Therapien die Motivation von Patienten untergraben und Gefühle von Hilflosigkeit verstärken [12].

Teilweise offen ist noch, wie mit Weiterentwicklungen von bereits im BfArM-Verzeichnis gelisteten diGAs umgegangen werden wird, insbesondere wie eine „wesentliche Veränderung" des Produkts (die der Hersteller dem BfArM melden muss) charakterisiert ist und anhand welcher Kriterien das Bundesinstitut für Arzneimittel und Medizinprodukte in der Folge über eine Neubewertung oder Streichung aus dem Verzeichnis entscheidet. Spezifische Regelungen für diGAs, die auf künstlicher Intelligenz und sich eigenständig fortlaufend ändernden Algorithmen basieren, könnten in dieser Hinsicht ebenfalls sinnvoll sein. Die geplante Rechtsverordnung, die zum jetzigen Zeitpunkt (Ende 2019) noch nicht vorliegt, wird hier hoffentlich für mehr Klarheit sorgen.

Im Sinne einer ausreichenden, zweckmäßigen und wirtschaftlichen Versorgung ist es zentral, dass Innovationen ihre Vor- und Nachteile für die Patienten nachweisen müssen. Ein Sonderstatus für digitale Innovationen ist dabei nicht zu rechtfertigen, denn sie teilen sich die Ressourcen mit anderen medizinischen Interventionen und sollten sich auch denselben Anforderungen stellen. Dort, wo ein Risikopotenzial für Patienten besteht, müssen die wesentlichen Fragen zu Nutzen und Schaden rasch geklärt werden, bevor Therapien oder Diagnoseverfahren in der Breite der Versorgung ankommen. Mit der Methodenbewertung im G-BA gibt es bereits ein etabliertes methodisches Instrumentarium, das im Grundsatz auch für Interventionen der Medizin- und Informationstechnik angewendet werden kann. Für schnelle Erstattungsentscheidungen in nur wenigen Monaten, die insbesondere auch für diGAs angestrebt werden sollten, liegen mit dem AMNOG-Verfahren oder dem Bewertungsverfahren bei Hochrisikomedizinprodukten bereits Blaupausen vor [13].

12.7 Literatur

[1] Deutscher Bundestag. Gesetz für eine bessere Versorgung durch Digitalisierung und Innovation (Digitale-Versorgung-Gesetz – DVG). https://www.bgbl.de/xaver/bgbl/start.xav?startbk=-Bundesanzeiger_BGBl&jumpTo=bgbl119s2562.pdf#__bgbl__%2F%2F*%5B%40attr_id%3D%27bgbl119s2562.pdf%27%5D__1578833178864 [12.01.2020].

[2] Institut für Qualität und Wirtschaftlichkeit im Gesundheitswesen. Allgemeine Methoden: Version 5.0. Köln, IQWiG, 2017. https://www.iqwig.de/download/Allgemeine-Methoden_Version-5-0.pdf [27.11.2019].

[3] Biomarkers Definitions Working Group. Biomarkers and surrogate endpoints: preferred definitions and conceptual framework. Clin Pharmacol Ther. 2001;69:89–95.

[4] Verordnung (EU) 2017/745 des Europäischen Parlaments und des Rates vom 5. April 2017 über Medizinprodukte, zur Änderung der Richtlinie 2001/83/EG, der Verordnung (EG) Nr. 178/2002 und der Verordnung (EG) Nr. 1223/2009 und zur Aufhebung der Richtlinien 90/385/EWG und 93/42/EWG des Rates. Amtsblatt der Europäischen Union. 2017;60:1–175.

[5] Medical Device Coordination Group. Guidance on qualification and classification of software in Regulation (EU) 2017/745 – MDR and Regulation (EU) 2017/746 – IVDR. 10.2019. https://

ec.europa.eu/docsroom/documents/37581/attachments/1/translations/en/renditions/native [21.11.2019].

[6]   Gemeinsamer Bundesausschuss. Verfahrensordnung des Gemeinsamen Bundesausschusses. 19.11.2019. https://www.g-ba.de/downloads/62-492-1970/VerfO_2019-07-18_iK-2019-11-19. pdf [21.11.2019].

[7]   Bundesrat. Stellungnahme des Bundesrates: Entwurf eines Gesetzes für eine bessere Versorgung durch Digitalisierung und Innovation (Digitale-Versorgung-Gesetz DVG); Drucksache 360/19 (Beschluss). 20.09.2019. https://www.bundesrat.de/SharedDocs/drucksachen/2019/0301-0400/360-19(B).pdf?__blob=publicationFile&v=1 [21.11.2019].

[8]   Deutscher Bundestag – Ausschuss für Gesundheit. Wortprotokoll der 63. Sitzung: Protokoll-Nr. 19/63. 23.10.2019. https://www.bundestag.de/resource/blob/664490/262977751ebfbeb3de6eb649f33d5562/063_16-10-19_Protokoll-data.pdf [21.11.2019].

[9]   Gemeinsamer Bundesausschuss. Stellungnahme der hauptamtlichen unparteiischen Mitglieder des Gemeinsamen Bundesausschusses (G-BA) vom 10.10.2019 zur öffentlichen Anhörung zum Gesetzentwurf der Bundesregierung für eine bessere Versorgung durch Digitalisierung und Innovation (Digitale Versorgung-Gesetz – DVG) (BT-Drs. 19/13438). 10.10.2019. https://www.g-ba.de/downloads/17-98-4858/2019-10-10-PA-AfG-SN-DVG-G-BA. pdf [21.11.2019].

[10] Institut für Qualität und Wirtschaftlichkeit im Gesundheitswesen. Stellungnahme des IQWiG zum Referentenentwurf des Bundesministeriums für Gesundheit (BMG) eines Gesetzes für eine bessere Versorgung durch Digitalisierung und Innovation (Digitale Versorgung-Gesetz – DVG) vom 15.05.2019. 06.06.2019. https://www.iqwig.de/download/2019-05-15_IQWiG-Stellungnahme_Digitale-Versorgungs-Gesetz.pdf [21.11.2019].

[11] National Institute for Health and Care Excellence. Evidence standards framework for digital health technologies [online]. 03.2019. https://www.nice.org.uk/Media/Default/About/what-we-do/our-programmes/evidence-standards-framework/digital-evidence-standards-framework.pdf [21.11.2019].

[12] Bundespsychotherapeuten-Kammer. Gesundheits-Apps nutzen, ohne Patienten zu gefährden: zur Digitalisierung in der Psychotherapie. 20.09.2019. https://www.bptk.de/wp-content/uploads/2019/09/BPtK-Standpunkt-Gesundheits-Apps-nutzen-ohne-Patienten-zu-gefährden-Zur-Digitalisierung-in-der-Psychotherapie-1.pdf [21.11.2019].

[13] Angelescu K, Sauerland S. Mobile Gesundheitsanwendungen – Welche Evidenz ist nötig? Dtsch Ärztebl. 2019;116:A1057–62.

Teil IV: **Medizin- und informationstechnische Anwendungen und ihre spezifischen ethischen Aspekte (Auswahl)**

K. Wiegerling

13 Ethische Fragen zu Big Data und Datafizierung in der Medizin

13.1 Zum Begriff Big Data und Datafizierung

Unter dem Schlagwort Big Data werden fortgeschrittene informatische Entwicklungen subsumiert. Digitalisierungsstrategien sollen zu einer Transformation des Gesundheitswesens führen, mit der eine Erweiterung des Gesundheitsverständnisses einhergeht. Die gesamte Lebensweise soll in den Gesundheitsdiskurs einbezogen werden. Disponiert wird er von der Idee einer umfassenden Datafizierung aller Lebenssphären. Daten sollen auf einer symbolischen Sphäre versammelt, miteinander vernetzt werden und eine logistische Steuerung erfahren. Das gesamte Gesundheitswesen, von der medizinischen Praxis und Forschung, über die Pflege und Prävention bis zur Biopolitik ist von dieser Transformation betroffen. Eine datenbasierte Medizin rückt nicht nur Krankheit und Verletzung, sondern auch den mehr oder weniger gesunden Normalzustand in den Fokus, der erhalten und verbessert werden soll. Mit der Idee einer Präventionsmedizin geht nicht nur eine Überwachung unseres körperlichen Zustandes, sondern auch unserer Lebensweise einher.

Die Rede von Big Data bleibt jedoch nicht nur bildungssprachlich, sondern auch in der Wissenschaft vage. Big Data ist ein Schlagwort, das andere informationstechnische Schlagworte abgelöst hat und wohl selbst demnächst durch ein anderes, etwa „smart data", ersetzt wird. Bei technischen Neuerungen kommt es zu perspektivischen Verschiebungen, die nicht immer den Neuheitsanspruch einlösen, den sie erheben. Wir können von technischen Konzepten, die auch ökonomisch und politisch getrieben sind, nicht die Haltbarkeit philosophischer Konzepte erwarten, müssen uns aber bemühen, Vagheiten einzuschränken, um zu einem wissenschaftlich sinnvollen Gebrauch zu gelangen.

Die V-Charakteristika volume, velocity, variety, validity, value etc. sollen auf den Punkt bringen, was Big Data gegenüber anderen informatischen Entwicklungen auszeichnet. Sie suggerieren einen spezifischen Charakter, der größtenteils aber auch auf relationale Datenbanken zutrifft. Big Data bezeichnet ein Dominantwerden automatisierter Verarbeitung großer Datenmengen. Es ist aber Skepsis angebracht, Charakteristika an Alliterationen anstatt der Sache auszurichten.

Big Data kann als Integrationsbegriff verstanden werden, insofern er es ermöglicht, Fragestellungen fortgeschrittener informatischer Konfigurationen unter dem Aspekt der Analyse großer Datenmengen zu diskutieren. Dabei soll der metaphorische Begriffsgebrauch seine integrative Leistung erhöhen. Als Reflexionsbegriff wird mit Big Data ein Verhältnis bestimmt, das wir zu einem Objektbereich einnehmen,

https://doi.org/10.1515/9783110645767-013

wobei wir nicht objekt-, sondern relationsreferierend sind, also auf Beziehungen zum Objekt referieren.

Big Data steht für die Zunahme digitaler Daten, die mittels Sensoren oder durch die Auswertung von Texten, Tönen und Bildern in vernetzten Medien erhoben werden. Ständig entstehen digitale Datenspuren und werden Metadaten über unser Nutzungsverhalten generiert. Die so entstehende Datenmasse ist unstrukturiert, heterogen und komplex. Es handelt sich jedoch weniger um einen Datenberg als um eine ständig wachsende Zahl ubiquitär gespeicherter Daten und einen wachsenden Datenstrom. Eine neue Dimension erreicht die Verarbeitungsgeschwindigkeit, wenn es zu Echtzeitanalysen fließender Datenströme kommt. Die Herausforderung von Big Data besteht weniger in der Sammlung und Archivierung großer Datenmengen als vielmehr in deren Analyse, Verarbeitung und Verwertung in Echtzeit.

Big Data steht auch für den Totalanspruch gegenwärtiger Digitalisierungs- und Vernetzungsbegehren, die sich nicht zuletzt in zunehmender Überwachung, Intransparenz, Automatisierung sowie Delegation von Entscheidungsprozessen an Systemtechnologien äußern. Ein sinnvoller wissenschaftlicher Gebrauch des Begriffs fokussiert die Mustererkennung in dynamischen, sich wandelnden heterogenen Datenflüssen sowie die Steuerung von Prozessen in Echtzeit. Wichtig sind dabei Verfahren des maschinellen Lernens, das sich durch Selbstorganisation und Autoadaptivität auszeichnet. Es soll auf unbekannte Datenmassen adaptiv reagieren, was eine Variation und Generierung von Verarbeitungsregeln einschließt.

Wenn von Big Data gesprochen wird, sollten Technologien zum Einsatz kommen, durch die Mustererkennung, Informationskorrelationen und Strukturvorschläge möglich werden, die menschliche Akteure auch mit hohem Zeitaufwand kaum finden können. Mustererkennung ist in medizinischen Kontexten von großer Bedeutung. Es geht v. a. um die Erfassung von Typologien, die auf Krankheitsbilder schließen lassen. Auch wenn traditionelle Verfahren der Datenanalyse weiterhin genutzt werden, so genügen diese nicht den Leistungsanforderungen von Big Data.

Big Data ist untrennbar mit der Datafizierungsidee verknüpft. Die ganze Welt, von physikalischen über soziale bis zu psychischen Phänomenen, soll in Daten erfasst und in eine kalkulierbare Sphäre binärer Codierungen gebannt werden. Während Digitalisierung die berechenbare Struktur alles Seienden betrifft, ist Datafizierung das intentionale Korrelat zur Digitalisierung, das auf die Welt jenseits der Sphäre binärer Codierungen verweist. Daten gehören aber als quasi atomarer Grundbestand für die kalkulierende Erfassung, Kontrolle und Steuerung der digitalen Sphäre an. Ziel der Datafizierung ist die totale Berechenbarkeit aller Welt- und Lebensprozesse, inklusive der Vorhersage künftiger Ereignisse. Dabei sollen qualitative in berechenbare quantitative Bestimmungen überführt werden. Die Datafizierungsidee hat eine Vorgeschichte, die mit der Mathematisierung der Naturverhältnisse ihren Anfang nahm und in Laplace' Idee einer totalen Berechenbarkeit der Welt einen ersten Höhepunkt erlebte. In Leibniz „chracteristica universalis" wird mit der Präsentation von Gegenständen und Sachverhalten durch Zeichen eine pragmatische Absicht verfolgt. Durch die Übertragung sollen diese berechenbar und handhabbarer werden [1]. Mit der Idee einer besseren Sachbeherrschung ist ein metaphysischer Anspruch verbunden, der bis heute Geltung beansprucht, nämlich, dass auch das historische und biologische Leben restlos erfasst und berechnet werden kann. Die Datafizierungsidee geht mit der Totalerfassung alles ontologisch Bestimmbaren einher, was Rafael Capurro in der Formel „esse est computari" zu fassen versucht [2].

Was der Gedanke einer umfassenden Datafizierung jedoch ausblendet ist die Widerständigkeit der Dinge und Sachverhalte, die sich nicht unserem berechnenden Zugriff fügen. Wo Daten erhoben und artikuliert werden, werden andere Daten desartikuliert. Alle Erkenntnis beruht auf Artikulationen und Desartikulationen. Neue Erkenntnisse werden nicht notwendigerweise durch ein mehr an Daten gewonnen, sondern aufgrund einer Neueinschätzung, Neurelationierung bzw. Neuhierarchisierung der Elemente eines Sachverhaltes. Daten stehen nicht für die Sache selbst, sondern für das, was von ihr unter bestimmten Intentionen gegeben ist. Jedem Messvorgang geht eine Entscheidung über das zu Messende voraus.

13.2 Grenzen der Datafizierung

Es geht nun um eine kritische Auseinandersetzung mit der Nutzung großer Datenmengen in der Medizin, was nicht bedeutet, dass der Sinn dieser Nutzung infrage gestellt wird, sondern dass sie eine kritisch-unterscheidende Begleitung erfährt, um einen Beitrag zu leisten, Ansprüche zu begrenzen und die Systementwicklung auszudifferenzieren. Auch wenn es Gründe gibt in der digitalen Transformation von Medizin und Gesundheitswesen mehr als eine Erweiterung und Verbesserung bestehender Werkzeuge zu sehen, darf nicht übersehen werden, dass es sich bei modernen informatischen Systemtechnologien *auch* um Werkzeuge handelt, die dem Zweck dienen, medizinische Versorgung effizienter zu betreiben und finanzierbar zu halten. Systemanwendungen bleiben an Zwecke gebunden. Bei jedem Versuch sie zu realisieren, stellt sich aber die Frage, ob das genutzte Werkzeug den Zweck erfüllt oder nicht.

Die Hoffnung, die chronisch unscharfe Auslegung von Befunden durch kalkulierende und objektivierende Verfahren überwinden zu können, erfährt derzeit einen Höhenflug. Dabei ist aber zu bedenken:
- Es gibt keine vollständige Verdatung eines Sachverhaltes. Überall, wo etwas durch eine Messung artikuliert wird, wird anderes desartikuliert. Was messrelevant ist, wird zuvor entschieden bzw. vom System entsprechend seiner Einrichtung generiert.
- Der Mikro- wie der Makrokosmos ist unendlich ausdifferenzierbar. Jedes System kann aber nur mit endlich vielen Daten arbeiten.
- Grundsätzlich ist die Möglichkeit einer Fehlübertragung von Messdaten gegeben. Es können Sensoren gestört sein oder Fehlzuordnungen vorgenommen werden. Selbst wenn das Problem der Datenfehlübertragung technisch abgemildert wer-

den kann, kann es niemals ausgeschlossen werden. Mit automatisierten Aktionen über Aktoren, die auf Analysate reagieren, sind Gefahren verbunden, da die reflexiv gebremste menschliche Realisierungsinstanz fehlt.

Daten, die einer Analyse zugrunde liegen, erfahren eine Selektion. Jedes Ergebnisangebot ist ein Konzentrat, das aufgrund von Datenpräferenzen zustande kommt. Auch wenn die Möglichkeit besteht, die Zahl der Messungen von Vitalwerten enorm zu erhöhen, können nicht alle intrakorporalen Prozesse erfasst werden. Im Übrigen stellt sich die Frage, inwieweit die Hardware des Messinstruments bzw. -implantats die Werte, die es erfassen soll, beeinflusst.

Die eigenständige Generierung von Regeln beim maschinellen Lernen hängt von der Erfassung des Problems ab, das gelöst werden soll. Die Problemerfassung kann jedoch falsch sein. Sybille Anderl erinnert an eine Präsentation, die Thomas Wiegand vom Fraunhofer Heinrich Hertz-Institut 2017 bei einer Berliner Big Data-Tagung bot: „Ein selbstlernendes System sollte vorhersagen, ob eine erkrankte Person als Risikopatient bei einer Lungenentzündung sofort behandelt werden muss. Nach der Trainingsphase, die auf der Grundlage von über 14.000 echten Patientendatensätzen erfolgte, kam das System zu dem Ergebnis, dass Personen mit Asthma, Brustschmerzen und Herzproblemen nicht als Risikopatienten einzuordnen sind – ein Resultat, das offenbar jeder Intuition zuwiderläuft. Der Grund für die Fehleinschätzung war, dass diese Menschen mit Vorerkrankung von vornherein regelmäßig zum Arzt gehen und daher im Vergleich zu einem gesunden Menschen einem geringeren Risiko unterliegen, an einer Lungenentzündung zu sterben. Sofern diese Tatsache aber dazu führen würde, dass die entsprechenden Patienten im Krankenhaus bevorzugt abgewiesen würden, wäre dies offenbar fatal. Bei allen beeindruckenden Erfolgen lernender Algorithmen (...), scheint also zu gelten: Blindes Vertrauen kann gefährlich sein, auch intelligente Algorithmen sollten wir kritisch im Auge behalten." [3]

Ungeprüfte Anwendungen können in der Medizin nicht nur zu Fehleinsichten führen, sondern fatale Folgen zeitigen, wenn in automatisierten Verfahren über Aktoren auf Analysate reagiert wird. Analysate basieren einerseits auf perspektivischen Zugriffen über Sensoren, andererseits auf Algorithmen, die nach bestimmten Präferenzen entwickelt wurden. Die Zwecke, die damit erreicht werden sollen, sind Ausdruck außerinformatischer Intentionen.

Zwischen Datum und Wirklichkeit bleibt eine Lücke, die weder durch vermehrte Messungen noch durch informatische Verfahren, sondern nur in praktischen Verhältnissen zu schließen ist. Nur die Situationserfassung und Intuition des Arztes können in Notfallsituationen die richtige Handlungspräferenz setzen. In einer datenbasierten Medizin wird die Fähigkeit des Arztes zur Systemkritik von entscheidender Bedeutung sein. Es geht dabei um den Erhalt der eigenen Steuerungs- und Kontrollkompetenz.

Die Analyse großer Datenmengen in der Medizin kündigt einen Wandel unserer Vorstellung von Gesundheit und damit auch unseres Selbstverständnisses an. Der Glaube an die Berechen- und Gestaltbarkeit des Lebens sowie die Überwindung der

Schicksalhaftigkeit unserer physischen Existenz erhält durch Big Data einen Schub. Unser Wissen über physiologische Entwicklungen und körperliche Leistungs- und Widerstandsfähigkeit soll präziser werden. Analysate sollen helfen gesünder zu leben, aber auch allgemeinen Interessen dienen, wie der Erhaltung der ökonomischen und sozialen Leistungsfähigkeit der Bevölkerung. Krankheit, Behinderung und Alterung sollen verhindert, verkürzt oder aufgeschoben, der Gegensatz von Gesundheit und Krankheit aufgehoben werden. Gesundheit wird als optimierbares Potenzial begriffen, als Möglichkeit seine private und gesellschaftliche Rolle optimal auszuüben. Präventionsmedizin impliziert die Bereitschaft, Gesundheit observieren zu lassen und die Möglichkeit, Krankheit als Schuld zuzurechnen.

13.3 Exemplarische Anwendungen von Big Data

Nennen wir exemplarisch drei Beispiele, in denen Big Data-Technologien zum Einsatz kommen: In der Anästhesie sollen durch die Überwachung von Vitaldaten präzise Regulierungen unter der Kontrolle eines menschlichen Anästhesisten durchgeführt werden. Wissensbasierte Systeme sollen im OP auf Daten „ähnlicher" Fälle zurückgreifen und im Abgleich mit diesem Einfluss auf Operationsverläufe nehmen. Daten aus medizinischen Datenbanken sollen zur Steuerung von Instrumenten genutzt werden. Ziel ist die Entlastung des Operateurs von Routinehandlungen und Überwachungstätigkeiten sowie die Gewährung neuer Handlungsoptionen. Andererseits geht es aber auch um die Überbietung der ärztlichen Bewertungskompetenz und Kontrolle des Operationsverlaufs. Beide Ziele erweisen sich als problematisch, wenn der Systemeinsatz zur Bevormundung führt und der Arzt trotz anderer Intuition und guter Kenntnis der Schwächen und Bedingungen des OPs nicht gegen die Systemvorgaben zu handeln wagt.

Zur Entscheidungsfindung, wann ein schwer kranker Patient von der teuren kurativen in die günstigere palliative Pflege entlassen wird, wurden Prognosesysteme entwickelt, die die Sterbewahrscheinlichkeit innerhalb überschaubarer Zeiträume errechnen. Der Systemeinsatz soll dem Patienten schmerzhafte und unnötige Therapien ersparen und zur finanziellen Entlastung des Gesundheitswesens beitragen. Neben transparenten Systemangeboten, die nur wenige Faktoren berücksichtigen und sich auf bestimmte Krankheiten und Patientengruppen beschränken, gibt es Angebote, die weit darüber hinausgehen. Ein neuronales Netzwerk von Avati et al. wird anhand von über 200.000 digitalen Patientenakten mit Einträgen der letzten zwölf Monate trainiert um herauszufinden, ob ein Patient binnen der nächsten vier bis zwölf Monate stirbt. Um den optimalen Zeitpunkt für den Wechsel von der kurativen in die palliative Pflege zu bestimmen, wird aus Krankheits- und Diagnosecodes eine Eigenschaftsmatrix mit 13.654 Dimensionen erstellt, die als Input für ein neuronales Netz mit 18 Schichten dient. Im Durchschnitt hat jeder Patient in dieser Matrix 74 Einträge. Das Zustandekommen des Ergebnisses ist für die Nutzer also nicht mehr nachvollziehbar, dem Ergebnis muss „blind" vertraut werden [4]. Bei knappen finanziellen und zeitlichen Ressourcen ist es nicht per se unethisch eine Entscheidung mit Hilfe opaker Algorithmen zu treffen, die Gefahr ist jedoch groß, dass das Patientenwohl aus dem Blick gerät. In England wurde zwischen 2011 und 2013 ein Bonussystem für Ärzte getestet, das für jeden Patienten, der zum Sterben aus dem Krankenhaus entlassen wurde, einen Bonus von £ 50 zahlt. Dahinter steht das Kalkül, dass der Tod außerhalb des Krankenhauses im Schnitt £ 1.000 weniger Kosten verursacht [5].

Eine Brücke zwischen medizinischer Nutzung und Kontrolle der Lebensweise bilden sogenannte Wearables, durch die eine digitale Erschließung und ein persönliches Monitoring physiologischer Zustände stattfinden sollen. Auf vielen Smartphones sind Gesundheits-Apps installiert, die z. B. Bewegungsdauer und -intensität erfassen und auswerten. Es können – wenngleich mit fragwürdiger Genauigkeit – Biomarker wie Gewicht, Blutdruck, Puls, Sauerstoffsättigung des Blutes etc. erfasst werden. Neben Anwendungen zur Selbstüberwachung gibt es Apps, die über Krankheiten und Therapieformen informieren. Außer von Krankenkassen und Fachgesellschaften gibt es viele kommerzielle Angebote. Der Eintritt kommerzieller Akteure ins Gesundheitswesen führt dazu, dass Ärzte verstärkt als Vermittler gefragt sind, aber auch, dass ihre Autorität angezweifelt wird. Es stellt sich die Frage, ob über Wearables, Gesundheits-Apps etc. ein medizinisch unkontrolliertes paralleles „Gesundheitswesen" entsteht, das Nutzer den Interessen einer Gesundheitsindustrie aussetzt. Da Wearables den Nexus zur Lebensweise herstellen, ist damit zu rechnen, dass bei manchen Nutzern eine bis ins Psychopathologische reichende Fixierung auf Gesundheit stattfindet, die die Disposition für ein gelingendes Leben mit dem Leben selbst verwechselt. Es kann die Neigung gefördert werden, das gesamte Leben unter den Rubriken gesundheitsgefährdend und gesundheitsdienlich zu normieren. Gesundheitspolitisch kann die um sich greifende puritanische Moral gestärkt werden, die weder vor Gängelung noch Entmündigung zurückschreckt.

13.4 Grundlagen einer ethischen Bewertung

Beleuchten wir die ethischen Dimensionen von Big Data-Anwendungen in der Medizin, muss zunächst der Unterschied von rechtlichem und ethischem Diskurs beachtet werden. Auch wenn der Rechtsdiskurs nicht vom ethischen Diskurs isoliert werden kann, kann letzterer nicht auf ersteren reduziert werden. Wo das Recht Spielräume lassen muss, greift der ethische Diskurs. Das Recht reguliert Beziehungen, schreibt aber nur selten vor, was moralisch geboten ist. Vieles, was wir tun, mag rechtlich zulässig sein, ethisch richtig ist es deshalb noch lange nicht. Ethik hat einen transzendierenden Charakter, der bei der Bewertung von Technologien, denen ein Veränderungspotential in Bezug auf unser Gesellschafts- und Selbstverständnis zugesprochen wird, eine Rolle spielt. Ethisches Handeln deckt sich nicht mit den Vorgaben des positiven Rechts. Das Gesetz erlaubt in einem säkularen Rechtsstaat mehr als nach dem jeweiligen religiösen oder weltanschaulichen Verständnis erlaubt ist. Ethik geht also

– nicht im Recht auf, weil sie eine kritische, die bestehende Moral überprüfende sowie transzendierende Aufgabe hat,
– sie beschäftigt sich nicht mit Regulierungen, die ohne unmittelbaren moralischen Bezug sind und
– sie hat einen motivierenden Charakter, der das Ändern bestehender rechtlicher Regelungen einschließt.

Ethische Fragen zu Big Data betreffen einerseits die Möglichkeit des ethischen Diskurses überhaupt, andererseits die normative Ausrichtung unseres Handelns. Es geht um metaethische Bedingungen, die gewahrt sein müssen, wenn es zu einem ethischen Diskurs kommen soll, sowie um normative Bedingungen, die unser Handeln leiten und begrenzen sollen. Metaethische Fragen betreffen:

– die *Identität des Handlungssubjekts*, dem verantwortliches Handeln zugeschrieben werden soll,
– die *Bestimmung der Wirklichkeit*, in der gehandelt werden soll und
– die *Möglichkeit der Wahl*, denn wir können nur verantworten, was wir auch gewählt haben.

Wird die Identität des Handlungssubjektes durch die Nutzung von Big Data geschwächt, infrage gestellt oder aufgehoben, wird die Wirklichkeitsbestimmung für das Subjekt, das handeln soll, erschwert oder verunmöglicht und wird Wahl reduziert oder gar aufgehoben?

Leitwerte unseres Selbst- und Gesellschaftsverständnisses, wie sie als Vermächtniswerte im Grundgesetz aufgegeben sind, sind

– die *Würde* als unveräußerliches Recht des Menschen als selbstzweckhaftes, einzigartiges, nie in seiner Rolle aufgehendes Wesen behandelt zu werden;
– die *Autonomie* des Einzelnen, der das Recht hat, sein eigenes Leben zu führen;
– die *Subsidiarität* als Sicherung gegen Entmündigung und Paternalismus sowie Prinzip der Gesellschaftsorganisation, nach dem als Verantwortungsträger möglichst alle zu beteiligen sind und Macht nur mit Verteilung auf Viele legitimiert ist. Das Subsidiaritätsprinzip soll verhindern, dass ein autonomes Wesen bevormundet wird, selbst wenn dies gesellschaftlichen Interessen entgegenkommt. Ihm darf aber auch nichts abgenommen werden, was es selbst entscheiden und leisten kann.

13.5 Zur ethischen Bewertung von Big Data-Anwendungen

13.5.1 Individualisierung der Medizin

In der ethischen Debatte über medizinische Anwendungen von Big Data-Technologien werden oft Rechtfertigungsstrategien verfolgt, die wenig einleuchtend sind, etwa, dass mithilfe großer Datenmengen eine Individualisierung der Medizin stattfände. Mit Recht ließe sich auch das Gegenteil behaupten, dass es zu einer Entindividualisierung der Medizin führe, wenn im OP ein ständiger Abgleich mit ähnlich gelagerten Krankheitsfällen stattfindet und Handlungsempfehlungen gegeben werden, die mit statistischen Befunden übereinstimmen, nicht aber mit der Intuition des Arztes, der mehr über die Schwächen der apparativen Ausstattung des OPs weiß – über Aktorenmängel, Schnittstellenprobleme, Störanfälligkeiten, Synchronisierungsprobleme etc. Die Individualität der Medizin ist kein Ergebnis digitaler Werkzeuge, sondern des situationsangemessenen Einsatzes derselben. Damit ist nicht bestritten, dass Möglichkeiten einer individuelleren Behandlung bestehen, sondern nur, dass aus der Nutzung digitaler Werkzeuge *notwendigerweise* eine Individualisierung der Medizin erfolgt. Der Anspruch, dass Apparatemedizin ebenso individuell sein könne wie das persönliche Arzt-Patient-Verhältnis, nur auf einer komplexeren Wissensbasis, verfehlt die Einsicht, dass es vom Singulären keine Wissenschaft gibt. Medizin geht in ihrer konkreten Praxis nicht in wissenschaftlichem Handeln auf.

13.5.2 Erweitertes Gesundheitsverständnis

Mit der digitalen Vernetzung des Gesundheitswesens mit allen gesellschaftlichen Sphären artikuliert sich ein erweitertes Gesundheitsverständnis. Die ganze Gesellschaft wird bis in ihre psychischen Dispositionen einer medizinischen Betrachtung unterzogen, was zur verschärften Überwachung und Normierung des Alltags führt. Nicht zuletzt entsteht infolge der informatischen Aufrüstung des Körpers durch Implantate und Prothesen ein Gesundheitsbegriff, der von technischer Funktionalität und Effizienz dominiert wird. Der eigene Leib wird dann als apparative Zurüstung erfahren, die durch das Umlegen eines Schalters funktionstüchtig gemacht werden kann. Das Gesundheitsverständnis wandelt sich in ein technisches Funktionalitätsverständnis, das den Körper als regulier-, verbesser- und erweiterbare Maschine begreift. Der Mensch wird sich nicht nur in einer Deszendenzreihe verorten, sondern auch in einer technischen Entwicklungsreihe. Unter Schlagworten wie Effizienz, Optimierung oder Life-Work-Balance wird es vermehrt zu Normierungen des Körpers kommen. Dem Datenkorrelativismus des Big Data-Zeitalters entspricht die Idee einer Verknüpfung aller gesellschaftlichen Bereiche. Eine Metaphysik der totalen Berechenbarkeit wird das Gesundheitswesen dominieren. Gesundheit wird zu einer Sache des Kalküls.

13.5.3 Transformation des menschlichen Leibes

Eine datengetriebene Medizin versucht Zufälle auszuschließen, indem sie die letzten Reste der nur in der Erste-Person-Perspektive zugänglichen, kulturell disponierten Leiblichkeit durch eine kalkulierbare, in der Dritte-Person-Perspektive naturwissenschaftlich erfassbare Körperlichkeit zu ersetzen versucht. Es wird Leiberfahrungen geben, die den Leib als etwas Äußerliches begreifen. Die körperliche Selbstbeobachtung mittels Gesundheits-Apps und medizinischen Apparaturen wird voranschreiten. Wir sind nicht mehr, was wir spüren, sondern was wir wie jeder andere über Endgeräte sehen und hören [6]. Der Leib wird als regulier- und erweiterbare Apparatur gesehen werden, deren Kern nur noch eine Instanz ist, die für Synthesisleistungen benötigt wird, um eine sinnvolle Zuschreibung eines Körpers als der meinige geben zu können.

13.5.4 Der Arzt als systemkritischer Begleiter

Der Arzt wird in einer datenbasierten Medizin ein Element in einem Systemverbund sein, das über informatische Kompetenzen verfügen und vermehrt eine Vermittlerfunktion wahrnehmen muss. Da viele Ergebnisse in automatisierter Weise zustande kommen, wird er als kritischer Begleiter gefragt sein, der die Kompetenz und den Mut hat, auch gegen Systemvorgaben zu handeln. In Krisensituationen wird ein Arzt benötigt, der dank seiner Erfahrung, seines impliziten Wissens und seiner systemtranszendierenden Fähigkeiten quasi wie der Pilot Sullenberger sicher auf dem Hudson Bay zu landen vermag.

Das menschliche Selbstverständnis wird sich anders bestimmen, wenn es mit der extrakorporalen Welt informatisch verknüpft und durch Implantate und Prothesen aufgerüstet ist. Der Körper wird als Maschine erfahren werden, in die jederzeit justierend, nachbessernd und erweiternd eingegriffen werden kann. Der vermessene Körper unterliegt einem Wartungszyklus, der mit zunehmendem Alter eine Verdichtung erfährt. Individuell werden sich Differenzerfahrungen ausbilden, die sich narrativ artikulieren. „Ich" bin die Differenz zur objektiven Beschreibung meines körperlichen Zustandes [7]. Die individuelle Gesundheitserfahrung wird sich quasi in den Lücken zwischen Messwerten abspielen, wo eine skalierende, datengetriebene Medizin nicht hingelangt.

13.5.5 Verändertes menschliches Selbstverständnis

Der Mensch wird sich als etwas verstehen, das die technische Aufrüstung des eigenen Körpers einschließt. Unser Verhältnis zu Genesungsprozessen wird instantaner werden. Durch Implantate kann nicht nur eine Verknüpfung intra- und extrakorporaler

Prozesse stattfinden, sondern auch eine technische Normierung in physiologische Prozesse eindringen. Gesundheit wird aus einem Verbund von physiologischen Zuständen und extrakorporalen Faktoren definiert werden. Das Individuum steht wesentlich für das noch nicht in Kalküle Überführte, für das noch zu Regulierende.

13.5.6 Kritische Funktion der Ethik

Es ist die kritische Funktion der Ethik, die in einer datengetriebenen Medizin an Bedeutung gewinnt. Die Gefahr der Entmündigung des Handlungssubjekts bei automatisierten Systemaktionen ist hoch. Möglicherweise finden nicht nur weniger ethische Abwägungen statt, es ist auch die Gefahr einer falschen Handlungssicherheit gegeben. In einer datenbasierten Medizin, die mit Automatisierung, technischer „Autonomie" und Entscheidungsübertragung verbunden ist, ist darauf zu achten, dass das Handlungssubjekt nicht geschwächt, marginalisiert oder substituiert wird. Auch autonome Systeme denken, handeln und entscheiden nicht, sie liefern vielmehr Ergebnisse, die als Entscheidungen anerkannt werden [8].

13.5.7 Grenzen des Datenrepräsentats

Korrelativismus spielt in der Medizin eine zentrale Rolle, darf aber nicht die Ätiologie substituieren. Es entstehen neue Abhängigkeiten, wenn nur noch auf die Stabilisierung eines Zustandes geachtet wird und die Ursachensuche vernachlässigt wird. Bei der Bestimmung der Handlungssphäre stellt sich die Frage, inwieweit die Datenlage die tatsächlichen physiologischen Verhältnisse repräsentiert. In professionellen medizinischen Kontexten kann sie mit dem „Gesamtbild" des Patienten aus der „sichtbaren Praxis" durch den Arzt abgeglichen werden, im Falle der Selbstbeobachtung von Laien wird die Dateninterpretation zum Problem. Ohne Fachkenntnisse ist es kaum möglich, Beziehungen zwischen unterschiedlichen Vitaldatensätzen zu erfassen. Zwar sind individuelle Normierungen von Vitalwerten hilfreich, sie müssen aber als variable Größen entsprechend unterschiedlicher Gesamtzustände gesehen werden. Medizinische Datenrelationen müssen eine professionelle Beurteilung erfahren, die in Notfallsituationen die Datenlage übersteigt. Die Gefahr, dass die physiologische Wirklichkeit nur noch als Datenrepräsentat gesehen wird, ist groß. Ein zu großes Vertrauen in die Datenlage seitens professioneller Akteure kann einhergehen mit einem Verlust impliziten Wissens und intuitiver Handlungskompetenz. Die Automatisierung medizinischer Handlungen kann zu einem Verlust von Handlungsalternativen für Patient und Arzt führen. Verantwortung wird nicht wahrgenommen, wenn Handeln unter die Direktive von Systemzwängen gestellt wird. Ein System kennt nicht die Schwächen einer Praxis, nicht die Mängel vorhandener Werkzeuge und nur bedingt den Zustand des Patienten, der sich nicht notwendigerweise mit der physiologischen

Datenlage deckt, weil es Messlücken, Desartikulationen sowie Unschärfen bei der Übertragung von Daten gibt. Zudem finden in physiologischen Prozessen Zustandsveränderungen statt, die sich einer vollständigen Berechenbarkeit entziehen. Digitalen Systemen kommt in der Kooperation zwischen Arzt und Patient die Rolle eines hochdifferenzierten Werkzeuges zu, deren Ergebnisse interpretiert und deren Aktionen überwacht werden müssen.

13.5.8 Normative Leitwerte

Die Würde des Menschen gerät in Gefahr, wenn er nur noch als Exemplifizierung einer Typologie, nur als Gegenstand eines Kalküls und Referenzobjekt eines Datensatzes ist. Seine Autonomie wird infrage gestellt, wenn Systeme für ihn existentielle Entscheidungen treffen. Die Autonomie des Arztes ist geschwächt, wenn er sich unkritisch den Ergebnissen der Systeme unterwirft. Subsidiarität ist infrage gestellt, wenn eine Entmündigung des Patienten stattfindet, wenn das System „am besten weiß", was für den Patienten gut ist. Patient und Arzt müssen an Entscheidungsprozessen beteiligt sein, weil sie allein die Lücken zwischen Daten und Wirklichkeit, Praxis und Analysat schließen können. Jede Übertragung statistischer Ergebnisse auf den Patienten ist mit Risiken verbunden, die allein durch das Transzendieren von Systementscheidungen abgemildert werden können. Verantwortung kann nur gestärkt werden, wenn Systeme nicht das menschliche Handlungsvermögen einschränken oder schwächen. Erst in der Praxis artikuliert sich die Differenz zum Typologischen eines Falles.

13.5.9 Widerständigkeit der Wirklichkeit

Es ist die Widerständigkeit der Wirklichkeit, die einer totalen Erfassung und Regulierung von Lebensprozessen entgegensteht. Sie artikuliert sich nicht nur als Widerstand gegen unseren Formwillen, sondern auch als Widerstand gegen unseren Willen zur Erkenntnis. Wirklichkeit ist, was sich nicht unserem konzeptuellen Zugriff fügt. Lebendige Prozesse sind nicht vollständig in typologische Abläufe zu bannen. Auch wenn es typische Verlaufsformen gibt, so können diese bei einem offenen System nie vollständig kontrolliert werden. Dies spricht nicht gegen den Einsatz von Big-Data-Verfahren. Eine kritische Haltung kann aber heilsam gegenüber uneinlösbaren metaphysischen Ansprüchen wirken. Ergebnisse, die aus großen Datenmengen generiert werden, müssen in der Praxis eine Überprüfung erfahren. Automatisierten Aktionen auf Analysate muss mit kritischer Distanz begegnet werden. Der Sinn für die Widerständigkeit der Wirklichkeit muss erhalten bleiben, wenn es nicht zu einem Wirklichkeitsverlust kommen soll. Systemtechnologien löschen oder umgehen Widerstände, wie das Beispiel der misslungenen Trennung siamesischer Zwillinge 2003 in Singapur belegt. Man orientierte sich damals beim Versuch am Schädel zusammengewachsene

Zwillinge zu trennen an Bildern, die mit Hilfe eines MRT gewonnen wurden. Bei der Beurteilung der Erfolgsaussichten der Operation unterschätzte man aber die Kluft zwischen Virtualität und Wirklichkeit. Im Vertrauen auf bildgebende Verfahren übersah man, dass Messlücken mit nach Wahrscheinlichkeitskriterien erzeugten Pixeln aufgefüllt werden. Selbst verbesserte Systeme schaffen keine Verdoppelung der wirklichen Verhältnisse. Es gibt nur gelungene Annäherungen. Wirklichkeit aber ist unendlich ausdifferenzierbar, insofern auch nicht vollständig zu fixieren. Die Widerständigkeit der Sache lässt sich selbst durch eine perfekte virtuelle Technik nicht aufheben. Nur im permanenten kritischen Abgleich mit der konkreten, situationsgebundenen Praxis kann der Systemeinsatz gerechtfertigt und der Sinn für die Widerständigkeit der Wirklichkeit erhalten bleiben. Die angestrebte Entlastung darf nicht zu Entmündigung, Wirklichkeitsverlust und einem Verlust von Handlungsoptionen führen.

13.6 Literatur

[1] Wiegerling K, Nerurkar M, Wadephul C. Einleitung. In: Wiegerling K, Nerurkar M, Wadephul C (Hrsg.): Datafizierung und Big Data: Wissenschaftliche, anthropologische und ethische Perspektiven. Wiesbaden, Springer VS, 2020.

[2] Capurro R. Homo digitalis: Beiträge zur Ontologie, Anthropologie und Ethik der digitalen Technik. Wiesbaden, Springer VS, 2017.

[3] Anderl S. Künstliche Intelligenz: Denn wir wissen nicht, wie sie's tun". FAZ online v. 23.08.2017. http://www.faz.net/aktuell/feuilleton/debatten/die-risiken-kuenstlicher-intelligenz-15163407/die-risiken-kuenstlicher-15164740.html [11.11.2019].

[4] Avati A, Jung K. Harman S, et al. Improving palliative care with deep learning. arXiv: 1711.06402v1 [cs.CY], 2017.

[5] Wiegerling K, Heil R. Gesellschaftliche und ethische Folgen der Transformation des Gesundheitswesens. In: Haring R (Hrsg.). Gesundheit digital. Perspektiven zur Digitalisierung des Gesundheitswesens. Berlin, Springer, 2018, 213–27.

[6] Böhme G. Invasive Technisierung: Technikphilosophie und Technikkritik. Kusterdingen, Die Graue Edition, 2008, 224ff.

[7] Wiegerling K. Ermächtigung und Entmündigung – Zur institutionellen Rahmung eines technisch normierten Gesundheitsverständnisses und ihre Rolle für die narrative Subjektivierung. Filozofija i društvo XXVI 3, Belgrad, 2015, 499–518.

[8] Wiegerling K. Warum Maschinen nicht für uns denken, handeln und entscheiden. In: Grimm P, Zöllner O (Hrsg.). Mensch Maschine: Ethische Sichtweisen auf ein Spannungsverhältnis. Stuttgart, Steiner, 2018, 33–46.

M. Henne

14 Der Mensch ist mehr als die Summe seiner Daten – Ethische Reflexion technischer Unterstützung in der Pflege

14.1 Technologische Trends und gesellschaftliche Treiber

Aktuell kommen zahlreiche neue technologische Entwicklungen auf den Markt, mit denen pflegebedürftige sowie pflegende Personen unterstützt werden können. Zwar ist der Einsatz von Technologien für das Sozial- und Gesundheitswesen nicht grundsätzlich neu, bisher erfolgt er jedoch vorrangig in so genannten „Unterstützungsprozessen", wie Verwaltung, Kommunikation oder Dokumentation. Der Einsatz von Technologien in „Kernprozessen", d. h. im direkten Kontakt mit pflegebedürftigen Personen, in Form von Assistenzsystemen, Smartphone-Apps oder Robotern, gewinnt erst zunehmend an Bedeutung [1].

Diese neue Dynamik ist auf technologische Entwicklungen zurückzuführen, die den Einsatz in vielen Bereichen der Kernprozesse überhaupt erst möglich machen und für die Praxis der Pflege bisher noch weitgehend fremd sind. Solche Systeme besitzen einen sehr hohen Grad an Komplexität. Smartphones verfügen z. B. über so viele Funktionen, dass ihre Nutzer die technischen Möglichkeiten oft kaum noch überschauen können. Dies gilt auch für Systeme, die aktuell für die Unterstützung in der Pflege entwickelt werden.

Diese Komplexität wird durch die „Konnektivität" zusätzlich erhöht, d. h. die Verknüpfung von Systemen und den damit verbundenen Austausch von Daten und Informationen. Technologien sollen zudem vermehrt in der Lage sein, proaktiv auf die Nutzer zuzugehen und ihnen z. B. Handlungsvorschläge zu machen und sie sollen sich „adaptiv" an die Nutzer, ihre Vorlieben und Verhaltensweisen anpassen. Technologien sollen auch in die Lage versetzt werden, in völlig neuen Situationen, für die sie nicht vorab programmiert wurden, eigene „Entscheidungen" zu treffen.

Solche auch als „autonom" bezeichneten Systeme werden Menschen in ihren Verhaltensweisen somit immer ähnlicher. Es kommt zu einer „Entgrenzung" von Mensch und Technologie, die besonders deutlich wird, wenn technische Geräte z. B. nicht nur in Form eines Smartphones in der Tasche oder als Smartwatch am Körper getragen, sondern in Form von Mikrochips oder ähnlichen Systemen direkt in den Körper implantiert werden.

Derartige Systeme können in Zukunft in Bereichen von Pflege und Betreuung eingesetzt werden, die bisher ausschließlich zwischenmenschlicher Unterstützung vorbehalten waren. Dies betrifft insbesondere die Bereiche, in denen für andere Personen Entscheidungen getroffen werden müssen, weil diese nicht oder nicht mehr dazu in der Lage sind. Hierfür war bisher immer eine Unterstützung von Mensch zu

https://doi.org/10.1515/9783110645767-014

Mensch erforderlich. Wenn zukünftig Technologien auf den Markt kommen, die von sich aus Handlungsvorschläge machen sowie Menschen Entscheidungen abnehmen und damit ebenfalls derartige Unterstützungsleistungen anbieten können, wird dies großen Einfluss auf die zukünftige Ausgestaltung der Pflege und damit verbunden die Beziehung zwischen Pflegekraft und zu pflegenden Personen haben. Hierauf muss sich die Pflege einstellen und neue Konzepte für pflegerische Versorgung entwickeln [2].

Solche Konzepte sollten aber nicht einfach in bisherige sozialrechtliche oder organisatorische Strukturen der Pflege hineingedacht werden. Vielmehr sollte die Chance genutzt werden, die Potenziale neuer Technologien in eine grundsätzliche „Re-Organisation der Pflege" zu integrieren [3]. So können pflegerische Innovationen entstehen, die sowohl technologische als auch soziale Veränderungen beinhalten. Damit könnte in einer ganzheitlichen Perspektive auf gesellschaftliche Treiber reagiert werden, die die Auseinandersetzung mit technischen Unterstützungsmöglichkeiten in der Pflege aktuell befördern. Hierzu zählen u. a. der demografische Wandel und die Hoffnung, dessen negative Auswirkungen mit Hilfe von Technologien abfangen zu können, indem z. B. ältere Menschen in ihrer Alltagsgestaltung durch technische Systeme unterstützt werden. Auch der Fachkräftemangel soll durch den Einsatz von Technologien abgemildert werden, indem beispielsweise Pflegefachkräfte im Arbeitsalltag von Routineaufgaben entlastet werden. Es besteht zudem die Hoffnung, dass die Gestaltung einer inklusiven Gesellschaft mit Hilfe von Technologien befördert werden kann, indem Menschen mit Behinderungen z. B. bei ihrer gesellschaftlichen Teilhabe technisch unterstützt werden. Ein weiterer Treiber lässt sich in Prozessen der „Ambulantisierung" erkennen, wonach in Zukunft mit Hilfe von technischen Systemen noch mehr medizinische und pflegerische Leistungen in ambulanter Form erbracht werden sollen, als dies bisher bereits der Fall ist. Vielfach verbinden sich mit der Nutzung von neuen Technologien im Sozial- und Gesundheitswesen auch Hoffnungen auf Kosteneinsparungseffekte, und es sollen neue, innovative Angebote entwickelt werden, mit denen sich Träger am Markt positionieren können. Schließlich lassen sich auch Prozesse der Deprofessionalisierung als Treiber erkennen. So wurden in den verschiedenen Reformen der Pflegeversicherung z. B. Leistungen von Pflegefachkräften an Hilfskräfte oder ehrenamtliche Kräfte delegiert. In Zukunft können darüber hinaus ggf. weitere Leistungen an Technologien delegiert werden, was die Pflege herausfordert, ihr professionelles Selbstverständnis zu aktualisieren und an die neuen Rahmenbedingungen in Folge der Digitalisierung anzupassen. Sie sollte neue Konzepte und Modelle für die Grundlagen ihrer Arbeit entwickeln, mit denen der Einsatz von Technologien möglich wird, wo er sinnvoll erscheint, mit denen ggf. aber auch Bereiche zwischenmenschlicher Pflege geschützt werden können, die trotz der Möglichkeit einer technischen Substitution auch zukünftig von Mensch zu Mensch erbracht werden sollten. So könnte die Pflege diese Veränderungsprozesse aktiv mitgestalten.

Die Auflistung dieser Treiber zeigt, dass die Auseinandersetzung der Pflege mit den neuen technologischen Entwicklungen im Kontext einer Vielzahl von komplexen gesellschaftlichen Veränderungsprozessen zu sehen ist. Wenn solche Systeme erprobt und eingesetzt werden sollen, ist es darum wichtig, Transparenz über die Zielsetzungen herzustellen. Es kann einen großen Unterschied machen, ob ein System der Entlastung von Pflegekräften oder der Effizienzsteigerung und Kosteneinsparung dienen soll. Auch die Bewertung des Nutzens eines Systems und die Einschätzung, ob der Einsatz einer Technologie tatsächlich das beste Mittel darstellt, wird nur möglich, wenn vorab die Zielsetzungen klar definiert wurden [2].

14.2 Ethische Dimensionen technischer Unterstützung in der Pflege

14.2.1 Vorbemerkungen

Mit der Digitalisierung der Pflege sind also vielfältige Chancen, aber auch Risiken verbunden. Dies betrifft fachliche, soziale, rechtliche oder auch ökonomische Fragen. Zudem wirft der zunehmende Einsatz von Technologien ethische Fragen auf, die es zu reflektieren gilt.

Im Folgenden wird ein Überblick zu solchen Fragen gegeben. Dieser erhebt keinen Anspruch auf Vollständigkeit, vielmehr sollen die Vielfältigkeit und Komplexität der ethischen Dimensionen in diesem Kontext deutlich werden. Bisher fehlt es auch noch an einer gängigen Systematik für solche Dimensionen. Die Sortierung der Beispiele stellt einen Annäherungsversuch hierfür dar, der als Zwischenschritt im Rahmen von Reflexionsprozessen zu sehen ist, die aktuell erst ihren Anfang finden. Viele der genannten Dimensionen beeinflussen sich zudem gegenseitig und sind nicht immer klar voneinander abgrenzbar, so dass ggf. eine alternative Sortierung möglich wäre. (Eine ausführlichere Darstellung dieser ethischen Dimensionen mit einer vorherigen Version der Sortierung findet sich in [2].)

14.2.2 Ethische Dimensionen, die das Selbstverständnis des Menschen betreffen

Der Einsatz technischer Systeme in der Pflege sowie im Sozial- und Gesundheitswesen insgesamt berührt Fragen, die das Selbstverständnis des Menschen betreffen. Was macht den Menschen zum Menschen? Was macht ein menschenwürdiges Leben aus? Wie verändern sich der Mensch und sein Selbstbild ggf. durch den Einsatz von Technologien? Wie findet die Dimension der „Leiblichkeit" des Menschen Berücksichtigung in der Konzeption von technologischen Unterstützungssystemen? Wo kommt es zu Entgrenzungen zwischen Mensch und Technologie? In welchen Bereichen sind diese erwünscht, wo eventuell unerwünscht? Wie werden Prozesse des „Enhancement" gewertet, bei denen Technologien nicht zur Kompensation von Beeinträchtigungen, sondern zur Optimierung menschlicher Fähigkeiten eingesetzt werden [4]?

14.2.3 Ethische Dimensionen im zwischenmenschlichen Verhältnis

Ein zweites Feld, in dem die ethischen Dimensionen des Einsatzes von Technologien in der Pflege ersichtlich werden, sind Fragen im zwischenmenschlichen Verhältnis. Dies betrifft insbesondere Fragen zu der Gestaltung des Zusammenlebens in unserer Gesellschaft sowie daran anknüpfend unterschiedliche Fragen der Gerechtigkeit und des Verständnisses von Sorge bzw. Pflege:

Gestaltung des Zusammenlebens
Technologien beeinflussen die Ausgestaltung des zwischenmenschlichen Zusammenlebens in hohem Maße. Dies wurde in den vergangenen Jahren insbesondere im Bereich der zwischenmenschlichen Kommunikation und Interaktion deutlich. Der Einsatz von Messenger-Diensten auf Smartphones oder die Möglichkeit der Videotelefonie hat Kommunikationsprozesse in weiten Teilen der Gesellschaft deutlich verändert. Wie werden diese Veränderungen bewertet? Welche Auswirkungen haben sie auf die Pflege? An welchen Stellen bieten sie Chancen, wo liegen Risiken?

Weitere Fragen stellen sich z. B. in Bezug auf die Privatsphäre des Menschen. Dies betrifft Aspekte von Datenschutz und Datensicherheit. Aber auch die grundsätzliche Vorstellung davon, was Privatsphäre ausmacht und wie sie geschützt werden sollte, hat sich durch den Einsatz neuer Technologien stark verändert. So unterscheidet sich das Verständnis von Privatsphäre bei älteren Menschen vermutlich deutlich zu dem von jüngeren, die bereits mit Systemen wie Smartphones etc. aufgewachsen sind. Welchen Einfluss haben derartige Veränderungen auf die Ausgestaltung von Pflege? Verändert sich auch das pflegerische Verständnis von Privatsphäre? Wie können solche Veränderungsprozesse ggf. bewusst gestaltet werden? Und woran richten sie sich aus?

Fragen der Gerechtigkeit
Mit dem Einsatz von Technologien in der Pflege ist eine Reihe von Gerechtigkeitsfragen verbunden. Dies betrifft z. B. die Frage nach den Zugängen zu Technologie bzw. der Teilhabegerechtigkeit. Wer hat die Möglichkeit, Systeme zu nutzen und von den gesellschaftlichen Veränderungsprozessen der Digitalisierung zu profitieren? Werden dafür spezifische Kompetenzen benötigt? Gibt es Personengruppen, die davon ausgeschlossen sind?

Damit eng verbunden sind Fragen der Verteilungsgerechtigkeit. Wie werden Unterstützungssysteme für die Pflege finanziert? Welche Systeme werden z. B. durch Sozialversicherungsträger als Hilfsmittel anerkannt und welche Systeme müssen Nutzer ggf. selbst bezahlen? Auch Fragen der Nachhaltigkeit fallen in diesen Bereich. Unter welchen Rahmenbedingungen werden die technischen Systeme z. B. produziert und erfolgt die dafür nötige Energiegewinnung auf Kosten nachfolgender Generationen?

Verständnis von Sorge

Schließlich stellen sich im zwischenmenschlichen Verhältnis Fragen zum grundlegenden Verständnis von „Sorge" in unserer Gesellschaft. Was macht eine gute, menschenwürdige Sorge und Pflege in Zeiten der Digitalisierung aus? Welchen Stellenwert hat diese Frage in der Ausgestaltung unserer sozialen Sicherungssysteme? Dürfen pflegerische Leistungen durch Technologien substituiert werden? Wer trägt die Verantwortung in technologiegestützten Pflegesettings? Sollten Festlegungen erfolgen, die gewährleisten, dass pflegebedürftige Menschen in Zukunft über eine Wahlfreiheit verfügen, ob pflegerische Leistungen für sie durch andere Menschen oder durch eine Technologie erbracht werden?

14.2.4 Ethische Dimensionen zwischen Nutzer und Technologie

Ein drittes Feld ethischer Dimensionen entwickelt sich zunehmend im Verhältnis zwischen der Technologie bzw. den dahinterstehenden Entwicklern und Herstellern und dem Menschen in seiner Rolle als Nutzer eines Systems. Auch dieses Feld kann grob in drei Bereiche aufgeteilt werden: Fragen nach der Umsetzung von Nutzenversprechen, Fragen von Täuschungen und Fragen nach den Möglichkeiten einer informierten Einwilligung:

Fragen nach der Umsetzung von Nutzenversprechen

In der Regel sind Unterstützungssysteme für die Pflege mit Nutzenversprechen durch die Entwickler bzw. Hersteller verbunden. Sie sollen pflegebedürftigen Menschen z. B. mehr Sicherheit bieten, ihre Unabhängigkeit, Selbstständigkeit oder Selbstbestimmung erhöhen. Oft wird auch von einer Stärkung der Autonomie der Nutzer gesprochen. Häufig ist aber nicht geklärt, wie diese Nutzenversprechen konkret definiert werden. Welches Verständnis von Autonomie liegt dem z. B. zugrunde? Werden Nutzer dadurch wirklich unabhängiger oder verschiebt sich die Abhängigkeit nur weg von menschlicher Unterstützung hin zu einer Abhängigkeit von Technologien? Bieten die Systeme wirklich mehr Sicherheit oder erhöht sich vorrangig das Sicherheitsgefühl? Und betrifft das die pflegebedürftigen Nutzer selbst oder womöglich eher ihre Angehörigen?

Täuschung durch Technologien

Die Möglichkeit der Täuschung durch Technologien bedarf ebenfalls ethischer Reflexion. Täuschungen können entstehen, weil Nutzer über die Einzelheiten der Funktionsweisen eines Systems im Unklaren gelassen werden und dadurch z. B. nicht einschätzen können, welche Daten durch die Systeme erhoben und wie sie verarbeitet werden, welche Informationen daraus ableitbar sind und wer Zugang dazu erhält. Es kann aber auch sein, dass Nutzer zwar informiert werden, sie diese Informationen und ihre Auswirkungen aber nicht in voller Gänze verstehen und einschätzen können. Zudem kann es auch sein, dass Täuschungen bewusst hervorgerufen werden, z. B., um bei den Nutzern dadurch bestimmte Verhaltensweisen hervorzurufen.

Informierte Einwilligung trotz Komplexität

Schließlich stellen sich ethische Fragen auch in Folge der zunehmenden Komplexität von Unterstützungstechnologien. Sind die Funktionalitäten trotz ihrer Vielzahl und Komplexität für die Nutzer verständlich? Wie werden Einwilligungsprozesse gestaltet? Wie können Einwilligungsprozesse für Menschen mit kognitiven Beeinträchtigungen entwickelt werden? Können Nutzer ihre Einwilligung auch widerrufen und haben sie dann ggf. negative Konsequenzen zu befürchten? Bieten die Systeme die Möglichkeit, durch ihre Nutzer abgeschaltet zu werden?

Die Vielzahl der genannten ethischen Dimensionen sowie ihre Komplexität und Dynamik untereinander können auf den ersten Blick überwältigend wirken. Für die Pflege stellt die Auseinandersetzung mit diesen Fragen in den nächsten Jahren eine große Herausforderung dar. Zugleich wird deutlich, dass es sich hierbei nicht um grundsätzlich neue ethische Themen handelt. Fragen nach der Würde des Menschen, nach dem, was gute Pflege ausmacht, nach dem Schutz der Privatsphäre von zu pflegenden Personen oder der Verantwortungsübernahme in Pflegesettings wurden bereits in vielfacher Weise bearbeitet. Die Pflege hat ihr Handeln von Beginn an ethisch reflektiert und kann an diese Prozesse nun mit Blick auf die durch die Digitalisierung anstehenden Veränderungen anknüpfen.

14.3 Strukturierte Bearbeitung ethischer Fragen

In Zukunft werden voraussichtlich die Sozialunternehmen die größten Chancen am Markt haben, die einen verantwortungsbewussten Einsatz von Technologien mit hochwertigen, differenzierten Dienstleistungen verbinden, die auf ethischen, menschlichen und sozialen Kompetenzen basieren [5]. Für Anbieter wird es darum wichtig, neue technologische Möglichkeiten zu erproben und Geschäftsmodelle zu entwickeln, mit denen die Nutzung solcher Systeme sowohl finanziell als auch rechtlich abgesichert wird. Zugleich werden sie sich den oben dargestellten ethischen Fragen widmen müssen.

In Anbetracht dessen, dass sich solchen Organisationen neben den beschriebenen ethischen Dimensionen der Digitalisierung eine Vielzahl weiterer ethischer Fragen stellt, erscheint es sinnvoll Ansätze zu entwickeln, mit denen eine koordinierte Steuerung der Bearbeitung solcher Fragen möglich wird. Es braucht also eine Form von „Ethikmanagement". Dies beinhaltet zwei Perspektiven: Zum einen müssen soziale Unternehmen angesichts der Herausforderungen der Digitalisierung in der Lage sein, Entscheidungen diesbezüglich auf Basis ethisch-normativer Grundlagen zu fällen. Sie brauchen also Grundlagen für ein „ethisches Management". Zum anderen müssen die für die Bearbeitung ethischer Fragen nötigen Ressourcen, Strukturen und Prozesse „gemanagt" bzw. organisiert werden [6]. Thomas Krobath bezeichnet derartige Prozesse auch als „Organisationsethik", die sowohl eine „Ethik der Organisation" als auch eine „Organisation der Ethik" erfordern [7].

Um ein solches „Ethikmanagement" im Kontext der Digitalisierung näher zu verdeutlichen, soll im Folgenden auf Ausführungen von Peter Ulrich zum Thema „Unternehmensethik" zurückgegriffen werden. Er versteht Unternehmensethik als einen kontinuierlichen Prozess, mit dem die normativen Grundlagen für unternehmerisches Wirtschaften kritisch reflektiert und praktisch ausgestaltet werden. Um die dafür nötigen Strukturen innerhalb eines Unternehmens zu gewährleisten, schlägt er ein „Ethikprogramm" [8] vor, das aus sechs Bausteinen besteht:
- sinngebende unternehmerische Wertschöpfungsaufgabe,
- bindende Geschäftsgrundsätze,
- gewährleistete Stakeholder-Rechte,
- diskursive Infrastruktur,
- ethische Kompetenzbildung und
- ethisch konsistente Führungssysteme.

Mit Blick auf den vorliegenden Kontext der Digitalisierung, kann – in Anlehnung an die sechs Bausteine von Ulrichs „Ethikprogramm" – verdeutlicht werden, wo Sozialunternehmen ansetzen können, um die beschriebene Vielfalt an ethischen Fragen zu bearbeiten [6]:

Definition des Unternehmenszwecks
Sozialunternehmen sollten das Ziel ihrer Leistungen so klar formulieren, dass ihre Arbeit und damit auch die Prozesse im Kontext der Digitalisierung daran ausgerichtet werden können. An diesen Zielsetzungen muss sich die Arbeit messen lassen, unabhängig davon, ob sie in Form personaler oder technischer Unterstützung erbracht wird.

Entwicklung von Leitlinien
Ethische Leitlinien können den Mitarbeitenden und Kunden eines Sozialunternehmens grundlegende Orientierung bieten. Dabei können z. B. Zielsetzungen des Ein-

satzes von Technologien konkretisiert und ggf. auch Grenzen dessen gesetzt werden. Daran anknüpfend können zudem konkrete Handlungsanweisungen erarbeitet werden.

Partizipative Diskurse

Partizipative Prozesse nehmen in Sozialunternehmen einen hohen Stellenwert ein. Bei der Entwicklung neuer Dienstleistungsangebote unter Einbeziehung von technischen Unterstützungssystemen sollten die dadurch betroffenen Personengruppen in jedem Fall mit einbezogen werden. Dies betrifft insbesondere pflegebedürftige Personen und ihre Angehörigen sowie Mitarbeitende. Je nach Zielgruppe, müssen dafür gesonderte Diskussionsformate entwickelt werden, die z. B. einfache Sprache verwenden.

Diskursive Infrastruktur

Für die Bearbeitung ethischer Fragen haben sich in Sozialunternehmen Strukturen, wie Ethikkomitees oder ethische Fallgespräche, etabliert. Daran sollte angeknüpft und geprüft werden, ob darüber hinaus die Entwicklung neuer Strukturelemente erforderlich ist. Vielfach erfolgen solche Diskurse auch in der Linienorganisation, wenn z. B. unterschiedliche Führungsebenen zusammenkommen. Die Schaffung solcher „Diskursräume" ist nicht nur ethisch von Relevanz, sondern auch für Innovationsprozesse in Sozialunternehmen insgesamt von großer Bedeutung. Erhalten die verschiedenen Stakeholder nicht genügend Raum, sich einzubringen, kann dies zu Boykott und damit zum Scheitern solcher Veränderungsprozesse führen [9].

Ethische Kompetenzbildung

Die Förderung von Kompetenzen bei den Mitarbeitenden, den Einsatz technischer Unterstützungssysteme in Pflege und Betreuung ethisch zu reflektieren, pflegebedürftige Personen in ihrer individuellen Lebenssituation dazu zu beraten und sich an Diskursprozessen in diesem Zusammenhang zu beteiligen, wird eine wichtige Aufgabe für Sozialunternehmen in den nächsten Jahren sein. Bisher hatten nur wenig Mitarbeitende im Rahmen ihrer Ausbildung die Gelegenheit, solche Kompetenzen zu entwickeln. Darum sollten zeitnah Bildungskonzepte erarbeitet und umgesetzt werden, mit Hilfe derer sich Mitarbeitende mit den technologischen Entwicklungen sowie den damit verbundenen ethischen Fragen auseinandersetzen und eine Haltung dazu entwickeln können.

Ethisch konsistente Führungssysteme

Da die Digitalisierung nahezu alle Bereiche und Prozesse eines Unternehmens betreffen und durchdringen kann, ist es wichtig, konsistente Führungssysteme aufzubauen, die sich an dem Ethikprogramm ausrichten. Hierzu können z. B. Führungsleitlinien,

Verhaltensgrundsätze, Leistungsanreiz-, Honorierungs- oder Beurteilungssysteme gehören. Es braucht zudem auch ein System zur regelmäßigen Überprüfung der Umsetzung der verschiedenen Maßnahmen. Schließlich muss die Verantwortung für das Ethikmanagement insgesamt verbindlich in der Führungsstruktur verankert sein.

14.4 Übergeordnete Reflexion auf gesellschaftlicher Ebene

Über die möglichst strukturierte Bearbeitung der ethischen Fragen innerhalb von Sozialunternehmen hinaus bedarf es übergeordneter Reflexionsprozesse auf gesellschaftlicher Ebene. Viele der angesprochenen ethischen Dimensionen lassen sich nicht allein auf der Ebene von Unternehmen klären. Hierfür sind Diskurse erforderlich, an denen Fachexperten, sozialpolitische Vertreter sowie ein Querschnitt der Gesellschaftsmitglieder beteiligt werden sollte. Denn die „Frage der Gestaltung von Pflegekontexten ist [...] nicht vorrangig in Perspektive von Expertenkulturen in verschiedenen Teilsystemen der Gesellschaft zu verhandeln, sie fordert vielmehr die gesamte Gesellschaft dazu heraus, grundlegende Wertvorstellung etwa mit Blick auf die Bedeutung von Gemeinschaft, Leistungsvermögen oder Alter zu reflektieren und neu zu diskutieren." [10].

Mit solchen Diskursen sollten die Zielsetzungen von Pflege insgesamt möglichst konkret definiert werden. Es sollte deutlich werden, worauf Pflege abzielt und was eine gute Pflege ausmacht, damit dies als Bewertungskriterium für Pflegeleistungen herangezogen werden kann. An diesen Zielen sollte sich messen lassen, wo technisch unterstützte Angebote sinnvoll erscheinen und wo personalen Pflegeleistungen ggf. der Vorzug zu geben ist. Der Politik können solche Zielsetzungen z. B. als Basis für die weitere Ausgestaltung der sozialen Sicherungssysteme dienen. Pflegenden bieten sie eine Grundlage, um eine eigene ethische Haltung zu Fragen der Digitalisierung zu entwickeln, an der sie ihr professionelles Handeln ausrichten können.

Solche Diskurse berühren grundlegende anthropologische Fragen. Was macht den Menschen aus? Was macht ein menschenwürdiges Leben aus, das mit Hilfe von Pflege unterstützt werden soll? Wie muss Pflege gestaltet werden, damit sie auf ein solches menschenwürdiges Leben hinwirkt? Sich diesen Fragen zu nähern, ist kein leichtes Unterfangen. Doch wir sollten unser Verständnis vom Menschen und daran anknüpfend auch die Definition von guter Pflege nicht den Technologien bzw. ihren Konstrukteuren und ihrer Erhebung und Auswertung von Daten überlassen. Die binäre Logik technischer Systeme kann einzelne Elemente von Pflege vielleicht operationalisieren und ggf. effizienzsteigernd zur Verfügung stellen. Doch auch „vorrationale, alltagsweltlich begründete Wissensformen erhalten ebenso wie Kommunikation, Beziehungs- und Gefühlsarbeit eine konstitutive Bedeutung für die Pflegearbeit in lebenspraktischen Bezügen." [11]. Diese Elemente von Pflege können bisher und vermutlich auch in Zukunft nicht ausreichend durch Technologien abgebildet werden.

Wenn wir davon ausgehen, dass „ein Mensch mehr [...] als die Summe seiner Daten ist" [12], d. h. mehr als die Summe seiner Eigenschaften, Verhaltensweisen und Körperfunktionen, die von Sensoren und anderen technischen Messinstrumenten erfasst werden können, dann brauchen wir derartige Überlegungen und gesellschaftliche Diskurse, um unsere Vorstellungen vom Menschen darüber hinaus zu konkretisieren und die Ausgestaltung neuer pflegerischer Konzepte, die personale sowie technische Leistungen integrieren, daran auszurichten.

14.5 Literatur

[1]   Kreidenweis H. Digitalisierung ändert nichts – außer alles. Chancen und Risiken für Einrichtungen der Behindertenhilfe. Teilhabe. 2018;57(2):122–25.

[2]   Henne M. Technik, die begeistert!? Ethische Reflexion technischer Unterstützung in der Diakonie ausgehend vom Capabilities Approach nach Martha Nussbaum. Baden-Baden, Nomos, 2019.

[3]   Hülsken-Giesler M. Technik und Pflege in einer Gesellschaft des langen Lebens – Einführung in den Schwerpunkt. Technikfolgenabschätzung – Theorie und Praxis. 2015;24(2):4–11.

[4]   Birnbacher D. Therapie und Enhancement in der Biomedizin – Leiden lindern oder den Menschen verbessern. In: Manzeschke A, Niederlag W (Hrsg.). Ethische Perspektiven auf Medizin- und Informationstechnik. Berlin, deGruyter, 2020.

[5]   Horneber M. Innovative Technik in der Sozial- und Gesundheitswirtschaft. In: Horneber M, Helbich P, Raschzok K. Dynamisch Leben gestalten. Perspektiven zukunftsorientierter Unternehmen in der Sozial- und Gesundheitswirtschaft. Stuttgart, Kohlhammer, 2010, 14–175.

[6]   Henne M. Die Komplexität verantwortungsvoll gestalten – Anforderungen an das Ethikmanagement in der Diakonie. In: Görder B, Zeyher-Quattlender J (Hrsg.). Daten als Rohstoff – Die Nutzung von Daten in Wirtschaft, Diakonie und Kirche aus ethischer Perspektive. Berlin/Münster/Wien/Zürich/London, LIT Verlag, 2019, 151–81.

[7]   Krobath T. Zur Organisation ethischer Entscheidungen. In: Krobath T, Heller A (Hrsg.). Ethik organisieren – Handbuch der Organisationsethik. Freiburg im Breisgau, Lambertus, 2010, 543–83.

[8]   Ulrich P. Integrative Wirtschaftsethik – Grundlagen einer lebensdienlichen Ökonomie. Bern/Stuttgart/Wien, Haupt, 2008.

[9]   Schöttler R. Die Innovationsparadoxie in der Sozialwirtschaft – Rekonstruktion eines multirationalen Innovationsprozesses in einem diakonischen Unternehmen. Göttingen, Vandenhoeck & Ruprecht, 2017.

[10] Vgl. [3], 5.

[11] Vgl. [3], 7.

[12] Görder B. Nichts zu verbergen? Zur Relevanz informationeller Privatheit aus theologischer Perspektive. In: Görder B, Zeyher-Quattlender J (Hrsg.). Daten als Rohstoff – Die Nutzung von Daten in Wirtschaft, Diakonie und Kirche aus ethischer Perspektive. Berlin/Münster/Wien/Zürich/London, LIT Verlag, 2019, 83–104.

U.-V. Albrecht, U. von Jan

15 Gesundheits-Apps – mobil, komfortabel, frei und ethisch doch verbindlich

15.1 Einleitung

Der digitale Wandel im deutschen Gesundheitswesen ist längst noch nicht vollzogen, erfährt allerdings durch den aktuell spürbaren politischen Willen eine enorme Beschleunigung. Die Politik hat erkannt, dass die Digitalisierung nicht nur vielfältige Potenziale für die Gesundheit bietet, sondern auch synergistisch wirtschaftliche Potenziale nutzen lässt. Erfahrungen des zweiten Gesundheitsmarkts der letzten Jahre machen deutlich, dass digitale Lösungen für unterschiedliche Zielgruppen interessant sind – unabhängig davon, ob es sich dabei um Gesundheitsfachpersonal, chronisch Erkrankte oder einfach an Gesundheitsthemen interessierte Personenkreise handelt. Die Politik erwartet offensichtlich, dass Gesundheits-Apps einen niedrigschwelligen und relevanten Beitrag zur Digitalisierung des deutschen Gesundheitswesens leisten werden. Vermutlich wurde deswegen mit dem 2019 verabschiedeten Digitale-Versorgung-Gesetz (DVG) [1] ein Weg zur Verschreibung von Apps und anderen digitalen Gesundheitsanwendungen geschaffen. Durch diesen Schritt können neue Versorgungsformen entwickelt und den Versicherten zuteilwerden, die mehr zeitliche und örtliche Unabhängigkeit bei mehr Komfort und Effizienz versprechen. Zugleich haben diese neuen informationstechnologischen Methoden weitreichende ethische Implikationen, was in diesem Beitrag herausgestellt werden soll. Grund hierfür ist, dass Gesundheits-Apps und andere digitale Gesundheitsanwendungen ein Vehikel für die für alle Akteure im Gesundheitswesen besonders interessanten Gesundheitsdaten darstellen. Abhängig von Volumen, Originalität und Qualität sind sie seit jeher ein begehrenswertes Gut. Für die Digitalisierung sind sie ein unerlässlicher Baustein, erst recht im Gesundheitswesen. Neben klassischen Gesundheitsdaten, die aus der Diagnostik und Therapie stammen, werden jetzt kontinuierlich Daten aus der Lebenswelt der Patienten durch Smartphone und Smartwatch erhoben und zu Gesundheitsdaten (um-)deklariert. Das verspricht eine persönlichere und umfassende virtuelle Abbildung der Patienten, was mehr Erkenntnisse über den Zustand, Verlauf und Kontext in der Lebensrealität und damit eine individuellere Versorgung bedeuten kann. Aller Begeisterung darüber zum Trotz werfen diese Bemühungen neben medizinischen und rechtlichen Fragen auch ethische auf. Während erstere von den relevanten Gesetzestexten und Verordnungen erfasst werden, bestehen im Hinblick auf ethische Aspekte noch Unklarheiten.

Ziel dieses Beitrags ist es, ethische Ansatzpunkte im Kontext der Digitalisierung am Beispiel Gesundheits-Apps und mHealth aufzuzeigen. Ferner soll erörtert werden, wie etablierte medizinethische Prinzipien im Hinblick auf die Digitalisierungsbemü-

https://doi.org/10.1515/9783110645767-015

hungen angewendet werden können. Hierzu werden den Leserinnen und Lesern zunächst mobile Elemente der Digitalisierung vorgestellt. Anschließend wird ein Beispiel einer Datenerhebung der Vergangenheit mit (ethischen) Implikationen für die Gegenwart und Zukunft dargelegt. Danach wird das klassische medizinethische Rahmenkonzept von Beauchamp und Childress und die Modifikation auf mHealth am Beispiel der Qualität erörtert. Abschließend wird der Beitrag zu mHealth-Ethik zusammengefasst.

15.2 Digitalisierung, mobil

15.2.1 Ist-Zustand

Digitalisierung soll im Idealfall nicht einfach eine Übertragung althergebrachter Abläufe in die digitale Welt sein, z. B. die Speicherung eines Arztbriefes in einer Datenbank, auch wenn dies bereits eine (Arbeits-)Erleichterung darstellen kann. Es geht vielmehr darum, neue Wege und Prozesse zu gestalten und daraus einen Gewinn zu ziehen. Daten, die hierfür genutzt werden können, fallen in allen Lebensbereichen an und durch die zur Verfügung stehenden Auswertungsmöglichkeiten können schnell Profile erstellt, Vorhersagen getroffen und Entscheidungsunterstützungshilfen (nahezu) in Echtzeit angeboten werden. Unabhängig davon, ob es um den mobilen Aufruf einer Suchmaschine mit bestimmten Suchbegriffen, das Auslesen von im Smartphone integrierter Sensorik oder die Erfassung des Aufrufs bestimmter Apps geht: die inzwischen allgegenwärtigen mobilen Assistenten, wie Smartphones, Tablet-PCs und Wearables, sind zu einem integralen Bestandteil des alltäglichen Lebens geworden und fügen sich nahezu nahtlos in dieses ein. Schon heute haben die technischen Möglichkeiten die Definition des Global Observatory for eHealth überholt, nach der mHealth als „medizinische und öffentliche Gesundheitspraxis" gilt, „die durch mobile Geräte wie Mobiltelefone, Patientenüberwachungsgeräte, persönliche digitale Assistenten (PDAs) und andere drahtlose Geräte unterstützt wird" [2] und der damit eher supportiver Charakter zugeschrieben wird. Inzwischen gehen mHealth-Lösungen jedoch weit darüber hinaus. Sie liefern Nutzern gesundheitsrelevante Informationen, erfassen Daten, werten diese aus und ziehen Schlüsse. So können sie zu Forschungszwecken ebenso wie in der (präventiven) Gesundheitsversorgung genutzt werden. Eine Trennung der verschiedenen Einsatzbereiche ist nicht immer möglich und auch nicht in jedem Fall sinnvoll bzw. wünschenswert. Darüber hinaus ist über die mobilen Lösungen der Zugang zu gesundheitsbezogenen Dienstleistungen nicht mehr zwingend auf eine bestimmte Zeit oder einen bestimmten Ort beschränkt (z. B. einen Termin in einer Praxis am Wohnort). Nutzer können stattdessen Versorgungsangebote wahrnehmen, wann immer sie diese benötigen.

Smartphones und Apps werden zu relevanten Datenlieferanten, ob vom Anwender selbst beabsichtigt oder nicht. Während klassische „Telefone" noch Apparate waren, die dabei halfen, über Distanzen zu kommunizieren, bietet die mobile und als „smart" angesehene Variante durch die Verknüpfung von Mobilität, Sensorik und der Rechenleistungen eines Computers wesentlich mehr als akustische Information zu übermitteln. Dieser „smarten" Technologie werden auch für die Gesundheit große Potenziale zugeschrieben, sei es die Verbesserungen von Abläufen in der Versorgung, zur Begleitung chronisch Kranker oder zu Präventionszwecken. Nicht nur der medizinische Nutzen ist bei den Überlegungen von Relevanz, es sind auch Komforterwägungen, wie die ständige und dennoch unauffällige Präsenz, die die Technologie so attraktiv machen. Diesem Nutzen stehen jedoch, nicht zuletzt aufgrund der sensiblen Natur des Anwendungsbereichs „Gesundheit", verschiedene ethische Fragen gegenüber, die bedacht werden müssen, wenn mobilen digitalen Technologien langfristig ein Erfolg in der Versorgung beschert werden soll.

15.2.2 Ethische Implikationen

Die rapide Weiterentwicklung und große Variabilität der Mobiltechnologie lässt vermuten, dass einige Konsequenzen noch nicht erkannt wurden, die sich aus der künftigen Nutzung heute noch harmlos erscheinender Datensammlung und Auswertung ergeben können.

Was passieren kann, wenn mögliche ethische Fragen nicht zu Ende gedacht werden, zeigt eindrücklich ein Beispiel, dessen Ursprünge in der – eher analogen – Welt der 1950er Jahren liegen. Im Jahr 1951 erkrankte eine Afroamerikanerin, Henrietta Lacks, an einem Cervixkarzinom und suchte das Johns Hopkins Hospital in Baltimore auf. Sie überlebte die Diagnose nur kurz. Aus Proben ihres Karzinoms entnommene Zellen wurden im Labor angezüchtet und zeigten ein ungewöhnliches Verhalten: im Gegensatz zu anderen Zellen starben sie, solange sie mit Nährstoffen versorgt wurden, nicht ab, sondern bildeten regelmäßig neue Generationen aus und wuchsen weiter, waren somit nahezu „unsterblich". Diese Eigenschaft machte sie in den folgenden Jahren zu einem wichtigen Werkzeug für die Forschung [3] und die „HeLa" benannte Zelllinie wurde zur Basis für die Klärung wichtiger Forschungsfragen – sie halfen u. a. bei der Entwicklung von Vakzinen und von Krebsmedikamenten [4]. Über die Jahre, u. a. in den 1980er und 1990er Jahren, wurden im Zusammenhang mit der Zelllinie darüber hinaus Auszüge aus den Patientenakten von Frau Lacks und einigen ihrer Familienangehörigen preisgegeben [5]. Im späteren Verlauf kam es sogar zu einer vollständigen Gensequenzierung der Zelllinie [6] und der zunächst für jedermann zugänglichen Veröffentlichung der Ergebnisse im Internet. Erst auf Druck und aus der Befürchtung heraus, dass die Gensequenz potenzielle Schlüsse auf noch lebende Angehörige von Henrietta Lacks erlauben und Konsequenzen für diese haben könne, erfolgte eine Begrenzung der Zugriffsmöglichkeiten.

Für die ursprünglich beteiligten Forschenden des Johns Hopkins Hospitals war an ihrem Vorgehen nichts Verwerfliches zu erkennen, die heutigen Möglichkeiten lagen vermutlich auch außerhalb des für sie damals Vorstellbaren. Zudem war das Krankenhaus damals eines der wenigen in der Region Baltimore, dass auch schwarze Patienten (kostenlos) behandelte. Es schien den behandelnden Ärzten und Forschenden somit vermutlich normal, das Wahrnehmen der Behandlung mit einer stillschweigenden Zustimmung für die Forschung gleichzusetzen [7], auch wenn eigentlich schon damals die Notwendigkeit zu einer informierten Einwilligung für medizinische Forschung thematisiert wurde (siehe u. a. „Nürnberger Kodex" von 1947 als Vorläufer der Deklaration von Helsinki [8,9]). Eine explizite Zustimmung zur Nutzung des Zellmaterials und der im Zusammenhang damit erhobenen Daten lag jedenfalls weder von Frau Lacks noch ihren Angehörigen vor.

15.2.3 Parallelen zur Gegenwart

Der Umgang mit mobilen Technologien und Gesundheits-Apps, der derzeit gepflegt wird, weist deutliche Ähnlichkeiten zu den Ereignissen von damals auf: Hersteller, die ihre Applikationen für wenig Geld oder gar kostenlos anbieten, refinanzieren diese Angebote gerne durch Nutzung der den Apps anvertrauten Daten. Selbst wenn dies offen(er) kommuniziert wird, gehen Anwendende dennoch häufig davon aus, dass Hersteller sorgfältig mit allen Daten umgehen, von denen sie Kenntnis erlangen, beispielsweise, dass die Daten nur zum Benefit der Anwendenden genutzt werden, dass sie – sobald nicht mehr für den eigentlichen Zweck benötigt – gelöscht werden und dass Dritte keine Kenntnis von den Daten erlangen können. Dies kann den Interessen der Hersteller, die die Entwicklungskosten wieder erwirtschaften müssen, diametral entgegenstehen. Für sie kann eine Auswertung der Daten im Marketing- und Werbekontext legitim erscheinen, um weiterhin eine kostengünstige Bereitstellung ihres Produktes zu erlauben, auch wenn Anwender – zumindest bei genauerem Überlegen – einer solchen Nutzung eher kritisch gegenüberstehen würden. Selbst wenn zum gegenwärtigen Zeitpunkt für einen bestimmten Anwendungsfall kaum schwerwiegende Konsequenzen für die „Datenspender" möglich scheinen, muss dies nicht heißen, dass in Zukunft aus (Gesundheits-)Daten, die Apps anvertraut wurden, nicht ähnliche Folgen erwachsen wie dies für die HeLa-Zellen festgestellt wurde. Missbrauchspotenzial hat dies allemal, da mit diesen Daten beispielsweise zwischen „gesunden" und „kranken" Gesundheitszuständen differenziert werden kann, was implizit auch zu Definitionen von „günstig" und „teuer" und „nützlich" und „nichtnützlich" im gesellschaftlichen Kontext führen kann.

Entsprechende Konflikte sind im medizinischen Umfeld nichts Unbekanntes. Die wesentlich stärkere Integration der neuen Technologien in den Alltag sowie der auf Anwenderseite unreflektierte Einsatz und das Überschätzen der Möglichkeiten der Technologie befeuern die Debatte. Die Autonomie des Einzelnen, Partizipation und persönliche Gesundheitsbelange dürfen im Hinblick auf wirtschaftliche oder gesellschaftliche Interessen nicht vernachlässigt werden.

Die medizinische Praxis nutzt klassisch die „Überwachung" bestimmter Parameter und das Ableiten darauf basierender Erkenntnisse zur Herstellung und dem Erhalt von „Gesundheit" und der Prävention. Ehemals wurde das „Monitoring" institutionell und zeitlich begrenzt betrieben (im Krankenhaus, in der Praxis) und nur gelegentlich zu Hause (Langzeit-EKG, Langzeit-Blutdruckmessung). Jetzt wird eine Verlagerung der medizinischen Dauerbeobachtung ins Private greifbare Realität, mit all ihren Vor- und Nachteilen. Die wahrgenommene Überwachung durch Gesundheits-Apps kann das Verhalten der Anwendenden beeinflussen, unabhängig von der Zielsetzung der App. Der Grad zwischen Förderung von Therapietreue oder einer Verhaltensänderung im Sinne sozialer Erwünschtheit ist schmal. Grundsätzlich wird die Freiheit des Individuums eingeschränkt.

Freiwilligkeit und Wahlfreiheit sind ebenfalls steuerbar. Das kann z. B. die freie Auswahl von Apps betreffen, falls aufgrund von Werbeaussagen bzw. auf Basis von verfügbaren Daten (gleich aus welcher Quelle) der Schluss gezogen würde, dass nur eine bestimmte (kommerzielle) App in der Lage sei, die eigenen Bedürfnisse zu erfüllen und zum Erhalt der Gesundheit beizutragen.

15.3 Ethisches Rahmenkonzept

15.3.1 Kompetenzen

Der digitale Wandel im Gesundheitswesen bringt unabdingbar auch einen Wandel der eigenen Kompetenzen mit sich. Komfortverbesserrungen bei gleicher Zielerreichung führen dazu, dass Techniken und Methoden verlernt werden. Wer navigiert noch nach Straßenplan, wenn er von „Maps" geführt wird? Wer erinnert sich noch an Telefonnummern, wenn sie alle gespeichert sind? Die Risiko-Nutzen-Abwägung für oder gegen den Einsatz dieser hilfreichen und unterstützenden Technologie erfährt Hindernisse durch Hoffnungen auf mehr Komfort, potenzielle Effizienzsteigerungen und eine Versorgungsverbesserung durch heilsbringende Technologie. Aufgrund dieser Aufbruchsstimmung, der großen Erwartungen und des immensen Einflusses von Daten auf unsere Gesellschaft ist es zwingend notwendig, die oben beschriebenen Abwägungsprozesse durch sämtliche Akteure frühzeitig zu initiieren und nachhaltig zu betreiben. Für die fundierte Nutzungsentscheidung lassen sich etablierte Werkzeuge nutzen und auch auf Gesundheits-Apps und andere digitale Anwendungen anpassen und anwenden. Die hierfür bestehenden Methoden sollen in den nächsten Abschnitten beschrieben werden. Ausgangspunkt sind die klassischen medizinethischen Überlegungen der 1970er Jahre.

15.3.2 Autonomie, Wohltun, Nicht-Schaden, Gerechtigkeit

Beauchamp und Childress beschrieben die in der Teilüberschrift genannten, auf vier Eckpfeilern aufbauenden medizinethische Prinzipien [10] (Tab. 15.1). Das Prinzip der „Autonomie" setzt auf das Respektieren individueller Entscheidungsfreiheit. Eng damit verknüpft ist, dass die einzelne Person in die Lage versetzt werden muss, diese Entscheidungsfreiheit auf der Basis valider Informationen wahrzunehmen. Wichtig ist in diesem Kontext die „informierte Einwilligung" (engl. „informed consent"), die vor jeglicher diagnostischen oder therapeutischen Maßnahme stets einzuholen ist. Bei allen Maßnahmen müssen zudem die Wertvorstellungen sowie Ziele und Wünsche der Betroffenen berücksichtigt werden. Wichtige Aspekte, die hierunter subsumiert werden können und die Autonomie stützen können, sind u. a. Freiwilligkeit, Privatheit und Vertraulichkeit, Selbstbestimmung und Transparenz. Ebenso tragen Information und Bildung zur Verbesserung der Autonomie bei, indem sie die (Gesundheits-)Kompetenz der Betroffenen stärken und sie beim Treffen gesundheitsrelevanter (selbst-)bewusster Entscheidungen unterstützen.

Tab. 15.1: Ethisches Rahmenkonzept.

Prinzip (nach Beauchamp und Childress [10])	Aspekte
Autonomie	Freiwilligkeit, Privatheit, Vertraulichkeit, Selbstbestimmung, Transparenz, Information, Bildung.
Wohltun	Kosten-Nutzen Abwägung, Regulation.
Nicht-Schaden	Verantwortung, Datenschutz und Datensicherheit, Produktsicherheit.
Gerechtigkeit	Verteilungsgerechtigkeit, Zugangsgerechtigkeit, soziale Gerechtigkeit, Diskriminierung, Entmenschlichung.

Das „Nicht-Schaden-Prinzip" (Non-Malefizienz) bedeutet, dass alles, was dem Betroffenen körperlich oder psychisch schaden kann, zu unterlassen ist bzw. Nutzen und Risiken von medizinischen Maßnahmen sorgfältig und unter Berücksichtigung individueller Werte und aller zur Verfügung stehenden Informationen gegeneinander abgewogen werden sollen. Das Nicht-Schaden-Prinzip betrifft neben medizinischen Aspekten auch Datenschutz und Datensicherheit sowie Produktsicherheit.

Das Prinzip des „Wohltuns" stellt die Verantwortung in den Vordergrund, die medizinischem Personal auferlegt wird, stets im besten Interesse der ihnen anvertrauten Patientinnen und Patienten zu handeln und nur solche Maßnahmen vorzusehen, die das Wohl der Betroffenen stützen und ihnen nützen. Ein primärer Nutzen für die Betroffenen muss erkennbar sein, die Ziele der Maßnahmen sollen auf dem Boden valider Daten gesetzt werden.

Als viertes Prinzip stellt „Gerechtigkeit" auf eine gerechte Verteilung von sowie gleichberechtigten Zugang zu Gesundheitsleistungen ab. Kommt es dennoch zu Ungleichbehandlung, muss dies anhand moralisch relevanter Kriterien begründet werden können. Diskriminierung ist unbedingt zu vermeiden.

Konflikte zwischen den vier genannten Prinzipien sind allgegenwärtig. Im klinischen Alltag bedeutet die Durchführung einer Chemotherapie oder einer (risikobehafteten) Operation beispielsweise zunächst eine Verletzung des Anspruchs, dem Patienten keinen körperlichen Schaden zuzufügen. Solche Maßnahmen geschehen aber andererseits dem Prinzip des Wohltuns folgend aus Fürsorge und mit dem Ziel, der betroffenen Person langfristig zu nutzen. Dennoch ist gerade in diesem Zusammenhang eine sorgfältige Abwägung geboten: Schadet die geplante Maßnahme potenziell mehr als sie nutzt, oder steht sie den Wünschen, Zielen oder Wertvorstellungen des Patienten entgegen, sollte die Durchführung unterbleiben. Ähnliche Konflikte lassen sich für die „digitale" Welt ableiten, doch werden dort Abwägungsprozesse nicht vergleichbar angemessen praktiziert; häufig erfolgt ein Einsatz, weil etwas „technisch machbar" ist, ohne jedoch die vorgenannten Konfliktpotenziale angemessen zu berücksichtigen.

Auch wenn über die Jahre verschiedene Ansätze für ethische Kodizes bzw. den ethischen Einsatz digitaler Technologien in der Medizin entwickelt wurden [11–16], fehlt derzeit noch eine allgemein konsentierte Methode zur ethischen Bewertung und Einordnung von „mHealth" und „Gesundheits-Apps". Die vier vorgenannten Prinzipien lassen sich in jedem Falle mit Anpassungen auf Gesundheits-Apps (und mHealth generell) übertragen [16,17] (Tab. 15.2). Werden beispielsweise Daten, die bei der Versorgung erhoben wurden, im Verlauf zusätzlich zu Forschungszwecken ausgewertet, muss auch die Forschungsethik berücksichtigt werden. Hier sind u. a. die Prinzipien der biomedizinischen Forschung sowie der „Guten Wissenschaftlichen Praxis" zu beachten. Wird mHealth hingegen zur Erfassung physiologischer Parameter eingesetzt, ist die Autonomie der Patienten, und ggf. auch deren Recht auf „Nicht-Wissen" zu beachten [17]. Relevant sind hier insbesondere mögliche Konflikte zwischen Autonomie der Patienten auf der einen und möglicher Kontrolle (mit dem Potenzial, eine Verhaltensänderung in Richtung gesundheitsbewussten Verhaltens zu bewirken) auf der anderen Seite [18]. Diese Punkte sind unabhängig davon wichtig, ob die Datenerhebung im Versorgungs- oder im Forschungskontext erfolgte. Bedeutsam ist zudem die Abbildung bestimmter Versorgungskomponenten auf die Technik: Gesundheits-

Apps können u. a. dazu genutzt werden, dem behandelnden Fachpersonal krankheitsspezifische Parameter entweder aktiv selbst oder durch „mitlaufen lassen" der App nahezu passiv zukommen zu lassen. Essenzieller und erwarteter Bestandteil hergebrachter Kommunikationsmethoden in der Medizin ist dabei die Vertraulichkeit, die stets zu gewährleisten ist und die auch für Dritte gilt, die im Behandlungskontext von den Inhalten der Kommunikation Kenntnis erlangen. Nur wenn alle Beteiligten sich sicher sein können, dass die Vertraulichkeit respektiert, die Privatsphäre gewahrt und Stigmatisierung vermieden wird, kann eine offene Kommunikation stattfinden. Wenn man die hochsensiblen Kontexte betrachtet, in denen Gesundheits-Apps zum Einsatz kommen, wird insgesamt deutlich, dass diese Nutzung einer gewissen ethischen Anleitung bedarf [17]. Hier kommen wieder die in Tab. 15.1 benannten Prinzipien ins Spiel. Bereits vorgestellte Ethikkodizes, die zum Beispiel auf Forschung in der Medizin [9,10], Public Health-bezogene Ethikfragen [19] oder den Einsatz von Telemedizin und internetbasierten Diensten [11,15] abzielen oder allgemein medizininformatische Themenbereiche [12] adressieren, sollten berücksichtigt werden.

Aus diesem Ansatz heraus wurden die Prinzipien von Beauchamp und Childress [10] in eigenen Arbeiten [16–18] um relevante Aspekte ergänzt (Tab. 15.2). Die im Rahmen dieser Arbeiten durchgeführte Analyse verschiedener Quellen führte jedoch die verschiedenen im mHealth-Kontext auftretenden Konflikte, sei es für die Patienten selbst oder auch bei der Interaktion mit anderen Akteuren noch einmal deutlich vor Augen: während Nutzer vielleicht ein einfaches Festhalten gesundheitsrelevanter Parameter wünschen, haben mHealth-Anbieter eher die Sammlung von Daten für Marketingzwecke oder die Forschung im Fokus bzw. möchten das Verhalten auf Verbraucherseite in eine für sie interessante Richtung lenken. Hier sind u. a. Konzepte wie Autonomie oder Vertraulichkeit betroffen. Nutzer können bspw. der (oft) irrigen Annahme unterliegen, dass ihre Gesundheitsdaten im App-Kontext ähnlich vertraulich behandelt werden, wie sie dies auch im direkten Behandlungskontext erwarten würden. mHealth-Anbieter und weitere Akteure, z. B. auch Arbeitgeber oder die Versicherungswirtschaft, haben hingegen schlicht ein Interesse daran, sich entsprechende Daten für eigene Zwecke zunutze zu machen, falls sie darauf Zugriff erlangen. Das kann z. B. die Auswahl von Kunden bzw. Mitarbeitenden mit günstigen Risikoprofilen betreffen. Ein erster Ansatz, wie er auch bereits in [17] dargelegt wurde und auch hier vorgestellt werden soll, wäre es daher, auf den klassischen Kodizes der medizinischen Ethik und den Kodizes für E-Health und Telemedizin aufzubauen und dabei die Dimensionen der damit verbundenen normativen Konflikte zu berücksichtigen (Tab. 15.2).

Tab. 15.2: Grundlage ethischer Richtlinien für die Entwicklung, Empfehlung und Nutzung von Gesundheits-Apps als mHealth-Maßnahme. In Anlehnung an Albrecht und Fangerau 2015 [16] und Fangerau, Griemmert und Albrecht 2016 [18].

Aspekt	Erläuterung
Autonomie	Berücksichtigung des Selbstbestimmungsrechts im Kontext von Beteiligung, Mitgestaltung, Nutzung oder Anwendung von mHealth. Schutz der informationellen Selbstbestimmung. Freiwilligkeit und jederzeitige Rücktrittsmöglichkeit. Eine umfassende, zielgruppen- und situationsgerechte Aufklärung als Grundlage für eine begründete Entscheidung. Förderung der Gesundheitskompetenz zum Treffen gesundheitsrelevanter (selbst-)bewusster Entscheidungen.
Wohltun	Primärer Nutzen für die Betroffenen muss sich erwarten/ableiten lassen. Begründete Zielerreichung auf dem Boden valider Daten. Transparente Entscheidungsprozesse unter Beteiligung sämtlicher Akteure (Betroffener) zur nachvollziehbaren Begründung einer Maßnahme.
Nicht-Schaden	Die mHealth-Maßnahme darf in keiner Beziehung dem Anwender und Empfänger, individuell, einer Gruppe oder dem Umfeld, einen körperlichen oder psychischen Schaden zufügen. Risiken müssen in einem angemessenen Verhältnis zum erwarteten Nutzen der Maßnahme stehen, was eine Risiko-Nutzen-Abwägung unter Zuhilfenahme valider und reliabler Information bedingt. Das Recht auf Privatsphäre, was neben der Vertraulichkeit auch den Schutz der persönlichen Integrität umfasst, muss gewahrt werden, um Schaden abzuwenden.
Gerechtigkeit	mHealth-Maßnahmen sollen neutral gegenüber dem sozialen Status, Einkommen, Bildungszugehörigkeit, politischer Einstellung, Religionszugehörigkeit, Neigungen und Vorstellungen, Geschlecht, Alter, Ethnie aber auch Technikaffinität, Gesundheitskompetenz, bestehenden geistigen und körperlichen Einschränkungen jedem zugänglich sein. Eine Diskriminierung und Stigmatisierung darf aus einer mHealth-Maßnahme nicht erwachsen. Die mHealth-Maßnahme soll die Beseitigung von bestehender Ungleichheit in den Gesundheitschancen zum Ziel haben, was eine gerechte Verteilung von gesundheitlichen Nutzen- und Schadenspotentialen innerhalb der Zielgruppe voraussetzt.
Forschung basierend auf erhobenen Daten	Die Forschung zur Generierung valider und reliabler Daten ist notwendig, wobei die biomedizinischen Forschungsprinzipien und Kriterien der Guten Wissenschaftlichen Praxis einzuhalten sind.

15.3.3 Was ist eine gute App?

Die Frage nach der „guten", qualitativ hochwertigen App lässt sich unter Anwendung der dargelegten medizin-ethischen und adaptierten Prinzipien beantworten. Ethische Belange sind eng mit dem Qualitätsbegriff und dessen Wahrnehmung verzahnt. Mit dem in [20] vorgestellten und inzwischen auch von der Arbeitsgemeinschaft Wissenschaftlicher Medizinischer Fachgesellschaften (AWMF) übernommenen Kriterienkatalog [21] wurden neun einfach zu erfassende Qualitätsprinzipien vorgestellt (Tab. 15.3), die sich mit den in Tab. 15.2 dargelegten ethischen Richtlinien in Einklang bringen lassen. Die Qualitätsprinzipien (Tab. 15.3) entstanden u. a. auf dem Boden von im Software-Kontext üblichen Normen (z. B. [22–24]). An dieser Stelle sollen die neun Prinzipien nur kurz skizziert und ihre Überschneidung mit den vorgenannten ethischen Aspekten dargelegt werden.

15.3.4 Transparenz

Das Qualitätsprinzip „Transparenz" baut darauf, dass gültige, verlässliche und zielgruppengerechte Informationen zu den Qualitätsanforderungen vorliegen, die von der Gesundheits-App und der ihr zugrundeliegenden Software erfüllt werden. Das ermöglicht erst eine geeignete Evaluation sowie individuelle und kollektive Nutzungsentscheidungen. Gestützt werden insbesondere die Nutzerautonomie als auch der Fürsorgegedanken: Ausreichende Information ermöglicht erst die Wahrnehmung der für die Autonomie wichtigen Selbstbestimmung, sie fördert zudem die nötigen Kompetenzen, auf Basis dieser Entscheidungen erst ein bewusstes Urteil treffen zu können. Valide und transparent bereitgestellte Informationen tragen zudem dazu bei, den primären Nutzen erkennen und die Entscheidung, warum eine App eingesetzt werden sollte (oder nicht) begründen zu können, was auch dem Prinzip des „Wohltuns" entspricht.

15.3.5 Zweckmäßigkeit

Zweckmäßigkeit im Qualitätskontext setzt voraus, dass eine App für den vorgesehenen Zweck geeignet sein muss und hierüber die entsprechenden Anwendungsbereiche und -kontexte erschlossen werden. Wichtig in diesem Zusammenhang ist, dass Nachweise zum Nutzen bzw. der Eignung für den angegebenen Zweck geführt wurden. Klar angegeben sein muss zudem nicht nur, wofür eine App geeignet ist, sondern auch, unter welchen Voraussetzungen von einer Nutzung abgesehen werden sollte. Ist das Qualitätsprinzip der Zweckmäßigkeit erfüllt, trägt dies ebenfalls wesentlich zu den Aspekten „Autonomie" und „Wohltun" bei.

Tab. 15.3: Neun Qualitätsprinzipien zur Bewertung von Gesundheits-Apps empfohlen von der AWMF [21].

Nr.	Qualitätsprinzip	Erläuterung
I	Transparenz	Es liegen gültige, verlässliche und zielgruppengerechte Informationen zu den Qualitätsanforderungen vor, die die Gesundheits-App und die zugrundeliegende Software erfüllen, um deren Evaluation sowie individuelle und kollektive Nutzungsentscheidungen zu unterstützen.
II	Zweckmäßigkeit	Die Gesundheits-App ist für den vorgesehenen Zweck geeignet und erschließt entsprechende Anwendungsbereiche und -kontexte. Der Nachweis der Zweckerfüllung, wovon der Nachweis des Nutzens im medizinischen Bereich ein Teil sein soll, wurde mit geeigneten Methoden geführt. Es ist ebenso eindeutig erkennbar, für welchen Zweck und welche Nutzergruppe die Gesundheits-App nicht geeignet ist.
III	Risiko-angemessenheit	Die Gesundheits-App kann angewendet werden, ohne den Anwender oder seine Umwelt einem unverhältnismäßigen gesundheitlichen, sozialen oder wirtschaftlichen Risiko auszusetzen. Es wurden geeignete Methoden gewählt, um das Verhältnis des Nutzens gegenüber den Risiken nachzuweisen. Der Hersteller hat Vorkehrungen getroffen, um Risiken der Anwendung soweit als möglich auszuschließen.
IV	Ethische Unbedenklichkeit	Die Gesundheits-App ist in Bezug auf Entwicklung, Angebot, Betrieb und Nutzung ethisch unbedenklich bzw. ist so gestaltet, dass sie verantwortungsbewussten Umgang mit der Technologie ermöglicht (z. B. in Bezug auf Berufs- und/oder Forschungsethik). Diskriminierung und Stigmatisierung von Nutzern werden vermieden.
V	Rechtskonformität	Die Gesundheits-App ist rechtskonform (u. a. in Bezug auf Medizinprodukterecht, Berufsrecht und Datenschutzrecht). Die Rechtskonformität ist sowohl bei der Entwicklung als auch bei Angebot, Betrieb und Nutzung gewährleistet.
VI	Inhaltliche Gültigkeit	Die in der Gesundheits-App verwendeten und dargebotenen gesundheitsbezogenen Inhalte sind aktuell, valide und vertrauenswürdig. Der Hersteller stellt sicher, dass die Inhalte regelmäßig und für die Nutzer erkennbar auf den aktuellsten Stand des Wissens und der regulatorischen Anforderungen gebracht werden.
VII	Technische Angemessenheit	Die Gesundheits-App entspricht in Entwicklung, Betrieb, Pflege und Nutzung dem Stand der Technik und gewährleistet eine Nachhaltigkeit im Sinne von Wartbarkeit, Portabilität, Interoperabilität und Kompatibilität.
VIII	Gebrauchs-tauglichkeit	Die Gesundheits-App ermöglicht eine zielgruppengerechte Nutzung (z. B. i. S. v. Barrierefreiheit, Individualisierung). Zudem besteht die Möglichkeit, bei Unklarheiten mit dem Hersteller und/oder anderen Betroffenen oder Gesundheitsfachpersonen Kontakt aufzunehmen.
IX	Ressourceneffizienz	Die Gesundheits-App ist in der Nutzung ressourceneffizient (z. B. i. S. v. Stromverbrauch, Rechenleistung, Speicher, Datenübertragung, Zeit und Kosten)

15.3.6 Risikoangemessenheit

Insbesondere eng mit dem ethischen Anspruch, nicht zu schaden, ist das Qualitätsprinzip der Risikoangemessenheit verzahnt. Eine App sollte nur dann angewendet werden, wenn sichergestellt ist, dass weder Anwender noch deren Umwelt unverhältnismäßigen, d. h. im jeweiligen Anwendungskontext für die Beteiligten nicht akzeptablen Risiken ausgesetzt werden. Entsprechende Risiken können den gesundheitlichen, sozialen oder wirtschaftlichen Bereich betreffen. Es ist zudem darauf zu achten, geeignete Methoden zu wählen, die das Verhältnis des Nutzens gegenüber möglichen Risiken erkennen helfen. Zudem müssen Vorkehrungen getroffen werden, die gewährleisten, dass mögliche Risiken soweit wie möglich minimiert werden.

15.3.7 Rechtskonformität

Rechtskonformität als von einer App einzuhaltendes Qualitätsprinzip betrifft hingegen nahezu alle relevanten ethischen Aspekte. Ist eine App, zumindest bei Einhaltung rechtsstaatlicher Prinzipien und menschengerechter Orientierung im jeweiligen Rechtsrahmen rechtskonform (u. a. in Bezug auf Medizinprodukterecht, Berufsrecht und Datenschutzrecht) stützt dies durch Einhaltung der entsprechenden Regularien zu Privatheit und Vertraulichkeit einerseits die Nutzerautonomie, trägt aber auch dem Wohltun sowie dem Nicht-Schadens-Prinzip Rechnung. Die Rechtskonformität muss dabei über den gesamten Lebenszyklus der App gewährleistet sein.

15.3.8 Ethische Unbedenklichkeit

Die Forderung nach „ethischer Unbedenklichkeit" im Qualitätskontext stützt nicht zuletzt den Gerechtigkeitsgedanken: Wird bei Entwicklung, Angebot, Betrieb und Nutzung auf die Einhaltung relevanter ethischer Grundprinzipien geachtet, hilft dies Diskriminierung und Stigmatisierung von Nutzern zu vermeiden und kann auch der Verteilungs- und Zugangsgerechtigkeit zugutekommen.

15.3.9 Inhaltliche Validität und technische Angemessenheit

Die Forderungen nach „inhaltlicher Validität" sowie nach „technischer Angemessenheit" leisten im Hinblick auf das Nicht-Schadensgebot ebenfalls einen nicht unerheblichen Beitrag, indem sie nicht zuletzt die Produktsicherheit stützen und dafür sorgen, dass stets aktuelle und überprüfte bzw. überprüfbare Informationen in der App bereitgestellt werden bzw. als Basis aller Funktionen genutzt werden, die sie anbietet. Im Hinblick auf technische Faktoren muss dazu auch sichergestellt sein, dass der Stand der Technik berücksichtigt und eine nachhaltige Nutzung möglich ist, d. h. Wartbarkeit, Portabilität, Interoperabilität und Kompatibilität berücksichtigt werden.

15.3.10 Ressourceneffizienz

Geht eine App effizient mit den zur Verfügung stehenden Ressource um, kann Schaden im Hinblick auf die durch einen übermäßigen Ressourcenverbrauch ausgelösten Aufwände (z. B. Kosten für unnötige Datenübertragung, unnötigen Speicherplatzbedarf für die erfassten Daten, Zeitaufwand durch ineffiziente Algorithmen, zu hohen Stromverbrauch) vermieden werden. Auch das Prinzip der „Gerechtigkeit" kann im Kontext der Ressourceneffizienz berührt werden: Ist eine App aufgrund ineffizienter Umsetzung zu ressourcenhungrig und kann sie daher nur auf entsprechend leistungsfähigen, aber teuren Geräten sinnvoll eingesetzt werden, kann dies den Zugang von Interessenten beeinträchtigen, die sich diese leistungsfähigen Geräte nicht leisten können oder wollen.

15.3.11 Gebrauchstauglichkeit

Als letztes zu erwähnendes Qualitätsprinzip ermöglicht die Gewährleistung einer angemessenen Gebrauchstauglichkeit die zielgruppengerechte Nutzung. Die hierzu gehörende Barrierefreiheit trägt dazu bei, eine App auch für Nutzergruppen zu erschließen, die andernfalls von der Wahrnehmung entsprechender Angebote ausgeschlossen wären. Somit kann eine gute Gebrauchstauglichkeit einen wichtigen Beitrag in Bezug auf Gerechtigkeit leisten. Darüber hinaus wird das Nicht-Schaden-Prinzip bedient: Bei einer App mit schlechter Gebrauchstauglichkeit kommt es schneller zu Bedienfehlern, die evtl. schwerwiegende Konsequenzen haben können.

15.4 mHealth-Ethik

Der Medizin wird im Zeitalter der „Effizienz" oft vorgeworfen, einen stark datengetriebenen und rein symptomorientierten Ansatz zu verfolgen. Ob die neuen, „smarten" und mobilen Technologien langfristig dazu beitragen können, einen ganzheitlichen Blick auf die Menschen zu bekommen oder ob die befürchtete Reduktion auf Zahlen einer digitalen Aura zur verzerrten Wahrnehmung (und dem gegenteiligen Effekt) führt, liegt in der gesellschaftlichen Verantwortung. Sollen die sich aus der Technologie ergebenden Chancen für die Gesundheitsversorgung nachhaltig realisiert werden, sind gemeinsame Anstrengungen aller Akteure erforderlich. Gleich ob es Patienten, das medizinische Fachpersonal, die Politik, Vertreter der öffentlichen Gesundheitsvorsorge oder Entscheider der Wirtschaft betrifft: Gestaltend einzugreifen ist eine gesellschaftliche Aufgabe, zu der alle gemeinsam beitragen und sich einbringen sollten, um einen langfristigen Erfolg zu ermöglichen und die sich aus der Technologie ergebenden Chancen in der Versorgung nicht zu verspielen

Die verschiedenen Interessen scheinen auf den ersten Blick kaum miteinander vereinbar zu sein. Während Anwender durch den Einsatz dieser Technologien ihre Gesundheit erhalten oder verbessern wollen, werden Hersteller zunächst eher auf ökonomische Ziele hinarbeiten. Diese können sie jedoch leichter erreichen, wenn die von ihnen angebotenen Lösungen ethische Grundprinzipien beachten und somit nicht das Vertrauen der Kundschaft verspielen. Den Überblick über die verschiedenen Interessen und Konflikte zu behalten und diese abzuwägen, ist keine leichte Aufgabe.

Die Anwendung der vier medizinethischen Prinzipien von Beauchamp und Childress, angepasst an den speziellen Charakter der Technologie von mHealth-Anwendungen zu einem Kodex, kann Anwendenden wie Herstellern wertvolle Hinweise für einen verantwortungsbewussten Umgang mit Gesundheits-Apps und mobilen Technologien liefern. Sie stellen eine hervorragende Grundlage für die Konkretisierung eines Qualitätsbegriffs für Gesundheits-Apps und andere digitale Anwendungen dar, welche sich zur Bewertungszwecken operationalisieren lassen.

Von verschiedenen Seiten wurden bereits vielfältige Anstrengungen unternommen, geeignete Kodizes und Qualitätskriterien zu entwickeln, die den speziellen Anforderungen digitaler Technologien gerecht werden. Nun wird es Zeit, diese zu konsentieren, um sämtlichen Stakeholdern die nötige Orientierung zu bieten. Es ist jetzt die Zeit gekommen, die Bemühungen zu vereinen und stärker einen interdisziplinären Ansatz zu verfolgen, der zudem dezidiert auf die speziellen Eigenschaften mobiler Technologien ausgerichtet ist. Dies kann dazu beitragen, den Anforderungen von Gegenwart und Zukunft gerecht zu werden.

Ein solcher vereinheitlichter Ethikkodex kann dazu beitragen, das Missverhältnis zwischen den Wünschen und Erwartungen auf Anwenderseite einerseits und der Bereitschaft der Anbieter, moralische Grundsätze einzuhalten andererseits, aufzulösen. Dies könnte auch die Einhaltung der in solch einem Kodex niedergelegten Prinzipien verbessern und somit Risiken für alle Beteiligten minimieren und den Nutzen verbessern helfen: durch die Ausweitung von (potenzieller) mobiler Datengenerierung lässt sich schnell ein datengestütztes, scheinbares Abbild der Lebenswirklichkeit der Menschen schaffen und damit auch ein Bild von deren Verhalten bzw. ihrem Zustand ableiten. Ob dieses Bild tatsächlich der Realität entspricht, bleibt dahingestellt. Die Gefahr besteht, dass basierend auf diesen Daten ein Mensch schlicht auf Zahlen reduziert wird und – in einer bestimmten Situation vielleicht eher angebrachte – Interaktion mit medizinischem Fachpersonal unterbleibt. Bedeutender ist noch, dass dieses Abbild unvergänglich ist. Es bleibt ein Original, denn in der digitalen Welt gibt es keine Kopien. Hieraus generiert sich die Verantwortung für einen ethisch verantwortlichen Umgang mit jetzt noch unbekannten Implikationen für die Zukunft.

15.5 Literatur

[1] Deutscher Bundestag. Gesetz für eine bessere Versorgung durch Digitalisierung und Innovation (Digitale-Versorgung-Gesetz – DVG). Bundesgesetzblatt. 9. Dezember 2019; Teil 1 (Nr. 49): 2562–84. https://www.bgbl.de/xaver/bgbl/start.xav?startbk=Bundesanzeiger_BGBl&start=-%2F%2F%2A%5B%40attr_id=%27bgbl119s2562.pdf%27%5D#__bgbl__%2F%2F*%5B%40attr_id%3D%27bgbl119s2562.pdf%27%5D__1580550742853 [02.02.2020].

[2] World Health Organization. MHealth: New Horizons for Health Through Mobile Technologies. World Health Organization 2011, 102 S. https://www.who.int/goe/publications/goe_mhealth_web.pdf [02.02.2020].

[3] Skloot R. Die Unsterblichkeit der Henrietta Lacks: Die Geschichte der HeLa-Zellen. München, Irisiana Verlag, 2010, 512 S.

[4] NCBI. HeLa Cell Genome Sequencing Studies. NCBI, 2017. https://www.ncbi.nlm.nih.gov/projects/gap/cgibin/study.cgi?study_id=phs000640.v5.p1 [02.02.2020].

[5] Jones HW Jr. Record of the first physician to see Henrietta Lacks at the Johns Hopkins Hospital: history of the beginning of the HeLa cell line. Am J Obstet Gynecol. 1997;176(6):S227–8. https://www.ncbi.nlm.nih.gov/pubmed/9215212 [02.02.2020].

[6] Landry JJM, Pyl PT, Rausch T, et al. The genomic and transcriptomic landscape of a HeLa cell line. G3: GENES, GENOMES, GENETICS. 2013;3(8):1213–24. http://dx.doi.org/10.1534/g3.113.005777 [02.02.2020].

[7] Stump JL. Henrietta Lacks and The HeLa Cell: Rights of Patients and Responsibilities of Medical Researchers. Hist Teacher. 2014;48(1):127–80. http://www.jstor.org/stable/43264385 [02.02.2020].

[8] Groß D. Nürnberger Kodex. In: Lenk C, Duttge G, Fangerau H (Hrsg.). Handbuch Ethik und Recht der Forschung am Menschen. Berlin, Heidelberg, Springer, 2014, 559–63. https://doi.org/10.1007/978-3-642-35099-3_88 [26.07.2020].

[9] World Medical Association (Hrsg.). World Medical Association Declaration of Helsinki: ethical principles for medical research involving human subjects. JAMA. 2013;310(20):2191–4. http://dx.doi.org/10.1001/jama.2013.281053 [02.02.2020].

[10] Beauchamp TL, Childress JF. Principles of Biomedical Ethics. Oxford, Oxford University Press, 2009, 417.

[11] e-Health Ethics Initiative. e-Health Code of Ethics (May 24). J Med Internet Res. 2000;2(2):E9. http://dx.doi.org/10.2196/jmir.2.2.e9 [02.02.2020].

[12] IMIA Code of Ethics for Health Information Professionals | IMIA – International Medical Informatics Association. http://www.imia-medinfo.org/new2/node/39 [02.02.2020].

[13] Chaet D, Clearfield R, Sabin JE, Skimming K, Council on Ethical and Judicial Affairs American Medical Association. Ethical practice in Telehealth and Telemedicine. J Gen Intern Med. 2017;32(10):1136–40. http://dx.doi.org/10.1007/s11606-017-4082-2 [02.02.2020].

[14] Kluge E-H, Lacroix P, Ruotsalainen P. Ethics Certification of Health Information Professionals. Yearb Med Inform. 2018;27(1):37–40. http://dx.doi.org/10.1055/s-0038-1641196 [02.02.2020].

[15] Iserson KV. Telemedicine: A Proposal for an Ethical Code. Cambridge Quarterly of Healthcare Ethics. 2000;9:404–6. http://dx.doi.org/10.1017/s0963180100003133 [02.02.2020].

[16] Albrecht U-V, Fangerau H. Do Ethics Need to be Adapted to mHealth? Stud Health Technol Inform. 2015;213:219–22. https://www.ncbi.nlm.nih.gov/pubmed/26152998 [02.02.2020].

[17] Albrecht U-V, Fangerau H. Do Ethics Need to Be Adapted to mHealth? A Plea for Developing a Consistent Framework. World Med J. 2015;61(2):72–5.

[18] Fangerau H, Griemmert M, Albrecht U-V. Gesundheits-Apps und Ethik. In: Albrecht U-V (Hrsg.). Chancen und Risiken von Gesundheits-Apps (CHARISMHA), engl Chances and Risks of Mobile Health Apps (CHARISMHA). Hannover, Medizinische Hochschule Hannover, 2016, 194–213. http://nbn-resolving.de/urn:nbn:de:gbv:084-16040811360 [02.02.2020].

[19] Public Health Leadership Society. Principles of the Ethical Practice of Public Health, Version 2.2, 2002. https://www.apha.org/-/media/files/pdf/membergroups/ethics/ethics_brochure. ashx [26.07.2020].

[20] Albrecht U-V. Einheitlicher Kriterienkatalog zur Selbstdeklaration der Qualität von Gesundheits-Apps. eHealth Suisse, 2019. Verfügbar unter: http://dx.doi.org/10.26068/ mhhrpm/20190416-004 [02.02.2020].

[21] AWMF. Stellungnahme der Arbeitsgemeinschaft der Wissenschaftlichen Medizinischen Fachgesellschaften (AWMF) zu Qualitätsprinzipien für Gesundheits-Apps. Berlin, 2019. https://www. awmf.org/fileadmin/user_upload/Stellungnahmen/Medizinische_Versorgung/20191120_ AWMF_QualPrinzipien_GesundheitsApps.pdf [02.02.2020].

[22] ISO/IEC. ISO/IEC 25010 – System und Software-Engineering – Qualitätskriterien und Bewertung von System und Softwareprodukten (SQuaRE) – Qualitätsmodell und Leitlinien. 2011, Report No. 25010.

[23] BSI. PAS 277 – Health and wellness apps – Quality criteria across the life cycle – Code of practice. 2015. Verfügbar unter: https://shop.bsigroup.com/upload/271432/PAS%20277%20(2015) bookmarked.pdf [02.02.2020].

[24] ISO/IEC. ISO/IEC 9126–1 – Software engineering – Product quality – Part 1: Quality model. 2001, Report No. 9126–1.

O. Rienhoff

16 Präzisionsmedizin: Organisation, Recht und Ethik der Gesundheitssysteme im Umbruch – ein Zwischenruf

16.1 Die Heilsbotschaft „Präzisionsmedizin"

In den vergangenen Jahren ist der Begriff „Präzisionsmedizin" zu einem hoch positiv attribuierten Terminus für eine moderne digital unterstützte Medizin geworden. Der Modebegriff hat im Laufe der Jahre unterschiedliche Deutungen erfahren – bei einheitlich strategisch positiv bewertetem Charakter. „Präzisionsmedizin" und ähnliche Begriffe wie „Systemmedizin", „Personalisierte Medizin" etc. sind häufig in Abhängigkeit von neuen wissenschaftlichen Ergebnissen initial geprägt und ändern ihre Bedeutung im Laufe des weiter anwachsenden Wissens (gut im Internet abrufbar). Frühe Begriffsnutzungen waren sehr allgemein, dann dominierten Ergebnisse der Molekularforschung, folgend Erkenntnisse aus neuen bildgebenden Verfahren. In diesem Text wird der Begriff „Präzisionsmedizin" verstanden als die summarische Beschreibung des sich immer schneller entwickelnden medizinischen Wissens, das immer neuen Handlungsregeln fordert und in seiner wachsenden Komplexität nicht mehr traditionell menschlich lernend zu beherrschen ist – sondern des gezielten Einsatzes von Informationstechnik in angepassten Umgebungen bedarf [1–3].

In der Regel wird die Digitalisierung als Grund dafür angegeben, dass eine sehr viel genauere Diagnostik und Therapieplanung möglich wird, die gerade bei selteneren Ausprägungen oder Erkrankungen hoch effiziente Interventionen ermöglicht. Gern wird in diesem Zusammenhang die genetische Prägung von besonderen Krankheitsformen als Beispiel gewählt.

In diesem Kontext wird nicht erwähnt, dass schon vor über 50 Jahren Ärzte in ihrem Studium darauf hingewiesen wurden, dass es sehr viel mehr Erkrankungen gebe als im Studium vermittelbar. Dazu wurde auf das Lehrbuch Leiber-Olbrich [4] verwiesen, in dem tausende diagnostisch seltene Entitäten beschrieben worden waren. Mit den damaligen Studierenden wurde jedoch nicht geübt, wann und wie das Werk konkret zu nutzen war. In den Jahren von 1997 bis 2020 wuchs die Zahl gelisteter diagnostischer Begriffe im deutschen ICD-10-Verzeichnis von ca. 10.000 auf ca. 83.000 (ICD-GM Bekanntmachung 2020 des BMG).

Auch das in den darauffolgenden Jahrzehnten aufgebaute Qualitätsmanagement in Deutschland setzte auf statistisch einfach handhabbare häufigere klinische Befunde und Diagnosen. Die seit langem laufende und zunehmend eskalierende Wissensexpansion beginnt nun, die gewachsene medizinische Versorgung zu destabilisieren – der positiv besetzte Begriff „Präzisionsmedizin" deckt ungelöste organisatorische, rechtliche und ethische Fragen zu.

https://doi.org/10.1515/9783110645767-016

16.2 Beispiele für die explosive Zunahme an Typen und Differenziertheiten klinischer Daten

16.2.1 Molekulare Diagnostik

Die immer komplexer messbare molekulare Welt biologischer Prozesse unseres eigenen Körpersystems, aber auch der in ihm (z. B. Mikrobiom) oder mit ihm (z. B. Pilze) interagierenden Lebewesen, wechselt zunehmend von den Forschungslabors in die Routinediagnostik. So entsteht eine Serienfertigung neuer Erkenntnisse für die Präzisionsmedizin, deren Dynamik und Umfang durch die traditionelle Lehre im Studium und in der Weiterbildung nicht mehr vermittelbar ist. Die Anzahl der für einen Zustand möglicherweise verantwortlichen Messergebnisse ist mit dem menschlichen Hirn nicht mehr nachvollziehbar bearbeitbar. Daten aufarbeitende und schließlich entscheidungsunterstützende Prozesse werden erforderlich. Ein Ansatz sind z. B. „Interdisziplinäre Tumorkonferenzen", die für extrem teure Therapien angesetzt werden. Diesem positiven neuen therapeutischen Ansatz fehlen jedoch noch Verfahren der längerfristigen Ergebnisvalidierung und des Qualitätsmanagements.

16.2.2 Bilddiagnostik

Die digitalen bildgebenden Verfahren haben eine Leistungsbreite und Komplexität erreicht, die sich in der täglichen Routine kaum noch von ärztlichen Kurzzeitanalysen optimal auswerten lassen. Dieser Trend wird sich durch weitere Steigerung der Auflösung, neue Verfahren – etwa in der digitalen Pathologie – und die Abbildung und Analyse von dynamischen Vorgängen schon in wenigen Jahren mit völlig neuen Regeln und Optimierungen der Diagnostik und ihrer Abläufe verstärken und die bildgebenden Einheiten in der Versorgung in andere Berufsbilder, Arbeitsorganisationen und -prozesse transformieren. Da die Hochauflösung mit der schnell wachsenden Wissensmenge der Präzisionsmedizin gekoppelt werden muss, entsteht auch die Gefahr, dass nicht entsprechend modernisierte diagnostische Einheiten qualitative Risiken für die Patienten haben. Auch gibt es keine Dokumentationsregeln und geregelte Praktiken, wie im Internet verfügbare „Optimierungsalgorithmen" für Bilder nachvollziehbar eingesetzt werden dürfen und welche rechtlichen Konsequenzen solche „Optimierungen" in der klinischen Diagnostik haben.

16.2.3 Sensordiagnostik

Nach über 20 Jahren Entwicklung erreicht die Sensorik zunehmend klinisch nutzbare Reifegrade. Die vielen Studien haben gezeigt, wie schwierig der Aufbau nachvollziehbarer Datenbestände insbesondere bei längerfristigen Verläufen ist [5,6]. Metadaten zu den Messverfahren sind unbedingt erforderlich – wie bei den meisten neueren Mess-verfahren. Die Heterogenität der Daten und damit auch deren wechselnde Qualität ist für eine validierbare Auswertung eine große Herausforderung und methodisch noch ein längerer Lernprozess. Gute Qualität wird zu weiteren neuen Erkenntnissen in der Progression von Erkrankungen führen und somit die Präzisionsmedizin dynamisieren. Auch in anderen Datenbereichen wird die Verlaufsbeobachtung machbarer und rele-vanter – führt jedoch zu sehr hohen Datenbeständen und kaum noch nachvollzieh-baren Analysen dynamischer Entwicklungen in den parallelen Messuniversen eines Individuums in der Präzisionsmedizin. Dies gilt möglicherweise besonders für Lang-zeiterkrankungen auf dem Weg in die Pubertät oder auf dem Weg in das hohe Alter.

16.2.4 Patientenberichte

Die partizipative Medizin bindet den Patienten nicht nur in die Datenerhebung ein (z. B. PRO Patient Reported Outcomes), sondern gewährt ihm auch auf der Basis ge-eigneter Darstellungen seiner Lage die Möglichkeit, stärker als bisher auf den Ver-lauf von Therapie und Diagnostik Einfluss zu nehmen. Diese psychologisch wichtige Partizipation wird jedoch wohl auch dazu führen, dass Verläufe unter dem Eindruck von Typen von Entscheidungsmustern beforscht und bezüglich der Wirksamkeit für gewünschte Veränderungen evaluiert werden. Diese erst am Anfang befindliche Ent-wicklung hat möglicherweise extreme Auswirkungen auf Abwägungen von Patien-teninteressen und Behandlungswirksamkeit im Kontext rechtlicher und ethischer Fragen. Bisher ist dieses Thema außerhalb des digitalen Umbruchs am ehesten bei psychisch bzw. psychiatrisch induzierten Verläufen durchdacht worden. Durch PRO sind noch Überraschungen zu erwarten – auch was die Nutzung und Offenlegung von nicht schulmedizinisch hergeleiteten Maßnahmen betrifft.

Die Kombination von Patientenberichten mit anderen Daten – nicht nur der Sen-sorik – wird von Internetplattformen (wie z. B. Google) als einer der Finanzmärkte der Zukunft angegangen.

16.3 Wirkungen und Entwicklungsbedarf im bestehenden deutschen Gesundheitssystem

16.3.1 Organisatorische Aufstellung

Die in den 1950er Jahren konstruierte segmentale Trennung der Versorgung ist lange überholt und kompliziert eine effiziente Nutzung der Datenlage zugunsten der Pa-tienten. Das einzige organisatorische Konstrukt, dass zukunftsfähig erscheint, sind große, im Wettbewerb stehende Health Maintenance Organisationen (wie etwa in den USA), die jedoch mit nationalen, hoch gesicherten Gesundheitsdatenbanken (wie etwa in Dänemark) kooperieren. Über das zentrale Datenmanagement können Forschungs- und Qualitätsmanagementthemen bearbeitet werden.

Welche Auswirkungen die Einführung des ICD 11 auf die Organisation des Systems haben wird, ist nicht abzusehen – auch nicht, ob die Neuaufstellung des Deutschen Instituts für Medizinische Dokumentation und Information (DIMDI) dies reflektiert hat. Es wird damit gerechnet, dass größere Länder mindestens 10 Jahre benötigen werden, um diese Frage für das jeweilige Land zu klären. Um diesem Reformdruck auszuweichen, gibt es Denkmodelle, lediglich das Meldesystem an die Weltgesundheitsorganisation (WHO) anzupassen und das nationale Berichtssystem weitgehend zu belassen, was eine Betonierung überholter Abläufe und Organisationsmuster bedeuten würde.

16.3.2 Digitale Infrastruktur

Deutschland befindet sich in etlichen Betrachtungsdimensionen nur noch im Mittelfeld der Nationen bezüglich der Anpassung des Gesundheitssystems an den digitalen Umbruch. Eine kurzfristige Änderung ist nicht möglich wegen der mangelnden Weiterbildung des Managements im Gesundheitswesen bezüglich der Dynamik des digitalen Umbruchs, den fehlenden Fachweiterbildungen und Spezialisten der Medizinischen Informatik, behindernder rechtlicher Infrastrukturen und völlig unzureichender finanzieller Ausstattungen. Der nötige Umbruch wird durch politische Modebegriffe (etwa zu neuen Patientenakten oder Künstlicher Intelligenz) eher weiter verzögert oder noch gefährlicher: Die Gefahr besteht, dass wie bisher der neuen Hype-Welle ein Down-Swing folgt – wie nach der Analyse des Rates für Informationsinfrastrukturen zumindest für das deutsche Wissenschaftssystem bezüglich des Umgangs mit Daten typisch [7].

Ein inzwischen offen adressiertes Thema des Wandlungsprozesses ist die Tatsache, dass naiv installierte Datenverarbeitungsprozesse in der Versorgung zu erheblichen Mehrbelastungen der Gesundheitsberufe führen können. Dies gilt insbesondere für komplexe vieldimensionale Systemwelten wie etwa moderne Krankenhaussysteme. Erstmals wird dieses bedrohliche Phänomen Anfang 2020 auf der internen Plattform des American College for Medical Informatics (ACMI) angesprochen.

16.3.3 Qualitätsmanagement

Das bestehende Qualitätsmanagement im deutschen Gesundheitswesen hat seinen Ursprung in den geburtshilflichen Projekten in Bayern und Niedersachsen aus den 1980er Jahren. Dass eine neue Entwicklungsphase dringend nötig ist, wurde mehrfach angesprochen, aber nie aufgegriffen. Wie Qualitätsmanagement in der digitalen Präzisionsmedizin funktionieren und bezahlbar bleiben soll, ist weitgehend noch nicht untersucht bzw. verstanden. Auch fehlen Überlegungen (die auch schon vor Jahrzehnten eingefordert wurden [8]), ob nicht anstelle starrer Berichtsprozesse eine Dynamisierung der Analyseziele und Erhebungsprozesse effizienter wäre als das bestehende starre, aufwändige Berichtssystem. Möglicherweise bietet hier die digitale Dokumentation, sofern sie übergreifend analysierbar ist, völlig neue Chancen zugunsten der Patienten aber auch des Systems insgesamt.

16.3.4 Leistungsabrechnung

Die Präzisionsmedizin wird einen weiteren Effekt bedingen, der bereits jetzt bei den Krankenkassen zu ersten Reaktionen geführt hat: Wie geht das System mit therapeutischen Lösungen um, die aufgrund der hohen Spezifität der Probleme und Lösungen nur bedingt erforscht, unklar lange wirksam und ausgesprochen teuer sind. Es ist zu erwarten, dass nicht alles finanzierbar ist und deshalb Regeln für das Vorgehen entwickelt werden müssen, die Effektivität und Effizienz bewerten (vgl. auch Kap. 16.2.1). Damit stellt sich in neuer Form die bisher in Deutschland ethisch tabuisierte Frage, welche Eigenschaften Interventionen haben müssen, um in der Gemeinschaft der Versicherten finanziert werden zu können – d. h. die Frage, was ist vor einem absehbaren Lebensende oder einer absehbaren Verbesserung an finanziellem Einsatz vertretbar. Viele Aspekte dieser Fragestellung sind extrem komplex und vielschichtig. Darüber hinaus führt die Dynamik immer neuer Forschungsergebnisse zu einem konstanten Fluss an Daten und Fakten, so dass „Wahrheiten" immer schwieriger zu fassen, zu validieren und für Entscheidungen zu nutzen sind.

Die angesprochene Problematik ist nicht Medizin spezifisch. Das Beispiel der beim Flugzeughersteller Boeing betriebenen Prozessoptimierung bei der Aufstellung der Software für ein neues Flugzeug ist ein vergleichbares – einfacheres – Beispiel für unlösbare Verschränkungen von Daten, Kosten, Zeitabläufen etc.

16.3.5 Berufliches Spektrum

Das berufliche Spektrum des deutschen Gesundheitswesens mit der Gliederung in vier akademische Heilberufe, vielen nichtakademischen Assistenzberufen und einem bunten Gemisch von zuarbeitenden Berufen aller Ausbildungsstufen ist kulturhistorisch geprägt und völlig anders gestaltet als etwa die angloamerikanischen Systeme. Es stammt aus einer Zeit, in der die Ärzte die überschaubare Komplexität managen konnten. In der Präzisionsmedizin ist dies in der überkommenen Form nicht mehr möglich und droht zu einer Gefahr für Patienten zu werden: Die traditionelle Aus- und Weiterbildung kann die neue Komplexität nicht traditionell vermitteln, und das Wissens-Update ist seit langem schon nicht mehr schaffbar. Dies gilt auch für einige Assistenzberufe, in denen komplexe Assistenzsysteme (z. B. im regionalen Überleitungsmanagement) eingesetzt werden, und die auch befähigt werden müssen, mit immer neuen therapeutischen Behandlungsmodellen und -effekten umzugehen.

16.3.6 Finanzbedarf von Infrastrukturen

Die momentan für die digitale Ausstattung bereitgestellten Mittel laufen teilweise noch als eine „Sonderzuweisung". Erst ansatzweise entstehen seit Mitte der 1990er Jahre Finanzierungsstrategien für die digitalen Infrastrukturen im Gesundheitssystem – bis heute weitgehend völlig unter dem Bedarf und ohne die Erkenntnis, dass der Anteil an den Gesamtkosten auf zweistellige Prozentwerte steigen wird und damit eine Neubetrachtung des gesamten unternehmerischen Ansatzes erzwingt. Ein Detail dieser Lage ist die weitgehend fehlende Aktualisierung der beruflichen Fortbildung, die durch die Präzisionsmedizin erheblich aktiviert werden muss, um die berufstätigen Menschen an der Entwicklung teilhaben zu lassen, so dass sie sich nicht als Opfer der Entwicklung verstehen. Diese Dynamik wird auch Auswirkungen auf Bau- und Betriebskonzepte haben. Hier entwickeln einige internationale Spitzeneinrichtungen wie z. B. die Mayo Clinic in Rochester oder Johns Hopkins Hospital in Baltimore seit etwa 20 Jahren neue Ansätze. Deutschland steht hier durch die extreme Verrechtlichung aller Prozesse vor einer gigantischen Aufgabe – gilt es doch, sehr viele dieser Ordnungen in Frage zu stellen.

16.3.7 Daten- und Metadatenmanagement

Die gigantischen Datenmengen der Präzisionsmedizin müssen in irgendeiner Form nutzbar gehalten werden – eine extreme, weitgehend ungelöste Herausforderung. Wahrscheinlich wird nach den Erfahrungen der letzten 15 Jahre im Studiendatenmanagement dies nur möglich mit einem sorgfältig entwickelten, dynamisch wachsenden und handhabbaren Ordnungs-/Nomenklatur-System auf Datenebene und einem sehr präzisen Metadatenmanagement, das genau die Herkunft und technische, rechtliche und ethische Qualität von Daten erfasst und nachvollziehbar hält. Gerade im Hinblick auf die Ordnungssysteme ist Deutschland, das ehemals als eine diesbezüglich führende Nation galt (bis etwa in die 1970er Jahre), weitgehend abgehängt. Es fehlen geeignete nationale Stellen mit entsprechender Ausstattung und eine entsprechende berufliche Aus- und Weiterbildung in allen Berufen. Das Problem scheint in weiten Bereichen des Managements kaum bewusst zu sein.

16.3.8 Forschung zur Hypothesengenerierung und Studien zur Validierung

Auch die medizinische Forschung muss sowohl an den Universitäten, wie in der Industrie mit Anforderungen der Präzisionsmedizin zurechtkommen – erste rechtliche Änderungen und deren Problematik sind z. B. in den USA zu studieren und sind für alle Prozesse mit digitalen Komponenten zu erwarten (z. B. siehe auch Boeing). Die Zahl der möglichen Lösungen und Hypothesen in der Forschung nimmt stetig zu. Gleichzeitig sinkt die verfügbare Probandenzahl für Tests wegen präzis kleiner Krankheitskohorten, die darüber hinaus gegebenenfalls auf verschiedene Länder verteilt sind. Wie berechnet man unter diesen Verhältnissen die mögliche Erfolgsrate der eigenen Forschung oder Produktentwicklung? Kann dies dazu führen, dass evtl. sehr viele Ergebnisse der Forschung in der Präzisionsmedizin nicht zu verfügbaren Behandlungsformen führen? Die hinter dieser Frage steckenden komplexen methodischen Fragen der Forschung werden seit Jahren angesprochen und langsam zeichnen sich einige Lösungsansätze ab, die z. B. in der vom BMBF geförderten Medizin Informatik Initiative angegangen werden sollen [9]. Vermieden werden muss, dass viele der erwarteten Vorteile nur für extrem reiche Patienten kaufbar sind.

Grundlegend in diesem strategischen Kontext ist auch die Frage, wer entscheidet, welche der vielen Forschungsäste der Präzisionsmedizin finanziert werden? Welche Patientengruppen, welche Krankheiten etc. werden bevorzugt bedient?

16.3.9 Alternative Medizin, Heil-Communities und Behandlungsbetrug

Die Welt vor uns eröffnet noch mehr Optionen für wissenschaftlich nicht belegbare Behandlungs- und Therapieverfahren wie auch für entsprechende Betrugsansätze. Die Internationalisierung über das Internet und der Massentourismus verstärken diese Tendenz, indem auch religiös fundierte Verfahren anderer Kulturen in „verwestlichter" Form in Deutschland bestens vermarktet werden. Wie geht das Gesundheitssystem mit Patienten um, die unter solchen Verhältnissen tatsächlich kränker geworden sind, aber noch durch die Präzisionsmedizin mit viel Aufwand wieder behandelt werden können oder aber zum Pflegefall werden? Hier stellen sich angesichts des zu erwartenden substanziellen Finanzmangels im System grundlegende ethische Herausforderungen, die bis in andere Bereiche, die Voraussetzungen für gesundes Leben schaffen, hinüberreichen (z. B. Zuckeranteil von Nahrungsmitteln).

16.3.10 Migration und Internationalisierung

Als letztes Beispiel für den Wandlungsprozess wird das Migrationsthema angesprochen. Aufgrund der deutschen Geschichte gehen wir erst einmal davon aus, dass alle Menschen gleich sind. Ethnisch bedingte Erkrankungen stehen nicht im Forschungsinteresse. Gleichwohl muss wegen der Klimaänderungen, massiver Reisetätigkeit und Migration damit gerechnet werden, dass sich das diagnostische Spektrum verändert und deutlich ausdifferenziert. In der digitalen Entwicklung wurde in den 1960er Jahren bereits festgestellt, dass EKG Programme einzelne Befunde bei japanischen Patienten anders bewerten mussten als bei amerikanischen Patienten. Welche Herausforderungen die Präzisionsmedizin in diesem Kontext bringen wird, ist noch nicht absehbar – wird aber möglicherweise die Situation weiter verkomplizieren.

Auch der Einsatz ausländischer Fachkräfte, speziell von Ärzten, muss reflektieren, dass sie an eine andere Häufigkeitsverteilung von diagnostischen Entitäten, deren Untergruppen und Behandlungsoptionen gewöhnt sind – teilweise sogar an andere Dokumentationsnormen oder Ordnungssysteme.

16.4 Komponenten möglicher Lösungen

16.4.1 Andere Dokumentationsformen – z. B. Digital Twin

Mit den ca. 20 verschiedenen in den vergangenen 30 Jahren entwickelten digitalen Aktenkonzepten sind viele der angesprochenen Herausforderungen allein nicht zu bewältigen. Neuere, ergänzende Ansätze versuchen über sog. „Digital Twin"-Konzepte das Aufkommen von massenhaften personenbezogenen Gesundheitsdaten systematisch speichern zu können und belassen Aktenformate als Kondensate für spezielle Behandlungsfragestellungen. Sie sind dann reduzierte Abbildungen der gesamt vorhandenen Datenkomplexität. Spezialisierte Softwareverfahren (z. B. die Ansätze von ADA Health) können dann genommen werden, um mögliche Probleme zwischen Entscheidungen in der jeweiligen Aktenverwendung und dem im Twin verfügbaren Gesamtdatenmaterial aufzuspüren und dem Arzt anzumerken. Interessant ist, dass all diese Aspekte seit vielen Jahrzehnten angesprochen werden [10].

16.4.2 Andere Nomenklaturansätze – z. B. ICD 11

Gegenwärtig besteht bereits ein großes Defizit in der Vereinheitlichung der Fachsprachen – teilweise bilden sich wieder Schulen mit eigenen Fachdialekten in einzelnen präzisionsmedizinischen Umgebungen. Dies muss wie zum Ende des 19. Jahrhunderts und dann insbesondere in den 1960er Jahren durch neue leistungsstarke Ordnungssysteme eingefangen werden. Diese Systeme müssen so angelegt sein, dass sie die Dynamik der Wissens- und Verfahrensentwicklung nachvollziehen können. Erfahrungen liegen diesbezüglich vor aus der unterschiedlich erfolgreichen SNOMED-Entwicklung und der sich um Jahre verzögerten ICD 11 Fertigstellung seitens der WHO. Die Präzisionsmedizin benötigt solche professionellen Sprachsysteme, wenn sie nicht beliebig viele Missverständnisse und daraus folgende Fehlbehandlungen produzieren will. Für diese Welt sind völlig andere Dimensionen nationaler Förderung und Organisation fällig. Auch im Hinblick auf die unter Kapitel 16.3.10 angesprochene Migration wird die Vielsprachigkeit zur Normalität in den wachsenden urbanen Mega-Zonen.

Die Herausforderungen durch die neue Struktur des ICD 11 und den gewaltigen Aufwand der Umstellung betreffen auch die Organisation und werden in diesem Kapitel angesprochen.

16.4.3 Andere Berufsmodelle – z. B. Medizinischer Wissensmanager versus sprechender Arzt

Aus historischen Gründen wird es in Deutschland besonders schwierig werden, die Rolle des Arztes neu zu definieren. Die international einmalige Omnipotenzstellung ist in der Komplexität der Präzisionsmedizin nicht haltbar. Am ehesten akzeptiert und emotional mit der alten Rolle verbunden ist eine neue Rollendefinition als wissenschaftlich ausgebildeter und den Patienten empathisch adressierender Begleiter. Er arbeitet zusammen mit Wissens-Spezialisten, die Datenmaterial aufarbeiten und (z. B. mit Künstlicher Intelligenz) den qualifizierten Brückenschlag zwischen den Daten des Digital Twin und international verfügbaren Wissenssystemen leisten. Für letzteres wird es einen neuen Beruf geben müssen, der in der Lage ist, die Medizin in ihrer Menschorientierung zu verstehen und gleichzeitig wissenschaftlich das Daten und Entscheidungsmanagement zu beherrschen und daraus Optionsalternativen für Arzt und Patient vorzubereiten. Dazu gibt es bereits verschiedenen Ansätze unter verschiedenen Begriffen – etwa „Health Information Professional" oder „Medizinischer Wissensmanager". Inwieweit hier automatisierte Systeme und Sprachassistenten Teile der Aufgaben übernehmen werden, ist nicht abzusehen – bei einfacheren Erkrankungen aber durchaus möglich.

16.4.4 Andere Anreizmodelle – z. B. HMOs

All die angesprochenen Änderungen durch die Präzisionsmedizin verlangen letztlich dann ein Neu-Design der Krankenkassenwelt in Deutschland – evtl. in Richtung amerikanischer Health Maintenance Organisationen (HMO) in einem allerdings zur Präzisionsmedizin passenden Infrastruktur- und Fachmanagement. Wie dies zu entwickeln ist, entscheidet möglicherweise am besten ein gezielt politisch etablierter Wettbewerb zwischen verschiedenen Lösungsansätzen. Damit dies gelingen kann, muss das gesamte Management im Gesundheitswesen aus der alten Welt rücksichtsvoll in die aufkommende Welt der Präzisionsmedizin und all der anderen Änderungen fokussiert werden. Diese Umwälzungen betreffen Grundfragen wie das deutsche

Sozialsystem und die darin verankerten Solidarkonzepte. Die neuen Konstruktionen müssen finanziell schaffbar sein und weiterentwickelt werden können.

Auch in dieser Buchreihe wurden immer wieder die verschiedensten Aspekte der historischen Entwicklung früh angesprochen (z. B. [10,14]) aber trotz des über Jahrzehnte fortschreitenden Lernprozesses zeigten die Anregungen wenig Wirkungen auf die Managementebenen des deutschen Gesundheitssystems.

16.4.5 Andere Ethik – z. B. Partizipation als Voraussetzung von Leistungserhalt

Die Reifung ethischer Regeln in nationalem oder internationalem Kontext benötigt viele Jahre und führt – anders als einheitliche Begriffe wie „Hippokratischer Eid" vermuten lassen – zu durchaus unterschiedlichen Wertewelten. Schon kleine Unterschiedsformulierungen wie etwa im Dritten Reich können substanzielle Folgen haben. Die betrifft in gleicher Weise Datenschutzregelungen und ethische Nomen. So ist Deutschland substanziell in den 1970er Jahren durch die schwedische Datenschutzdiktion geprägt worden – interessanterweise ist der Umgang mit dem Datenschutz in der medizinischen Forschung in Schweden aber viel moderater, da auch ein starker sozialer Konsens existiert, mit eigenen Daten medizinische Forschung zu unterstützen.

Die sehr unterschiedlichen Versorgungsoptionen, die die Digitalisierung in der Medizin eröffnet, wird im internationalen Kontext zu sehr unterschiedlichen realen Umgangsformen mit Gesundheitsdaten führen, die von vielen Faktoren geprägt sein werden – gerade in der Präzisionsmedizin auch von starkem Verlangen betroffener Patienten oder Eltern, Gutes für den Kranken erreichen zu wollen und deshalb den Datenschutz klar zu relativieren. Auch werden Menschen, die sich dies finanziell leisten können, reale therapeutische Hilfe im internationalen Markt kaufen und Datenschutz behandeln, wie es gerade passt. Es besteht die Gefahr eines sich weiter verstärkenden „digital divide" in der globalen Gesellschaft: Reiche Menschen können sich beliebige Leistungen bei all den internationalen Anbietern kaufen. Eine restriktive Datenschutzregelung wiederum kann auch Personengruppen substanziell benachteiligen, wenn diese durch all die Formalitäten ausgebremst werden und auf Behandlung verzichten.

Will man diesen digital divide nicht befördern, müssen über eine neue ethische und rechtliche Gestaltung des Datenschutzes und der Geheimhaltung nachgedacht werden und im kommenden Jahrzehnt Modelle entwickelt werden, in denen sich Patienten mit ihren Daten einbringen können, und damit nicht nur sich selbst helfen, sondern auch ihrer hoch speziellen Krankheitsgruppe in der Präzisionsmedizin Vorteile verschaffen. Auch bei diesem emotionalen Thema ist der internationale Vergleich dringend anzuraten. In diesem Zusammenhang sind Stellungnahmen wie die der Bioethikkommission beim Bundeskanzleramt in Österreich 2015 oder die extrem detailliert ausgearbeitete Stellungnahme des Deutschen Ethikrates 2018 tiefgreifend und hilfreich für ein Verständnis der Komplexität. Sie verbleiben aber in ihren Empfehlungen im Operativen – eine strukturelle Neuaufstellung des Versorgungs- und Forschungssystems wird nicht klar gefordert obwohl viele Aspekte eines dysfunktional werdenden Systems angesprochen werden [11,12].

16.5 Bilanz: Umbruch vieler gewachsener Strukturen und Prozesse zu erwarten

Zum Jahreswechsel 2019/2020 fanden sich viele Artikel in Zeitungen und Zeitschriften, die sich mit dem Thema „Digitalisierung der Gesundheitsversorgung" auseinandersetzen und ähnlich wie bei dem Thema Klimawandel unterschiedlichste Positionen formulierten. Fast keiner dieser Artikel versuchte, das jeweilige Thema im historischen und wissenschaftlich diskursiven Ansatz aufzuarbeiten, obwohl beliebig viele Beispiele aus den letzten Jahrzehnten existieren, die unser scheinbar „rundes" Wissen kippten bzw. durch vergleichende Analyse wissenschaftlicher Lernprozesse aufzeigten, dass lange bestehende „Wahrheiten" falsch waren. Inzwischen gibt es auch Forschungsansätze, die versuchen zu verstehen, warum Prognosen im Bereich der Digitalisierung früh kommen (z. B. [10]) aber substanziell länger benötigen, bis sie tatsächlich wie prognostiziert oder auch anders Wirklichkeit werden (deutliche Parallelen zur Klimaforschung – siehe frühe Prognosen des Club of Rome). Auch in der Medizininformatik wird dies adressiert (z. B. [13,14]) ohne dass es bisher zu einem systematischen Verständnis geführt hat. Es gibt Hypothesen, dass der digitale Umbruch sehr viel weitreichender Konsequenzen haben könnte als die Industrielle Revolution des 18.,19. und beginnenden 20. Jahrhunderts. Dies wird in Werbeanzeigen von Internet-Unternehmen gerne positiv dargestellt (z. B. [15]) – allerdings kann es sein, dass vor allem der Einsatz von Systemen mit engen Schnittstellen zwischen Maschinen und menschlichen Hirnen auch biologische Unterschiede bewirken könnte. In der Medizin würde dies früh in der Diagnostik und Interpretation multidimensionaler diagnostischer Entscheidungen eine Rolle spielen. Erste Hinweise ergaben sich in den 1980er Jahren in der Radiologie, als weltweit von der zweidimensionalen Bildgebung auf dreidimensionale Darstellungen umgestellt wurde.

Die zu erwartenden Umbrüche sind tiefgreifend – aber sehr schwer im Ergebnis vorauszusehen. Sie werden viele Jahrzehnte brauchen. Länder mit hochregulierten Wirklichkeiten, wie Deutschland, sind klar im Nachteil wegen ihrer Unbeweglichkeit. Länder mit guten Versorgungen und gut bezahlten Ärzten tendieren außerdem zu konservativem Verhalten. Die Komplexität des deutschen Systems hat im Jahre 2004 auch den ersten Ansatz der Gesundheitskarte scheitern lassen – diese historische Lehre scheint bei vielen Power-Rednern momentan schon wieder in Vergessenheit geraten zu sein.

Bilanzierend betrachtet wirft die Präzisionsmedizin im deutschen Gesundheitssystem zwei Fragen auf:

– Muss die Anfang der 1950er Jahre konstruierte sektorierte Lösung nicht baldmöglichst durch ein Modell ersetzt werden, das Patientenpartizipation stärker einbezieht und Langzeitverläufe optimal in den Fokus nehmen kann?

– Ist die dezentrale Speicherung der Patientendaten in Praxen, Krankenhäusern etc. in der bisherigen Form zweckmäßig, um Kosten zu reduzieren und gleichzeitig die Wirksamkeit des Systems unter den Bedingungen der Präzisionsmedizin zu erhöhen – möglichst bei Vermeidung eines digital divide zwischen Arm und Reich, Deutschsprechenden und nicht Deutschsprechenden sowie unterschiedlichsten sozialen und psychischen Voraussetzungen?

Länder im politischen Umbruch (z. B. die baltischen Staaten), mit nicht optimalen Systemen (z. B. Brasilien) und positiv autoritären Regierungen (z. B. Singapur) mögen da Muster entwickeln, von denen Deutschland lernen kann. Es geht nicht um kleine Anpassungen, sondern um einen historischen Neuanfang, wie etwa durch die Bismarck- oder die Flexner Reformen (1881 Deutschland und 1907 USA) vor gut 100 Jahren.

16.6 Konzipierung eines neuen Gesundheitswesens – Überwindung der rechtlichen Konstrukte der 1950er und Fortentwicklung der ethischen der 1970er Jahre

Die angesprochenen Themen zeigen, dass der Umbruch durch die Präzisionsmedizin historischen Charakter haben wird. Das Wissen um die Entwicklungen von Gesundheitssystemen auf historischer Ebene lassen uns aber erkennen, dass dieser Umbruch lange dauern kann. Wie zum Ende des 19. Jahrhunderts sind aber grundsätzliche Erneuerungen der Strukturen und Prozesse der gesundheitlichen Versorgung unvermeidlich und dringend erforderlich geworden. Dies betrifft auch die rechtlichen und ethischen Konstrukte, die das System prägen.

Für die Zukunft heißt dies, vor allem international zu schauen, welche anderen Ansätze gedacht oder versucht werden, und diese im Hinblick auf die sich entwickelnde Lage in Deutschland zu modellieren und auf Übertragbarkeit zu prüfen. Dies erfordert eine substanziell stärkere Förderung entsprechender Meta-Ebenen-Forschung und eine Zurückweisung all der billigen Heilsbotschaften, die gegenwärtig verkündet werden (z. B. mal eben mit Künstlicher Intelligenz, Gesundheitskarte oder Disruption die deutschen Probleme lösen ...). Die Präzisionsmedizin kann nur organisiert, fair verwirklicht, transparent ethisch organisiert und nachhaltig finanziert werden, wenn neu gedacht wird. Ansonsten sind durch die Präzisionsmedizin jede Menge unangenehmer Effekte möglich mit einem weiten Spektrum individueller Nachteile bis hin zur Unfinanzierbarkeit der Versorgung.

Für Deutschland bestehen aber auch große Chancen: Wenn es gelingt, von der Sprüche-Ebene in einen hoch qualifizierten Strategiediskurs zu wechseln und das Gesundheitssystem grundsätzlich zu hinterfragen, dann bestünde auch die Chance für die Patienten, die Berufstätigen, für die deutsche Industrie und die Organisationen im Gesundheitswesen, eine schrittweise Neuaufstellung anzugehen und damit den Umbruch als Chance zu nutzen und nicht nur als Bedrohung wahrzunehmen.

Der laufende Umbruch reicht weiter und tiefer als die industrielle Revolution des 19. und 20. Jahrhunderts. Im internationalen Wettbewerb mit anderen Ländern besteht somit eine besonders große Chance, eine innovative, neue, historische Lösung zu konzipieren. Allerdings muss Deutschland dann lernen, wie viele kleinere Länder zügig zu agieren und flexibel zu werden. Es muss die rückwärts gewandte Verliebtheit in sein viel zu kleinteilig etabliertes Gesundheitssystem überwinden für eine positive Umsetzung der Präzisionsmedizin für die Bürger in den kommenden Jahrzehnten.

16.7 Literatur

[1]   Andre A (Hrsg.). Digital Medicine, Health Informatics Series. Basel, Springer Nature Switzerland, 2019.

[2]   Abweiler R, Beissbarth T, Berthold RM et al. Whither systems medicine? Experimental and molecular medicine 2018, 50, e453;doi:10.1038/emm.2017.290.

[3]   Adam T, Aliferis C (Hrsg.). Personalized and Precision Medicine Informatics. Health Informatics Series. Basel, Springer Nature Switzerland, 2020.

[4]   Leiber B, Olbrich G. Die klinischen Syndrome. München, Urban und Schwarzenberg, 2. Bände, 1963.

[5]   Heeg S, Heusel C, Kühnel E, et al. Technische Unterstützung bei Demenz. Bern, Hans Huber, 2007.

[6]   VDE (Hrsg.). Leitfaden interoperabler Assistenzsysteme – vom Szenario zur Anforderung. Berlin Offenbach, VDE Verlag GmbH, 2013.

[7]   Rat für Informations-Infrastrukturen (Hrsg.). Leistung aus Vielfalt – Empfehlungen zu Strukturen, Prozessen und Finanzierung des Forschungsdatenmanagements in Deutschland. Göttingen, 2016.

[8]   Rienhoff O. Qualitätsmanagement. In: Schwartz FW (Hrsg.). Das Public Health Buch. München/ Wien/Baltimore, Urban und Schwarzenberg, 1998, 585–98.

[9]   https://www.medizininformatik-initiative.de/de/start [30.01.2020].

[10] Gall MW. Computer verändern die Medizin. Schriftenreihe der Bezirksärztekammer Nordwürttemberg. Stuttgart, 15, 1969.

[11] Bioethikkommission beim Bundeskanzleramt (Hrsg.). Partizipative Medizin und Internet. Wien, 2018.

[12] Deutscher Ethikrat (Hrsg.). Big Data und Gesundheit, Daten Souveränität als informationelle Freiheitsgestaltung. Berlin, 2018.

[13] Anthony J, Maeder AJ, Ho K, et al. The Promise of New Technologies in an Age of New Health Challenges. Amsterdam/Berlin/Washington, IOS Press, 2016.

[14] Niederlag W, Lemke HU, Rienhoff O (Hrsg.). Personalisierte Medizin und Informationstechnologie. Dresden, Health Academy, 2010.

[15] Lütge C: Willkommen in der Welt der digitalen Revolution (Anzeige von Facebook). Die Zeit, 53, 18.12.2019, 12.

A. Manzeschke

17 Technisierung und Technische Assistenz in Medizin und Pflege – ethische und anthropologische Perspektiven

17.1 Einleitung

Technisierung ist ein Thema, das in der Gesundheitsversorgung – in der Medizin stärker als in der Pflege – schon lange eine Rolle spielt. Der aktuelle Stand der Technik ermöglicht Formen der Assistenz über alle Bereiche der Prävention, Therapie, Rehabilitation und Palliation, sie betrifft Patienten und Angehörige einerseits und medizinisches bzw. pflegerisches Personal andererseits. Die Assistenz leistet Information, Monitoring, Feedback und Training, Kraftunterstützung oder Entscheidungsunterstützung bei der Therapie, um nur einige Beispiele zu nennen.

Dieser Beitrag konzentriert sich auf die kompensatorische Wirkung von Technik im Bereich medizinischer und pflegerischer Anwendungsfälle. Der Beitrag fokussiert die Menschen, die in die Interaktion mit technischen Assistenzsystemen involviert sind, sei es als Assistenznehmer, Assistenzgeber oder auch mittelbar Betroffene, weil und sofern solche technischen Assistenzsysteme auch im größeren Maßstab, z. B. von Organisationen oder der gesamten Gesellschaft Wirkungen entfalten.

Am Anfang stehen einige Überlegungen über technische Assistenz als „Antwort" auf menschliche Unterstützungsbedürfnisse, dem folgt eine Systematisierung der technischen Unterstützung. Der dritte Teil stellt einige der hiermit verbundenen ethischen und anthropologischen Fragen zur Diskussion [1].

17.2 Assistenz als menschliches Bedürfnis und als technisches Problem

Ein Narrativ, das sich im Gefolge der Rede vom „Mängelwesen Mensch" [2] breit etabliert hat, erklärt die menschliche Affinität zum Technischen in seiner schwachen und unspezifischen natürlichen Ausstattung. So habe der Mensch von Anbeginn Technik hervorbringen und nutzen müssen, um seine schwache Natur kulturell zu überformen und seine Umwelt nach seinen Bedürfnissen zu gestalten, anstatt sich an sie anzupassen. Technik als Kompensation zeigt sich so als gewissermaßen naturnotwendiger Akt des Menschen, der bereits seine moralische Rechtfertigung in sich trägt. Dem steht aber zunehmend das Erschrecken über die unerwünschten Folgen der Technisierung gegenüber und das Gefühl einer eigensinnigen Macht zu begegnen, die sich durch menschliche Rationalität nicht beherrschen lässt. Die Rede von (intelligenten) „autonomen Systemen" stellt hier noch eine Steigerung dar und verlangt einmal mehr

https://doi.org/10.1515/9783110645767-017

nach einer epistemologischen Klärung (Womit haben wir es hier zu tun?) wie einer ethischen Besinnung (Was sollen wir tun – oder auch besser lassen?).

Der Eigensinn der Technik lässt sich im Gesundheitswesen z. B. daran beobachten, dass hier der Schritt von der Kompensation von Defiziten zur Überbietung „natürlicher" Vermögen und Aktivitäten (Enhancement) bisweilen sehr klein – und unter der Maßgabe von Leidensminderung und Lebenserhalt auch nur schwer auszuschließen ist. Es würde zu kurz greifen, wollte man technische Assistenz auf ein instrumentell verlängertes oder erweitertes menschliches Handeln reduzieren. So ist Technik auch nicht allein oder vorrangig als eine „Antwort" auf menschliche Bedürfnisse zu verstehen. Das Verhältnis ist komplexer. Folgt man der Spur des Philosophen Hans Blumenberg, so wird man vielmehr sagen müssen, dass Technisierung der systematisch undurchschaute Zugriff auf die Welt ist. Ein wesentlicher ihrer Effekte ist es, dass die Technisierung diese Undurchschaubarkeit als Selbstverständlichkeit darbietet und sie so jeder Verständigung bzw. Verständlichmachung entzieht [3]. Verkürzt gesagt verstellt die Funktionalität und Plausibilität technischer Lösungen dem Menschen den Blick darauf, wer er ist und was er da tut: Bei der Technisierung handele es sich um einen „spontan in der Geschichte einsetzenden Prozeß", „der in keiner verstehbaren Beziehung zur Natur des Menschen mehr zu stehen scheint, sondern im Gegenteil rücksichtslos die Anpassung dieser seinen Anforderungen gegenüber mangelhaften Natur erzwingt" [4].

Dieser Aufsatz kann diesen sehr prinzipiellen Fragen nicht nachgehen, aber es soll doch deutlich werden, dass eine genauere Beschreibung dessen, was wir mit technischer Assistenz schnell verstanden und akzeptiert zu haben glauben, auch zu einer präziseren ethischen Praxis führen kann.

17.3 Technische Assistenzsysteme

17.3.1 Zum Begriff der Assistenz

Assistere meint wörtlich „herantreten, dabeistehen". Eine Person steht einer anderen Person *bei*, indem sie diese bei Aktivitäten bzw. wegen ihres eingeschränkten Vermögens unterstützt. Assistenz kann prinzipiell für jeden Menschen und in denkbar vielen Situationen in Betracht kommen. Insofern ist es nicht verwunderlich, dass bereits von einer „assistiven Gesellschaft" [5] gesprochen wird. Das entspricht auch dem „Möglichkeitssinn" der Technik [6]. Technische Assistenzen zeichnen sich aus, dass sie in einem skalierbaren Maße einen Menschen in Tätigkeiten oder Fähigkeiten unterstützen, ihn aber nicht ersetzen, wobei – insbesondere in Produktionskontexten – die Befürchtung immer wieder mitschwingt, dass aus der Assistenz eine unerwünschte Substitution menschlicher Arbeit wird. Neben der Angst um menschliche Arbeitsplätze spielt die Frage menschlicher Autonomie eine wichtige Rolle, wie nicht zuletzt die Debatten um das sog. autonome Fahren oder militärische Drohnen gezeigt haben. Zugleich spielt die Selbständigkeit eröffnende Assistenz im Bereich von Menschen mit Behinderung, Hilfs- und Pflegebedürftigkeit eine wichtige Rolle und wird insgesamt begrüßt.

Alltagssprachlich sind im Technischen wie im Personalen Assistenz/Unterstützung/Hilfe gängige und häufig synonym verwendete Begriffe. Ethisch-anthropologisch betrachtet ist es jedoch wesentlich, zwischen technischer (vgl. [7]) und personaler Assistenz zu unterscheiden; jene ist die teilweise oder vollständige Simulation und Substitution von dieser. Sie beinhaltet das funktionale Element von mitmenschlicher Hilfe ohne „Beimischung" des sozialen Elements der menschlichen Begegnung. Im Folgenden wird zwischen *technischer Assistenz* und *personaler Unterstützung* analytisch unterschieden, auch wenn alltags- und fachsprachlich diese Unterscheidung nur schwer durchzuhalten ist.

Technische Assistenzsysteme strukturieren soziale Situationen, Aktivitäten und Beziehungen, weil und sofern die Aktivitätsunterstützung teilweise oder ganz auf die Technik übergeht. Solche sozio-technischen Arrangements unterstützen z. B. eine einzelne Person bei einer einzelnen Aktivität (z. B. Medikamentendispenser für eine termin- und dosisgerechte Einnahme von Medikamenten). Sie können sich aber auch auf komplexe Aktivitätsbündel beziehen, etwa bei einem Menschen mit kognitiven Orientierungsschwierigkeiten, der von einem Avatar im Verbund mit einer Pflegekraft Unterstützung bei der Tagesgestaltung (z. B. Medikamenteneinnahme, Arztbesuche, Freizeitaktivitäten u. ä.) erhält [8]. Es finden sich komplexere Assistenzstrukturen, in denen verschiedene Menschen mit und ohne notwendigen Unterstützungsbedarf z. B. in einer „mitdenkenden Wohnung" von dieser „intelligent unterstützt" werden [9]. Des Weiteren sind komplexe technische Verbünde für größere Personengruppen (z. B. Monitoring und Dokumentationssysteme, Assistenzrobotik in Krankenhäusern oder Pflegeeinrichtungen) zu nennen. Auf allen Ebenen ist eine Kombination aus technischer und personaler Assistenz realisierbar, zunehmend aber auch eine rein technische, wobei in jedem Fall die Frage nach der menschlichen Kontrolle dieser Systeme und der Letztverantwortung verbleibt [10].

Systematisch betrachtet werden Assistenzen dort eingesetzt, wo ein Assistenznehmer eine bestimmte Tätigkeit nicht oder nicht in vollem Umfang ausführen kann, will oder soll. Je nach Arrangement kann der Eigenanteil des Assistenznehmers zwischen fast 100 % und 0 % liegen; entsprechend übernimmt das technische Assistenzsystem alleine oder in Verbindung mit Personen komplementär die anderen Anteile. Assistenz belässt die Zielsetzung einer assistierten Handlung beim Assistenznehmer und soll sie nicht verändern. Allerdings lässt sich nicht ignorieren, dass Technik in ihrer *Medialität* (vgl. [6,11]) Handlungen von Menschen restrukturiert. So bedarf es wohldefinierter Begriffe, Gesten oder Eingabeprozeduren an die technischen Systeme, sie benötigen eine technische Infrastruktur (Strom, Netzzugang, bestimmte Lichtverhältnisse u. ä.) und beeinflussen so die technisch assistierten sozialen Ziele. Nicht zuletzt wird man in Betracht ziehen müssen, dass bei technischen Assistenzen zunehmend auch virtuelle Welten ins Spiel kommen. Wie kann hier sichergestellt werden, dass die in das Assistenzgeschehen involvierten Personen über eine gemeinsam geteilte Realität als Basis ihrer Interaktion verfügen?

17.3.2 Typologie der Assistenz

Assistenzen werden angefordert, wenn es hierfür einen mehr oder weniger akuten *Bedarf* gibt, der wesentlich sozialrechtlich begründet wird (Typ 1). Im zweiten Fall erweisen sich Assistenzsysteme als nützliche, komfortable Begleiter, die in bestimmten Situationen des täglichen Lebens bestimmten allgemeinen Bedürfnissen entgegenkommen, ohne jedoch mit einer gewissen Notwendigkeit indiziert zu sein (Typ 2). Eine dritte Kategorie bilden Assistenzsysteme, die menschliche Tätigkeiten unterstützen, dabei aber eine gewisse „Eigenmächtigkeit" aufweisen und bei genauer Betrachtung nicht nur assistieren (Typ 3), sondern menschliche Tätigkeiten in großem Umfang substituieren (wie z. B. der Autopilot im Flugzeug) oder menschliche Tätigkeiten ab einem bestimmten Punkt unterbinden (wie z. B. der Assistenzroboter in der Chirurgie, der den Fräsvorgang des menschlichen Chirurgen unterbricht, wenn dieser die vorberechnete Fräsbahn verlässt [12]). In Fällen des Typ 3 werden Sicherheitsbedenken gegen den „Faktor Mensch" geltend gemacht und dem technischen System ein Handlungsvorrang eingeräumt. Assistenzen des Typ 2 werden im Wesentlichen individuellen Entscheidungen und Marktmechanismen überlassen. Es sind vor allem Assistenzen vom Typ 1, die besondere Aufmerksamkeit in ethischen Debatten erfahren. Das mag darin begründet sein, dass man es hier grundsätzlich mit vulnerablen Personen zu tun hat, denen besondere moralische Rücksicht geschuldet ist. Das ist *prima vista* kaum von der Hand zu weisen, doch erscheint es aus ethischer Sicht wichtig, auch die anderen Typen von Assistenz einer näheren ethischen Analyse zu unterziehen – nicht zuletzt, weil der Übergang von Typ 2 zu Typ 1 fließend ist, und Assistenzen des Typ 3 weitreichende Implikationen für ein grundlegendes Verständnis von ethisch fundamentalen Begriffen wie Handlung, Entscheidung oder Autonomie haben. Es kann in diesem Zusammenhang nur als eine offene Frage formuliert werden, ob soziale Robotik, die auf emotionale Interaktion zwischen Mensch und Technik zielt, noch als technisches Assistenzsystem verstanden werden soll, oder ob es hier nicht um andere technische Systeme und eine Mensch-Technik-Interaktion ganz eigener Art geht (vgl. [13]).

17.3.3 Arrangement der Assistenzen

Im Folgenden werden konstitutive Elemente technischer Assistenzsysteme in systematischer Absicht vorgestellt [14]. Im Fokus dieser Darstellungen sind Assistenzen vom Typ 1, wobei vieles auch für die Typen 2 und 3 relevant ist, die hier nicht eigens thematisiert werden können.

Konstitutive Elemente sozio-technischer Assistenzarrangements sind: Assistenznehmer, Assistenzgeber, die assistierte Tätigkeit, die technisch kompensierte Einschränkung, Dauer und Frequenz der Assistenz, die Kommunikationsmodi des Assistenzsystems, Datenarten, Datenverarbeitung, Datenschutz und Datensicherheit, die Kontrolle der Assistenz und weitere Kontextfaktoren wie z. B. die sozio-ökonomische Situation des Assistenznehmers, rechtliche Rahmenbedingungen, kulturelle Hintergründe.

Als *Assistenznehmer* kommen sowohl die assistenzbedürftigen Menschen selbst in Betracht (*primäre Assistenz*) wie auch solche Personen, die in ihrer Unterstützung für assistenzbedürftige Menschen assistiert werden (*sekundäre Assistenz*). Dass auch technische Systeme einander assistieren, muss bei der weiteren Betrachtung außen vor bleiben; es wäre von *tertiärer Assistenz* zu sprechen. Hier geht es nur um solche Systeme, die in Bezug auf Menschen eingesetzt werden. Beobachtbar sind längere und komplexere Assistenzketten aus technischen Systemen und Personen, die in der Vernetzung von immer mehr Geräten, der Verarbeitung von immer mehr Daten eine immer präzisere und feiner „granulare" [15], d. h. auf den Einzelnen genau abgestimmte Form der Assistenz anvisieren.

Als *Assistenzgeber* kommen sowohl Personen wie auch technische Systeme in Betracht, sie können kombiniert oder getrennt eingesetzt werden. Sie sind je für sich zu betrachten. Sofern menschliche und technische Assistenz zusammenwirken, ist noch einmal zu unterscheiden, ob es sich um eine primäre oder sekundäre Assistenz handelt. Die „Mittelstellung" von personaler Assistenz sowohl als Assistenznehmer wie Assistenzgeber in ein und demselben sozio-technischen Arrangement ist noch genauer daraufhin zu untersuchen, ob und in welcher Hinsicht das technische System den Charakter eines Instruments für den personalen Assistenzgeber hat, oder ob es aufgrund seiner spezifischen Medialität der Assistenz eine eigene Prägung gibt, wie sie auch die Aktivitäten des Assistenzgebers verändert.

Die *primäre Assistenz* bezieht sich auf eine konkrete Aktivität oder Handlung des Assistenznehmers (z. B. das Anreichen von Gegenständen bei Bewegungseinschränkungen, Mobilitätsunterstützung bei Aktivitäten außer Haus), auf ein intermittierendes Monitoring von bestimmten Fähigkeiten und Verhaltensmustern verbunden mit Empfehlungen (z. B. bezüglich Ernährung, Bewegung, sozialen Kontakten u. ä.) oder auf eine kontinuierliche Überwachung und Steuerung bestimmter Vitalfunktionen (z. B. bei Personen mit Herzschrittmacher, Insulinpumpe o. ä.). Die *sekundäre Assistenz* bezieht sich demgegenüber auf Fähigkeiten und Tätigkeiten des personalen Assistenzgebers, die hierdurch ermöglicht, erleichtert oder umfänglicher wahrgenommen werden können (z. B. Erinnerungs-, Dokumentations-, Kommunikations-, Überwachungsfunktionen, Kraftunterstützung u. a.).

Assistenz bezieht sich nicht allein auf konkrete Handlungen oder Aktivitäten, sondern auch auf *Fähigkeiten, Vermögen oder Dispositionen des Assistenznehmers*. So dienen Assistenzsysteme zum Trainieren geistiger oder körperlicher Fähigkeiten im Rahmen einer Rehabilitation oder auch zur Prävention. Darüber hinaus können

Assistenzen über Monitoring und Empfehlungen bestimmte Habitualisierungen fördern oder ihnen entgegenwirken (z. B. das Monitoring von Vitalparametern oder Bewegungsprofilen mit einer entsprechenden Interventionskaskade bei Abweichungen von Normwerten oder selbst gesteckten Zielen bei Fitnesstrackern).

Hinsichtlich ihrer *Topologie* können technische Assistenzsysteme unterschieden werden in solche, die in der Umgebung der Assistenznehmer, an deren Körper und in deren Körper appliziert sind (vgl. [16]).

Die *Invasivität* von Assistenzen kann unterteilt werden in: Überwachung von Verhaltensweisen, Umgebungsdaten oder der Mobilität eines Assistenznehmers, Überwachung von Vitalparametern und Vitalfunktionen des Assistenznehmers und Steuerung von Vitalfunktionen des Assistenznehmers.

Dauer und Frequenz einer Assistenz beschreiben die zeitlichen Verläufe und Strukturen der Kopplung von Assistenzsystem und Assistenznehmer, was der Assistenz eine bestimmte Form gibt

Mit den *Kommunikationsmodi* einer Assistenz sind deren technische Oberflächen, Ein- und Ausgabekanäle sowie deren Kommunikationsebenen (Sprache, Gestik, u. a.) angesprochen.

Weiterhin sind die *Datenarten*, ihre Verarbeitung und Verknüpfung zu bedenken und wie Fragen des *Datenschutzes*, der *Datensicherheit* und der *Datensouveränität* (vgl. [17]) berücksichtigt werden.

Nicht zuletzt ist *Kontrolle* über die Assistenz und das Assistenzsystem zu nennen, die sich nicht allein auf eine technische Beherrschung und eine legalistische Zuordnung von Verantwortung bzw. Haftung beschränken darf.

Fraglos können und müssen noch *weitere Kontextfaktoren* in Betracht gezogen werden; z. B. sozioökonomische Strukturen, genderbezogene Fragen, kulturelle und religiöse Diversität. Diese Aufzählung beansprucht keine Vollständigkeit, sondern versteht sich als Anstoß für eine zu intensivierende Debatte und Forschung zur Aufklärung, was Assistenz in unserer Gesellschaft in ihrer sozio-technischen Variante bedeutet.

17.4 Ethische und anthropologische Perspektiven auf technische Assistenzsysteme

Der Versuch, technische Assistenzsysteme in ihrer Vielschichtigkeit aufzuschlüsseln, verweist auf Fragen der *Ethik und Anthropologie*, die nicht erst beim Einsatz, sondern bereits im Rahmen der Forschung und Entwicklung solcher Systeme berücksichtigt und idealerweise durch einen breiten öffentlichen Diskurs und die sach- und zeitgerechte Einbeziehung der *Involvierten* kritisch begleitet werden sollten. Als ihr weiterster Horizont könnte die Menschheit *in toto* gelten, weil und insofern sich durch eine bestimmte Assistenz das Verständnis von dem, was ein Mensch ist und wie Menschen sich aufeinander beziehen, in substanzieller Weise verändert.

Fragen der Anthropologie betreffen die Art und Weise, wie ein Mensch sich als der besondere und unverwechselbare Mensch wahrnehmen und realisieren kann, der er oder sie im Werden ist – auch im Alter und bis hin zum Tod. Außerdem fällt in dieses Register die Frage, wie von Menschen gemachte Strukturen und Prozesse ihrerseits zu dieser Menschwerdung beitragen, sie fördern, aber auch erschweren bzw. gar verhindern können.

Ethisch sind damit Fragen verbunden, was getan werden soll, um dieser Menschwerdung in ihrer Orientierung am Guten und Gelingenden unter den Bedingungen einer pluralistischen und egalitären Moderne Rechnung zu tragen. Je nachdem, von welcher ethischen Theorie die Proponenten sich leiten lassen, werden hierbei eher utilitaristische, pflichten- oder deliberativ konsensorientierte Argumentationen auftreten. So wenig es in ethischer Hinsicht ein Prä für eine dieser Richtungen geben kann, so wenig bedeutet dies einen völligen ethischen Relativismus. Güter wie Gerechtigkeit, Selbstbestimmung, Verantwortung für sich und Andere und die menschliche Würde bieten bei allem Explikationsbedarf im Detail doch recht gute Orientierungsmarken für eine notwendig fallbezogene Deliberation einerseits und eine aufs Allgemeine zielende gesellschaftliche Debatte andererseits.

Eine besondere Herausforderung für die Ethik besteht nun darin, die Spannweite zwischen sehr grundsätzlichen Fragen, wie sie Blumenberg an den Prozess der Technisierung stellt, mit solchen der starken Anwendungsorientierung oder auch der „ethischen Begleitforschung" bzw. ELSI-Forschung zu verbinden. Hierbei wird immer deutlicher, dass die Ethik an der Erarbeitung der Problembeschreibung wie auch bei der Problembearbeitung zielführend nur im Verbund mit anderen wissenschaftlichen Disziplinen oder Praktiken sein kann. Leitbegriffe wie Interdisziplinarität, Transdisziplinarität, Living Lab oder Integrierte Forschung stehen exemplarisch für die Öffnung der Problemhorizonte und eine andere Form ihrer Bearbeitung wie auch für die Ausweitung der zeitlichen Dimension vom Entwurf einer technischen Problemstellung über die Forschungs- und Entwicklungsphase, die zunehmend von partizipativen Elementen durchsetzt ist, über die Implementierung bis zu ihrer Reevaluation und Entsorgung (vgl. [18] zum Problem und neueren Ansätzen).

Aufbauend auf Modellen wie MEESTAR (vgl. [19]), dem Value Based Design (vgl. [20]) oder Elementen des Health-Technology-Assessments (vgl. [21]) und der Technikfolgenabschätzung müssen verstärkt auch wieder Grundfragen der Anthropologie in den Blick kommen, damit die Ethik nicht das Problem ereilt, das Blumenberg für den Prozess der Technisierung konstatiert hat: dass auch die Ethik nicht mehr durchschaut, was sie in ihrer Mimesis an technische Methoden und Logiken tut.

So ist in Bezug auf technische Systeme noch einmal genauer zu fragen, ob nicht eine genauere und umfangreichere Beschreibung dessen, was wir Assistenz nennen, helfen kann, noch andere Fragen in den Blick zu bekommen, die wir uns angesichts ihrer Transformationspotenziale stellen sollten. So ist also in diesem Zusammenhang z. B. zu fragen, ob es eine ethische Verpflichtung gibt, bestimmte technische Forschungen und Entwicklungen in diesem Sinne voranzutreiben – oder auch bis auf weiteres oder kategorisch zu unterbinden. Damit verbunden ist die Frage, wie Aufmerksamkeit und andere Ressourcen überhaupt gelenkt werden, ob und wann eine technische Lösung und ihre Entwicklung mit anderen Optionen gleichberechtigt verfolgt – oder diese im Gegenzug fallengelassen wird. Dabei wird man sich mit sehr grundlegenden Fragen auseinandersetzen müssen, wie z. B. unter welchen Bedingungen die technische Assistenz tatsächlich den unterstützungsbedürftigen Menschen und seinen Unterstützern dient, oder ob sie eine Strategie des Neoliberalismus ist, den wohlfahrtstaatlichen Rückzug als Stärkung der Eigenverantwortung und Selbstbestimmung zu „verkaufen" (vgl. exemplarisch [22]).

Auf eine Weise, die zukünftig sehr viel genauer zu erforschen ist, stellen die sozio-technischen Arrangements einen Eingriff in eine sich durch Digitalisierung und Vernetzung verändernde Personsphäre dar; sie verändern Selbstwahrnehmung und Selbstverhältnis der hier Involvierten sowie die sozialen Kontakte und Praktiken. Ob es hierbei z. B. zu einem Wegfall des zwischenmenschlichen Kontakts durch Funktionalisierung und Technisierung der Leistungen kommt, ist einerseits eine empirische Frage, die andererseits nur dann zu beantworten sein wird, wenn gesellschaftlich einigermaßen klar ist, was unter Zwischenmenschlichkeit, Nähe, Zuwendung und ähnlichen Forderungen verstanden werden soll – wie also die normativen Vorannahmen methodologisch für die empirische Forschung expliziert und operationalisiert werden.

Insgesamt sind die strukturierenden und normierenden Momente einer technischen Assistenz zu bedenken, ob damit eine Abhängigkeit von der Assistenz geschaffen wird bzw. ob hierdurch gewisse Fähigkeiten des Assistenznehmers verloren gehen, weil sie kontinuierlich weg-assistiert werden. Das muss nicht für alle Situationen problematisch sein und ist immer auch auf seine individuellen wie gesellschaftlichen Effekte hin zu bedenken. Auf der anderen Seite ist eine dauerhafte Angewiesenheit auf eine Assistenz unter Umständen auch mit einer moralischen Verpflichtung der Gesellschaft verbunden. In Forschungsprojekten erweist es sich als durchaus heikel, wenn eine gut funktionierende Assistenz mit dem Ablauf des Forschungsprojekts wieder entzogen wird. Ebenfalls heikel ist der Entzug von Assistenz, wenn sie sich aus Sicht des betreuenden Personals als nicht mehr funktional erweist, auf Seiten des Assistenznehmers aber eine emotionale Bindung entstanden ist, deren Verlust zu weiteren Problemen führt.

Neben diesen sehr grundsätzlichen ethischen Fragen müssen auch solche mit Bezug auf die konkreten sozio-technischen Arrangements betrachtet werden. Hierzu gehört u. a. die Überlegung, was die immer engere Koppelung von Mensch und Technik bis zum Eintrag der Technik in den Körper des Menschen bedeutet für die Selbsterfahrung und -bestimmung des Menschen (vgl. [23]). Eine im Körper applizierte Technologie (z. B. Herzschrittmacher) birgt zweifelsohne ihre eigenen infektiösen und immunologischen Risiken, ist deshalb aber nicht *per se* ethisch problematischer als extrakorporale Technologie. Es bedarf einerseits einer differenzierten Analyse auf der Ebene der konkreten Anwendungen, andererseits wird man den weiteren Kontext nicht übersehen dürfen. So ist zu diskutieren, ob die zunehmende Koppelung von Technik und Körper einem biotechnologischen Programm entspricht (vgl. [24]), und in dieser Programmatik auch eine hohe Plausibilität aufweist (z. B. Ortungssysteme für Menschen mit kognitiven Einschränkungen, die implantierte Chips nicht verlieren oder abstreifen können), die aus einer utilitaristischen Perspektive ihr moralisches Unterfutter erhält und sich in den Diskursen, wenn nicht alternativlos, so doch als dominierend erweist.

So wird man auch nach der Affordanz von Technik (vgl. [25]) und ihren Ein- und Anpassungsforderungen an den Menschen fragen müssen, wird sich den Implikationen einer erweiterten, komplexeren Mensch-Technik-Interaktion im sozialen Feld und unter den Bedingungen von Bedürftigkeit neu stellen müssen. Was bedeutet es, wenn bedürftige Menschen ihre technischen Assistenzsysteme zunehmend als soziales Gegenüber betrachten und anerkennen? Das gilt in einem verstärkten Sinne für Menschen mit kognitiven Einschränkungen, wie sie die hier initiierten Beziehungen rechtlich, moralisch und sozial deuten – und wie wir gesellschaftlich damit umgehen.

In einem weitreichenden Sinne geht es in den ethischen Fragen um ein reflexives Verständnis für die (technische) Ermöglichung von Freiheit substantiiert in Vermögen und Handlungsoptionen einerseits, und für die Gefährdung ebendieser Freiheit vermittelt durch technische Sachzwänge und Abhängigkeiten sowie fragwürdiger Normierungen andererseits. Dieses reflexive Verständnis darf sich nicht auf einen einmal erreichten Status zurückziehen, sondern kann nur als „Dauerreflexion" angesichts fortlaufender technischer Innovation und fortschreitender Vernetzung der technischen Artefakte untereinander und mit den Menschen bestehen.

17.5 Anmerkungen und Literatur

[1]   Der Artikel nimmt viele Gedanken auf, die in einer anderen Publikation mit anderem Schwerpunkt ähnlich erscheinen werden: Manzeschke A. Technische Assistenzsysteme. In: Fuchs M (Hrsg.). Handbuch Alter und Altern: Anthropologie – Kultur – Ethik. Stuttgart/Weimar, J. B. Metzler, 2021.

[2]   Gehlen A. Der Mensch. Seine Natur und Stellung in der Welt (1940). Frankfurt am Main, Klostermann (Rote Reihe), 2016, 36.

[3]   Blumenberg H. Lebenswelt und Technisierung unter Aspekten der Phänomenologie. In: Blumenberg H. Schriften zur Technik. Frankfurt am Main, Suhrkamp, 2015, 163–202, 190.

[4]   Vgl. [3], 171.

[5]   Biniok P, Lettkemann E (Hrsg.). Assistive Gesellschaft – Multidisziplinäre Erkundungen zur Sozialform „Assistenz". Berlin, Springer, 2017.

[6]   Hubig. Die Kunst des Möglichen. 3 Bände. Bielefeld, transkript, 2006–2015.

[7]   Weidner R, Redlich T, Wulfsberg JP. Technische Unterstützungssysteme. Berlin/Heidelberg, Springer, 2015.

[8]   Vgl. hierzu das Forschungsprojekt Kompass, dessen Erkenntnisse demnächst in konkrete Unterstützungsangebote münden soll: https://www.bethel.de/aktionen-projekte/technik-fuer-menschen/mitbewohner.html [24.04.2020].

[9]   Vgl. zu KogniHome: https://www.kogni-home.de/ [24.04.2020].

[10] Sturma D. Ersetzbarkeit des Menschlichen? Robotik und menschliche Lebensform. Jahrbuch für Wissenschaft und Ethik. 2004;9:141–162.

[11] Fischer P. Philosophie der Technik. Eine Einführung. München, UTB, 2004, bes. 106 ff.

[12] Manzeschke A. Digitales Operieren und Ethik. In: Niederlag W, Lemke HU, Strauß G, Hubertus Feußner H (Hrsg.). Der digitale Operationssaal. Berlin, deGruyter, 2014, 227–49.

[13] Manzeschke A, Assadi G. Emotionen in der Mensch-Maschine-Kommunikation. In: Liggieri K, Müller O (Hrsg.). Mensch-Maschine-Interaktion. Handbuch zu Geschichte – Kultur – Ethik. Stuttgart/Weimar, J. B. Metzler, 2019, 165–71.

[14] Zu systematischen Ansätzen vgl. auch ISO 9999: Assistive products for persons with disability -- Classification and terminology. http://www.iso.org/iso/catalogue_detail. htm?csnumber=50982 [24.04.2020], die Datenbank Rehadat: http://www.rehadat-hilfsmittel. de/de/infothek/iso-9999/index.html [24.04.2020], sowie [5], 1–23.

[15] Kucklick C. Die granulare Gesellschaft. Wie das Digitale unsere Gesellschaft auflöst. Berlin, Ullstein, 2014.

[16] Manzeschke A. MEESTAR – ein Modell angewandter Ethik im Bereich assistiver Technologien. In: Weber K, Frommeld D, Manzeschke A, Fangerau H (Hrsg.). Technisierung des Alters – Beitrag zu einem guten Leben? Stuttgart, Franz Steiner Verlag, 2015, 263–83.

[17] Deutscher Ethikrat. Big Data und Gesundheit – Datensouveränität als informationelle Freiheitsgestaltung. Stellungnahme. Berlin, Deutscher Ethikrat, 2017.

[18] Gransche B, Manzeschke A (Hrsg.). Das geteilte Ganze. Horizonte Integrierter Forschung für künftige Mensch-Technik-Verhältnisse. Wiesbaden, Springer, 2020.

[19] Manzeschke A, Weber K, Rother E, Fangerau H. Ergebnisse der Studie „Ethische Fragen im Bereich Altersgerechter Assistenzsysteme“. Berlin, 2013.

[20] van den Hoven J, Vermaas PE, van de Poel I (eds.): Handbook of Ethics, Values and Technological Design. Sources, Theory, Values and Application Domains. Dordrecht, Springer, 2015.

[21] Gerlinger K, Grunwald A, Kehl C. Das Büro für Technikfolgenabschätzung beim Deutschen Bundestag und seine Bedeutung für die Bewertung von Informations- und Medizintechnologien. In: Manzeschke A, Niederlag W (Hrsg.). Ethische Perspektiven auf Biomedizinische Technologie. Berlin, deGruyter, 2020.

[22] Endter C. Assistiert altern. Die Entwicklung eines Sturzsensors im Kontext von Ambient Assisted Living. In: Biniok P, Lettkemann E. Assistive Gesellschaft – Multidisziplinäre Erkundungen zur Sozialform „Assistenz“. Berlin, Sporinger, 2017, 167–81.

[23] Wiegerling K. Zum Wandel des Verhältnisses von Leib und Lebenswelt in intelligenten Umgebungen. In: Fischer P, Luckner A, Ramming U (Hrsg.). Die Reflexion des Möglichen. Zur Dialektik von Erkennen, Handeln und Werten. Münster, LIT Verlag, 2012, 225–38.

[24] de Carolis M. Das Leben im Zeitalter seiner technischen Reproduzierbarkeit. Zürich, Diaphanes, 2009.

[25] Gibson JJ. The Senses Considered as Perceptual Systems. Boston, Houghton Mifflin, 1966.

R. Haux

18 Über das Zusammenwirken von Menschen und „intelligenten" Maschinen in der Gesundheitsversorgung – Was kann und was soll Informatik leisten?

18.1 KI ist wieder in aller Munde – einleitende Bemerkungen

Künstliche Intelligenz (KI) ist wieder in aller Munde, international wie national [1,2], und dies auch in Medizin und Gesundheitsversorgung [3,4]. Künstliche Intelligenz wurde im vergangenen Jahr 2019 in Deutschland als Thema des Wissenschaftsjahres ausgewählt [5]. „KIs" [6] sollen Diagnosen stellen und über Therapien befinden können [7–9], und dies genauso gut wie oder vielleicht sogar besser als Menschen [10,11]. Juristen diskutieren über eine Rechtsprechung, in der intelligente Maschinen direkt, als sogenannte elektronische Personen, einbezogen werden können [12,13].

In seiner Forschung hat sich der Verfasser in den 1980er und 1990er Jahren mit wissensbasierter Diagnose- und Therapieunterstützung befasst [14–19], einem Gebiet, das als Teilgebiet der Künstlichen Intelligenz betrachtet werden kann. Nachdem sich dann seine Forschung im Laufe der 1990er Jahre vor allem auf Informationssysteme des Gesundheitswesens und deren Funktionalitäten, Architekturen und Infrastrukturen konzentrierte [20,21], ging es in seinen Arbeiten während der letzten 10 Jahre in verstärktem Maße um assistierende Gesundheitstechnologien [22,23].

Forschungsergebnisse zu Informationssystemen des Gesundheitswesens und assistierenden Gesundheitstechnologien [24] führten vermutlich nicht nur den Verfasser fast zwingend hin zu Überlegungen und Untersuchungen über digitale Diagnostika und digitale Therapeutika [25,26] sowie zu neuen Wegen bei der Entscheidungsfindung in der Gesundheitsversorgung unter maßgeblicher Beteiligung von Maschinen [27,28]. Dabei geht es um Maschinen (hier: um auf Computern implementierten Programmen) mit einer Funktionalität, die so umfangreich ist, dass diese Maschinen komplexe Entscheidungen, wie beispielsweise in der Diagnostik oder wie bei Therapien, treffen können oder zumindest maßgeblich an solchen Entscheidungen mit beteiligt sind. Diese Maschinen sollen hier als „intelligente" Maschinen [29] bezeichnet werden.

Dabei musste der Verfasser einerseits feststellen, dass es publizistisch attraktiv ist, darüber zu reflektieren, ob „KIs" oder Roboter (die dann gerne ein menschenähnliches Aussehen haben) Menschen verdrängen oder gar dominieren werden [30,31]. Andererseits gab und gibt es die Realität der eigenen Forschung. In dieser Forschung ging und geht es um das *Zusammenwirken* von Menschen und intelligenten Maschinen (die im Übrigen alle nicht wie menschenähnliche Roboter aussehen) mit dem

https://doi.org/10.1515/9783110645767-018

Ziel, zu einer qualitativ hochwertigen, effizienten und dazu möglichst auch bezahlbaren Gesundheitsversorgung beizutragen.

In diesem Buchkapitel

- soll über diese Forschung berichtet und diese in die aktuellen Entwicklungen des Zusammenwirkens von Menschen und intelligenten Maschinen in der Gesundheitsversorgung eingeordnet werden (Kap. 18.4). Zudem
- soll eine Antwort auf die Frage gegeben werden, was die Informatik im Kontext eines solchen Zusammenwirkens leisten kann und soll (Kap. 18.5).

Zum besseren Verständnis dieser Ausführungen soll vorab kurz skizziert werden,

- dass die Welt, in der wir heute leben, sich auch in informations- und kommunikationstechnischer Hinsicht deutlich unterscheidet von der der letzten Jahrzehnte des 20. Jahrhunderts (Kap. 18.2) und
- dass sich Medizin und Gesundheitsversorgung heute ebenfalls anders ausprägen bzw. ausprägen könnten (Kap. 18.3).

Der Verfasser ist Medizininformatiker. Die Ausführungen hier sind zum einen geprägt durch die Forschungen und Diskussionen, an denen er beteiligt war und ist (hier insbesondere im Peter L. Reichertz Institut (PLRI, [32]) und in der Kommission Synergie und Intelligenz (SYnENZ, [33]). Die Ausführungen sind zum anderen von der Sichtweise dieses Fachgebiets geprägt, sollten aber dennoch für die Medizin insgesamt – zu der die Medizininformatik insbesondere im Hinblick auf deren Zielsetzung gehört – wie auch für die Informatik insgesamt gelten – zu der dieses Fachgebiet insbesondere im Hinblick auf deren Methodik und deren verwendeten Werkzeugen gehört ([34], Kap. 10.2). Als weitere Limitation sei erwähnt, dass die hier gemachten Ausführungen zwar keinesfalls unbegründet, aber dennoch subjektiv sind. Aus dieser Subjektivität ergibt sich, dass andere Personen möglicherweise andere Sichtweisen und Einschätzungen haben würden.

18.2 Digitalisierung und intelligente Maschinen

Digitalisierung und digitaler Wandel sind zu wichtigen Themen für Regierungen und Gesellschaften geworden (z. B. [35, 36] für Deutschland). Die Vereinten Nationen schreiben in ihren *Sustainable Development Goals*, ihren bis zum Jahr 2030 gesetzten Zielen für nachhaltige Entwicklung: „The spread of information and communications technology and global interconnectedness has great potential to accelerate human progress, to bridge the digital divide and to develop knowledge societies, as does scientific and technological innovation across areas as diverse as medicine and energy" ([37], Punkt 15).

Während der letzten Jahrzehnte des vergangenen Jahrhunderts entwickelte sich eine intensive praktisch weltweite Vernetzung, mit dem Internet und der Mobiltelefonie als wohl sichtbarsten Ausprägungen: Seit einigen Jahren gibt es weltweit mehr

Mobiltelefonabonnements als Einwohner; und mehr als die Hälfte der Weltbevölkerung nutzt mittlerweile das Internet [38]. Hinzukam die Verbreitung von (an dieser Vernetzung beteiligten) immer leistungsfähigeren Computern, nicht nur als einzelne Geräte (z. B. PCs), sondern auch als in viele Gegenstände eingebettete Systeme („Internet der Dinge").

Es ist wichtig, sich diese massiven Veränderungen durch Digitalisierung bzw. in der Informations- und Kommunikationstechnik seit dem Ende des letzten Jahrhunderts zu vergegenwärtigen, sowohl im Hinblick auf die Gesundheitsversorgung insgesamt als auch im Hinblick auf die dortige Nutzung intelligenter Maschinen.

Was Künstliche Intelligenz bedeutet, wurde maßgeblich geprägt durch das 1950 von Alan Turing vorgestellte *Imitation Game*, dem sogenannten Turing-Test [39]. Eine Maschine wurde dann als intelligent bezeichnet, wenn eine Person über eine Befragung zweier Entitäten (zum einen ein Mensch, zum anderen eine Maschine) nicht mehr feststellen konnte, welche Entität der Mensch und welche die Maschine war. In Medizin und Gesundheitsversorgung bezogen und beziehen sich Untersuchungen zu intelligenten Maschinen primär auf Diagnostik und Therapie:

– Im letzten Jahrhundert stand hier die differenzierte Modellierung und formale Repräsentation von medizinischem Wissen mit vergleichsweise wenig rechenintensiven Inferenzmechanismen von in der Regel separaten einzelnen Systemen im Vordergrund. Prominente Beispiele sind Expertensysteme wie MYCIN, welches u. a. bei der Diagnostik von Infektionen [40,41] oder CASNET, welches u. a. bei der Glaukom-Diagnostik [42,43] genutzt wurde.

– Wenn heute von intelligenten Maschinen für Diagnostik und Therapie gesprochen wird, dann greifen diese typischerweise auf große Beispieldatenbestände mit Verfahren des maschinellen Lernens zu und analysieren die dort getroffenen Entscheidungen mittels zwar rechenintensiver Verfahren (z. B. über neuronale Netze), aber mit vergleichsweise einfachen Modellierungsansätzen (Beispiele in [7–11]).

Weitere lesenswerte Ausführungen hierzu befinden sich in [44–46].

18.3 Gesundheitsversorgung

Gesundheitsversorgung kann in vielerlei Hinsicht von den in Kap. 18.2 genannten Veränderungen profitieren [47,48]. Die Weltgesundheitsorganisation schreibt zur Informations- und Kommunikationstechnik in der Gesundheitsversorgung: „eHealth ... is recognised as one of the most rapidly growing areas in health today." [49]. Auf zwei weitere, für das Zusammenwirken von Menschen und intelligenten Maschinen in der Gesundheitsversorgung ebenfalls wichtige Veränderungen soll in diesem Abschnitt zusätzlich hingewiesen werden:

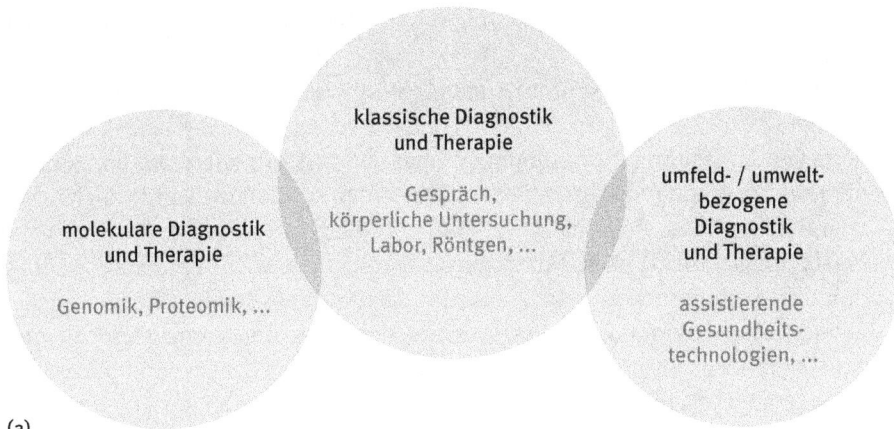

(a)

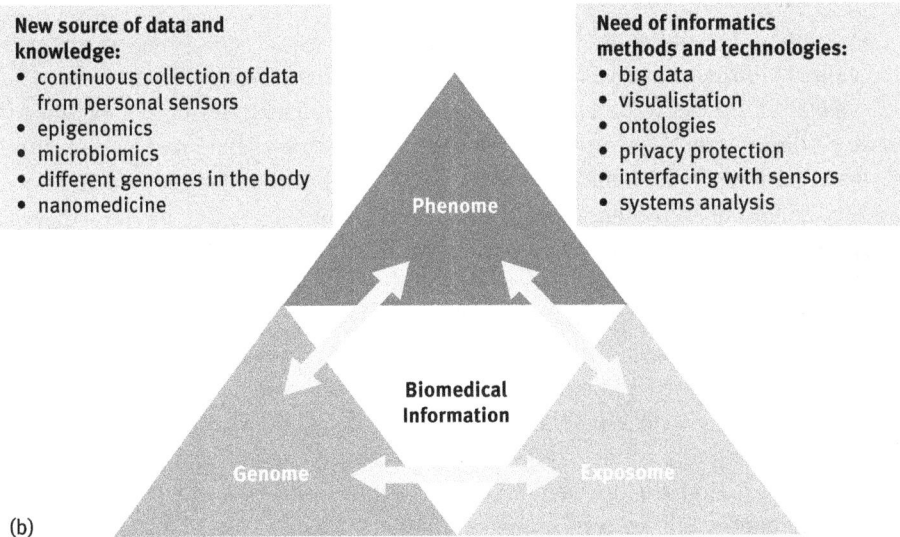

New source of data and knowledge:
- continuous collection of data from personal sensors
- epigenomics
- microbiomics
- different genomes in the body
- nanomedicine

Need of informatics methods and technologies:
- big data
- visualistation
- ontologies
- privacy protection
- interfacing with sensors
- systems analysis

Phenome

Biomedical Information

Genome

Exposome

(b)

Abb. 18.1: Gesundheitsversorgung im Wandel. Es gibt zusätzliche Methoden zur Diagnostik und Therapie. Klassische klinische Methoden, bezogen auf das „Phänom", werden ergänzt durch Methoden, bezogen auf das „Genom" und das „Exposom" ([a] aus Vorträgen des Verfassers, [b] aus [51], S. 388).

–   Es gibt erheblich erweiterte Möglichkeiten bei Diagnostik und Therapie: Neben „klassischen" Methoden [50], die sich während dieser Zeit teilweise ebenfalls erheblich weiterentwickelt haben, sind, wie in Abb. 18.1 dargestellt, zwei zusätzliche Methodenkomplexe hinzugekommen: molekulare Methoden (Gentechnik, ...) und umfeld- bzw. umweltbezogene Methoden. In [51] wird dies beschrieben als erweitertes Spektrum von Methoden zur Untersuchung des Phänoms hin zu

Methoden, welche die Untersuchung des Genoms und des Exposoms miteinschließen (Abb. 18.1 a, b).

– Gesundheitsversorgung kann und sollte mittlerweile als integraler Teil des gesamten Lebens gesehen werden. Noch in der zweiten Hälfte des letzten Jahrhunderts wurde Gesundheitsversorgung primär episodenorientiert und im Sinne einer Krankenversorgung betrachtet. Im Falle einer Erkrankung wurde der Mensch zum Patient. Diese Rolle nahm er dann vor allem in speziell dafür geeigneten Versorgungseinrichtungen (Arztpraxen, Krankenhäuser, ...) ein. Auch bedingt durch die technischen Änderungen ergibt sich heute eine andere Sichtweise. Aus heutiger Sicht beginnt Gesundheitsversorgung mit der Geburt und endet mit dem Tod. In manchen Situationen unseres Lebens ist der Anteil an Gesundheitsversorgung vergleichsweise gering. In einigen Lebenssituationen ist der Anteil höher.

Zu diesen Lebenssituationen und mit Begriffen bzw. aus Sicht der Gesundheitsversorgung beschrieben, gehören:

– *Prävention:* Erhaltung der Gesundheit. Prävention findet meist in unserem „normalen" Alltag statt, so z. B. an den Orten, an denen wir leben und arbeiten.

– *Wellness/Fitness:* Dadurch möchte man zu einem Leben in Gesundheit beitragen. Auch diese Aktivitäten finden in der Regel im normalen Alltag und an den Orten statt, an denen wir leben und arbeiten, manchmal auch in Wellness- oder Sportzentren und in Freizeitanlagen.

– *Notfall:* Notfallsituationen, z. B. bei akutem Herzinfarkt oder bei einem schweren Verkehrsunfall, sind völlig andere Lebenssituationen. Menschen, die in solche Notsituationen geraten, benötigen meist sofortige Hilfe. Als Patienten werden sie in der Regel in Notaufnahmen von Krankenhäusern gebracht, wo medizinisches Fachpersonal diese Patienten diagnostiziert und behandelt.

– *Akute oder chronische Erkrankung:* Menschen, die an akuten Krankheiten leiden, treten ebenfalls, zumindest teilweise, aus ihrem normalen Alltag heraus. In Bezug auf diese Krankheiten werden sie zu Patienten. Je nach Art und Schwere einer solchen akuten Erkrankung können Patienten z. B. ambulant in Arztpraxen oder stationär in Krankenhäusern behandelt werden. Die ambulante Diagnostik und Therapie kann in diesen Einrichtungen oder an den Orten, in denen die Patienten leben, durchgeführt werden.

– *Betreuung/Pflege (engl.: care):* Diese Betreuung kann in den Wohnungen dieser Personen, in Alters- oder in Pflegeheimen erfolgen.

– *Rehabilitation:* Rehabilitation kann stationär in Rehabilitationskliniken oder durch ambulante Rehabilitationseinrichtungen erfolgen.

Um viele der hier beschriebenen Maßnahmen zur Gesundheitsversorgung umzusetzen, stehen Versorgungseinrichtungen zur Verfügung. Dies gilt besonders für diejenigen Lebenssituationen, bei denen der Anteil an Gesundheitsversorgung höher und sozusagen spürbar ist. Wichtige Einrichtungen sind Krankenhäuser, Arztpraxen, Pflegeheime, Einrichtungen der ambulanten Pflege, Apotheken, Rehabilitationskliniken und Einrichtungen der ambulanten Rehabilitation. Im „normalen" Leben, bei dem der Anteil an Gesundheitsversorgung vergleichsweise gering ist und kaum Beachtung findet, ist der Begriff Versorgungseinrichtung eher unangebracht. Hier sind es die Lebensräume von Personen wie die Wohnung, der Arbeitsplatz oder andere, z. B. in Transportsystemen, die gewissermaßen zu einer Versorgungseinrichtung äquivalent sind. Wichtige Personengruppen bei der Gesundheitsversorgung sind Patienten, Fachkräfte in Gesundheitsberufen (Ärzte, Pflegekräfte usw.) sowie pflegende Angehörige.

18.4 Über intelligente Maschinen in der Gesundheitsversorgung ...

Die aktuelle Nutzung intelligenter Maschinen in der Gesundheitsversorgung unterscheidet sich nicht nur dadurch, dass diese, wie in Kap. 18.2 geschildert, in einem völlig veränderten informations- und kommunikationstechnischen Umfeld eingebettet sind und dass die genutzte Methodik zur Repräsentation von Wissen und zur Inferenz eine andere ist.

Zum einen ist festzustellen, dass – im Gegensatz zu den eher experimentellen Arbeiten des letzten Jahrhunderts – solche intelligenten Maschinen heute in der Praxis der Gesundheitsversorgung genutzt werden.

Zum anderen erfolgte der in Kap. 18.3 geschilderte Paradigmenwechsel in der Versorgung – von der episodenorientierten Krankenversorgung überwiegend in spezialisierten Versorgungseinrichtungen und durch ausgebildete Fachkräfte hin zur lebenslangen Gesundheitsversorgung in praktisch allen Lebenssituationen und -orten, bei weitem nicht nur in Versorgungseinrichtungen und durch ausgebildete Fachkräfte, so wichtig diese Einrichtungen mit ihren Fachkräften auch sind.

Nicht zuletzt möchte der Verfasser die zwar möglicherweise plakative aber wenig realistische Schwarz-Weiß-Sichtweise von entweder Mensch oder intelligente Maschine in Diagnostik und Therapie vermeiden. Zumindest nach seiner Erfahrung geht es hier vielmehr um Fragen des *Zusammenwirkens* von Menschen und intelligenten Maschinen, und wie dieses Zusammenwirken sich am besten ausgestaltet. Und in der Tat scheint es hier ein erweitertes Zusammenwirken geben zu können, welches die in Kap. 18.2 skizzierten aktuellen Potenziale von Digitalisierung und intelligenten Maschinen nutzt, die so vorher noch nie dagewesen waren. Dabei gilt es zudem im Hinblick auf Medizin und Gesundheitsversorgung die beschriebenen aktuellen Gegebenheiten zu berücksichtigen. Wir können beispielsweise heute auch umfeld- und umweltbezogene Daten für Diagnostik und Therapie mit nutzen.

Dass in der heutigen Gesundheitsversorgung insbesondere entscheidungsunterstützende Systeme in der Diagnostik in zahlreichen klinischen Disziplinen – von Radiologie und Neurologie über Pathologie, Ophthalmologie und Gastroenterologie bis hin zur Kardiologie – Eingang gefunden haben (dort insbesondere in Krankenhäusern), ist u. a. in [4] beschrieben ([4], Tab. 1).

Zwei weitere Beispiele für erweitertes Zusammenwirken von Menschen und intelligenten Maschinen in der Gesundheitsversorgung sollen hier genannt werden.

Das erste Beispiel: Im Rahmen eines Bioethik-Symposiums über Roboter im Operationssaal [52] wurden aus verschiedenen Perspektiven (Chirurgie, Robotik, Medizinische Informatik, Recht und Ethik) die Herausforderungen des Zusammenwirkens von OP-Teams (Ärzten, Pflegekräften) und OP-Robotersystemen diskutiert. Es ging um die Frage, ob bzw. inwieweit solche funktional umfangreichen Maschinen an Entscheidungen mit beteiligt sind – eine Beteiligung, die über die klassische Entscheidungsunterstützung durch Maschinen hinausgeht [27]. Interessant war, dass auch der an dem Symposium beteiligte, auf dem Gebiet der OP-Robotik langjährig tätige, erfahrene Chirurg, diese Mitbeteiligung an Entscheidungen nicht mehr völlig ausschloss. Damit könnten solche OP-Roboter durchaus als intelligente Maschinen bezeichnet werden.

Aus Medizininformatik-Sicht soll auf eine wichtige Veränderung hinweisen werden (sinngemäß aus [27], S. e18-e19).

Hierzu ist eine Vorbemerkung nötig, aus welcher Sicht die Informatik Informationssysteme des Gesundheitswesens betrachtet, analysiert und gestaltet [20]. Informationssysteme von Einrichtungen (hier: Krankenhäuser) werden als sozio-technische Teilsysteme dieser Einrichtungen gesehen, welche die gesamte Verarbeitung und Speicherung von Daten und den darin enthaltenen Informationen umfassen. Heutige Krankenhausinformationssysteme sind primär rechnerbasiert: Die durchzuführenden „Unternehmensaufgaben" (Behandlung von Patienten usw.) werden durch „rechnerbasierte Anwendungssysteme" (Software) unterstützt, die auf „physischen Datenverarbeitungssystemen" (Computern ,Hardware usw.) installiert sind. In größeren Krankenhäusern enthalten heutige Krankenhausinformationssysteme weit über tausend Rechnersysteme; die meisten sind miteinander vernetzt. Eine zwei- bis dreistellige Anzahl größerer rechnerbasierter Anwendungssysteme sind auf diesen Rechnersystemen installiert.

Informationssysteme bestehen aus Komponenten (Anwendungssysteme, Rechnersysteme usw.) und haben Nutzer (Ärzte, Pflegekräfte usw.). Zu solchen Komponenten zählen beispielsweise Röntgengeräte (mit eingebetteten Anwendungs- und Rechnersystemen). Diese bezeichnet man üblicherweise auch als Modalitäten. Nutzer von Krankenhausinformationssystemen können auf Daten zugreifen, beispielsweise auf Befunde oder Diagnosen der von ihnen behandelten Patienten; und sie können Daten eintragen, beispielweise über Informationen zum Gesundheitszustand von Patienten oder zu Entscheidungen über diagnostische oder therapeutische Maßnahmen.

Aus der oben genannten Sichtweise auf Informationssysteme könnte es zunächst naheliegend sein, dass OP-Roboter als Modalitäten und somit als auf Computern installierte rechnerbasierte Anwendungssysteme gesehen werden sollten, analog zu den (beispielhaft genannten) Röntgengeräten. Damit wären OP-Roboter – analog zu anderen Modalitäten – Komponenten von Informationssystemen. Bei Informationssystemarchitekturen und bei Informationsmanagement-Strategien wären keine Änderungen nötig. Nach Ansicht des Verfassers greift diese Sicht jedoch zu kurz und ist nicht angemessen für funktional umfangreiche, intelligente Maschinen.

Modalitäten wie Röntgengeräte arbeiten passiv. Sie erzeugen Bilder mit zusätzlichen Informationen, die dann befundet und in Bildarchivierungs- und Kommunikationssystemen gespeichert werden. Die Funktionalität dieser Maschinen ist, im Vergleich zur Funktionalität von OP-Robotern, eingeschränkt. Im Gegensatz dazu entwickeln sich OP-Roboter zu Systemen, die auch an Entscheidungen mit beteiligt sein können. Um solche Entscheidungen adäquat treffen zu können, ist es wichtig, dass auch diese Systeme über Befunde oder Diagnosen von Patienten informiert sind, um diese Informationen bei deren Aufgaben berücksichtigen zu können und dass diese ebenfalls ggf. Daten in Krankenakten eintragen können, falls diese für andere Nutzer bei der Behandlung von Patienten relevant sein könnten. Damit wären solche funktional umfangreichen, intelligenten Systeme zu Nutzern von Informationssystemen geworden.

Durch die beschriebene Digitalisierung der Gesundheitsversorgung, durch assistierende Gesundheitstechnologien, durch ambient vorhandene und vernetzte Sensorik und Aktorik, die für umfeld- und umweltbezogene diagnostische und therapeutische Maßnehmen genutzt werden können, sind solche Robotersysteme nicht die einzigen intelligenten Maschinen bzw. nicht lebenden Entitäten, die auf diese Weise betrachtet werden sollten. Wir kennen schon heute „intelligente Betten" oder „intelligente Räume", die ähnliche Funktionalitäten haben und die Informationen über Patienten, deren Verhalten und deren Gesundheit haben können. Ähnliche Entwicklungen sind für zukünftige Autos oder für zukünftige Implantate wie z. B. Herzschrittmacher zu erwarten. Dem Verfasser erscheint es wichtig zu sein, dass diese „nicht lebenden Entitäten" angemessen mit anderen Entitäten kommunizieren können, insbesondere mit „lebenden Entitäten" wie Fachkräften in Gesundheitsberufen oder mit Patienten und ihren Angehörigen.

Das zweite Beispiel: Durch den geschilderten Paradigmenwechsel in der Gesundheitsversorgung wie auch durch die nun verfügbaren informations- und kommunikationstechnischen Möglichkeiten lassen sich neben spezialisierten Versorgungseinrichtungen auch persönliche Lebensorte verstärkt in die Gesundheitsversorgung einbinden. Dies gilt insbesondere für die Wohnung [53,54]. In der GAL-NATARS-Studie wurden ab 2011 assistierende Gesundheitstechnologien in konkreten Wohnumgebungen untersucht. Ziel der GAL-NATARS-Studie war die Nutzung assistierender Gesundheitstechnologien zur Erfassung relevanter Risikomuster bei hochaltrigen Patienten, die eine ihre Mobilität und Selbstständigkeit gefährdende Verletzung erlitten hatten. Neben dem primär intendierten Nachweis der technischen Machbarkeit und der Akzeptanz konnten zusätzlich Zusammenhänge zwischen den Sensordaten

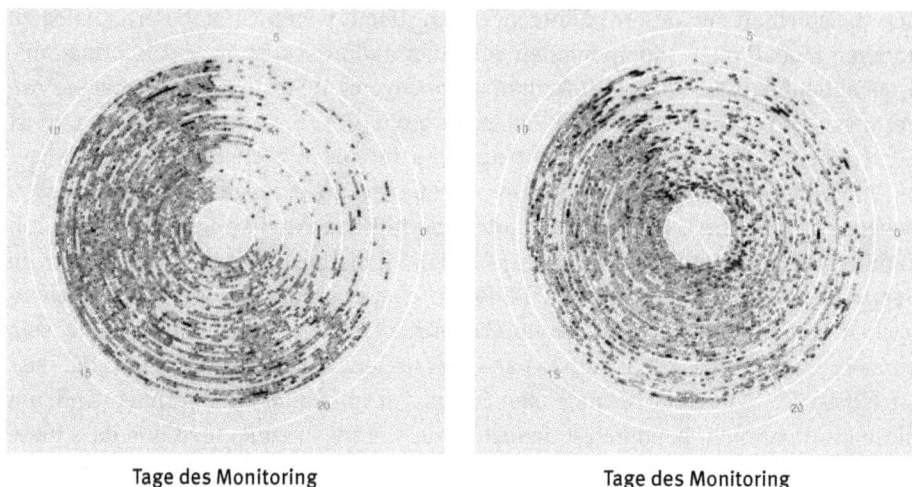

Tage des Monitoring   Tage des Monitoring

Abb. 18.2: Spiraldarstellung mit Daten von zwei Probanden aus der GAL-NATARS-Studie [55] zur Identifikation von Verhaltensmustern. Die verschiedenen Punkte stellen einzelne Sensorereignisse dar. Jede „Scheibe" in diesen Baumscheibendiagrammen entspricht einem Tag, beginnend rechts bei 0 Uhr, im Gegenuhrzeigersinn verlaufend bis 24 Uhr. (Grafik aus Vorträgen des Verfassers, siehe auch [56], S. 66). Das Verhaltensmuster links lässt eine normale und regelmäßige Lebensweise vermuten, während das rechte Muster deutliche Unregelmäßigkeiten anzeigt.

und dem Rehabilitationsverlauf identifiziert werden [55,56]. Die in Abb. 18.2 dargestellten Baumscheibendiagramme visualisieren, dass mittels assistierender Gesundheitstechnologien in normalen Wohnumgebungen Informationen erhalten werden können, die für die weitere Betreuung von Personen von erheblicher Bedeutung sein können [55,56].

Diese Untersuchungen wurden in Forschungswohnungen fortgesetzt [57–59], deren Daten zur Diagnostik verwendet werden konnten [60,61].

Durch die nun verfügbare umfangreiche Sensorik und Aktorik ist abzusehen, dass sich Wohnungen ebenfalls zu funktional umfangreichen intelligenten Maschinen entwickeln können. Als *intelligente Wohnungen* können sie auch die Rolle eines „Dieners" einnehmen [28]. Zwar handelt es sich um einen maschinellen Diener. Wie auch bei menschlichen Dienern weiß er viel von der zu betreuenden Person, ist aber in seiner Rolle verpflichtet, darüber zu schweigen. Es sei denn, es gäbe z. B. etwas Wichtiges über den Gesundheitszustand an Personen bzw. Einrichtungen zu berichten, die in die Versorgung eingebunden sind: Berichte, die mit der betreuten Person vorher vereinbart wurden. Solche Berichte sollten analog zu anderen Befunden (Labor, Röntgen, ...) ebenfalls in elektronischen Krankenakten abgelegt werden können.

Auch weitere der in Kap. 18.3 genannten privaten Lebensräume – Arbeitsplätze, Transportsysteme usw. – können entsprechend zu Gesundheitsstandorten werden. Von besonderem Interesse dürften hier aus verschiedenen Gründen Autos sein [62,63].

Weitere lesenswerte Ausführungen hierzu finden sich in zwei kürzlich abgeschlossenen Dissertationen über einen konzeptuellen Rahmen zur Einbindung der Wohnung in patientenzentrierte Versorgungsprozesse des Gesundheitswesens [64] und über die Gestaltung von durch assistierende Gesundheitstechnologien unterstütztem Wohnen für depressive Patienten [65].

18.5 ... und was Informatik leisten kann und soll

Alle hier beschriebenen intelligenten Maschinen sind weit davon entfernt, den Turing-Test bestehen zu können. Aus Medizininformatik-Sicht ist dies aber keinesfalls problematisch. Aus dieser Perspektive stellt sich primär die Frage, ob diese Maschinen „mit einer Funktionalität, die so umfangreich ist, dass diese Maschinen komplexe Entscheidungen, wie beispielsweise in der Diagnostik oder wie bei Therapien, treffen können oder zumindest maßgeblich an solchen Entscheidungen mit beteiligt sind" „zu einer qualitativ hochwertigen, effizienten und dazu möglichst auch bezahlbaren Gesundheitsversorgung" beitragen oder ob sie dies nicht leisten können (zitiert aus Kap. 18.1).

Was soll die Informatik hierbei leisten: Sie soll solche Maschinen konstruieren, in Versorgungsprozesse einbinden und nach wissenschaftlichen Grundsätzen evaluieren. Nur dadurch wird man im Konkreten feststellen können, was tatsächlich von Nutzen ist. Und nur dadurch wird man vage Spekulationen vermeiden.

Hierzu sollten diese Maschinen statt in oft realitätsferne Laborumgebungen in konkrete Versorgungssituationen eingebunden sein. Das schließt die Einbindung in Informationssysteme des Gesundheitswesens mit ein bis hin dazu, dass solche Maschinen neben Personen als bisher einzigen Nutzern zumindest teilweise als weitere Nutzer – nicht als bloße Modalitäten – mitwirken können. Wenn intelligente Maschinen – seien es die genannten OP-Roboter, die intelligenten Wohnungen oder andere – Patienten mitversorgen, müssen diese auch bei Bedarf deren Befunde oder Diagnosen kennen. Oder sie müssen über eigene „Beobachtungen" berichten können. Daher sollten sie – wie an der Versorgung beteiligte Personen – Zugang zu den elektronischen Krankenakten ihrer Patienten haben.

Die Möglichkeiten der Evaluation müssen in Analogie zu anderen Veränderungen in Medizin und Gesundheitsversorgung nach anerkannten wissenschaftlichen Methoden erarbeitet werden [66]. Die in der Therapieforschung verwendete Evaluationsmethodik kann hier als Vorbild dienen. Das erweiterte Zusammenwirken in Medizin und Gesundheitsversorgung muss im Einklang mit guter wissenschaftlicher Praxis beurteilt werden. In der Medizin können wir auf eine bewährte Tradition der Therapieforschung zurückgreifen, wobei kontrollierte Studien als wichtige Instanz gelten.

Was kann die Informatik hierbei leisten und welche Grenzen sollte sie beachten? Bei der Konstruktion solcher Maschinen und deren Einbindung in Versorgungsprozesse müssen insbesondere ethische Aspekte bedacht werden. Hierzu zählen u. a.

die Würde, die soziale Einbindung und die informationelle Selbstbestimmung des Menschen. Und nicht zuletzt ist die Informatik gefordert, die eher informationstechnischen Aspekte wie Datenschutz und Datensicherheit zu untersuchen und, soweit dies möglich ist, zu gewährleisten. Dass dies auch von politischer Seite eingefordert wird (z. B. [67]), ist zu begrüßen.

Weitere ethisch-rechtliche Aspekte wurden von der SYnENZ-Kommission formuliert [33]. In Bezug auf das Zusammenwirken von Menschen und intelligenten Maschinen in der Gesundheitsversorgung leicht umformuliert sind dies Fragen

– zur *Individualität und Kollektivität*: Wird es, beispielsweise durch intensivierte Kommunikation, durch die erweiterte Nutzung von intelligenten Maschinen (als Einzelsysteme oder eingebettet, auch in Menschen) zu einem verstärkten kollektiven Zusammenwirken von Individuen kommen? Wie kann diese Kollektivität aussehen? Welche Bedeutung hat sie für die Individualität?

– zur *Individualisierung und Normierung:* Ist das zu erwartende erweiterte Zusammenwirken von Menschen und intelligenten Maschinen in der Gesundheitsversorgung förderlich für die individuelle Entwicklung des Menschen? Oder birgt erweitertes Zusammenwirken, beispielsweise durch die Nutzung von intelligenten Maschinen bei Diagnostik und Therapie, das Risiko der Normierung menschlichen Verhaltens und persönlicher Entwicklung in sich? Wie kann Individualisierung gefördert und Normierung verhindert werden?

– zur *Autonomie und Verantwortung:* Welche Konsequenzen ergeben sich aus dem erweiterten Zusammenwirken von Menschen einerseits und intelligenten Maschinen andererseits für die Autonomie von (menschlichen) Entscheidungen und für die damit verbundene Übernahme von Verantwortung?

18.6 Abschließende Bemerkungen

Sowohl die beschriebenen Entwicklungen zur Digitalisierung als auch die veränderten Möglichkeiten der Gesundheitsversorgung haben aktuell zu neuen Möglichkeiten des Zusammenwirkens von Menschen und intelligenten Maschinen geführt. Intelligente Maschinen erhalten neue Aufgaben und, letztendlich, neue Rollen. Nicht nur der Verfasser sieht in dem geschilderten Zusammenwirken erhebliche Potenziale für eine dadurch verbesserte Gesundheitsversorgung, wobei diese Potenziale auch hier mit Risiken behaftet sind.

Mit der Thematik des Zusammenwirkens von Menschen und intelligenten Maschinen in der Gesundheitsversorgung hat sich der Verfasser im Hinblick auf dieses Zusammenwirken in zweierlei Hinsicht eingeschränkt. Zum einen bei dem Anwendungsgebiet: Neben dem Anwendungsgebiet Medizin und Gesundheitswesen gibt es auch andere, gleichermaßen relevante wie auch für die Forschung interessante Anwendungsgebiete. Und zum anderen bei den Entitäten: Neben den Menschen gibt es weitere lebende und neben intelligenten Maschinen gibt es weitere nicht lebende Entitäten, die bei dem Zusammenwirken ebenfalls berücksichtigt werden könnten. Die in Kap. 18.1 erwähnte SYnENZ-Kommission [33] hat sich aus guten Gründen sowohl bei den Anwendungsgebieten als auch bei den Entitäten diesen deutlich breiteren Umfang für ihre Arbeiten gewählt.

Die Ambivalenz der Technik, die mit den erwähnten Potenzialen und Risiken auch hier gilt, beschrieb der Arzt und Philosoph Karl Jaspers (1883–1969) vor über 80 Jahren in seinem Aufsatz „Vom lebendigen Geist der Universität". Dort wirbt er für die „Einheit der Universität in der vielfachen Gliederung" ([68], S. 9), die er in vier Fakultäten eingeteilt sieht: Theologie, Jurisprudenz, Medizin und Technik. Digitalisierung und intelligente Maschinen können als Teil der Technik gesehen werden. Zur Technik schreibt Karl Jaspers: „Die Technik dient der Daseinsgestaltung in der Beherrschung der Naturkräfte mit der Aufgabe, eine von Not entlastende und Schönheit ermöglichende Gestaltung der Umwelt des Menschen zu finden." ([68], S. 10). Zur Aufgabe technischer Fakultäten und – damit verbunden – zur Technikforschung schreibt er: „Die technische Fakultät lebt in der Spannung zwischen technischen Möglichkeiten und menschlichen Lebensordnungen. Sie ist in einer Wertneutralität ebenso gut zur Zerstörung wie zum Aufbau zu nutzen. Sie ist an die Naturwissenschaften gebunden, aber in ihrer Verwirklichung zu führen von der Freiheit des Menschen, der weiß, was er kann und will, oder es nicht weiß." ([68], S. 11–12). Vielleicht gerade weil diese Aussagen schon vor über einem halben Jahrhundert gemacht wurden, können sie unseren Blick auf die Rolle der Technik und der Gestaltung durch Technik, welche auch die (Medizinische) Informatik, die Medizintechnik, die Informations- und Kommunikationstechnik umfasst, schärfen – auch im Hinblick auf die zukünftige Ausgestaltung des Zusammenwirkens von Menschen und intelligenten Maschinen in der Gesundheitsversorgung.

Danksagung
Bedanken möchte ich mich für die zahlreichen Gespräche und Diskussionen zu dieser Thematik, insbesondere bei den Kolleginnen und Kollegen des PLRI und der SYnENZ-Kommission (Namen in [32] und [33]) – in Bezug auf dieses Manuskript besonders bei Rudolf Kruse, Michael Marschollek, Corinna Mielke, Jonas Schwartze, Jochen Steil und Klaus-Hendrik Wolf –, den Mitautorinnen und Mitautoren eines gerade in Ausarbeitung befindlichen Lehrbuchs zu Informationssystemen des Gesundheitswesens – der Verfasser konnte Texte für dieses Buch, die unter seiner Federführung entstanden sind, hier mit einbringen – und, nicht zuletzt, den Studentinnen und Studenten meiner im Wintersemester 2019/20 durchgeführten Lehrveranstaltung „Zusammenwirken von natürlicher und künstlicher Intelligenz". Den Herausgebern dieses Buches danke ich für wertvolle Hinweise während des Verfassens dieses Kapitels.

18.7 Anmerkungen und Literatur

[1] Rahwan I, Cebrian M, Obradovich N, et al. Machine behaviour. Nature. 2019;568:477–86.

[2] Deutsche Bundesregierung. Strategie Künstliche Intelligenz der Bundesregierung – AI made in Germany. https://www.bmwi.de/Redaktion/DE/Publikationen/Technologie/strategie-kuenst-liche-intelligenz-der-bundesregierung.pdf?__blob=publicationFile&v=8 [31.01.2020].

[3] Hollis KF, Séroussi B, Soualmia, LF (eds.). Artificial intelligence in health: New opportunities, challenges, and practical implications. IMIA Yearbook of Medical Informatics 2019. Stuttgart, Thieme, 2019.

[4] Topol EJ. High-performance medicine: the convergence of human and artificial intelligence. Nat Med. 2019;25:c44–56.

[5] https://www.wissenschaftsjahr.de/2019/ [31.01.2020].

[6] Diesen Begriff hat ein Student in meiner im Wintersemester 2019/20 durchgeführten Lehrver-anstaltung „Zusammenwirken von natürlicher und künstlicher Intelligenz" intensiv verwendet.

[7] Ronicke S, Hirsch MC, Türk E, et al. Can a decision support system accelerate rare disease diagnosis? Evaluating the potential impact of Ada DX in a retrospective study. Orphanet J Rare Dis. 2019;14:69.

[8] ada – Deine Gesundheitshelferin. https://ada.com/de/ [31.01.2020].

[9] Schiebold K. Mit künstlicher Intelligenz zu schnellen Diagnosen. In Braunschweig hilft eine Software, die Bilder von Schlaganfall-Patienten auszuwerten. Braunschweiger Zeitung, 27.1.2020.

[10] Haenssle HA, Fink C, Schneiderbauer R, et al. Reader study level-I and level-II Groups. Man against machine: diagnostic performance of a deep learning convolutional neural network for dermoscopic melanoma recognition in comparison to 58 dermatologists. Ann Oncol. 2018;29:1836–42.

[11] Gulshan V, Peng L, Coram M, et al. Development and validation of a deep learning algorithm for detection of diabetic retinopathy in retinal fundus photographs. JAMA. 2016;316:2402–10.

[12] Luchterhandt O. Individuelle und kollektive Verantwortung. Reichweiten und Rechtsfolgen. Vortrag, am 14.2.2019 gehalten auf dem Symposium Zusammenwirken von natürlicher und künstlicher Intelligenz. https://synenz.de [31.01.2020].

[13] European Parliament 2014–2019. Civil law rules on robotics. P8_TA(2017)0051. https://www.europarl.europa.eu/doceo/document/TA-8-2017-0051_EN.pdf [31.01.2020].

[14] Haux R, Langner K, Repges R, Sauerbrey U. An expert system for diagnosis and therapy of endocarditis – design and methodological considerations focusing on antibiotic therapy. In: Jesdinsky HJ, Trampisch HJ (Hrsg). Prognose- und Entscheidungsfindung. Berlin, Springer, 1985, 339–51.

[15] Haux R. Zur Problematik der Integration von Expertensystemen in Krankenhausinformations-systeme. In: Hommel G, Schindler S (Hrsg.). GI – 16. Jahrestagung, Band II. Berlin, Springer, 1986, 565–79.

[16] Haux R. Expertensysteme in der Medizin. Habilitationsschrift, RWTH Aachen, 1987.

[17] Haux R. Knowledge-based decision support for diagnosis and therapy: On the multiple usability of patient data. Methods Inf Med. 1989;28:69–77.

[18] Haux R, Grothe W, Runkel M, et al. Knowledge retrieval as one type of knowledge-based deci-sion support in medicine: Results of an evaluation study. Int J Biomed Comput. 1996;37:16–25.

[19] Brigl B, Ringleb P, Steiner T, et al. An integrated approach for a knowledge-based clinical work-station: Architecture and experience. Methods Inf Med. 1998;37:16–25.

[20] Winter A, Haux R, Ammenwerth E, et al. Health information systems – architectures and strategies. London, Springer, 2011.

[21] Haux R. Health information systems – past, present, future. Int J Med Inform. 2006;75:268–81.

[22] Haux R, Koch S, Lovell NH, et al. Health-enabling and ambient assistive technologies: Past, present, future. Yearb Med Inform. 2016, S76–91.

[23] Haux R, Marschollek M, Wolf KH. Über assistierende Gesundheitstechnologien und neue Formen kooperativer Gesundheitsversorgung durch Menschen und Maschinen. In: Manzeschke A, Karsch F (Hrsg.). Roboter, Computer und Hybride. Was ereignet sich zwischen Menschen und Maschinen? Baden-Baden, Nomos, 2016, 131–43.

[24] Informationssysteme des Gesundheitswesens und assistierende Gesundheitstechnologien (AGT) sind in Politik und Presse oft unter der Bezeichnung *eHealth* und *AAL* – ambient assistiertes Leben – zu finden.

[25] Haux R. Medical informatics: Past, present, future. Int J Med Inform. 2010;79:599–610.

[26] Haux R. On informatics diagnostics and informatics therapeutics. Stud Health Technol Inform. 2017;238:3–7.

[27] Steil J, Finas D, Beck S, Manzeschke A, Haux R. Robotic systems in operating theaters: New forms of team-machine interaction in health care. Methods Inf Med. 2019;58:e14–e25.

[28] Haux R. Some thoughts on extended collaboration of entities with natural and with artificial intelligence in health care and beyond. Stud Health Technol Inform. 2019;262:1–6.

[29] Dass hier und im Titel intelligent in Anführungszeichen steht, soll darauf hinweisen, dass in diesem Text Intelligenz bei Maschinen nicht gleichgesetzt werden soll mit der Intelligenz von Menschen. Im Folgenden werden die Anführungszeichen der besseren Lesbarkeit halber weggelassen.

[30] Mewis D. Digitalisierung: Robotics, KI. Big Data für die Diagnose. Frankfurter Allgemeine Zeitung, Verlagsspezial, 11.06.2019.

[31] Schubert S. Der neue Weg zur Sklaverei. Wie wir schleichend unseren freien Willen aufgeben. Der Philosoph Gaspar König bereist und analysiert die Welt der Künstlichen Intelligenz. Frankfurter Allgemeine Zeitung, 15.11.2019.

[32] Peter L. Reichertz Institut für Medizinische Informatik der TU Braunschweig und der Medizinischen Hochschule Hannover. https://www.plri.de [31.01.2020].

[33] Kommission Synergie und Intelligenz: technische, ethische und rechtliche Herausforderungen des Zusammenwirkens lebender und nicht lebender Entitäten im Zeitalter der Digitalisierung (SYnENZ) der Braunschweigischen Wissenschaftlichen Gesellschaft. http://bwg-nds.de/kommissionen/kommission-synenz/ [31.01.2020].

[34] Haux R. On determining factors for good research in biomedical and health informatics. Yearb Med Inform. 2014;9:255–64.

[35] Umsetzungsstrategie Digitalisierung – Umsetzungsstrategie der Bundesregierung zur Gestaltung des digitalen Wandels. 2019. https://www.bundesregierung.de/breg-de/themen/digital-made-in-de [31.01.2020].

[36] Scheer AW, Wahlster W. Saarbrücker Manifest für einen Digitalisierungsruck in Deutschland. 11/2016. https://www.scheer-group.com/Scheer/uploads/2016/11/Scheer_Saarbrücker-Manifest.pdf [31.01.2020].

[37] Transforming our World: the 2030 Agenda for Sustainable Development. Resolution 70/1 Adopted by the United Nation's General Assembly on 25 September 2015. http://www.un.org/ga/search/view_doc.asp?symbol=A/RES/70/1&Lang=E. [31.01.2020].

[38] International Telecommunicaton Union. Measuring the information society report 2018. Volume 1. Genf, ITU, 2018, 2–3. https://www.itu.int/en/ITU-D/Statistics/Pages/publications/misr2018.aspx [31.01.2020].

[39] Turing AM. Computing machinery and intelligence. Mind. 1950;59:433–60.

[40] Shortliffe EH. Computer-Based Medical Consultations: MYCIN. New York, Elsevier, 1976.

[41] Buchanan B, Shortliffe EH (eds.). Rule-based expert systems – the MYCIN experiments of the Stanford Heuristic Programming Project. Reading, MA, USA, Addison-Wesley, 1984.

[42] Weiss S, Kulikowski CA, Safir A. Glaucoma consultation by computer. Comput Biol Med. 1978;8:25–40.

[43] Kulikowski CA, Weiss SM. Representation of expert knowledge for consultation: The CASNET and EXPERT projects. In: Szolovits P (ed.). Artificial intelligence in medicine. Boulder, CO, USA, Westview Press, 1982, 21–55.

[44] Leong TY. Artificial intelligence in medicine. Keynote lecture, MedInfo 2019: 17th world congress on medical and health informatics, Lyon, France, 27.08.2019 (Powerpoint Presentation).

[45] Kulikowski CA. Beginnings of artificial intelligence in medicine (AIM): Computational artifice assisting scientific inquiry and clinical art – with reflections on present AIM challenges. Yearb Med Inform. 2019;28:249–56.

[46] Shortliffe EH. Artificial intelligence in medicine: Weighing the accomplishments, hype, and promise. Yearb Med Inform. 2019;28:257–62.

[47] Martin-SancHez FJ, Lopez-Campos GH. The new role of biomedical informatics in the age of digital medicine. Methods Inf Med. 2016;55:392–402.

[48] Al-Shorbaji N, Bellazzi R, Gonzalez Bernaldo de Quiros F, et al. Discussion of „the new role of biomedical informatics in the age of digital medicine". Methods Inf Med. 2016;55:403–21.

[49] World Health Organization. Global observatory for eHealth. http://www.who.int/goe/en/ [31.01.2020].

[50] Zu den klassischen Methoden zählen z. B. Befragung, direkte körperliche Untersuchungen, „Labor", signal- und bildgebende Verfahren in der Diagnostik, oder Gespräch, Medikation, chirurgische, internistische, radiologische Eingriffe in der Therapie.

[51] Martin-Sanchez F, Gray K, Bellazzi R, Lopez-Campos G. Exposome informatics: Considerations for the design of future biomedical research information systems. J Am Med Inform Assoc. 2014;21:386–90.

[52] Gahl K. Roboter im Operationssaal. Bericht über das 14. Bioethik-Symposium der BWG in Zusammenarbeit mit der TU Braunschweig. Braunschweigische Wissenschaftliche Gesellschaft (Hrsg.), Jahrbuch 2018. Braunschweig, J. Cramer, 2019. http://bwg-nds.de/veröffentlichungen-jahrbuch-und-abhandlungen/ [31.01.2020].

[53] Haux R, Marschollek M, Wolf KH. Some thoughts on personal living environments as new diagnostic and therapeutic areas. Stud Health Technol Inform. 2013;190:8–12.

[54] Haux R. My home is my hospital. On recent research on health-enabling technologies. Stud Health Technol Inform. 2016;226:3–8.

[55] Marschollek M, Becker M, Bauer JM, et al. Multimodal activity monitoring for home rehabilitation of geriatric fracture patients – feasibility and acceptance of sensor systems in the GAL-NATARS study. Inform Health Soc Care. 2014;39:262–71.

[56] Wang J, Bauer J, Becker M, et al. A novel approach for discovering human behavior patterns using unsupervised methods. Z Gerontol Geriatr. 2014;47:648–60.

[57] Schwartze J, Schrom H, Wolf K-H, Marschollek M. Facilitating inter-domain synergies in ambient assisted living environments. Stud Health Technol Inform. 2016;228:476–80.

[58] Schwartze J, Prekazi A, Schrom H, Marschollek M. Substitution of assisted living services by assistive technology – experts opinions and technical feasibility. Stud Health Technol Inform. 2017;238:116–9.

[59] Schrom H, Schwartze J, Diekmann S. Building automation by an intelligent embedded infrastructure: Combining medical, smart energy, smart environment and heating. In: Proc. international smart cities conference, 2017, 113–7.

[60] Mielke C, Voss T, Haux R. Residence as a diagnostic and therapeutic area – a smart home approach. Stud Health Technol Inform. 2017;238:92–5.

[61] Mielke C, Antons R, Haux R. Detection of psychomotor agitation pattern from motion sensor data in a living environment of a patient with dementia. Proc. MIE 2020 (to appear).

[62] Le HP, Hackel S, Guenther A, et al. International standard accident number: A master case index linking accident & emergency with medical data. Stud Health Technol Inform. 2019;258:120–4.

[63] Wang J, Warnecke JM, Deserno TM. The vehicle as a diagnostic space: Efficient placement of accelerometers for respiration monitoring during driving. Stud Health Technol Inform. 2019;258:206–10.

[64] Schwartze J. Ein konzeptueller Rahmen zur Einbindung der Wohnung in patientenzentrierte Versorgungsprozesse des Gesundheitswesens: Analyse, Lösungsstrategien und exemplarische Realisierung mittels assistierender Gesundheitstechnologien. TU Braunschweig, 2020. https:// publikationsserver.tu-braunschweig.de/receive/dbbs_mods_00068103 [31.01.2020].

[65] Mielke C. Assistierende Gesundheitstechnologien zum Monitoring von psychischen Erkrankungen am Beispiel der Depression. Norderstedt, Books on Demand, 2020.

[66] Haux R, Karafyllis N. Methodisch-technische Aspekte der Evaluation erweiterten Zusammenwirkens. Vortrag, am 15.2.2019 gehalten auf dem Symposium Zusammenwirken von natürlicher und künstlicher Intelligenz. https://synenz.de [31.01.2020].

[67] HEG-AI (Hochrangige Expertengruppe für Künstliche Intelligenz). Ethik-Leitlinien für eine vertrauenswürdige KI. Brüssel: Europäische Kommission (Entwurfsfassung vorab veröffentlicht 18.12.2018; abgestimmte Fassung 10.4.2019). https://ec.europa.eu/futurium/en/ai-alliance-consultation/guidelines#Top [31.01.2020].

[68] Jaspers K. Vom lebendigen Geist der Universität. Heidelberg, Lambert Schneider, 1946.

Teil V: **Institutionalisierung von Ethik in Forschung,
Entwicklung und Versorgung**

K. Gerlinger, A. Grunwald, Ch. Kehl

19 Das Büro für Technikfolgen-Abschätzung beim Deutschen Bundestag und seine Bedeutung für die Bewertung von Informations- und Medizintechnologien

19.1 Technikfolgenabschätzung beim Deutschen Bundestag

Spätestens seit den 1960er Jahren wurden erhebliche nicht intendierte Folgen von wissenschaftlich-technischen Entwicklungen in teils dramatischen Ausprägungen unübersehbar. Vor allem die stark vergrößerte Reichweite der Technikfolgen in räumlicher und zeitlicher Hinsicht (man denke z. B. an den Umgang mit hoch radioaktiven Abfällen oder an die an die zukünftiges Leben weitergegebenen Interventionen in das Erbgut) und die dadurch erfolgte immense Ausweitung des Kreises der von nicht intendierten Folgen möglicherweise Betroffenen haben die *Nebenfolgenproblematik* ins allgemeine Bewusstsein gerückt. Die Nutzung von bio- und medizintechnischen Interventionsmöglichkeiten im ärztlichen Handeln und im Gesundheitssystem wirft seit einigen Jahrzehnten immer wieder medizinethische Fragen auf, die im Zuge der Digitalisierung zusehends um informationsethische Fragen erweitert werden.

Die Erfahrung von unerwarteten und teilweise gravierenden Technikfolgen, die man gerne im Vorhinein gekannt hätte, um frühzeitig Strategien des verantwortungsvollen Umgangs entwickeln zu können, ist eine der Grundmotivationen der Technikfolgenabschätzung (TA). Von den 1970er Jahren an ging es sowohl um die *Frühwarnung* vor technikbedingten Gefahren [1] als auch um die *Früherkennung* der Chancen von Technik, damit diese optimal genutzt und Abwägungen von Chancen und Risiken vorgenommen werden können. Ein fundamentales Argument für die Notwendigkeit von TA lautet, dass für die Entwicklung und den Einsatz vieler moderner Technologien, und dies gilt insbesondere für Bio-, Gen- und Medizintechnologien, das Prinzip von Versuch und Irrtum mit einer nachträglichen Kompensation nicht intendierter und unerwarteter Folgen weder politisch oder ökonomisch praktikabel noch ethisch verantwortbar ist, sondern durch Vorsorgeprinzip und Zulassungsverfahren ergänzt und reguliert werden muss.

Das generelle Anliegen moderner TA ist, durch die vorausschauende Erforschung möglicher Technik- und Entscheidungsfolgen und ihre Reflexion in ethischer und gesellschaftlicher Hinsicht zu einer informierten demokratischen Debatte und dadurch zu reflektierten Entscheidungen beizutragen. Dabei führt sie früher getrennte Entwicklungen aus prozedural verstandener Technikfolgenforschung und die philosophische *Angewandte Ethik* zusammen. Drei wesentliche Ausrichtungen der TA haben sich herausgebildet, die sich durch ihre Adressaten, den Typ der jeweils

https://doi.org/10.1515/9783110645767-019

im Mittelpunkt stehenden Herausforderungen und die zu ihrer Bewältigung verwendeten Methoden und Verfahren unterscheiden: *politikberatende* TA zur wissenschaftlichen Beratung politischer Institutionen in Meinungsbildungs- und Entscheidungsprozessen, *partizipative* TA zur Initiierung, Unterstützung und Informierung öffentlicher Auseinandersetzungen mit neuen Technologien, und *technikgestaltende* TA in unmittelbarer Kooperation mit Wissenschaftlern und Ingenieuren im Rahmen von Forschungs- und Entwicklungsvorhaben [2].

In allen diesen Ausrichtungen versteht sich die TA als systematische, inter- und transdisziplinäre Methode der wissensbasierten Suche nach gesellschaftlich tragfähigen Problemlösungen und als wissenschaftlich unabhängige Beratung von Politik und Gesellschaft. Sie analysiert neue Technologien unvoreingenommen in strikter Orientierung an Grundprinzipien argumentativer Transparenz im Rahmen des demokratischen Gemeinwesens. Dies drückt sich insbesondere darin aus, dass die TA verbreiteten technokratischen Optimierungs- oder Sachzwangargumenten ein *Denken in Alternativen* gegenüberstellt, verbunden mit dem Ziel, demokratische Debatten und politische Entscheidungsfindung mit besserer Information und transparenterer normativer Orientierung zu bereichern: Alternativen statt Alternativlosigkeit [3,4].

Profilgebend für die TA generell ist die *parlamentarische* TA als wohl profilierteste Ausprägung der politikberatenden TA. Sie ist mit der Beratung von Parlamenten, Ausschüssen und Abgeordneten in einem überwiegend nationalstaatlich strukturierten politischen Raum befasst. Ihr Ursprung liegt im US-amerikanischen Kongress in den 1960er Jahren, wo der Bedarf nach von der Exekutive unabhängiger wissenschaftlicher Politikberatung im Jahr 1972 zur Gründung des *Office of Technology Assessment* (OTA) führte [5]. Dieses hatte eine Vorbildwirkung für die Gründung analoger Einrichtungen in Europa ab den 1980er Jahren. Zurzeit haben fast alle west-, mittel- und nordeuropäischen Staaten parlamentarische TA-Einrichtungen, die sich im EPTA Netzwerk (*European Parliamentary Technology Assessment*, www.eptanetwork.org) organisiert haben. In den letzten Jahren wurden auch außereuropäische Partnerinstitutionen aufgenommen, so etwa TA-Einrichtungen aus Japan, Chile, Südkorea und Mexiko.

Das *Büro für Technikfolgen-Abschätzung beim Deutschen Bundestag* (TAB) wurde 1990 eingerichtet. Der Auftrag des TAB ist, Beiträge zur Verbesserung der Informationsgrundlagen insbesondere forschungs- und technologiebezogener parlamentarischer Beratungsprozesse zu leisten und Handlungsoptionen für das Parlament zu erkunden [6]. Direkter Auftraggeber ist der Ausschuss für Bildung, Forschung und Technikfolgenabschätzung (ABFTA). Er entscheidet über die Arbeitsschwerpunkte und Projekte des TAB, wobei Themenwünsche anderer Fachausschüsse und aller Fraktionen des Bundestages zur Durchführung von TA-Analysen miteinbezogen werden. Die Bearbeitung der auf diese Weise vom Parlament vorgegebenen Themen erfolgt durch das TAB in wissenschaftlicher Unabhängigkeit [7]. Zur fachlichen Fundierung werden Gutachten bei wissenschaftlichen Einrichtungen eingeholt. Die Expertisen werden vom TAB-Team ausgewertet, durch eigene Recherchen, Expertenbefragungen und die Veranstaltung und Auswertung von Workshops zu bestimmten Fragestellungen ergänzt, auf den parlamentarischen Beratungsbedarf fokussiert und in Form eines Berichtes an das Parlament zusammengeführt [8,9]. Zumeist besteht auch die Möglichkeit, die Ergebnisse in Sitzungen des Forschungsausschusses, der thematisch einschlägigen Fachausschüsse oder Arbeitsgruppen der Faktionen vorzustellen.

Die politische Nutzung der TAB-Ergebnisse findet auf unterschiedlichen Ebenen statt [9]. Sie umfasst die Organisation von Plenardebatten zu TAB-Themen, die Einbringung von Beschlussvorlagen im Rahmen der Ausschussarbeit, die Beauftragung von Ministerien mit der Umsetzung von Schlussfolgerungen und die Nutzung im öffentlichen Raum.

Die Forderung wissenschaftlicher Unabhängigkeit und weitestgehender Neutralität begleitet die Geschichte der parlamentarischen TA von Anfang an. Wo Bewertungen und Prioritätensetzungen vorgenommen werden müssen, wie etwa bei der Festlegung von zu untersuchenden Folgendimensionen, müssen die Argumente für Auswahl und Prioritäten möglichst lückenlos aufgezeigt werden. Dies gilt ebenso in der Technikbewertung hinsichtlich der zugrunde gelegten ethischen Schemata und Kriterien. Dem Postulat der *Transparenz* kommt eine übergreifende und zentrale Bedeutung zu [1,10].

Angesichts der Tatsache, dass das politische System faktisch auf Konfrontation angelegt ist und dass politische Positionen und Parteien sich häufig nicht entlang von Sachargumentationen ihre Meinungen bilden, sondern in Abgrenzung vom politischen Gegner, erscheint es in gewisser Weise erstaunlich, dass das Modell unabhängiger Politikberatung sowohl in Deutschland als auch anderen europäischen Ländern erfolgreich parlamentarisch institutionell verankert werden konnte und weiterhin funktioniert. Unabhängige wissenschaftliche Beratung unter dem Prinzip argumentativer Nachvollziehbarkeit und Transparenz auf der einen Seite und häufig massenmedial ausgeschlachtete politische Konfrontation auf der anderen scheinen sich gegenseitig auszuschließen. Gerade in hoch kontroversen Feldern wie der Informations- und Medizintechnik erscheinen die Aufgaben parlamentarischer TA als *mission impossible*.

Im Folgenden zeigen wir an zwei Beispielfeldern den Angang des TAB, mit dieser Herausforderung umzugehen. Die Integration neuer datenbasierter Analysetechniken in das hoch regulierte und an strengen ethischen Grundsätzen ausgerichtete Gesundheitssystem ist vor allem eine normative und methodische Herausforderung, bei der auch arbeitsorganisatorische, versorgungsprozessbezogene und strukturelle Folgedimensionen frühzeitig in den Blick genommen werden sollten (vgl. Kap. 19.2). Die Robotik im Pflege- und Gesundheitswesen wirft als neue Technologie (*emerging technology*) demgegenüber ganz neue ethische Fragen auf, insbesondere nach dem Mensch-Technik-Verhältnis und den Maßstäben einer „guten Pflege" (vgl. Kap. 19.3).

19.2 Informationstechnische Entwicklungen im Gesundheitssystem

In der Medizin und im Gesundheitssystem werden wie in vielen gesellschaftlichen Bereichen immer mehr Daten erfasst und kontinuierlich detailreichere und größere Bestände aufgebaut. Infolgedessen gewinnen die Entwicklung und der Einsatz komplexer datenanalytischer Verfahren an Bedeutung, um aus diesen Datenmengen Informationen zu extrahieren, mit denen Entscheidungsprozesse unterstützt oder sogar automatisiert werden können. Der Deutsche Bundestag hat das TAB in den vergangenen Jahren mehrfach beauftragt, dadurch für das Gesundheitssystem entstehende neue Möglichkeiten, aber auch die damit einhergehenden gesellschaftlichen Herausforderungen zu untersuchen. Damit werden regelmäßig auch ethische Fragestellungen angesprochen, z. B.

- zur Reichweite des informationellen Selbstbestimmungsrechts und dessen Begrenzung in Bezug auf die Krankheitsbekämpfung, den Gesundheitsschutz und die Weiterentwicklung des nationalen Gesundheitssystems;
- zum Spannungsverhältnis von Datenschutz und dem Grundprinzip ärztlichen Handelns, aktiv zum Wohle des Patienten zu handeln und Schäden zu minimieren, was eine Datenzusammenführung und -analyse erfordern kann, oder
- zur Autonomie sowohl in Bezug auf ärztliches Handeln als auch hinsichtlich der Entscheidungsfreiheit von Patientinnen und Patienten.

Im Jahr 2015 startete das Projekt „Data-Mining – gesellschaftspolitische und rechtliche Herausforderungen" [11]. Im Rahmen des Projektes wird Data-Mining als Einsatz komplexer datenanalytischer Verfahren aufgefasst, um in verfügbaren Datenbeständen neue Muster, Zusammenhänge und Strukturen zu erkennen, aus denen u. a. Entscheidungsregeln und Vorhersagemodelle abgeleitet werden können. Mit diesem Vorgehen können Wissensbestände überprüft und erweitert werden. Verallgemeinerbare Regeln und Modelle können auf neue Situationen übertragen und angewendet werden, um definierte Aufgaben zu lösen. Solcherart datenbasiertes Vorgehen ist keineswegs neu. Neu sind vor allem die kontinuierlich größer werdenden Datenmengen und die technischen Möglichkeiten, immer rechenintensivere Analyseverfahren einzusetzen (z. B. Training künstlicher neuronaler Netze).

Das Hauptaugenmerk des Data-Mining-Projekts liegt auf medizinischen und gesundheitssystemischen Anwendungen. Dieser Anwendungsbereich wurde aufgrund seiner aktuellen und zukünftigen parlamentarischen Relevanz gewählt. Wenn Datenbestände öffentlicher Dienste für komplexe Analysen verwendet werden, ist der Gesetzgeber in besonderem Maße zur Ausgestaltung und Gewährleistung einer regelkonformen Datengewinnung, -haltung und -nutzung verpflichtet.

Aufgrund vielfältiger Dokumentationspflichten werden im Rahmen der medizinischen Versorgung seit Jahren immer größere Datenbestände mit erheblichem

Ressourcenaufwand aufgebaut, geprüft und gehalten. Sekundären Analysen dieser Daten werden oft besondere gesellschaftliche Potenziale unterstellt:

- Mit den im Behandlungsprozess generierten sogenannten Real-World-Daten könnten die Folgen therapeutischer Maßnahmen besser überwacht und deren gesundheitsbezogenes Nutzen- und Nebenwirkungsspektrum verifiziert werden. Regionale Behandlungshäufungen könnten auf gesundheitsbezogene Gefahrensituationen oder auf Unter-, Über- oder Fehlversorgung hinweisen. Derartige Analysen könnten bestehende Frühwarn- bzw. Vigilanzsysteme erweitern.
- Mit den z. B. durch nationale Screening-Programme massenhaft aufgezeichneten Mammographieaufnahmen könnten künstliche neuronale Netze trainiert werden, um krebsbedingte Veränderungen frühzeitig automatisiert zu erkennen – medizintechnisch werden sie auch als Assistenzsysteme bezeichnet, da sie Ärzte in ihrer Tätigkeit unterstützen sollen.

Im ersten Fall dienen komplexe Datenanalysen primär der Hypothesengenerierung und Wissenserweiterung. Im zweiten Fall dienen sie der Produktentwicklung, denn ein Algorithmus bzw. ein Assistenzsystem, das z. B. Aufzeichnungen bildgebender Verfahren automatisiert befundet, ist aus normativer Sicht ein Medizinprodukt. Für diese müssen Hersteller Sicherheit und Richtigkeit belegen und ein Sicherheitsmonitoring während der Anwendung (Vigilanzsystem) aufbauen. Für die Aufnahme in den ersten Gesundheitsmarkt müssen zunehmend (Zusatz-)Nutzenbelege erbracht werden. Diese Elemente eines real existierenden Algorithmen-TÜV dienen der prospektiven Schadensminimierung, sind jedoch gleichzeitig hohe Markteintrittshürden.

Trotz der unterstellten Potenziale kommen derartige sekundäre Datenanalysen in Deutschland nur langsam voran. Die Gründe dafür sind vielfältig. Natürlich begrenzen hohe Schutzstandards und Schweigepflichten die Weiterverwendung dieser Daten besonderer Kategorie. Jedoch gibt es – zumindest normativ – zwei Wege, mit dem grundsätzlichen Spannungsfeld zwischen dem Schutz der informationellen Selbstbestimmung und dem öffentlichen Gesundheitsinteresse umzugehen und spezifische Datenanalysen zu ermöglichen: Einer ist die informierte Einwilligung Betroffener, der andere sind gesetzliche Regelungen für Aufgaben im öffentlichen Interesse, zu denen der Schutz der Gesundheit und die Verbesserung von Behandlungsmöglichkeiten zweifelsfrei gehören.

Im öffentlichen Gesundheitssystem ist der erste Weg gegenwärtig *de facto* kaum realisierbar. Bisher muss eine informierte Einwilligung in hinreichend konkrete Analysevorhaben papierbasiert erfolgen. Prospektive allgemeinere Datenfreigaben (sogenannter *broad consent*) durch Betroffene sind im Graubereich des Möglichen, weitergehende pauschale Datenspenden normativ nicht verankert. Retrospektiv können betroffene Personen u. a. wegen der Pseudonymisierungen kaum ermittelt werden, vor allem für Analysen, die Daten von vielen Personen benötigen. Digitaltechnische Lösungen gibt es bisher nicht. Der zweite Weg wird im föderalen deutschen Rechtssystem heterogen konkretisiert. Grob vereinfacht lässt sich sagen, dass die einrichtungsinterne Sekundärnutzung zu wissenschaftlichen Forschungszwecken oftmals auf Antrag und ohne informierte Einwilligung Betroffener möglich ist. Jedoch sind für komplexe Datenanalysen meist die Daten vieler Einrichtungen und hochspezifische datenanalytische Kenntnisse erforderlich. Die Datenzusammenführung, der Zugang für Dritte, insbesondere privatwirtschaftlich agierende Softwareentwickler, sowie die Datenverwendung zur Produktentwicklung sind jedoch stark begrenzt oder gänzlich ausgeschlossen. Dadurch werden zwar im nationalen Gesundheitssystem große Datenbestände mit erheblichem Ressourcenaufwand aufgebaut, deren Nutzung bleibt jedoch eng beschränkt.

Ein weiterer Grund für das schleppende Vorankommen sekundärer Datennutzungen ist der Entwicklungsstand der gesamten Dateninfrastruktur des nationalen Gesundheitssystems. Zu dieser Dateninfrastruktur gehören neben vielfältigen technisch-organisatorischen Maßnahmen, wie z. B. interoperablen Datenstrukturen, auch politische Weichenstellungen und Entscheidungen, die sicherstellen sollen, dass die erforderlichen Ressourcen für die Datenerhebung und -aufbereitung bereitstehen sowie die rechtskonforme Nutzung ermöglicht wird. Die Dateninfrastrukturentwicklung hinkt sowohl anderen Bereichen, wie z. B. dem Geoinformationswesen [12], als auch anderen Ländern [13] hinterher.

Anhand zahlreicher Data-Mining-Anwendungen wird im TAB-Projekt die Komplexität der gesellschaftlichen Herausforderungen erschlossen, die mit vielfältigen datenverarbeitenden Prozessen im Rahmen der medizinischen Behandlung und der Selbstverwaltung des nationalen Gesundheitssystems einhergehen. Damit wird eine Informationsgrundlage geschaffen für die weitere gesellschaftliche Debatte und die politische Befassung. Es kann als eine gesamtgesellschaftliche Aufgabe angesehen werden, Wege zu finden, die mit erheblichen öffentlichen Mitteln aufgebauten Datenbestände des nationalen Gesundheitssystems unter Einhaltung hoher ethischer Standards möglichst intensiv zum Wohle der Gesellschaft zu nutzen.

Im Jahr 2019 startete das TA-Projekt „Telemedizin" [14], das einige Schnittstellen zum Data-Mining-Projekt aufweist. Die medizinische Versorgung aus der Distanz unter Einsatz von Informations- und Kommunikationssystemen baut u. a. darauf auf, dass behandlungsrelevante Patientendaten zumindest teilweise automatisiert erhoben, übermittelt und analysiert werden können. Wichtige Elemente sind interoperable Dateninfrastrukturen und Monitoring- oder Assistenzsysteme, die nicht nur behandlungsrelevante Daten erfassen, sondern nach Möglichkeit auch auf Auffälligkeiten automatisiert hinweisen, sodass zeitnah Diagnosen konkretisiert und Behandlungen angepasst werden können. Auch der Telemedizin werden seit Jahren große Potenziale unterstellt – von besseren Behandlungsmöglichkeiten über die Aufrechterhaltung einer hochwertigen medizinischen Versorgung in strukturschwachen Regionen bis hin zur Abmilderung des durch den demografischen Wandel bedingten Drucks auf die sozialen Sicherungssysteme [13]. Mehrere Untersuchungen zeigen jedoch, dass telemedizinische Konzepte nur langsam Eingang in die medizinische Versorgung finden – auch, aber nicht nur in Deutschland [13,16]. Dies deutet darauf hin, dass technische, normative, personelle, organisatorische oder soziale Barrieren die Technologiediffusion begrenzen oder aber die Potenziale der Telemedizin möglicherweise überschätzt werden.

Im laufenden TAB-Projekt stehen die Potenziale und die Diffusionsbarrieren telemedizinischer Anwendungen im Fokus. Dazu wird die Situation einerseits in ausgewählten telemedizinischen Vorreiterländern mit relativ ähnlichen Gesundheitssystemen (Dänemark, Österreich und die Schweiz) und andererseits in Deutschland dargestellt. Der derzeitige Stand sowie die absehbare Technologieentwicklung und -diffusion bis in die Regelversorgung werden in den Blick genommen. Neben strukturellen und regulativen Aspekten zum Schutz und zum Zugang telemedizinisch generierter Daten, zu entstehenden Geschäftsmodellen sowie zu Haftungs- und Akzeptanzfragen sollen vor allem die Verfahren zur Leistungs- und Nutzenbewertung und zur Qualitätssicherung thematisiert werden. Denn diese sind die Schlüsselelemente zur Realisierung der medizinethischen Prinzipien der Fürsorge und Schadensminimierung. Durch den Ländervergleich sollen strukturelle Unterschiede sowie Übertragungsmöglichkeiten und -grenzen für den Einsatz von telemedizinischen Anwendungen herausgearbeitet werden. Einige Zwischenergebnisse werden durch eine Stakeholder-Befragung fundiert. Insbesondere sollen bestehende Diffusions- und Anwendungsbarrieren sowie Möglichkeiten der Förderung und Unterstützung diskutiert und Handlungsoptionen für den Deutschen Bundestag abgeleitet werden.

19.3 Mensch/Technik-Entgrenzungen

Die aktuellen Fortschritte in den Bereichen künstliche Intelligenz (KI), maschinelles Lernen und Robotik tragen dazu bei, dass die ehemals scharf gezogenen Trennlinien zwischen Mensch und Maschine immer mehr verschwimmen. Auf der einen Seite geht die Technik buchstäblich unter die Haut: „Intelligente" Prothesen und Hirnimplantate bieten nicht nur bislang ungeahnte medizinische Möglichkeiten, körperliche Defizite zu kompensieren, sondern bringen auch die technische „Verbesserung" gesunder Menschen (und damit der menschlichen Spezies) in den Bereich des Möglichen. Auf der anderen Seite sind Roboter zunehmend in der Lage, mit Menschen zu interagieren und immer komplexere Tätigkeiten weitgehend selbstständig auszuführen. Immer mehr Alltags- und Wirtschaftsbereiche werden von automatisiertem maschinellem Handeln geprägt.

Diese verzweigten technologischen Trends haben u. a. zur Folge, „dass sich die ursprünglich klaren Grenzen zwischen Menschen und den von ihnen geschaffenen technischen Arbeitsmitteln, den Maschinen, zunehmend aufzulösen beginnen" [17]. Das TAB wurde im Jahr 2014 vom Bundestag damit beauftragt, sich mit den Implikationen dieser Entgrenzungsdynamik zu befassen. Interessant an dieser Themenstellung ist, dass sie nicht wie sonst meist üblich von einem konkreten Technologiefeld ausgeht, sondern die übergreifenden Anwendungsperspektiven nur lose miteinander verbundener wissenschaftlich-technischer Entwicklungen in den Blick nimmt (Robotik, KI, Neurotechnologien). Dabei standen die ethischen Herausforderungen, die sich durch die Verschiebungen im Mensch-Technik-Verhältnis ergeben können, von Beginn an besonders im Fokus.

Obwohl die Fortschritte in KI, der Servicerobotik sowie – zu einem geringeren Ausmaß – den Neurotechnologien in Politik und Öffentlichkeit intensiv diskutiert werden, handelt es sich um Technikfelder, die sich noch in einer relativ frühen Phase ihrer Entwicklung befinden. Erste konkrete Anwendungspotenziale zeichnen sich zwar ab, sie erscheinen aber noch eher unscharf, und es bieten sich erhebliche Gestaltungsspielräume – im Jahr 2014 galt das noch mehr als heute. In diesem komplexen Themenfeld Orientierung zu ermöglichen und politikrelevante Folgedimensionen herauszuarbeiten, ist eine geradezu paradigmatische Aufgabe für politikberatende TA. Die Schwierigkeit hierbei ist, dass die gesellschaftspolitischen Debatten aufgrund des frühen technologischen Entwicklungsstadiums von weitreichenden spekulativen Zukunftsbildern geprägt sind, was eine sachliche Auseinandersetzung mit der komplexen Entgrenzungsdynamik erschwert. Die gesellschaftlichen Erwartungen zur Technisierung des menschlichen Körpers sowie zu „intelligenten" Maschinen knüpfen zum Teil an meist dystopische Science-Fiction-Motive an, die wiederum alte kulturhistorische Ideen aufgreifen; positive, insbesondere transhumanistische Technikvisionen werden aber auch von bestimmten Stakeholdern ganz bewusst propagiert. Um in dieser Gemengelage zu einer möglichst realistischen Einschätzung von Chancen und Risiken zu kommen, hat sich das TAB zu einem zweistufigen Vorgehen entschieden, das sich in eine Sondierungs- und eine Vertiefungsphase gliederte.

In der Ende 2016 abgeschlossenen *Sondierungsphase* wurde die Rolle von Zukunftsvisionen zu Technologien der Mensch-Maschine-Entgrenzung untersucht und mit dem Stand der Technik bei Neurotechnologien sowie autonomer Robotik abgeglichen. Das Ziel lautete, den Realitätsgehalt der visionären Diskurse mit Blick auf Erwartungen an künstliche Intelligenz und „Human Enhancement" (der technischen Optimierung des Menschen) zu bewerten [18]. Eine zentrale Schlussfolgerung war, dass – entgegen häufig geäußerten Erwartungen – in absehbarer Zeit weder mit der technischen Optimierung des Menschen noch mit einer „Machtübernahme" hyperintelligenter Maschinen zu rechnen ist. Vielmehr liegt die Brisanz der Entwicklungen auf einer subtileren Ebene: nämlich darin, dass mit der immer engeren Interaktion zwischen Mensch und Maschine das Fundament unserer normativen Ordnung zunehmend brüchig wird. Diese beruht auf der Grundbedingung der menschlichen Handlungshoheit, die als wichtige Voraussetzung der sozialen Zuschreibung sowohl moralischer als auch rechtlicher Verantwortlichkeit fungiert. Vor diesem Hintergrund zeichnen sich sowohl rechtliche als auch ethische Herausforderungen ab (z. B. in Bezug auf die zivilrechtliche Haftungs- oder die moralische Schuldfähigkeit von Personen), die – so eine Folgerung der TAB-Analyse – möglichst jenseits spekulativer Zukunftsvisionen eine frühzeitige Auseinandersetzung mit den gesellschaftlichen

Konsequenzen, aber auch mit den Rahmenbedingungen der Entgrenzungsdynamik erforderlich machen.

Die in der Sondierungsphase nur grob angerissenen normativen Herausforderungen sowie Möglichkeiten eines verantwortungsvollen Umgangs damit wurden in der anschließenden *Vertiefungsphase* anhand des Anwendungsbereichs der Pflege konkretisiert. Angesichts der kontinuierlichen Alterung der Bevölkerung ist die Gewährleistung einer guten pflegerischen Versorgung zweifelsohne eine der drängendsten gesellschaftlichen Herausforderungen der kommenden Jahre und Jahrzehnte. Ob und was die Robotik zur Entlastung der Altenpflege beitragen kann, ist mithin eine Frage von großer politischer Relevanz; eine Frage zudem, in der sich die normativen Ambivalenzen der Mensch-Maschine-Entgrenzung in paradigmatischer Weise zuspitzen. Denn auf der einen Seite versprechen Roboter aufgrund ihrer Fähigkeit, mit Menschen physisch interagieren zu können, besonderes Unterstützungspotenzial für die Pflege. Auf der anderen Seite treffen sie im Pflegebereich auf Menschen, die aufgrund kognitiver und körperlicher Einschränkungen besonders verletzlich und damit unzulässigen maschinellen Zugriffen größtenteils wehrlos ausgeliefert sind. Vor diesem Hintergrund wird der mögliche forcierte Einsatz von Pflegerobotern vor allem aus ethischer Sicht kontrovers diskutiert. Hier kann es zu schwierigen Abwägungsfragen kommen, da etwa die Achtung der Autonomie und Privatsphäre einer Person – als einer der zentralen Grundwerte unserer Gesellschaft – nicht immer mit Fürsorgeansprüchen konform gehen muss. So werden zum Beispiel Pflegepatienten zu ihrem eigenen Schutz nicht selten umfassend technisch überwacht; die Grenzen der Akzeptabilität solchen Handelns sind jedoch fließend und nicht einfach zu definieren.

Neben einer umfassenden Darstellung des Entwicklungsstandes der Pflegerobotik und ihrer Anwendungsfelder ist das TAB vor allem zwei Fragestellungen nachgegangen:
- zum einen, wie ein ethisch und pflegerisch verträglicher Einsatz dieser Systeme aussehen könnte – hier stellt sich vor allem die Frage, wie sich der Robotikeinsatz auf die zwischenmenschliche Interaktion auswirkt, ohne die gute Pflege nicht vorstellbar ist;
- zum anderen, wie sich eine prospektive Gestaltung realisieren lässt, die den vielfältigen, teils aber auch diffusen normativen Anforderungen an Pflegeroboter gerecht wird.

Diese beiden Aspekte hängen eng zusammen, da es derzeit noch an belastbaren und generalisierbaren Erkenntnissen zu den Auswirkungen robotischer Systeme auf Pflegeprozesse mangelt. Umso wichtiger ist es deshalb, ethische Bewertungen möglichst bereits im Vorfeld der Techniknutzung vorzunehmen und prospektiv in die konkrete Technikgestaltung einfließen zu lassen.

Der resultierende TAB-Arbeitsbericht Nr. 177 [19] gibt anhand von zwei Fallstudien – dem intelligenten Pflegewagen sowie dem multifunktionalen Personenlifter – einen detaillierten Einblick in die Anforderungen an eine ethisch verantwortungsvolle sowie bedarfsorientierte Produktentwicklung. Dabei zeigt sich, dass insbesondere der Forschungspolitik eine zentrale Rolle bei der Gestaltung der zukünftigen Entwicklung zukommt. Dies ergibt sich daraus, dass die meisten Produktentwicklungen noch weit von einer Kommerzialisierung entfernt sind und ihr Fortbestand aufgrund mangelnden privatwirtschaftlichen Engagements wesentlich von staatlicher Unterstützung abhängt. Eine zentrale Botschaft des TAB-Berichts lautet aber auch, dass es nicht ausreicht, sich nur auf die verantwortungsvolle Produktgestaltung zu konzentrieren. Diese läuft normativ ins Leere, sofern Kriterien „guter Pflege" und grundlegende Wertfragen nicht bestimmt sind – dafür braucht es jedoch den gesamtgesellschaftlichen Diskurs.

Der Endbericht des TAB wurde dem Bundestag im Frühjahr 2018 vorgelegt, als Bundestags-Drucksache 19/2790 veröffentlicht und in den parlamentarischen Beratungsprozess eingespeist. Seine Ergebnisse bildeten den Ausgangspunkt eines öffentlichen Fachgesprächs, welches das TAB zusammen mit dem Ausschuss für Bildung, Forschung und Technikfolgenabschätzung am 20. Februar 2019 in den Räumen des Bundestages durchführte. Daran nahmen Expertinnen und Experten aus unterschiedlichen Forschungs- und Praxisbereichen teil, die das Thema aus verschiedenen Perspektiven beleuchteten und ihre Thesen mit dem zahlreich anwesenden Publikum sowie Abgeordneten aller Fraktionen diskutierten.

19.4 Fazit

Die vorgestellten Beispiele zeigen Wege auf, wie das TAB mit den eingangs kurz diskutierten Herausforderungen umgeht. Es hat die Aufgabe, die möglichen Folgen wissenschaftlich-technischer Entwicklungen breit zu reflektieren, wozu gehört, auf Wertekonflikte und ethische Abwägungsprobleme hinzuweisen, die sich im Zuge des technischen Fortschritts abzeichnen. Anders als etwa der Ethikrat gibt das TAB jedoch keine expliziten Politikempfehlungen oder Stellungnahmen zu ethischen Problemstellungen ab, entwickelt also in der Regel keinen eigenen normativen Standpunkt oder Maßstäbe verantwortungsvollen Handelns. Ziel ist vielmehr, aus neutraler, normativ unvoreingenommener Perspektive heraus Orientierungswissen bereitzustellen und durch das Aufzeigen von Handlungsoptionen den Bundestag in die Lage zu versetzen, seinen politischen Gestaltungsauftrag wahrzunehmen [3]. Auf diese Weise ist unabhängige und dennoch gleichermaßen politisch relevante parlamentarische Technikfolgenabschätzung nicht nur möglich, sondern ein wichtiges Medium wissensbasierter parlamentarischer Beratung und politischer Gestaltung [20].

19.5 Literatur

[1] Paschen H, Petermann T. Technikfolgenabschätzung – ein strategisches Rahmenkonzept für die Analyse und Bewertung von Technikfolgen. In: Petermann T (Hrsg.). Technikfolgen-Abschätzung als Technikforschung und Politikberatung. Frankfurt, Campus, 19–41, 1991.

[2] Grunwald A. Technology Assessment and Design for Values. In: van den Hoven J, Vermaas P, van de Poel I (eds.). Handbook of Ethics, Values, and Technological Design. Sources, Theory, Values and Application Domains. Dordrecht, Springer, 67–86, 2015.

[3] Grunwald A. Technikfolgenabschätzung und Demokratie. Notwendige oder kontingente Verbindung? Technikfolgenabschätzung in Theorie und Praxis. 2018;27(1):40–5.

[4] Dobroc P, Krings BJ, Schneider C, Wulf N. Alternativen als Programm. Plädoyer für einen Perspektivenwechsel in der Technikfolgenabschätzung. Technikfolgenabschätzung in Theorie und Praxis. 2018;27(1):28–33.

[5] Bimber BA. The politics of expertise in Congress: the rise and fall of the Office of Technology Assessment. New York, State University of New York Press, 1996.

[6] Petermann T, Grunwald A (Hrsg.). Technikfolgen-Abschätzung für den Deutschen Bundestag. Das TAB – Erfahrungen und Perspektiven wissenschaftlicher Politikberatung. Berlin, Edition Sigma, 2005.

[7] Grunwald A. Wissenschaftliche Unabhängigkeit als konstitutives Prinzip parlamentarischer Technikfolgen-Abschätzung. In: Petermann T, Grunwald A (Hrsg.). Technikfolgen-Abschätzung für den Deutschen Bundestag. Das TAB – Erfahrungen und Perspektiven wissenschaftlicher Politikberatung. Berlin, Edition Sigma, 213–39, 2005.

[8] Grunwald A, Hennen L, Sauter A. Parlamentarische Technikfolgenabschätzung in Deutschland und Europa. In: Aus Politik und Zeitgeschichte (APuZ) – Beilage aus Das Parlament 64, 17–24, 2014.

[9] Petermann T. Das TAB – eine Denkwerkstatt für das Parlament. In: Petermann T, Grunwald A (Hrsg.). Technikfolgen-Abschätzung für den Deutschen Bundestag. Das TAB – Erfahrungen und Perspektiven wissenschaftlicher Politikberatung. Berlin, Edition Sigma, 9–25, 2005.

[10] ABFTA – Ausschuss für Bildung, Forschung und Technikfolgenabschätzung. 20 Jahre Technikfolgenabschätzung am Deutschen Bundestag – Eine Bilanz. Berlin, Deutscher Bundestag, Drucksache 17/3010, 2010.

[11] http://www.tab-beim-bundestag.de/de/untersuchungen/u20500.html [30.10.2019].

[12] Bundesregierung. Dritter Bericht der Bundesregierung über die Fortschritte zur Entwicklung der verschiedenen Felder des Geoinformationswesens im nationalen, europäischen und internationalen Kontext. Berlin, Deutscher Bundestag, Drucksache Nr. 17/11449, 2012.

[13] Thiel R, Deimel L, Schmidtmann D, Piesche K, Hüsing, T, Rennoch J, Stroetmann V, Stroetmann, K. #SmartHealthSystems. Digitalisierungsstrategien im internationalen Vergleich. Studie im Auftrag der Bertelsmann Stiftung. www.bertelsmann-stiftung.de/fileadmin/files/Projekte/Der_digitale_Patient/VV_SHS-Gesamtstudie_dt.pdf [16.10.2019].

[14] http://www.tab-beim-bundestag.de/de/untersuchungen/u40600.html [30.10.2019].

[15] Europäische Kommission. Mitteilung über den Nutzen der Telemedizin für Patienten, Gesundheitssysteme und die Gesellschaft. KOM(2008)689 endgültig. https://ec.europa.eu/transparency/regdoc/rep/1/2008/DE/1-2008-689-DE-F1-1.Pdf [30.10.2019].

[16] Bundesregierung. Bericht des Bewertungsausschusses zu Überprüfung des Einheitlichen Bewertungsmaßstabes auf die Möglichkeit zur ambulanten telemedizinischen Versorgung. Berlin, Deutscher Bundestag, Drucksache Nr. 19/6020, 2018.

[17] http://www.tab-beim-bundestag.de/de/untersuchungen/u106001.html [30.10.2019].

[18] Kehl C, Coenen C. Technologien und Visionen der Mensch-Maschine-Entgrenzung. Sachstandsbericht zum TA-Projekt »Mensch-Maschine-Entgrenzungen: zwischen künstlicher Intelligenz

und Human Enhancement«. Büro für Technikfolgen-Abschätzung beim Deutschen Bundestag, Arbeitsbericht Nr. 167. Berlin, 2016.

[19] Kehl C. Robotik und assistive Neurotechnologien in der Pflege – gesellschaftliche Herausforderungen. Vertiefung des Projekts »Mensch-Maschine-Entgrenzungen«. Büro für Technikfolgen-Abschätzung beim Deutschen Bundestag, Arbeitsbericht 177. Berlin, 2017.

[20] Grunwald A, Revermann C, Sauter A. Wissen für das Parlament. 20 Jahre Technikfolgenabschätzung am Deutschen Bundestag. Berlin, Edition Sigma, 2012.

Ch. Lenk

20 Ethikkommissionen an Universitäten und Landesärztekammern und ihre Bedeutung für die medizintechnische Forschung

20.1 Einführung: Entstehung und Institutionalisierung der Forschungsethik und normative Quellen

Mit einer Intensivierung der medizinischen Forschung und der Herausbildung moderner Forschungsstrukturen Ende des 19. und Anfang des 20. Jahrhunderts werden erstmals auch ethische und rechtliche Überlegungen zur Regulierung der Forschung am Menschen formuliert [1]. Nach dem systematischen Missbrauch in Deutschland in der NS-Zeit sowie der Formulierung des Nürnberger Kodex im Jahr 1947 setzt eine Phase ein, in welcher sich die moderne Arzneimittelforschung sowie schließlich auch Anfang der 1970er Jahre die Medizin- und Forschungsethik herausbilden. Dies wird begleitet von Maßnahmen der Institutionalisierung mit der Schaffung lokaler Ethikkommissionen, welche die Aufgabe erhalten, in regionaler Zuständigkeit die Einhaltung ethischer und rechtlicher Regeln in der Praxis der Forschung zu prüfen sowie die Forscherinnen und Forscher vor Ort zu beraten [2,3]. Sind diese an den Universitäten tätig, so sind die dort angesiedelten Kommissionen für sie zuständig; arbeiten sie an anderen Standorten und sind nicht an Universitäten angesiedelt, so sind die Kommissionen der Landesärztekammern für sie zuständig.

Die Ethikkommissionen übernehmen im Allgemeinen keine eigenständige normative Rolle, sondern wenden die Regeln und Prinzipien an, welche im Arzneimittel- und Medizinproduktegesetz, internationalen Konventionen wie der Bioethik-Konvention des Europarates sowie der Deklaration von Helsinki zur Forschung am Menschen des Weltärztebundes normiert sind. Dabei ist allerdings zu bedenken, dass diese Prinzipien gewöhnlich recht allgemein gefasst sind, so dass die Anwendung in der Breite und Verschiedenheit der durchgeführten Forschungsprojekte eine ausgesprochen anspruchsvolle Aufgabe darstellt. Gremien wie der Arbeitskreis der medizinischen Ethikkommissionen in Deutschland sowie Vertreter der Kommissionen nehmen dabei auch an der Schaffung und Novellierung ethischer und rechtlicher Dokumente zur Forschung am Menschen teil. Da die moderne Biomedizin in der politischen Agenda zahlreicher Schwellenländer und Industriestaaten eine tragende Rolle als Zukunftsindustrie übernehmen und negative Entwicklungen z. B. hinsichtlich steigender Krankheitskosten oder der Alterung der Bevölkerung abfedern soll, erhält der Forschungsbereich eine Schlüsselrolle, wobei sich zugleich die Frage stellt, wie die Durchführung von Forschungsaktivitäten in der nötigen Qualität sowie mit dem notwendigen Schutz der Forschungsteilnehmer geschehen kann. Die bisherige Antwort darauf besteht in den staatlichen Aufsichtsbehörden wie dem Bundesinstitut für

https://doi.org/10.1515/9783110645767-020

Arzneimittel und Medizinprodukte (BfArM) in Deutschland sowie den Ethikkommissionen, welche insbesondere für die Transparenz der Forschungsmaßnahmen gegenüber den Teilnehmern, die Korrektheit der Aufklärung, die Vertretbarkeit der Risiken im Verhältnis zu den Forschungszielen sowie den Schutz der Patienten zuständig sind. Dies gilt insbesondere dann, wenn diese den sogenannten vulnerablen Gruppen (d. h., Personen, die nicht einwilligungsfähig sind) angehören.

Was die Praxis der ethischen Beurteilung angeht, so folgen die Ethikkommissionen damit weitgehend einem deontologischen Paradigma, d. h. es existiert ein Korpus normativer Dokumente mit ethischen und rechtlichen Prinzipien, welche auf die Beschreibung der bei den Kommissionen eingereichten Forschungsprojekte angewandt werden. Die dafür notwendige, breite sachliche Kenntnis, wird durch die Abdeckung der einzelnen medizinischen, psychologischen und normativen Disziplinen (Ethik, Recht) in der Qualifikation der Kommissionsmitglieder gewährleistet, wobei bei Bedarf auch externe Sachverständige zugezogen werden können. Während diese Kommissionsarbeit unter der Ägide der medizinischen Fakultäten und Ärztekammern zunächst einen eher medizinisch-technischen Charakter hatte, werden durch eine Stärkung des medizinethischen Sachverstandes zunehmend auch genuin normative Fragestellungen besser in der Arbeit der Kommissionen abgebildet. Die konkreten Regelungen der Forschungsethik zeigen dabei deutliche Überlappungen mit den Standards der Medizinethik, wie sie z. B. in den *Principles of Biomedical Ethics* [4] niedergelegt sind. So basiert die Forschungsethik in Bezug auf das Nichtschadensprinzip, dem Respekt vor der Autonomie sowie den Überlegungen zur Gerechtigkeit sicherlich weitgehend auf den Grundlagen der Medizinethik. Da die Situation der Teilnehmer an Forschungsstudien aber eine grundlegend andere ist als die der Patienten im Gesundheitswesen, nehmen einige Bereiche eine Sonderrolle ein. Dies betrifft z. B. die Fragen der Risikoabschätzung und -minimierung, der Information und Einwilligung in innovative Forschungsprojekte sowie auch den Umgang mit vulnerablen Gruppen, d. h. Personen, die nicht einwilligungsfähig sind wie Kinder, Menschen mit schweren psychischen Erkrankungen, Notfallpatienten oder z. B. Demenzkranken. Dementsprechend sind die in der Deklaration von Helsinki dargestellten Themen und Regelungen als spezifische Vertiefungen und Ergänzungen der klassischen Medizinethik zu denken.

20.2 Anwendungsbereiche, Produkte und Verfahren

20.2.1 Vorbemerkungen

Bei den derzeitigen Innovationsprozessen in der Medizin- und Informationstechnologie handelt es sich prinzipiell um breitgefächerte und ausgesprochen vielseitige Entwicklungen, so dass auf der Seite der Ethikkommissionen das Problem entsteht, dies mit den richtigen Kriterien sowie der entsprechenden Expertise beurteilen zu können. Zunächst einmal stellen die Medizinprodukte als solche bereits einen relativ heterogenen Bereich dar, welcher von chirurgischem Operationsmaterial bis zum Herzschritt-macher sowie der computergesteuerten Unterschenkelprothese reicht [5]. Dies wird durch den Prozess der Digitalisierung noch verstärkt, da dadurch auch völlig neuartige ethische und rechtliche Fragen aufgeworfen werden. Im Folgenden sollen daher bei-spielhaft drei Schwerpunkte untersucht werden, die jeweils mit bestimmten Gruppen von Produkten assoziiert sind, welche in der heutigen Forschung am Menschen eine Rolle spielen. Es würde den in der vorliegenden Publikation zur Verfügung stehenden Rahmen sprengen, noch weitere Bereiche der Medizintechnik wie z. B. die Prothetik und Neuroprothesen u. a. zu behandeln, weshalb hierfür auf die bestehende Fachlite-ratur verwiesen wird. Diese drei, im Folgenden zu behandelnden Schwerpunkte, sind:

– Invasive Medizinprodukte und Implantate,
– Health Apps, AAL und Überwachung und
– Robotik in Rehabilitation und Operation.

Nach der Darstellung dieser Schwerpunkte sollen dann im folgenden Abschnitt damit verbundene ethische Fragestellungen untersucht werden. Bei der Einführung neuer Medizin- und Informationstechnologien, welche in das Anwendungsstadium über-gehen und daher in klinischen Studien (d. h. systematischen Experimenten an einer größeren Anzahl gesunder Probanden oder Patienten) getestet werden sollen, steht gewöhnlich im Hintergrund, dass eine therapeutische oder diagnostische Funktion ad-äquat erfüllt werden soll. Dafür sind zunächst eine Reihe ganz bodenständiger metho-discher Kriterien zu erfüllen (Aussagekraft der Untersuchungen, Validität der Ergeb-nisse, sinnvolle Fallzahl, Kontrolle von Nebenwirkungen usw.), welche sicherstellen müssen, dass das untersuchte Produkt in der Praxis genauso funktionieren wird, wie vom Hersteller intendiert. Einer Studie kann es auch an Aussagekraft fehlen, wenn sie nur die Patienten in einem relativ engen Zeitraum nach der Behandlung untersucht, von dem Eingriff aber ein längerfristiger therapeutischer Nutzen erwartet wird. Es müssen also die richtigen Kriterien in einem passenden Zeitraum untersucht werden:

„Von zentraler Bedeutung bei klinischen Studien sind zudem die Wahl der Outcome-Dimensio-nen bei der Messung der medizinischen Effekte sowie der Zeithorizont. Die Messung medizi-nischer Effekte im Rahmen klinischer Studien erfolgt anhand primärer klinischer Endpunkte, wobei diese aus der Perspektive von Patienten von klinischer Relevanz sein müssen. Als primäre klinische Endpunkte kommen z. B. die Mortalität, die krankheitsbedingte Morbidität sowie die Lebensqualität infrage." [6].

In diesem Sinne gibt es also allgemeine Voraussetzungen der experimentellen Vor-gehensweise, deren Vorliegen von Ethikkommissionen geprüft wird, um sicherzustel-len, dass eine Studie auch die gewünschten, aussagekräftigen Ergebnisse produziert. Wäre dies nicht der Fall, so würden Patienten in eine Studie einbezogen, welche gar nicht die Aussagekraft hat, den Sinn einer neuen Technik zu zeigen. Die methodische Qualität wird hier also – insofern Menschen betroffen sind – auch als eine Vorausset-zung für die ethische Vertretbarkeit einer Studie angesehen.

20.2.2 Invasive Medizinprodukte und Implantate

Medizinprodukte, welche im Körper verbleiben sowie klassische Implantate stellen einen wichtigen Bereich der Medizintechnik dar. Da innerhalb des Körpers – je nach Anwendungsort – ein besonderes Milieu herrscht, muss sichergestellt sein, dass ein Medizinprodukt unter den dort vorherrschenden Bedingungen reibungslos funktionieren wird. Dementsprechend treten hier Fragen der Sicherheit und Unschädlichkeit besonders in den Vordergrund. Eine Problematik besteht dabei in der Verträglichkeit der Materialien, welche in den Körper eingebracht werden. So ist z. B. bekannt, dass der Abrieb metallischer Hüftprothesen lokale Schädigungen von Gewebe und Knochen oder auch allgemeine Vergiftungserscheinungen auslösen kann [7]. Im März 2010 musste die französische Aufsichtsbehörde für Medizinprodukte (Afssaps) aufgrund häufiger Risse die Brustimplantate des Herstellers *Poly Implant Prothèse* (PIP) (daher die Bezeichnung „PIP-Skandal") aus dem Handel nehmen lassen. Bei der Herstellung der Implantate war minderwertiges Silikon für die Hülle und Füllung der Implantate benutzt worden, so dass die Implantate reißen und Silikon in den Körper der Patientinnen austreten konnte, wo es zu Entzündungen und Folgeerkrankungen führte [8]. Die Autoren der Studie werfen daher die Frage auf, „wie die deutlich niedrigeren Anforderungen der Zulassung von Medizinprodukten im Vergleich mit Arzneimitteln gerechtfertigt werden können" [9]. Die Europäische Kommission versucht gegenwärtig mit einer neuen Verordnung (*Verordnung (EU) 2017/745 über Medizinprodukte*), derartige Missstände in der Europäischen Union künftig zu vermeiden [10]. Ein weiterer Problembereich besteht in der Frage, welche invasiven Produkte bei bestimmten (z. B. wenig belastbaren) Patientengruppen zur Anwendung kommen sollen. Zur Beantwortung dieser Fragen sind in der Regel umfangreiche und aufwendige Studien notwendig, welche in der Praxis aber nicht immer durchgeführt werden. Ein Beispiel für fachliche Diskussionen in diesem Themenbereich stellt die minimalinvasive Herzklappenimplantation (TAVI) dar, bei welcher nicht der Brustkorb des Patienten eröffnet werden muss, sondern die neue Klappe über die Aorta zum Herzen herangeführt wird. Eine Publikation aus dem Jahr 2012 bemängelte zum damaligen Zeitpunkt, dass dieses Verfahren mit noch unzureichenden Vorerfahrungen und klinischen Studien bei verschiedenen Patientengruppen – darunter auch solche, die eine herkömmliche Operation hätten erhalten können – in die medizinische Versorgung eingeführt wurde [10]. Bedenkt man, dass die Sterblichkeit von Risikopatienten bei diesem und vergleichbaren Verfahren nach einem Jahr bei ca. 25 % liegt, stellt sich auch die Frage, inwiefern die betroffenen Patienten von einem solchen Eingriff profitieren können. Ethikkommissionen müssen bei entsprechenden Forschungsvorhaben also aufgrund von präklinischen Vorstudien, geeigneten Voruntersuchungen sowie vorhandener Fachexpertise in der Lage sein, eine Nutzen-Risiko-Analyse der Implantation eines Medizinproduktes bei einer definierten Patientengruppe durchzuführen.

20.2.3 Health Apps, AAL und Überwachung

Aufgrund des gegenwärtigen Trends zur Digitalisierung sowie der möglichst mobilen, individuellen Anwendung spielt die Entwicklung und Untersuchung von *Health Apps* in der Medizin, aber auch in der Psychologie sowie den anderen Gesundheitswissenschaften eine wichtige Rolle. Dabei werden von den *Health Apps* im weiteren Sinne regulatorisch noch einmal die *Medical Apps* (als Medizinprodukte) abgegrenzt. Letztere werden vom deutschen *Bundesinstitut für Arzneimittel und Medizinprodukte* so definiert, dass sie dem Zweck der Erkennung, Verhütung, Überwachung, Behandlung, Linderung oder Kompensierung von Krankheiten, Verletzungen oder Behinderungen dienen [11]. Sie müssen dann die rechtlichen Anforderungen für Medizinprodukte erfüllen. Beim Einsatz von *Health Apps* und *Medical Apps* lassen sich verschiedene Trends im Einsatz der Produkte beobachten: Erstens sollen über neue Sensoren und Dokumentationsmöglichkeiten neue Arten von Daten und Zugangsmöglichkeiten für die Forschung oder die Patientenversorgung erschlossen werden. So können teilweise in Smartphones integrierte Instrumente zur Blutdruckmessung aktiviert und damit neue Formen der Langzeitüberwachung realisiert werden. Über die Ortungsfunktion kann der Aufenthaltsort z. B. von Kindern und Jugendlichen oder demenzkranken Personen in der Kinder- und Jugend- bzw. Erwachsenenpsychiatrie überwacht werden. Durch die Integration von Kameras, Sensoren und Kommunikationsmöglichkeiten auf Krankenhausstationen können auch besondere Formen des *Ambient Assisted Working* entwickelt werden. Zweitens können Ärzte bzw. Forscher über *Health Apps* einen wesentlich direkteren Zugang zu bestimmten Patientengruppen erhalten und so z. B. das Wohlbefinden, bestimmte Gesundheitsparameter oder Nebenwirkungen von Arzneimitteln dokumentieren. Möglicher Weise haben diese Tendenzen auch das Potenzial, im Zuge der weiteren Entwicklung der Telemedizin das bisherige Arzt-Patient-Verhältnis massiv zu verändern. Hier wären z. B. besondere Formen der Nachbeobachtung nach einer Operation oder eine genauere Kontrolle und Überwachung von Patienten mit chronischen Erkrankungen möglich. Drittens besteht ein Trend zum *Quantified Self*, in welchem gesunde Personen, aber auch Patienten, selbstständig mit neuen technischen Möglichkeiten Daten über ihren Körper erheben, weiterleiten, dokumentieren und auswerten lassen. Auch dieser Trend hat gegebenenfalls das Potenzial, die bisher praktizierte Form der ärztlichen Diagnostik zu verändern sowie externen Akteuren wie Wirtschaftsunternehmen Zugang zu prinzipiell sensiblen Gesundheitsdaten zu verschaffen. Insofern *Medical Apps* Medizinprodukte darstellen, müssen diese dann auch in einer klinischen Studie am Menschen getestet werden. In diesem Rahmen befassen sich Ethikkommissionen damit, ob die vorgegebenen Standards der Forschung am Menschen eingehalten werden.

20.2.4 Robotik in Operation und Rehabilitation

Seit den 1990er Jahren wird auf der Basis von Industrierobotern an einer Einführung von Operationsrobotern in die Praxis der Chirurgie gearbeitet. In einer Publikation aus dem Jahr 2001 führen die Autoren aus, dass „Präzision, fehlende Ermüdung und Schnelligkeit" gegenüber dem menschlichen Operateur bei der Etablierung der Robotik als entscheidende Argumente galten, von welcher man sich einen „Evolutionssprung in der operativen Medizin" erhoffte [12]. In Deutschland relativ weit verbreitet war zu diesem Zeitpunkt der Operationsroboter „Robodoc", welcher in der Lage war, Fräsarbeiten am Knochen vor der Implantation eines künstlichen Hüftgelenkes durchzuführen [13]. Wie im oben genannten Beispiel des PIP-Skandales waren dabei Vertreter der deutschen Technischen Überwachungsvereine (TÜV) involviert, da der TÜV Rheinland im Jahr 1998 eine Zertifizierung des Gerätes vornahm [14]. Eine solche Vorgehensweise wird aus medizinischer Sicht zumeist kritisch gesehen, da dies nur eine technische Prüfung der Geräte beinhaltet, ohne dass (wie im Zulassungsverfahren der US-amerikanischen *Federal Drug Agency*) aussagekräftige klinische Studien vorgelegt werden müssten. Aufgrund einer Vielzahl berichteter Komplikationen bei Patienten, welche zur Implantation eines künstlichen Hüftgelenkes mit „Robodoc" behandelt wurden, verfasste schließlich der medizinische Dienst im Jahr 2004 ein Grundsatzgutachten, in welchem er zu dem Schluss kam, dass „[d]ie Studienlage [...] in keinem Fall [erlaubt,] die Darstellung des Robodoc-Systems als medizinisch ausgereift oder gar der manuellen Fräsung als überlegen darzustellen" [15].

In die heutige chirurgische Praxis weitgehend integriert ist der sogenannte Da-Vinci-Operationsroboter, welcher z. B. im Becken oder in der Bauch- oder Brusthöhle mit einem minimalinvasiven Ansatz eingesetzt wird [16]. Auch hier sind die erhofften Vorteile eine bessere Sicht durch integrierte optische Apparate, eine bessere Bewegungsfreiheit, eine im Vergleich zum menschlichen Operateur „ruhigere Hand" sowie durch den minimalinvasiven Ansatz geringere Komplikationen und eine raschere Genesung [17]. In durchgeführten klinischen Studien konnten in der Tat Vorteile einzelner Eingriffe für den behandelten Patienten gezeigt werden [17]. Zugleich scheinen aktuelle Metaanalysen aber darzustellen, dass diese Vorteile nicht für alle Eingriffe bestehen und sich auch hinsichtlich der Kosten im Vergleich zur konventionellen Chirurgie relativieren [18,19]. Es werden daher zusätzliche und größere Vergleichsstudien mit mehr Patienten gefordert, um Vor- und Nachteile der roboter-assistierten Chirurgie besser abschätzen zu können [20]. Solche Studien müssten dann dementsprechend vorab von einer medizinischen Ethikkommission beraten werden. Neben dem operativen Einsatz von Robotern werden diese auch in der Rehabilitation getestet, dass sie also z. B. nach einer Kniegelenksoperation in einem voreingestellten Ablauf den Patienten trainieren könnten, bis dieser gesundheitlich wiederhergestellt ist. Dabei wäre selbstverständlich auch hier eine engmaschige Betreuung und Beratung durch einen menschlichen Therapeuten notwendig. Immerhin scheinen hier allerdings sinnvolle Assistenzsysteme denkbar zu sein.

20.3 Ethische Fragestellungen

20.3.1 Sicherheit und Risikoabschätzung

Wie sich aus den in Kapitel 20.2 gemachten Ausführungen ableiten lässt, gibt es im gegenwärtigen Umgang mit Medizinprodukten sowie der Zulassung in der Europäischen Union eine Reihe von Sicherheitsfragen, die freilich nicht alle von den Ethikkommissionen adressiert werden können. Für die sichere Teilhabe der Patienten am medizinischen Fortschritt wäre es vielmehr notwendig, dass solide und transparente Regeln für die Prüfung von Medizinprodukten existieren und dass einschlägig qualifizierte und gut ausgestattete, unabhängige Behörden eine effektive Überwachung durchführen. Wie oben bereits ausgeführt wurde, war dies bisher in der Europäischen Union nur teilweise der Fall. Den medizinischen Ethikkommissionen obliegt es dabei, bei neu durchzuführenden Studien mit Medizinprodukten zu prüfen, ob diese unter Risikogesichtspunkten vertretbar sind und einen therapeutischen Nutzen für die Teilnehmer bzw. einen Nutzen für die Wissenschaft mit sich bringen. Hierzu werden dann neben den Vorgaben des deutschen Medizinproduktegesetzes die Regeln zu Risiken und Belastungen der Deklaration von Helsinki der *World Medical Association* herangezogen (Art. 16–18 der Deklaration von Helsinki). Diese fordert u. a., dass
- die Wichtigkeit der Studienziele die Risiken und Belastungen für die Forschungsteilnehmer überwiegen muss (Art. 16),
- vorab eine sorgfältige Risiko-Nutzen-Abwägung sowie eine Minimierung vorhandener Risiken stattfinden muss und
- eine permanente Risikoüberwachung der Studien und beim tatsächlichen Überwiegen der Risiken auch ein Studienabbruch stattfinden muss.

In der Beratung von Studien durch Ethikkommissionen hat sich dabei gezeigt, dass insbesondere die Fragen nach bereits vorhandenen Vorstudien und Sicherheitsinformationen, eine Überprüfung des Studiendesigns hinsichtlich der Validität möglicher Ergebnisse sowie die adäquate Information der Teilnehmer über die Studiendurchführung sowie damit verbundene Risiken und Belastungen wichtige Bereiche der Risikoabschätzung darstellen. Idealer Weise sollte dabei in den Kommissionen die ethische, rechtliche und klinische Expertise aus den medizinischen Teildisziplinen zusammenkommen, um eine zutreffende Einschätzung und Beurteilung herbeizuführen. In der bisherigen Diskussion zur Risikoabschätzung wurde dabei auch die Frage aufgeworfen, wie ein einheitliches Niveau bei der Bestimmung akzeptabler Risiken in der Forschung am Menschen möglich ist. Da Ethikkommissionen auch Nebenwirkungen und Komplikationen (sogenannte *Adverse Events*) aus Forschungsstudien gemeldet bekommen, ergibt sich ebenfalls die Frage, ob sich hier Abweichungen zur ursprünglichen Risikoabschätzung (vor dem Beginn der Studie) ergeben und ob eine Studie beim Auftreten gravierender Risiken und Nebenwirkungen eventuell abgebrochen werden muss [21]. Ethische Aspekte der Risikoabschätzung stellen damit einen eigenen Bereich der Forschungsethik dar, welcher letztlich die Anforderungen des Nichtschadensprinzips in der Medizinethik auf den Forschungsbereich überträgt.

20.3.2 Kontrolle, Authentizität, Menschenwürde

Mithilfe moderner Informationstechnologie sind neue Formen der Überwachung und Kontrolle möglich. Dies kann hilfreich und nützlich sein, wenn z. B. Personen mit chronischen Erkrankungen eine weitere Kontaktmöglichkeit zum Arzt haben bzw. eine engmaschigere Überwachung erfolgen kann. Auf der anderen Seite kann die Forschung damit aber auch stärker in die Privatsphäre des Menschen eindringen. So kann über die Ortungsfunktion des Handys z. B. über einen längeren Zeitraum der Aufenthaltsort einer Person verfolgt werden. Um in Ernährungsstudien festzustellen, welche Mahlzeiten Personen zu sich nehmen, ist es möglich, Fotos von den Portionen anfertigen und an die Forscher schicken zu lassen. Prinzipiell werden dabei viel detailliertere und umfangreichere Einblicke in die Privatsphäre möglich, als dies im nicht-digitalen Zeitalter der Fall war. Dies stellt jedoch im Normalfall auch eine Einschränkung für die betroffenen Studienteilnehmer oder Patienten dar, da durch die Überwachung privater Abläufe und Ereignisse die Unbefangenheit, Kreativität und freie Entfaltung des menschlichen Handelns eingeschränkt wird [22]. Insbesondere stellt sich auch die Frage, wie solche Forschungsansätze bei Menschen mit eingeschränkten kognitiven Fähigkeiten – z. B. in der Demenzforschung – zu beurteilen sind. Solche Patientengruppen könnten etwa von entsprechenden Assistenzsystemen zur besseren Orientierung profitieren. Auf der anderen Seite ist fraglich, in welchem Umfang sie entsprechende Forschungsprojekte nachvollziehen können, und wo auch Grenzen der Überwachung für diese Personengruppen zu ziehen sind.

Im Bereich der Psychologie werden aktuell bereits Chatbots getestet [23], die mit Patienten in einen therapeutischen Dialog treten sollen. Ansprechpartner ist dann nicht mehr der Therapeut, sondern ein Computerprogramm, welches bestimmte Informationen verarbeitet oder dem Patienten Anleitungen gibt, wie er sich verhalten soll. Gerade in Anbetracht knapper Kassen im Gesundheitswesen sowie langer Wartezeiten auf einen Behandlungstermin in der psychologischen Praxis stellt sich hier die Frage, inwiefern der menschliche Kommunikations- und Ansprechpartner durch ein Computerprogramm (welches letztlich die Simulation eines Ansprechpartners darstellt) bei psychisch kranken Menschen ersetzt werden darf. Selbst wenn argumentiert wird, dass die Kernleistungen psychologischer Therapie immer durch eine approbierte Therapeutin oder einen approbierten Therapeuten erfolgen muss, so stellt sich doch die Frage, ob die durch Technik durchgeführten Maßnahmen nicht qualitativ hochwertiger wären, wenn sie von Menschen ausgeführt würden. Darüber hinaus gibt es einen generellen qualitativen Unterschied zwischen dem authentischen Kontakt mit einem anderen Menschen und einem Computerprogramm, welcher insbesondere bei Patienten mit psychischen Problemen ins Gewicht fallen muss.

In beiden Fällen – der Überwachung von Patienten für die Forschung und beim Einsatz von Chatbots zur Kommunikation im Bereich psychischer Erkrankungen – sind sicherlich nicht nur ethische Fragen der Information und (gegebenenfalls stellvertretenden) Einwilligung betroffen. Hier sind auch Veränderungen des Patienten-Therapeuten-Verhältnisses sowie die Bedeutung des persönlichen, zwischenmenschlichen Gespräches in der Heilbehandlung zu berücksichtigen. Der authentische Kontakt mit anderen Menschen und das persönliche, therapeutische Gespräch sind wichtige Quellen menschlicher Anerkennung und damit eines der wesentlichen Elemente der Bewahrung der Würde des Patienten. Dies bedeutet sicherlich nicht von vornherein, dass die genannten Anwendungen als solches zu verwerfen wären. Es muss allerdings berücksichtigt werden, dass Chatbots und Assistenzsysteme nur bei geeigneten Patientengruppen eine sinnvolle Ergänzung vorhandener therapeutischer und pflegerischer Aktivitäten darstellen, diese aber nicht ersetzen dürfen. Sicherlich sind in diesem Bereich auch noch weitere Untersuchungen zu ethischen, rechtlichen und sozialen Aspekten (ELSA-Forschung) notwendig, um eine bessere Abschätzung problematischer Aspekte für die Implementation in die Praxis zu gewinnen.

20.3.3 Medizintechnik als Surrogat des Patient-Therapeuten-Kontaktes

Diese Überlegungen leiten über zum nächsten Aspekt, welcher bei telemedizinischen Anwendungen eine stärkere Rolle spielen wird, d. h., dass der Kontakt des Patienten mit dem Arzt oder Therapeuten durch Telekommunikation mit Fachpersonal eingeschränkt oder ersetzt wird. Dabei wird bereits gegenwärtig bemängelt, dass fehlende Arztkontakte, mangelhafte Kommunikation sowie ein eingeschränktes Arzt-Patient-Verhältnis zu massiven Problemen in der medizinischen Behandlung sowie der notwendigen Compliance von Patienten führen können [24]. Auch hier besteht also die Gefahr, notwendige Bestandteile des Patient-Therapeuten Kontaktes mit technischen Hilfsmitteln auf nicht adäquate Art und Weise zu ersetzen. Beispielhaft kann hier eine App genannt werden, die Krankenkassen für bestimmte Berufsgruppen mit Rückenschmerzen zur Verfügung stellen. Die App soll dann dazu dienen, Symptome zu erfassen und Anleitung zur Selbsthilfe mit entsprechenden Rücken- und Entspannungsübungen zu geben. Fraglich ist allerdings, ob die auftretenden Symptome sowie das zugrundeliegende Krankheitsgeschehen bei einer solchen Vorgehensweise ausreichend abgeklärt werden können, wenn z. B. ein Bandscheibenvorfall die Ursache der Rückenschmerzen des Patienten darstellt. Je nach Art und Weise des Einsatzes sowie der vorgesehenen Patientengruppen wäre somit vorab eine ärztliche Untersuchung und Abklärung notwendig, ob der individuelle Patient die Rückenschmerzen-App einsetzen sollte. In Forschungsprojekten, in denen derartige Telematik- und Health-Apps untersucht werden sollen, müssen die Ethikkommissionen daher auch prüfen, wie die vorgesehene Vorgehensweise sich zur konventionellen Diagnostik und Therapie verhält und ob daraus Nachteile oder Schädigungen des Patienten entstehen können.

20.4 Schlussfolgerungen

Ethikkommissionen an Universitäten sowie Landesärztekammern sind dafür zuständig, die Mitglieder ihrer Institutionen in ethischen und rechtlichen Fragestellungen der Forschung am Menschen zu beraten. Der vorliegende Beitrag stellt Arbeits- und Problemfelder der Tätigkeit der Ethikkommissionen im Bereich der Medizin- und Informationstechnik dar. Dabei wurde insbesondere hervorgehoben, dass auch in diesem Bereich die interdisziplinäre Zusammenarbeit zwischen den normativen Disziplinen Ethik und Recht sowie den Fachdisziplinen der Medizin und Psychologie eine große Bedeutung hat, um eine kompetente Beurteilung verschiedenster Forschungsprojekte zu erreichen. Ethikkommissionen stehen dabei insbesondere vor der Herausforderung, einerseits dem individuellen Patienten oder Probanden als Teilnehmer an einem Forschungsprojekt gerecht zu werden, andererseits aber auch die Forschungsfreiheit der Wissenschaftler angemessen zu respektieren. Sie äußern sich dabei prinzipiell nur gegenüber den Forschern zu den bei ihnen eingereichten Forschungsprojekten, so dass darüber hinausweisende ethische, rechtliche und soziale Fragestellungen normaler Weise nicht adressiert werden können. Wenn bei ihnen also ein Projekt der Schmerzforschung eingereicht wird, so beurteilen sie für dieses konkrete Projekt, ob die Risiken und Belastungen für die Teilnehmer akzeptabel sind und ein Nutzen für die Teilnehmer oder die Wissenschaft zu erwarten ist. Sie äußern sich im Normalfall aber nicht generell dazu, ob sie eine bestimmte Art von Forschung akzeptabel finden. Mit ihren detaillierten und fallbezogenen Betrachtungen und Beurteilungen ergänzen sie damit die professionelle, angewandte Ethik, welche gewöhnlich grundlegendere Fragestellungen bearbeitet. Auf der anderen Seite sind Ethikkommissionen aber durch den direkten Kontakt mit den Forschenden besser in der Lage, durch ihre Beratung sowie entsprechende Auflagen ethische und rechtliche Aspekte vor dem Start von Forschungsvorhaben in diese integrieren zu lassen. In diesem Zusammenhang ist auch zu begrüßen, dass die Ethikkommissionen zunehmend Patientenvertreter in ihren Reihen haben, welche die Sicht der Patienten und Forschungsteilnehmer in die Arbeit der Kommissionen einbringen.

20.5 Literatur

[1] Fangerau H. Geschichte der Forschung am Menschen. In: Lenk C, Duttge G, Fangerau H (Hrsg.): Handbuch Ethik und Recht der Forschung am Menschen. Berlin/Heidelberg, Springer, 2014, 169–76.

[2] Doppelfeld E. Ethikkommission. In: Lenk C, Duttge G, Fangerau H (Hrsg.): Handbuch Ethik und Recht der Forschung am Menschen. Berlin/Heidelberg, Springer, 2014, 141–4.

[3] Lippert HD. Ethikkommissionen: wie sie wurden was sie sind – Die Entwicklung der Ethikkommissionen in Deutschland am Beispiel der Ethikkommission der Universität Ulm. Medizinrecht 2008, 26, 654–6.

[4]   Beauchamp BL, Childress JF. Principles of Biomedical Ethics. Oxford, Oxford University Press, 2001.

[5]   von der Schulenburg JM, Mittendorf T, Kulp W, Greiner W. Health Technology Assessment (HTA) im Bereich der Medizinprodukte – gleiches Spiel mit gleichen Regeln? Gesundheitsökonomie & Qualitätsmanagement 2009,14, 144–55, 147.

[6]   Vgl. [5], 151.

[7]   Bijukumar DR, Segu A; Souza JCM et al. Systemic and local toxicity of metal debris released from hip prostheses: A review of experimental approaches. Nanomedicine: Nanotechnology. Biology and Medicine. 2018;14:951–63.

[8]   Lampert FM, Schwarz M, Grabin S, Stark GB. The "PIP scandal" – Complications in Breast Implants of Inferior Quality: State of Knowledge, Official Recommendations and Case Report. Geburtshilfe und Frauenheilkunde. 2012;72:243–6.

[9]   Vgl. [7], 245 (Übersetzung des Autors).

[10]   van Brabandt H, Neyt M, Hulstaert F. Transcatheter aortic valve implantation (TAVI): risky and costly. British Medical Journal. 2012;345:e4710.

[11]   Bundesinstitut für Arzneimittel und Medizinprodukte. Orientierungshilfe Medical Apps. http:// www.bfarm.de/DE/Medizinprodukte/Abgrenzung/MedicalApps/_node.html [14.11.2019].

[12]   Federspil PA, Stallkamp J, Plinkert PK. Robotik – Ein Evolutionssprung in der operativen Medizin? Dtsch Ärztebl. 2001;44:A2879–84.

[13]   Vgl. [10], A2882.

[14]   Caetano da Rosa C. Operationsroboter in Aktion: Kontroverse Innovationen in der Medizintechnik. Bielefeld, Transcript Verlag, 2014, 92 ff.

[15]   Medizinischer Dienst der Spitzenverbände der Krankenkassen e. V. Roboterunterstützte Fräsverfahren am coxalen Femur bei Hüftgelenkstotalendoprothesenimplantation. Methodenbewertung am Beispiel „Robodoc", 2004, 58. http://www.mds-ev.de/fileadmin/dokumente/ Publikationen/ GKV/Begutachtungsgrundlagen_GKV/35_Robodoc_2004.pdf [22.11.2019].

[16]   Asklepios Klinik Altona. Da Vinci Zentrum Hamburg: Diagnosen und Experten. Hamburg 2019. http://www.asklepios.com/hamburg/altona/experten/da-vinci/diagnosen-und-experten/ [26.11.2019]

[17]   Zylka-Menhorn V. Roboterassistierte Chirurgie. Kostenintensiv – bei eher dünner Evidenzlage. Dtsch Ärztebl. 2019;116:A1278–80.

[18]   Barbier M, Tomonaga Y, Schwenkglenks M. Robot-assisted versus open surgery for radical prostatectomy. Robot-assisted versus laparoscopic surgery for simple or radical hysterectomy. Assessment Report. Zürich, Swiss Medical Board, 2018. http://www.swissmedicalboard.ch/ fileadmin/public/news/2018/appraisal_report_smb_robot_assisted_surgery_long_2018.pdf [26.11.2019].

[19]   Schmidt L, Lohr P, Prenner A, et al. Roboterassistierte Chirurgie bei Indikationen im Bereich des Thorax und des Bauchraums. EU-net HTA-Report. Ludwig Boltzmann Institut für Health Technology Assessment. LBI-HTA Projektbericht 108, 2019. http://daebl.de/FE88 [26.11.2019].

[20]   Vgl. [14], A1278.

[21]   Rudra P, Lenk C. The process of risk assessment by research ethics committees: Foundations, shortcomings and open questions. Journal of Medical Ethics 2020; DOI: https://doi. org/10.1136/medethics-2019-105595.

[22]   Solove D. A Taxonomy of Privacy. University of Pennsylvania Law Review. 2006;154:477–564, 493f.

[23]   Gaffney H, Mansell W, Tai S. Conversational agents in the treatment of mental health problems: mixed-method systematic review. JMIR Mental Health. 2019;10:e14166.

[24]   Engelhardt K. Patienten-zentrierte Medizin und Ethik. Dtsch Med Wschr. 2003;128:1969–71.

J. Stubbe, Ch. Weiß

21 Integrierte Forschung: Pflegetechnologien als Ausgangspunkt einer neuen Governance von Forschung und Innovation

21.1 Hintergrund: Das Human Genome Project (1990–2003)

Das von den USA koordinierte und in weltweiter Kooperation durchgeführte Forschungsprojekt „Human Genome Project" (HGP) hatte zum Ziel, das menschliche Genom vollständig zu entschlüsseln. An diese Sequenzierung war die Hoffnung geknüpft, das Verständnis elementarer biologischer Prozesse ebenso zu beflügeln wie die Erforschung von Erbkrankheiten und Krebserkrankungen. Neben der wissenschaftlich-medizinischen Forschung sollten in dem Projekt auch Therapiemöglichkeiten sowie Grundlagen industrieller Anwendungen mitentwickelt werden. Diese Verwertungsambitionen brachten jedoch eine zunehmend kontroverse gesellschaftspolitische Diskussion mit sich. Im Kern wurde die Frage aufgeworfen, inwiefern die Möglichkeit, menschliche Gene zu analysieren, die Diskriminierung spezifischer Gruppen durch Versicherungsunternehmen und Arbeitgeber zur Folge hat. Immerhin, so der Vorwurf, können Genanalysen dazu genutzt werden, die Wahrscheinlichkeit von Erkrankungen einzelner Menschen zu bestimmen, um sie daraufhin als „Personen zweiter Klasse" zu behandeln. Die US-Regierung verabschiedete 1996 im Rahmen eines Versicherungsgesetzes, dass Patienten die Weitergabe und Analyse ihrer Daten autorisieren müssen, wodurch auch der Vorwurf des Diskurses um das HGP adressiert wurde. Mit dem Anspruch, zukünftig ähnliche Spannungslagen zu vermeiden, entschied die Projektkoordination des HGP eine umfangreiche *Integration ethischer, rechtlicher und sozialer Implikationen* (ELSI) der Genforschung in den Rahmen des Gesamtprojektes, gefördert mit 5 % des jährlichen Gesamtbudgets. In Europa entstanden parallel Förderprogramme zur Genforschung, wie z. B. die im Jahr 2002 lancierte *Netherlands Genomics Initiative*, die ebenfalls 5 % ihres Budgets der ELSI-Forschung widmete. In diesem Programm wurden auch Projekte mit eigenständigen Forschungszielen gefördert, bis hin zur Gründung des *Centre for Society and Genomics*. Diese Förderstruktur gab der Entwicklung von ELSI als eigenständiger Forschungsansatz Raum: Weg von einer begleitenden Evaluation, hin zu einer involvierten Forschungsgestaltung.

https://doi.org/10.1515/9783110645767-021

21.2 Technik für den demografischen Wandel: Gut gemeint ist nicht immer gut gemacht

Der Bedarf für eine verantwortungsvolle Forschung trat im Rahmen der Technologieförderung des deutschen Bundesministeriums für Bildung und Forschung (BMBF) im Jahr 2011 besonders prägnant in den Vordergrund. Als Reaktion auf den Altenbericht der Bundesregierung entwickelte das Referat „Mensch-Technik-Interaktion" des BMBF zusammen mit seinem Projektträger VDI/VDE Innovation + Technik GmbH (VDI/VDE-IT) einen neuen Forschungs- und Förderschwerpunkt zur Bewältigung der Herausforderungen des demografischen Wandels. Ziel war die bedarfsgerechte Unterstützung und Verbesserung der Lebensqualität und Selbstständigkeit älterer Menschen mit Hilfe von intelligenten technischen Assistenzsystemen. Durch den Fokus auf die in weiten Teilen vulnerable Gruppe der älteren Menschen, v. a. im Kontext der Pflege, wurden die Grenzen zwischen technischen und sozialen Innovationen immer stärker aufgehoben. Entsprechend musste sichergestellt werden, dass gut gemeinte Ideen auch tatsächlich zu gut gemachten Lösungen führen. Dies gelänge nur, so die Annahme, wenn Ethik, Recht und Soziales bereits in die Forschungspraxis integriert und nicht erst im Nachgang evaluiert werden. Diesem Anspruch könne allerdings nur Rechnung getragen werden, wenn die Integration von ELSI bereits in der strategischen Ausrichtung von Förderprogrammen gefordert wird. Für die Akteure, die diese Institutionalisierung vorantreiben konnten, stellte sich die zentrale Frage: Wie kann ELSI durch die Forschungsförderung eingefordert werden, ohne Innovationen in (informations-) technologischen Bereichen aufzuhalten?

21.3 Pflege wird zum Innovationsthema und zum ELSI-Treiber

21.3.1 Pflege wird zum Thema für die Förderung von Schlüsseltechnologien

Durch die BMBF-Initiative „Pflegeinnovationen 2020", die im Jahr 2012 startete, wurde das Thema Pflege mit der Förderung von Schlüsseltechnologien mit und Innovationen im Bereich Mensch-Technik-Interaktion in Verbindung gebracht. Zu den daraufhin entwickelten Förderthemen zählten z. B. „Assistierte Pflege von morgen", „Pflegeinnovationen für Menschen mit Demenz" oder „Pflegeinnovationen zur Unterstützung informell und professionell Pflegender". Insgesamt wurden bis 2019 ca. 90 Mio. Euro an Fördermitteln im Rahmen dieser Initiative durch das Referat Mensch-Technik-Interaktion ausgeschüttet. Die Förderbekanntmachungen forderten von Beginn an, dass zukünftige Nutzer in den Mittelpunkt der Technikentwicklung gerückt werden [1].

Die Förderthemen adressierten Nutzergruppen – wie beispielsweise Menschen mit Demenz – sowie Nutzende, die bislang nicht im Mittelpunkt der Innovationsförderung standen, wie z. B. informell und professionell Pflegende. Die Integration dieser Nutzergruppen steht in direktem Zusammenhang mit ELSI-Fragen, denn sie verweist auf die soziale Einbettung von Technologie, entgegen der rein ingenieurs-technischen Perspektive, welche technische Anwendungen als isoliert funktionie-rende Lösungen betrachten würde. Vulnerable Nutzergruppen, wie durch das Pflege-thema adressiert, sind hier von besonders hoher Sensibilität, denn zum einen sind Bedarfe an assistierenden Technologien durch individuelle Notlagen bestimmt und zum anderen ist die Einbindung von Nutzenden in die Forschung zwar notwendig, um Bedarfe zu identifizieren, aber auch ethisch problematisch, denn der Aufwand zur Beteiligung ist für diese Gruppen sehr hoch und Hoffnungen an den praktischen Nutzen einer Technologie können in der Regel nicht in einem mittelfristigen Zeitraum erfüllt werden.

21.3.2 Von ELSI zu einem transdisziplinären Gestaltungsansatz

Vor dem Hintergrund dieser Herausforderungen förderte das BMBF nicht nur trans-disziplinäre, anwendungsorientierte Forschungsprojekte, sondern ab 2012 auch Grundlagenforschung zu ethischen, rechtlichen und sozialen Themen. Diese For-schung sollte Beiträge zur weiteren Spezifizierung von ELSI erarbeiten sowie ihre Integration in die Technologieentwicklung verbessern. Im Fokus standen Ansätze, die ELSI in Gesamtzusammenhängen betrachten, wie im Kontext des demografischen Wandels oder sich verändernden Nutzeranforderungen. In diesem Zuge wurde ELSI mit verwandten Schlagworten aus der Forschungscommunity verknüpft, wie „Design for All". Diese Verknüpfungen stellten sich als wichtig heraus, um ethisch-orientierte Forschung an internationale Diskurse anzuknüpfen und nicht Gefahr zu laufen, dass ethische Themen von den Projekten nur „abgearbeitet" werden. Zunehmend forder-ten nun die Bekanntmachungen, dass ELSI-Fragestellungen deutlich im Forschungs-design eines Projekts adressiert und integriert sind. Damit erweiterte sich das Spek-trum der Disziplinen, die in den Bekanntmachungen angesprochen wurden und als Konsortialpartner aufgenommen werden sollten. Hierzu zählten beispielsweise die Soziologie, die Pädagogik sowie Human Factors oder Designforschung.

Ein Meilenstein bei der Konkretisierung einer geeigneten transdisziplinären Vor-gehensweise in Forschungs- und Innovationsprojekten war die Entwicklung eines „Modells zur Ethischen Evaluation Sozio-Technischer Arrangements – MEESTAR" [2]. Das Modell liefert einen strukturierten Ansatz zur Reflexion und Evaluation ethischer Fragen und ihrer angemessenen Berücksichtigung im Forschungs-, Entwicklungs- und Anwendungsbereich. Der Ansatz folgt weniger dem Selbstverständnis eines ab-schließenden methodologischen Paradigmas, sondern vielmehr eines praktischen Methodenkoffers, mit dem Perspektiven eröffnet werden („Gebrauchsethik"). MEE-STAR basiert auf der begründeten Annahme, dass nur die Zusammenschau von technischen und sozialen Faktoren eine angemessene Einschätzung erlaubt. Erst im konkreten Zusammenspiel von Menschen und ihren Rollen, z. B. unterstützungsbedürftige Person, Nachbarschaft, Angehörige, Zugehörige, ärztliches und pflegerisches Personal, der Berücksichtigung relevanter Settings (sozialer, rechtlicher, institutioneller) sowie den technischen Geräten in ihrer aktuellen oder potenziellen Vernetzung, lassen sich die „ernsten moralischen Fragen" erkennen, evaluieren und Entscheidungen treffen über den Umfang und die Gestalt eines technischen Einsatzes.

Auf Basis dieser handhabbaren Reflexionsmethode entwickelte sich der Ansatz der integrierten Forschung, in dem Ingenieurs- und Natur-, sowie Sozial-, Rechts- und Geisteswissenschaften in stärkerem Maße zusammengeführt wurden. Dieser sieht vor, dass bei der Entwicklung und dem Einsatz von technologischen Lösungen ELSI-Gesichtspunkte von Beginn an bedacht und berücksichtigt werden. Dies ist insbesondere dann der Fall, wenn Technologien neuartige Assistenzfunktionen für den Menschen übernehmen und dabei einen tiefen Einblick in die Privatsphäre ermöglichen – und das nicht nur im Bereich Pflege.

21.3.3 ELSI-Neuland

Während die BMBF-Förderinitiative „Pflegeinnovationen 2020" weiterlief und damit ELSI-sensible Themen über den spezifischen Fördergegenstand in die Bekanntmachungen holte, stießen andere Förderthemen des Referats Mensch-Technik-Interaktion in „ELSI-Neuland" vor. Die Verknüpfung des Förderschwerpunktes *Mensch-Technik-Interaktion* mit dem Innovationsfeld *Intelligente Mobilität* aus der Hightech-Strategie des Bundes adressierte die zunehmende Bedeutung von Informationstechnologien für die Entwicklung einer nachhaltigen und personalisierten Mobilitätsstrategie. Die Integration von zukünftigen Nutzern in die Entwicklung von mobilitätsbezogener Mensch-Technik-Interaktion stand hierbei im Fokus. Geförderte Projekte wurden dazu aufgefordert, sowohl kognitive und physiologische Aspekte zukünftiger Nutzergruppen vorrangig zu berücksichtigen als auch gesellschaftliche Fragen der Akzeptanz neuartiger Mobilitätsstrategien zu behandeln. Themen wie Nutzerintegration, Selbstbestimmung, Teilhabe und Privatheit entwickelten sich über den Weg dieser Bekanntmachungen zu obligatorischen Ankerpunkten eines Forschungsansatzes, der ELSI nicht begleitend evaluiert, sondern integrativ in den Mittelpunkt der Forschung stellt.

Die Integration von ELSI erfolgte nicht allein in der anwendungsorientierten Technikentwicklung, die unmittelbar vor der Einführung in soziale Nutzungskontexte steht, sondern auch in Bereichen technischer Grundlagenforschung. Dies war 2016 insbesondere für die Grundlagenforschung der Robotik der Fall. Hier wurden zum einen interaktive Grundfertigkeiten robotischer Systeme gefördert, und zum anderen deren Einbindung in gesellschaftliche Trends, wie den demografischen Wandel, gefordert. Hierbei standen insbesondere Fragen nach der Akzeptanz von Robotik-Technologien im Vordergrund, um auf diese Weise den gesellschaftlichen Wert neuer Technologien bereits in den Grundzügen ihrer Entwicklung mit zu gestalten.

21.3.4 Integrierte Forschung wird zum Innovationsimpuls

Im Jahr 2018 wurden die Maßnahmen des BMBF-Referats *Mensch-Technik-Interaktion* im Rahmen der *Initiative Pflegeinnovationen 2020* evaluiert. Hierbei wurde der Fokus auf ELSI und Nutzerintegration positiv hervorgehoben. In den abschließenden Bewertungen heißt es hierzu u. a.:

> Die intensive und wiederholte Rückkoppelung mit Anwendern und Nutzern in die Technologieentwicklung ist eine wesentliche Voraussetzung für eine erfolgreiche Vorhabenumsetzung und spätere Überführung der Ergebnisse in den Markt. Dies hat das BMBF frühzeitig erkannt, die Einbindung von Anwendern und Nutzern stellt eine notwendige Fördervoraussetzung dar. [3]

Hervorzuheben ist hierbei, dass die Bearbeitung von ELSI nicht allein wissenschaftliches Wissen über diese Implikationen fördert, sondern auch über ihren Kernbereich hinaus praktische Impulse liefert und eine langfristige Verwertung von Forschungsergebnissen stärkt.

Zur Weiterentwicklung des Ansatzes der *Integrierten Forschung* wurde im Jahr 2018 die erste Fachkonferenz zu diesem Thema veranstaltet. Im Programm der Konferenz wurde die seit seiner Einführung entstandene thematische und methodische Breite, in der der Ansatz in der Forschungspraxis umgesetzt wird, erkennbar. Es wurden Themen behandelt, wie Privacy-by-Design, Datenschatten, Living Labs oder Methoden der interdisziplinären Zusammenarbeit. Die Diskussionen zeigten, dass die Integrierte Forschung sich aus der Pflege heraus zu einem grundsätzlichen Forschungs- und Gestaltungsansatz entwickelt hat, mit dem der Mensch in den Mittelpunkt technischer Entwicklungen gerückt wird – und dies nicht allein basierend auf einer institutionellen Vorgabe normativer Leitmotive, sondern aus der Forschungspraxis heraus. Basierend auf einem Diskussionspapier ließen sich zusammenfassend folgende Aspekte für eine gelingende Integrierte Forschung benennen [4]:
- Offenheit der Förderung als Gestaltungschance erkennen,
- ein Selbstverständnis der „ELSI-Partner" als mit-forschende Partner,
- ELS-Aspekte als kreative „Störfaktoren" nutzen,
- konkrete ELS-Aspekte sind für technisch orientierte Partner anschlussfähig,
- verbundinterne Aktivitäten fördern Innovationsimpulse,
- Innovationsimpulse über den thematischen Kern von ELSI hinausdenken.

Die Integrierte Forschung wurde somit zu einem Ansatz, der eine ganzheitliche Forschungsperspektive einfordert, aus der die Interaktion zwischen Mensch und Technik nicht allein als technische Problemstellung begriffen wird, sondern vielmehr als eine Möglichkeit, gesellschaftlichen Herausforderungen zu begegnen. Integrierte Forschung ist daher interdisziplinär und methodisch vielfältig, was ganzheitliche und lebensweltübergreifende Technikentwicklung ermöglicht. Mit einem empirisch angeleiteten integrativen Forschungsansatz können ethische, rechtliche und soziale

Aspekte identifiziert werden, die spezifischer für eine bestimmte Technologie sind, als die eher generellen Themen, die in öffentlichen Ethikdiskursen aufgegriffen werden. Dadurch werden nicht-technische Aspekte greifbarer und für die Technikentwicklung anschlussfähiger.

21.4 Integrierte Forschung im internationalen Vergleich

Die Integrierte Forschung und ELSI sind nicht die einzigen Forschungsansätze mit dem Ziel, gesellschaftliche Fragestellungen und Werte in die Technikentwicklung zu integrieren. Mit Blick auf die Wissenschaftsforschung lässt sich sogar von einer gewissen Tradition sprechen, in der gefordert wird, Technologie und Innovationen nicht allein zum Gegenstand philosophischer oder sozialwissenschaftlicher Betrachtung zu machen, sondern dass sich Geistes- und Sozialwissenschaften aktiv an der Gestaltung von Innovationen beteiligen. Die historische Trajektorie dieser Forderung umspannt philosophische Programmatiken, den Ansatz der Bioethik sowie des Technology Assessments und Ansätze, die sich im Zuge der zunehmenden Verschränkung von Wissenschaft, Industrie und Gesellschaft auf verschiedenen Innovationsfeldern entwickelten. Einige dieser Ansätze verblieben nicht im wissenschaftlichen Diskurs, sondern wurden von öffentlichen Institutionen zur Innovationsförderung aufgegriffen und in entsprechende Förderprogramme implementiert. Dies geschieht wie im Fall der Bioethik themenspezifisch oder mit der Ambition, das Innovationsgeschehen themenübergreifend mitzugestalten, indem verlässliche Rahmenbedingungen für die wissenschaftlich-technische Entwicklung formuliert werden.

Seit den 2010er Jahren hat ELSI auf Ebene der Europäischen Forschungsförderung mit dem Ansatz der *Responsible Research and Innovation* (RRI) ein programmatisches Pendant erhalten, welches insbesondere im Rahmenprogramm Horizon 2020 themenübergreifend implementiert wurde. RRI entwickelte sich wie auch ELSI aus dem Anspruch heraus, die gesellschaftliche Akzeptabilität (anstelle der gern angeführten Akzeptanz, die oftmals nicht mehr meint, als eine Erhöhung der Hinnahmebereitschaft) von Innovationen zu erhöhen und gesellschaftliche Werte in die Entwicklung neuer Technologien zu integrieren, anstatt auf etwaige negative Folgen lediglich reagieren zu können. Sechs Kernthemen wurden dabei in den Fokus gerückt: Öffentliches Engagement, Gender-Gerechtigkeit, wissenschaftliche Bildung, Open Access-Prinzip, Ethik und Governance.

Die Entwicklung der RRI-Kernthemen fand zu einem geringen Maß in den europäischen Förderinstitutionen und vielmehr im wissenschaftlichen Diskurs statt, und wurde in abgewandelter Form als Förderansatz implementiert. Eine zentrale wissenschaftliche Referenz bildet der Rahmen für *Responsible Innovation*, wie ihn Stilgoe et al. vorgeschlagen haben [5]. Die Autoren gehen davon aus, dass sich die Governance nicht auf Produkte und ihre Risiken konzentrieren sollte, sondern auf die Prozesse, in denen Innovationen hergestellt werden. Sie unterscheiden vier Aspekte verantwortungsbewusster Forschung: Antizipation, Reflexivität, Inklusion und Reaktivität, im Sinne der Fähigkeit, Impulse, die unter Umständen störend sind, konstruktiv aufzunehmen. Diese Punkte können als methodologische Forschungsprogrammatik gelesen werden, die einen reflexiv-gestaltenden Anspruch hat.

Integrierte Forschung und RRI sind beides Forschungsansätze, die *top-down* über Förderprogramme die Art und Weise wie Forschung gemacht wird, beeinflussen sollen. In diesem Sinne sind sie Governance-Instrumente der Innovationsförderung. Beide Ansätze sind in Verbindung zu sozial- und geisteswissenschaftlichen Debatten entwickelt worden. Diese Diskurse entwickelten Grundsätze sowie Methoden einer Forschung, die ihrer gesellschaftlichen Verantwortung Rechnung trägt. Hinsichtlich der Implementierung dieser Grundsätze und Methoden unterscheiden Integrierte Forschung und RRI sich graduell: Während die Integrierte Forschung nicht weiter normativ und inhaltlich konkretisiert ist, verfügt RRI in Teilen über spezifischere methodische Leitmotive, wie z. B. öffentliche Partizipation oder Gender-Gerechtigkeit. In dieser Hinsicht ist die Integrierte Forschung offener und verlagert die methodische Konkretisierung ethisch und sozial sensibilisierter Forschung auf die Anwendung des Ansatzes in konkreten Forschungsprojekten, wo durch Integrierte Forschung relevante Dimensionen von Ethik und Gesellschaft identifiziert werden müssen.

21.5 Die Entwicklung geht weiter

Die Integrierte Forschung ist seit ihrer Einführung zu einem generellen Forschungs- und Förderansatz geworden, der über seinen Initialbezug zur Pflege hinaus umgesetzt wird. Dies findet im BMBF-Forschungsprogramm „Technik zum Menschen bringen" seinen aktuellen Höhepunkt: Integrierte Forschung wird hier in allen Themenschwerpunkten zum Maßstab der Förderung. Die Implementierung von ELSI in die Förderprogrammatik erfolgte unter Einbeziehung von Expertenwissen *top-down*, in dem Sinne, dass das Adressieren von ELSI zur Pflicht für geförderte Projekte wurde. Die in der Folge entstandene Forschungspraxis füllte das zunächst sehr offen gehaltene Label ELSI jedoch *bottom up* mit Leben. Die Offenheit der Vorgaben ermöglichte es unterschiedlichsten Fächern, das Themenspektrum aufzugreifen, methodisch zu adressieren und auch konzeptuell weiterzuentwickeln.

Auf diese Weise ist die Integrierte Forschung zu einem Ansatz geworden, der Forschungshaltung repräsentiert. In der heutigen Förderstruktur forschen Technik- und Naturwissenschaftler gemeinsam mit Geistes-, Sozial- und Wirtschaftswissenschaftlern sowie Juristen. Das methodische Spektrum der Nutzerintegration hat sich in diesem Zuge enorm erweitert und enthält zunehmend partizipative Formate wie „Living Labs" oder gestalterische Ansätze. Aus dieser Forschung sind Innovationsimpulse entstanden, die über die Kernbereiche von ELSI, wie etwa Soziales oder Ethik, hinausgehen. Vielmehr konnten Techniker das generierte Wissen nutzen, um Schnittstellen zwischen Mensch und Technik besser zu gestalten, und auch Anwendungspartner konnten das Wissen in nachhaltig anwendbare Produkte überführen.

Die Weiterentwicklung des Ansatzes geht aber auch weiter. Insbesondere im Bereich der interdisziplinären Zusammenarbeit ist die Governance gefragt, die Anschlussfähigkeit der verschiedenen Wissensbereiche weiter auszubauen. Projekte mit unterschiedlichen Partnern brauchen Konzepte, mit denen ihre Zusammenarbeit strukturiert wird und die Kompetenzen und Potenziale der verschiedenen Perspektiven optimal zum Tragen kommen. Hierfür sollte z. B. der Koordination von Projekten mehr Aufmerksamkeit geschenkt werden, aber auch der gemeinsamen Weiterbildung zu forschungsethischen Grundsatzfragen. Folgende Themen werden zukünftig noch stärker adressiert:

– *Public Science* beinhaltet sowohl die Partizipation der (Laien-) Öffentlichkeit in Entwicklungsprojekte als auch die Durchführung der Forschungspraxis im öffentlichen Raum. Im Zuge des zunehmenden Legitimierungsdruckes, dass Wissenschaft sich nicht allein im „Elfenbeinturm" vollziehen darf, sondern sich erklären und an gesellschaftlichen Realitäten und Bedarfen orientieren muss (ohne dabei die in Art. 3 des Grundgesetztes garantierte Freiheit der Forschung einzuschränken), werden Möglichkeiten, gesellschaftliche Akteure zu integrieren als auch in soziale Lebenswelten mit der Forschung hineinzutreten, zunehmend relevant.

– *Digitale Souveränität* löst den Datenschutz als neues Paradigma des Umgangs mit persönlichen Daten ab. Nicht länger soll restriktiv die Datenverarbeitung reguliert werden, sondern vielmehr sollen die Kompetenzen der Nutzenden gestärkt werden, damit sie souverän und selbstbestimmt ihre Daten zur Weiterverarbeitung freigeben (oder auch nicht) und dafür Bedingungen festlegen. Hierfür ist es nötig, vormals technische Themen der Datensicherheit zum Gegenstand sozialwissenschaftlicher Forschung zu machen und über interdisziplinäre Konzepte den aufgeklärten Umgang mit Daten zu stärken.

– *Foresight* ist methodisch angeleitete Extrapolation zukünftiger Entwicklungen. Für konstruktive Integrierte Forschung dürfen sozial- und geisteswissenschaftliche Fächer nicht den technischen Entwicklungen hinterherhinken, sondern sollten ihnen einen Schritt voraus sein. Erst wenn die Zukunft nicht allein aus technischen Visionen besteht, sondern gesellschaftliche Szenarien beinhaltet, können auch soziale, rechtliche und ethische Implikationen neuer Technologien vorausschauend modelliert und adressiert werden.

In Zukunft wird die Integrierte Forschung zunehmend gefragt sein, um drängende innovationspolitische Herausforderungen zu adressieren. Sie hat das Potenzial, Gesellschaft und Wissenschaft, Forschung und Anwendung zusammenzubringen. Dabei ist sie weit mehr als Vernetzung zum Selbstzweck. Vielmehr werden durch Integrierte Forschung neue Themenbereiche eröffnet.

21.6 Literatur

[1] Weiß C, Lutze M. Pflegetechnologien erobern die Praxis. In: Elmer A, Matusiewicz D (Hrsg.). Die Digitale Transformation der Pflege. Wandel. Innovation. Smart Services. Berlin, Medizinisch-Wissenschaftlicher Verlag, 2019.

[2] Manzeschke A, Weber K, Rother E, Fangerau H. Ergebnisse der Studie „Ethische Fragen im Bereich Altersgerechter Assistenzsysteme". Berlin, VDI/VDE, 2013.

[3] Prognos AG. Evaluation der Forschungsagenda „Das Alter hat Zukunft". Untersuchung der Aktivitäten des Referats BMBF/522. Im Auftrag des Bundesministeriums für Bildung und Forschung. Berlin, 2019.

[4] Stubbe J. Innovationsimpuls „Integrierte Forschung". Diskussionspapier des BMBF-Forschungsprogramms „Technik zum Menschen bringen". Berlin, 2018. https://www.technik-zum-menschen-bringen.de/dateien/service/veranstaltungen/diskussionspapier-integrierte-forschung-2018-05-25.pdf [07.12.2018].

[5] Stilgoe J, Owen R, Macnaghten P. Developing a framework for responsible innovation. Research Policy 2013, 42, 1568–80.

A. Goldschmidt, T. M. Deserno, A. Winter, B. J. Gerecke

22 Elemente eines Ethikkodex für Medizin- und Informationstechnische Fachgesellschaften

22.1 Einleitung

Jede wissenschaftliche Fachgesellschaft muss sich heute mehr denn je interdisziplinär und international ausrichten, um sich über aktuellste Forschungen, Ergebnisse und weitere Entwicklungen auszutauschen. Dieser permanente Wissenstransfer findet z. B. in der Deutschen Gesellschaft für Medizinische Informatik, Biometrie und Epidemiologie (GMDS) traditionell schon seit Jahrzehnten zwischen deren Fachgebieten statt, die kontinuierlich durch weitere Disziplinen wie z. B. Medizinische Dokumentation, Bioinformatik oder Public Health ergänzt wurden und werden.

Die GMDS kann somit als Scharnier zwischen den technischen bzw. naturwissenschaftlichen Disziplinen und den Humanwissenschaften aufgefasst werden (Abb. 22.1). Insofern können die folgenden Überlegungen zu Elementen eines Ethikkodexes insbesondere für solche medizin- und informationstechnischen Fachgesellschaften hilfreich sein, die eine ähnliche Vielfalt an interdisziplinär zusammenarbeitenden Fächern und Schwerpunkten aufweisen.

In der GMDS gilt die „Methodenlehre der therapeutisch-klinischen Forschung" von Paul Martini et al. [1] als eines der Fundamente für die seitdem ständig weiterentwickelten und nunmehr auch international gültigen Regularien für klinische Studien (International Conference of Harmonisation, Good Clinical Practice – ICH-GCP):

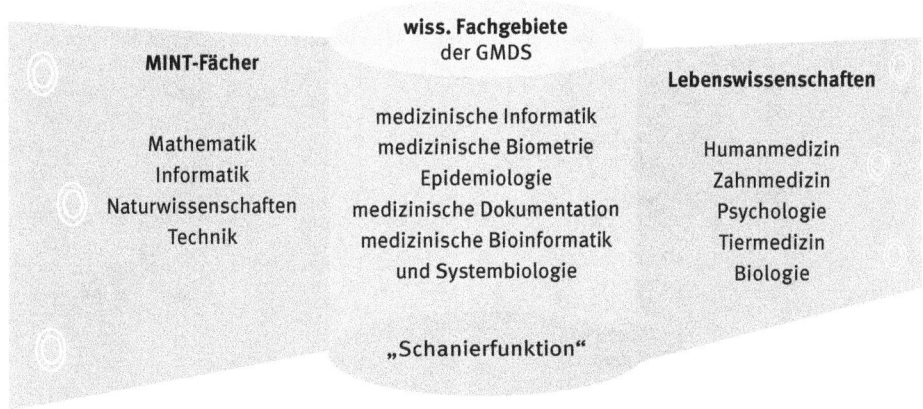

MINT-Fächer	wiss. Fachgebiete der GMDS	Lebenswissenschaften
Mathematik	medizinische Informatik	Humanmedizin
Informatik	medizinische Biometrie	Zahnmedizin
Naturwissenschaften	Epidemiologie	Psychologie
Technik	medizinische Dokumentation	Tiermedizin
	medizinische Bioinformatik	Biologie
	und Systembiologie	

„Schanierfunktion"

Abb. 22.1: Scharnierfunktion der GMDS mit ihren diversen wissenschaftlichen Fachgebieten zwischen den klassischen Fächern aus den Bereichen Mathematik, Informatik, Naturwissenschaft und Technik (links) und den empirischen Lebens- und Gesundheitswissenschaften (rechts).

https://doi.org/10.1515/9783110645767-022

Im körperlichen wie im seelischen Bereich ist der ärztliche Erfolg nicht damit bewiesen, dass ein Kranker gesund geworden ist. [...] Das kann er nur dann tun, wenn er in seiner *Versuchsanordnung* die Voraussetzungen für einen <u>folgerichtigen Schluss geschaffen hat.</u> [...] Diese <u>Versuchsanordnung</u> [...] ist aber [...] ebenso *der* Stein des Anstoßes [...und zwar] zu Recht, wo die Gesetze der Logik und Ethik nicht beachtet oder verkannt werden, [...] [1].

Aus dem Blickwinkel der Ethik waren Exkurse in die Vergangenheit für die Weiterentwicklung dieser Methodenlehre von enormer Bedeutung. Dies zeigt exemplarisch die Geschichte der hessischen Ärztekammern von 1887–1956 [2]. Von den vier Epochen: Kaiserzeit, Weimarer Republik, Nationalsozialismus und Nachkriegszeit konzentrierte sich die Untersuchung auf die zwei letzteren. Durch die Aufarbeitung der Vergangenheit wurde vor allem die institutionelle Bedeutung der Ärztekammer als Körperschaft des öffentlichen Rechts betont [3].

Normen, Methoden, Systematiken und Institutionen sind wichtige Rahmenbedingungen für wissenschaftliche Fachgesellschaften. Hinsichtlich der Fächer der GMDS sind insbesondere internationale Deklarationen, europäische und nationale Gesetze, Regularien und Berufsordnungen für die von der Forschung betroffenen Bereiche bzw. freien Berufe wie Humanmediziner, Pharmazeuten und Ingenieure zu beachten. Bei den Methoden reicht das Spektrum von der (exakten) Mathematik über eine z. T. sehr stark systematisch orientierte Biostatistik bis hin zu den empirischen Methoden in Epidemiologie und Public Health (Abb. 22.2).

Gesetze sind zwingend zu berücksichtigen, wenn sie nicht gegen ethische Prinzipien verstoßen. Je nach wissenschaftlicher Fachrichtung innerhalb der GMDS ist für

normative Ethik	wiss. Fachgebiet mit einigen GMDS-Nachbardisziplinen	Anwendungsbereiche (Beispiele)	Evidenzbereich
Gesetze, Regularien, und Berufsordnungen der freien Heilberufe (Ärzte, Apotheker)	Medizintechnik, MINT-Fächer	neue Medizinprodukte (MPG)	von Allgemein-gültigkeit über wahrscheinlich bis individualisiert
	Medizininformatik, Bioinformatik u. Systembiologie	neue Apps (EU-DSGVO)	
	Biometrie	neue Medikamente (AMG, ICH-GCP)	vom Einzelfall über randomisierte Gruppen bis hin zur gesamten Bevölkerung
	Epidemiologie, Public Health	Präventionsmaßnahmen (PrävG, SGB)	
	medizinische Dokumentation	klinische Studien (ICH-GCP, Good Data and Documenation Practice)	

Abb. 22.2: Das Methodenrepertoire der GMDS reicht von der (exakten) Mathematik über die Biostatistik bis hin zu den empirischen Methoden in der Epidemiologie und in den Gesundheitswissenschaften (z. B. Public Health).

die Medizininformatik bei der Implementierung von Algorithmen in neu entwickelte Medizintechnik das Medizinproduktegesetz (MPG) bzw. die ab 2020 geltende Medical Device Regulation (MDR), für die Biometrie im Bereich der Arzneimittelforschung das Arzneimittelgesetz (AMG) und für epidemiologische Studien gegebenenfalls eines der Sozialgesetzbücher (SGB) oder z. B. das Präventionsgesetz (PrävG) u. a. m. relevant. Daran schließt sich in vielen Fällen ein systematisches Vorgehen an.

Bei der Wirksamkeitsprüfung von Arzneimitteln für deren Zulassung am Menschen sind neben der Deklaration von Helsinki und dem AMG beispielsweise die ICH-GCP-Regularien verbindlich [4]. Bei der Neuentwicklung und Zulassung von Medizinprodukten gilt es dagegen – neben dem MPG bzw. MDR – das Health Technology Assessment (HTA)-Verfahren als Systematik zu beachten, welches allerdings bei weitem (noch) nicht so streng gefasst ist und umgesetzt wird, wie die Gesetze und Regularien bei der Arzneimittelforschung. Dies wird zum Teil international kritisiert und ist Gegenstand von Kontroversen [5]. Im Rahmen sozialwissenschaftlicher Surveys bzw. Umfragen oder von epidemiologischen Längs- und Querschnittstudien bei Kohorten sind die methodischen Freiheitsgrade „naturgemäß" vielfältiger. Ein ethischer Diskurs sollte technische Entwicklungen begleiten.

In diesem Arbeitsfeld hat sich die GMDS schon früh bemüht, ihren Mitgliedern einen ethischen Leitfaden bereitzustellen, der bei der Bewältigung beruflicher Aufgaben Hilfestellungen bieten soll. So wurde schon 2004 die Präsidiumskommission „Ethische Fragen in der Medizinischen Informatik, Biometrie und Epidemiologie" gegründet. Die in dieser Kommission entwickelten Ethischen Leitlinien [6] fußen historisch auf denen der Gesellschaft für Informatik (GI); sie sind quasi eine Instanziierung der GI-Leitlinien. Sie wurden im Jahre 2008 verabschiedet und dann von weiteren Fachgesellschaften übernommen [6].

Die Präsidiumskommission arbeitet nunmehr an der Neugestaltung dieser Leitlinien, um die gesammelten Erfahrungen aus der 10-jährigen Anwendung auf ein sich änderndes Aufgabenspektrum anzupassen. Auf einem öffentlichen Workshop der Kommission im Jahre 2017 wurden hierzu die zum Teil mittlerweile bereits revidierten Leitlinien anderer Gesellschaften, insbesondere die der International Medical Informatics Association (IMIA) detailliert untersucht. Auch die Frage einer Balance der Verantwortlichkeit zwischen der Fachgesellschaft und deren Mitglieder wurde intensiv diskutiert. Diese Elemente eines Ethikkodex für medizin- und informationstechnische Fachgesellschaften werden im Folgenden vorgestellt.

22.2 Elemente

22.2.1 Übergeordnete Elemente

Der Handlungsrahmen für die Fächer der GMDS wird durch die gesetzlichen Vorgaben und Deklarationen festgelegt (Tab. 22.1). Für die ärztlichen Wissenschaftler gibt es darüber hinaus noch das Genfer Gelöbnis (aktuell von 2017, [7]) und die (Muster-) Berufsordnung. Für die ethische Beurteilung von Sachverhalten orientieren sich die Leitlinien der GMDS an den grundlegenden medizinethischen Prinzipien: des Respekts vor der Autonomie, des Nicht-Schadens, der Benefizienz (Wohltun, Fürsorge) und der Gerechtigkeit (vgl. [8]). Der Respekt vor der Autonomie betrifft dabei z. B. die informierte Einwilligung und die Datensouveränität, das Gebot der Schadensvermeidung z. B. die Technikfolgenabschätzung, das Benefizienz-Gebot das Ziel der Lebensverbesserung und die Gerechtigkeit z. B. die Ressourcenverteilung. Dabei ist für die Disziplinen der GMDS nicht nur eine Lebensverbesserung eines einzelnen Patienten, wie in der ärztlichen Ethik, sondern es sind Verbesserungen in einem größeren Kontext zu bedenken. Die medizinethischen Kriterien stehen nebeneinander und zwischen ihnen können durchaus Konflikte bestehen, so dass sich aus den Leitlinien keine Handlungsanweisungen ergeben, sondern diese Elemente zur Beurteilung einer konkreten Situation herangezogen werden können. Die übergeordneten Elemente der Menschenwürde und der Menschenrechte helfen dann bei der konkreten Entscheidung bei Problemen.

Tab. 22.1: Übergeordneter Handlungsrahmen für die biomedizinische Forschung am Menschen.

Übergeordnete Deklarationen und Gesetze	Gegenstand, Zielsetzung	Herausgeber
Allgemeine Erklärung der Menschenrechte	Unveräußerliche Rechte jedes einzelnen Menschen	Vereinte Nationen (UN), 1948
Grundgesetz für die Bundesrepublik Deutschland	Recht auf körperliche Unversehrtheit und Schutz der Gesundheit (Art. 2 GG)	Bundesrepublik Deutschland (BRD), 1949
Deklaration von Helsinki	Ethische Grundsätze für die medizinische Forschung am Menschen (inkl. Materialien und Daten)	Weltärztebund (WMA), 1964
Ottawa-Charta zur Gesundheitsförderung	Gemeinsame Verpflichtung zur Gesundheitsförderung	Weltgesundheitsorganisation (WHO), 1986

22.2.2 Verantwortung der Fachgesellschaft

Die im Jahre 2008 verabschiedeten Ethischen Leitlinien der GMDS bestehen im Kern aus sechzehn Artikeln [6]. Dreizehn dieser Artikel behandeln den Verantwortungs-bereich der Mitglieder, während nur drei Artikel die Fachgesellschaft selbst in eine ethische Verantwortung nehmen. Dies wird als Ungleichgewicht wahrgenommen. Ebenso beginnen die dreizehn die Mitglieder betreffenden Artikel jeweils mit den Worten „Vom Mitglied wird erwartet [...]" [6], was dem eigentlich geplanten Charakter der Leitlinien, nämlich eine Hilfestellung für das Mitglied zu geben, nicht ausrei-chend nachkommt. Zudem musste beobachtet werden, dass die Ethischen Leitlinien seitens der GMDS selbst nicht hinreichend in den eigenen Statuten verankert wurden. Auch werden sie den bestehenden bzw. neuen Mitgliedern der Fachgesellschaft nicht obligatorisch bekanntgemacht.

Die GMDS als Fachgesellschaft hat bislang also Erwartungen an das Mitglied for-muliert, diese aber nicht auch verbindlich für das Mitglied gemacht. Die Präsidiums-kommission Ethik arbeitet daher als Vorschlag an Elementen einer Verbindlichkeit der Ethischen Leitlinien für alle GMDS-Mitglieder. Hierzu könnte die „Erwartung" an das Mitglied in eine „Selbstverpflichtung" transformiert werden. Die Formulierung: „Vom Mitglied wird erwartet [...]" könnte durch den Passus „Als Mitglied der GMDS verpflichte ich mich [...]" ersetzt werden. Diese (Selbst-)Verpflichtung könnte dann Teil des Aufnahmeauftrages werden. Mit anderen Worten würde die GMDS künftig die Anerkennung der Leitlinien von ihren Mitgliedern als Voraussetzung verlangen, um aufgenommen zu werden.

Das Element eines Ausschlussverfahrens bei Zuwiderhandlungen sollte u. E. aber nicht etabliert werden. Vielmehr würde die Wichtigkeit der Ethischen Leitlinien für die Fachgesellschaft durch eine Verankerung in den Aufnahmeprozess für Neumit-glieder besonders betont, und zusätzlich an alle Bestandsmitglieder kommuniziert werden. Diese könnten z. B. angeschrieben, mit den Leitlinien sowie der damit ver-bundenen Änderung der Satzung/Geschäftsordnung vertraut gemacht und wie zukünftig alle Neumitglieder auch auf die Einhaltung der Ethischen Leitlinien ver-pflichtet werden. Diese Änderung könnte mit einem Sonderkündigungsrecht unter Rückerstattung des eventuell bereits bezahlten Jahresbeitrages verknüpft werden. Damit signalisierte die Fachgesellschaft, dass sie lieber weniger Mitglieder in Kauf nehme, aber als Gemeinschaft der Mitglieder dafür sorge, ethisches Verhalten aller Mitglieder gleichermaßen zu unterstützen. Für den Einzelnen bedeutete das also, dass sie oder er sich im Zweifelsfall in einer Gemeinschaft Geistesverwandter sehen kann und nicht nur – wie möglicherweise bislang – als alleingelassene Einzelperson.

Auch wird der Fachgesellschaft vorgeschlagen, die Mediation als Vermittlungs-funktion für ihre Mitglieder in Konfliktsituationen stärker zu institutionalisieren. In den Ethischen Leitlinien heißt es zur Mediation [6] „[...] wenn Beteiligte in Konflikt-situationen diesen Wunsch an ihr Präsidium bzw. ihren Vorstand herantragen." Die Fachgesellschaft sollte hierzu unserer Empfehlung nach einen standardisierten Weg etablieren, auf dem das Mitglied zunächst anonym Kontakt mit einer hierfür benannten Person aufnehmen kann.

Ein weiteres Element in der Verantwortung der Fachgesellschaft ist u. E. der Diskurs, mit dem ethische Themen regelmäßig angesprochen werden können. In den Ethischen Leitlinien heißt es hierzu bislang [6]: „Die Fachgesellschaft initiiert und fördert interdisziplinäre Diskurse zu ethischen und sozialen Problemen der Medizinischen Informatik, Biometrie, Epidemiologie und Dokumentation; deren Ergebnisse werden veröffentlicht." Um das umzusetzen empfehlen wir der Fachgesellschaft, die ihre ethische Verpflichtung und Verantwortung ja ernst nimmt, ebenso Mechanismen zu implementieren, mit denen gewährleistet werden kann, dass ein solcher Diskurs auch stattfindet. Hierzu empfehlen wir der GMDS, auch mit Fachgesellschaften der Ethik, wie z. B. der Akademie für Ethik in der Medizin (AEM), zu kooperieren.

22.2.3 Verantwortung des Mitglieds

Die Verantwortung des *Mitglieds* richtet sich nach seiner jeweiligen Rolle in der (Fach-)Gesellschaft. In den Ethischen Leitlinien von 2008 der GMDS wird zwischen „einfachen" Mitgliedern, Vorgesetzten (also Mitglieder in Führungspositionen) sowie forschenden und lehrenden Mitgliedern unterschieden.

Die Selbstverpflichtung in allen Rollen beinhaltet Kompetenz (sowohl in fachlicher, normativer wie auch sozialer und kommunikativer Sicht), Unbestechlichkeit und Neutralität bzw. Urteilsfähigkeit. Diese Kompetenzen gilt es für jedes Mitglied, eigenständig und kontinuierlich fortzuentwickeln. Die GMDS als Fachgesellschaft bildet hierzu mit ihren Publikationen, Jahrestagungen und anderen Angeboten den geeigneten Rahmen.

Mitglieder in Leitungspositionen tragen weitere ethische Verantwortung. Sie verpflichten sich insbesondere dazu, für Arbeitsbedingungen Sorge zu tragen, die es ihren Mitarbeitern ermöglichen, im Sinne der Ethischen Leitlinien zu arbeiten. Das für die Fachgesellschaft bereits diskutierte Element der Institutionalisierung von Prozessen wie der Mediation kann hier direkt übertragen werden. Auch Vorgesetzte müssen Prozesse implementieren, die ethisches Tun und Handeln zur Selbstverständlichkeit machen.

Das *lehrende Mitglied* wird insbesondere im Hinblick auf seine Vorbildrolle gefordert. Die Fachgesellschaft schafft durch die Implementierung von Leitlinien, Diskursen oder mediativen Prozessen Strukturen, die es den Mitgliedern ermöglicht, ethischen Ansprüchen zu entsprechen.

Dem *forschenden Mitglied* obliegt die Pflicht zur besonderen Sorgfalt und Transparenz. Wie die im nächsten Kapitel exemplarisch vorgestellten Fallbeispiele verdeutlichen, kommt es trotz aller Anstrengungen des Einzelnen immer noch zu Verfehlungen – mit teils gravierenden Folgen und leider auch häufiger als vermutet.

Die folgenden beiden Fallbeispiele gehen zum einen auf einen in der Praxis teilweise bedenklichen und konsekutiv gesundheitsgefährdenden Umgang mit normativer Ethik ein, konkret mit den Gesetzen und Zulassungsregelungen für neue Medizinprodukte. Zum anderen werden in einem konstruierten Fall einige ethische Herausforderungen beim Umgang mit Patientendaten am Beispiel der neuen europäischen Datenschutzgrundverordnung skizziert.

22.3 Fallbeispiele

22.3.1 Realbeispiel: Neue Medizinprodukte

Um die Voraussetzung für die Zulassung am Menschen und damit die Erstattungsfähigkeit durch die gesetzliche Krankenversicherung zu schaffen, muss für ein neues Medizinprodukt dessen therapeutischer Nutzen im Vergleich zu einem anderen Medizinprodukt untersucht und bewertet werden. Dazu dient das HTA-Verfahren, das im Deutschen auch als Medizintechnik-Folgenabschätzung bezeichnet wird und ein umfangreiches Repertoire an Methoden, Systematiken und Verfahren umfasst [9].

Obwohl die Medizinprodukte-Richtlinien in den letzten Jahren verschärft wurden, entdeckte im Jahr 2018 ein internationales Konsortium investigativer Journalisten unter dem Recherchenamen „Implant Files" aber erhebliche Lücken bei der Zulassung einiger Medizinprodukte und eine konsekutive Gefährdung bei deren Anwendung am Menschen [10]. Bereits im Jahr 2012 hatte sich die britische Ärztin und Medizinjournalistin Deborah Cohen um die Sicherheit von Medizinprodukten Gedanken gemacht. Denn gemeinsam mit Kollegen erhielt sie ohne große Mühe eine Konformitätsbescheinigung bzw. ein „CE-Siegel" für ein künstliches Hüftgelenk, das zuvor wegen Qualitätsmängeln vom Markt genommen worden war. Sie bewies damit die Unzulänglichkeit und Fehleranfälligkeit der damaligen Zulassungspraktiken für Medizinprodukte.

Als Redakteurin des British Medical Journal ist sie inzwischen Mitglied des International Consortium of Investigative Journalists (ICIJ) mit etwa 60 Medienpartnern – unter anderem NDR, WDR und Süddeutsche Zeitung. Ende 2018 veröffentlichte das Konsortium ihre Recherchen unter dem Titel „Implant Files", denen zufolge im Jahr 2017 alleine in Deutschland 14.034 Fälle gemeldet wurden, bei denen es zu Verletzungen, Todesfällen oder anderen Problemen gekommen sei, die im Zusammenhang mit zugelassenen Medizinprodukten stehen. Bei so vielen Fällen ist es unwahrscheinlich, dass nicht einer der beteiligten Mitarbeiter in den verantwortlichen Unternehmen zumindest auch nur einen Verdacht gehabt hat, so dass sich hier das ethische Problem der Übernahme oder Behinderung einer persönlichen Verantwortung aufdrängt.

Als Reaktion auf die „Implant Files" wollte der amtierende Bundesgesundheitsminister nun ein zentrales gesetzliches Implantateregister einführen, um die Qualität der Patientenversorgung flächendeckend zu stärken [10], dies entspricht dem Element der Institutionalisierung. Auf EU-Ebene soll ein neues Regelwerk die Versorgung der Patienten tatsächlich sicherer machen. Die Kontrolle der Medizinprodukte und der sie zertifizierenden Stellen – in Deutschland sind das meist TÜV oder DEKRA – soll ausgeweitet werden. Die sogenannten Benannten Stellen sollen künftig europaweit einheitliche Anforderungen (Element der Standardisierung) erfüllen und medizinisches Fachpersonal beschäftigen. Für die Zertifizierung von Hochrisikoprodukten wird bei der EU-Kommission eine zusätzliche Bewertung durch ein Expertenkomitee eingeführt. Solche Produkte müssen dann in klinischen Tests ihre Wirksamkeit und Sicherheit belegen.

22.3.2 Konstruiertes Beispiel: EU-DSGVO

In einem konstruierten Beispiel geht es vor allem um die modellhafte Darstellung eines Szenarios durch die Forscher vor dem Beginn eines Vorhabens, bei denen in aller Regel zumindest Teile der oben genannten ethischen Aspekte und Elemente der Leitlinien direkt oder indirekt betroffen sind. Beispielsweise taucht immer wieder die Frage auf, wer die Verantwortung für Forschungsdaten innerhalb einer Studie trägt. Mit Inkrafttreten der europäischen Datenschutzgrundverordnung (EU-DSGVO) 2018 ergibt sich dies zum Beispiel aus dem Gesetz selbst oder im Wege der Einwilligung. So steht in den Mitteilungen des Bundesgesundheitsministeriums zum besseren Schutz für Patienten aufgrund des EU-DSGVO:

> Praxen sind verpflichtet, Sie als Patienten darüber zu informieren, zu welchem Zweck die Praxis Daten erhebt, speichert oder weiterleitet. Der Information (z. B. Informationsblatt oder Aushang) können Sie auch entnehmen, welche Rechte Sie in puncto Datenschutz haben. [...] Darf der Arzt personenbezogene Daten an Dritte weitergeben? Ja, wenn er hierzu gesetzlich befugt oder verpflichtet ist, andernfalls müssten Sie ausdrücklich in die Weitergabe einwilligen. [11]

Im Wissenschaftsbereich gibt es einerseits eine Vielzahl gesetzlicher Regelungen, an denen die EU-DSGVO nichts geändert hat. „Forscher sollten (andererseits) im eigenen Interesse bei den Universitäten und Hochschulen auf die Schaffung eines sicheren und einheitlichen Rahmens für die Verarbeitung personenbezogener Daten hinwirken und dabei immer auch die Freiheit ihrer Forschung im Auge haben. Die rechtlichen Rahmenvorgaben sind aber in vielen Fällen noch nicht spezifiziert [...]" [12].

22.4 Diskussion

Die Präsidiumskommission Ethische Fragen in der Medizinischen Informatik, Biometrie und Epidemiologie der GMDS ist bestrebt, das Bewusstsein der Gesellschaftsmitglieder dafür zu stärken, dass ein guter Ethikkodex keine Hürde für die Forschung am und mit dem Menschen darstellt. Er ist im Gegenteil die Basis für rechtmäßiges, sinnvolles Handeln, für Vertrauen in die Forschenden und in die Vertraulichkeit im Umgang mit den hochsensiblen Daten, die ausschließlich zur kontinuierlichen Verbesserung der Gesundheitsversorgung verwendet werden sollten. Dies geschieht mit dem Bewusstsein, dass die Verantwortung in der Forschung bereits bei der Theorienbildung beginnt, nachgewiesenen Forschungsmissbrauch reflektieren muss und die Auseinandersetzung mit den Folgen unserer Forschungsergebnisse nicht scheuen darf.

Es ist eine große Herausforderung für die Kommission, die GMDS und ihre Mitglieder mit deren heterogenen wissenschaftlichen Fachgebieten und Forschungsschwerpunkten sowie deren noch vielfältigerem Methodenrepertoire, die Ethischen Leitlinien des Ethikkodex weiter zu entwickeln. Das Element der Selbstverpflichtung könnte hier den Weg ebnen, von der neu eingeführten Selbstverpflichtung der Mitglieder (Ethische Leitlinien) über die Selbstverpflichtung der Fachgesellschaft (Satzungsänderung) bis hin zu den Selbstverpflichtungen der Völker (Deklarationen) zur Forschung am Menschen oder mit biomedizinischen Materialien.

Einen weiteren Rahmen bilden die europäische und nationale Gesetzgebung mit ihrer großen Vielfalt vom Gesundheits- und Sozialrecht bis hin zum Strafgesetzbuch. Nicht weniger herausfordernd ist es, die gemeinsamen Nenner bei den Kodizes anderer nationaler und internationaler natur- und lebenswissenschaftlicher Fachgesellschaften so zu aggregieren und für die GMDS nutzbar zu machen sowie zu ergänzen, wie es sinnvoll und notwendig erscheint. Hier ist z. B. der IMIA Code of Ethics for Health Information Professionals zu nennen [13]. Diese Leitlinien könnten nur schwer als Basis für deutsche Leitlinien verwendet werden, da das angelsächsische Rechtssystem und insbesondere das Arbeitsrecht der USA sich von dem deutschen System unterscheiden. Manche Dinge, die bei uns im Arbeitsrecht geregelt sind, müssen dort in den Leitlinien formuliert werden.

Die Tab. 22.2 zeigt einen Vergleich verschiedener Ethikkodizes mit den Pflichten jedes einzelnen Mitgliedes, der Mitglieder in Führungspositionen und der tragenden Gesellschaft. Zur Stärkung des Codes ist dabei die Verbindlichkeit des Codes für die Mitglieder entscheidend.

Tab. 22.2: Vergleich der Ethikkodizes verschiedener informationstechnischer Gesellschaften.

Fachgesellschaft	GMDS Zusammen mit BVMI, KH-IT, DVMD	ACM (Association for Computing Machinery)	IMIA (International Medical Informatics Association)	IEEE (Institute of electrical and electronics engineers)	GI (Gesellschaft für Informatik)
Name	Ethische Leitlinien für die medizinische Informatik [6]	Code of ethics and professional conduct [14]	Code of ethics for Health Information Professionals [15]	Software engineering code of ethics and professional practice [16]	Ethische Leitlinien [17]
Erste Version von	2004	1966	2003	1963	1994
Aktuelle Version von	2008	2018	2016	1999	2018
Jedes Mitglied	Informationen verarbeiten und Informationssysteme im Gesundheitswesen gestalten	Computertechnologie: Das Allgemeinwohl ist vorrangiges Ziel	Umgang mit gesellschaftlichen und individuellen Gesundheitsdaten	Gemeinwohl, Verantwortung übernehmen	Orientierung für alle, die mit IT-Systemen arbeiten
Fachkompetenz	ja	ja	ja	Ja	Ja und Sachkompetenz
Kommunikative Kompetenz	ja	ja	Ja, insbesondere mit anderen Gesundheitsberufen		ja
Ethische Pflichten	Medizinethische Kompetenz: vorrangig Würde des Menschen und Persönlichkeitsrecht, Mitwirkung an der Weiterentwicklung des Codex	Beachtung fundamentaler ethische Prinzipien: Schutz der Autonomie, Nicht-Schaden (u. a. Umwelt)	Beachtung fundamentaler ethischer Prinzipien und genereller Prinzipien der Informationsethik	Ethischer Ansatz	Moralische Forderungen beachten: Grundgesetz der BRD, Charta der Grundrechte (EU)
Juristische Kompetenz	ja	ja	Regularien einhalten	Rechtliche Belange beachten	ja

Tab. 22.2: (fortgesetzt)

Fachgesellschaft	GMDS Zusammen mit BVMI, KH-IT, DVMD	ACM (Association for Computing Machinery)	IMIA (International Medical Informatics Association)	IEEE (Institute of electrical and electronics engineers)	GI (Gesellschaft für Informatik)
Soziale Pflichten	Soziale Verantwortung; Gesellschaftliche Auswirkungen berücksichtigen	Bewusstsein für den sozialen Kontext	Professionelles Handeln und Beziehung zu anderen Berufen Pflichten gegenüber dem Subjekt der Gesundheitsakte, Pflichten gegenüber der Gesellschaft	Kulturelle Belange, ökonomische Belange und Umweltbelange Pflichten gegen Kollegen	Gesellschaftliche Fragestellung
Persönliche Pflichten	Unbestechlichkeit; Urteilsfähigkeit	Überprüfen	Integrität; Pflichten des Mitgliedes sich selbst gegenüber	Integrität; Unbestechlichkeit; Unabhängigkeit; Lebenslanges Lernen	
Pflichten als Arbeitnehmer	fachbezogen		gegenüber der Institution: Loyalität	gegenüber Klienten und Arbeitgebern	
Pflichten gegen die eigene Profession			Förderung	Förderung	Sozial verträgliche Arbeitsbedingungen
Mitglied in Führungsposition	Arbeitsbedingungen gestalten nach Stand der Technik und der Wissenschaft Organisationsstrukturen gestalten	Allgemeinwohl; Soziale Verantwortung Verbesserung der Arbeitsbedingungen aller		Qualität fördern, Risiken minimieren	Arbeitsbedingungen und Weiterbildung gestalten Organisationsstrukturen gestalten

Tab. 22.2: (fortgesetzt)

Fachgesellschaft	GMDS Zusammen mit BVMI, KH-IT, DVMD	ACM (Association for Computing Machinery)	IMIA (International Medical Informatics Association)	IEEE (Institute of electrical and electronics engineers)	GI (Gesellschaft für Informatik)
Bezüglich des Codes		Förderung des Codes			
	Zur Beteiligung der Betroffenen beitragen	Integration der Systeme in die Gesellschaft			Keine Kontroll- oder Überwachungstechniken ohne Beteiligung der Betroffenen
Mitglied in der Lehre	Vorbild	Unterstützung von Mitgliedern bei der Entwicklung		Information, Lehre	Vorbereitung auf individuelle und gemeinschaftliche Verantwortung
Mitglied in der Forschung	Forschung nach guter wissenschaftlicher Praxis				Forschung nach guter wissenschaftlicher Praxis
Tragende Fachgesellschaft	Zivilcourage				Soziale Verantwortung, Zivilcourage
Bei Code-Verletzungen	Mediation	Review von und Entscheidung über Code-Verletzungen, Mediation			Mediation
Interdisziplinärer Diskurs	ja				ja
Verbindlichkeit des Kodex	Geplant für jedes Mitglied	Für jedes Mitglied, schwere Verstöße werden geahndet durch Ausschluss	Nur als Hilfestellung	Für jedes Mitglied, Verstöße sind unvereinbar mit der Profession	Orientierung für Fachgesellschaft und Mitglieder

22.5 Literatur

[1]   Martini P, Oberhoffer G, Welte E. Methodenlehre der therapeutisch-klinischen Forschung. Springer, Berlin/Heidelberg/New York, Springer, 4. Aufl., 1968, 14.

[2]   Hafeneger B, Velke M, Frings L. Geschichte der hessischen Ärztekammern 1887–1956. Autonomie, Verantwortung, Interessen. Frankfurt am Main, Wochenschau-Verlag, 2016.

[3]   Landesärztekammer Hessen (Hrsg.). 60 Jahre Landesärztekammer Hessen – Wurzeln und Zukunft. https://www.laekh.de/437-presse/presse-aktionen-projekte/hessischer-aerztetag-2016 [22.11.2019].

[4]   Good Clinical Praxis Network. Leitlinie zur guten klinischen Praxis. Harmonisierte ICH-Leitlinie für die EU, Japan und die USA. https://ichgcp.net/de/ [22.11.2019].

[5]   Godlee F. Why aren't medical devices regulated like drugs? BMJ 2018, 363, k5032.

[6]   Ahrens W, Bergh B, Bohrer-Steck M, et al. Ethische Leitlinien der Deutschen Gesellschaft für Medizinische Informatik, Biometrie und Epidemiologie e. V.(GMDS), des Arbeitskreises der IT-Leiter/innen der Universitätsklinika (AL-KRZ) des Berufsverbandes Medizinischer Informatiker (BVMI), des Bundesverbandes der Krankenhaus-IT-Leiterinnen/Leiter e. V. (KH-IT) und des Deutschen Verbandes Medizinischer Dokumentare e. V.(DVMD). GMDS 2008. https://gmds.de/fileadmin/user_upload/Aktivitaeten_Themen/praesidiumskommissionen/Ethische_Leitlinien.pdf [22.11.2019].

[7]   World Medical Association. Genfer Gelöbnis von 2017. https://www.wma.net/policies-post/wma-declaration-of-geneva/ [01.12.2019]

[8]   Beauchamp TL, Childress JF. Principles of biomedical ethics. Oxford, Oxford University Press, 7. Ed., 2013.

[9]   Perleth M, Busse R, Gerhardus H, et al. (Hrsg.). Health Technology Assessment: Konzepte, Methoden, Praxis für Wissenschaft und Entscheidungsfindung. Berlin, MWV, 2. Aufl., 2014, 12–7.

[10] Korzilius H, Zylka-Menhorn V, Gießelmann K. Medizinprodukte. Neuer Skandal um bekannte Tatsachen. Dtsch Ärztebl. 2018;115:A2274–77.

[11] Bundesministerium für Gesundheit. EU-Datenschutz-Grundverordnung: besserer Schutz für Patienten. https://www.bundesgesundheitsministerium.de/ministerium/meldungen/2018/mai/eu-dsgvo.html [18.11.2019].

[12] Schwartmann R, Invernizzi F. Wer trägt Verantwortung für Forschungsdaten? Herausforderung der Datenschutz-Grundverordnung für Hochschulen und Wissenschaftler. Forschung und Lehre. 2019;11:1006–7.

[13] Kluge EH. The IMIA Code of Ethics for Health Information Professionals. 2003, 2016 Revision, IMIA GA approved August 28, 2016. https://imia-medinfo.org/wp/wp-content/uploads/2015/07/IMIA-Code-of-Ethics-2016.pdf [22.11.2019].

[14] ACM code of ethics and professional conduct. https://ethics.acm.org. [30.11.2019].

[15] IMIA code of ethics for health information professionals. https://imia-medinfo.org/wp/wp-content/uploads/2015/07/IMIA-Code-of-Ethics-2016.pdf [30.11.2019].

[16] IEEE software engineering code of ethics and professional practice. https://www.ieee.org/about/corporate/governance/p7-8.html [30.11.2019].

[17] Gesellschaft für Informatik. Ethische Leitlinien. https://gi.de/ueber-uns/organisation/unsere-ethischen-leitlinien/ [30.11.2019].

S. Siewert, P. Dabrock

23 Pluralität achten – Nachdenklichkeit erzeugen – Orientierung anbieten: Der Deutsche Ethikrat als Spiegel und Katalysator gesellschaftlicher Debatten

23.1 Einleitung

Die rasanten Entwicklungen in den Biowissenschaften und auf dem Gebiet der digitalen Technologien mit Auswirkungen auf medizinische und pflegerische Kontexte werfen grundsätzliche ethische und gesellschaftlich hoch relevante Fragen nach den Verschiebungen des Machbaren wie Erlaubten auf: Wie werden die neuen Technologien unsere Lebensformen und Gesellschaften prägen und durchdringen? Wie werden sie unsere Wahrnehmung und Gestaltung von Lebensanfang und -ende verändern? Welchen Spielraum eröffnen neue Verfahren in der Frage nach der angemessenen und menschengerechten Versorgung? Oder ganz fundamental: Schafft der Mensch sich ab?

Der Deutsche Ethikrat nimmt bei der Perspektivierung, Orientierung und Kommunikation solcher Fragen eine wichtige gesellschaftliche Rolle in Deutschland ein. Seine Funktion bemisst sich nicht zuletzt an der sachlich wie kommunikativ glaubwürdigen Präsentation seiner Position(en) zwischen politischer Beratung, gesellschaftlichem Auftrag und internationalem Austausch. Dabei gilt es, sowohl in den internen Debatten wie der externen Verständigung einen vertrauensbildenden, offenen Diskurs zu fördern und zu wahren, den Herausforderungen oft divergierender weltanschaulicher und sachlicher Positionierung gerecht zu werden und zugleich die wichtige Orientierungsleistung für Politik und Öffentlichkeit nicht einzubüßen.

Auch wenn der Wissenschaft in Deutschland sowie global sehr großes Interesse und hohe Wertschätzung entgegengebracht wird und das Vertrauen in Wissenschaft und Forschung im Zuge der weltweiten Corona-Pandemie sogar noch gestiegen ist [1], befindet sich dieser prinzipielle, gerade von den Medien dem Ethikrat intensiv entgegengebrachte Vertrauensvorschuss auf prekärem Grund. Die bioethische Diskursförderung und Beratung dürfen im Zeitalter sogenannter „Fake News" nicht selbstzufrieden auf eine unerschütterliche Glaubwürdigkeit der vorhandenen Institutionen setzen.

Die wachsende Bedeutung medialer Kommunikationsprozesse sowie die Chancen und Risiken der damit einhergehenden Partizipations- und Einflussmöglichkeiten der Wissenschaft in öffentlichen Debatten wird die Rolle von bioethischen Sachverständigengremien in Zukunft in erheblichem Maße prägen.

https://doi.org/10.1515/9783110645767-023

Wer auch immer sich heute in das Feld bioethischer Diskussionen begibt – von Wissenschaftlern über Journalisten bis hin zu den politischen Entscheidungsträgern oder Beratungsgremien wie dem Deutschen Ethikrat – sieht sich neben den komplexen ethischen Debatten mit der zentralen Rolle der Medien konfrontiert. Neben der (teils arbiträren) Mediatisierung von Inhalten und deren fast synchroner globaler Verbreitung durch die sozialen Medien sei hier vor allem die zunehmende mediale Personalisierung [2], sprich die personenzentrierte Darstellung journalistischer Inhalte, in der bioethischen Beratung erwähnt.

Vor diesem Hintergrund und speziell in Hinblick auf die Ratsperiode von 2016 bis 2020 soll im Folgenden die Arbeit des Deutschen Ethikrates im Lichte wichtiger biopolitischer Debatten skizziert werden. In der genealogischen, grob der (allerdings in teilnehmender Beobachtung angewandten) Grounded-Theory-Methodologie [3] verpflichteten Darstellung von institutioneller Grundlage, Verfahrensweisen und Ergebnissen der Arbeit des Rates sollen die systematisch-geltungstheoretischen Akzentuierungen herausdestilliert werden, um deutlich zu machen, worin der Mehrwert einer solchen, auf gesetzlicher Grundlage beruhenden Deliberationsorganisation gegenüber anderen unumstritten ebenso berechtigten individuellen und institutionell verankerten zivilgesellschaftlichen Diskussionsforen besteht.

Für einen Überblick zur Arbeit des Rates von 2008 bis 2012 sei ergänzend auf andere Publikationen verwiesen, wie etwa Ausführungen aus der Innenperspektive ehemaliger Ratsmitglieder [4,5]. Eine umfassendere empirische Fallstudie zu Genese, Selbstverständnis und Arbeitsweise des Rates von seinen Anfängen bis 2014 bietet Gordian Ezazi [6]. Eine weitere aktuellere Diskussion liefert die Dissertation von Maximilian Hohmann, der sich vor allem mit der Diskursform des Ethikrates beschäftigt [7]. Wer sich zu den Aufgaben und Funktionen des Nationalen Ethikrates – der anders als der Deutsche Ethikrat nicht auf einer gesetzlichen Grundlage stand, sondern ein allein von der Regierung berufenes Expertengremium war – näher informieren möchte, kann dies bei Alexander Ahlswede tun [8].

23.2 Rolle und Aufgaben des Deutschen Ethikrates

23.2.1 Genese und Konstitution des Ethikrates

Nach Inkrafttreten des Ethikrat-Gesetzes (EthRG) am 1. August 2007 kamen die 26 zu gleichen Teilen von Bundesregierung und Bundestag ernannten und vom Bundestagspräsidenten berufenen Mitglieder des Deutschen Ethikrates am 11. April 2008 zur konstituierenden Sitzung zusammen. In seiner ideengeschichtlichen Genese knüpft der Ethikrat an vorangegangene bioethische Debatten an. Seit den 1980er-Jahren lösten Schlagworte wie Organtransplantation, In-vitro-Fertilisation oder Hirntod-Definition große Verunsicherungen aus und trugen zu einer sich intensivierenden bioethischen Debatte bei. Um die Jahrtausendwende avancierten vor allem die Stammzellforschung, Gendiagnostik, Präimplantationsdiagnostik (PID) und das Klonen zu „politisch regulierungsrelevanten Themen" [9]. In diesen zeitgeschichtlichen Kontext fällt die Gründung des Nationalen Ethikrates wie auch verschiedene mit den Themen befasste Enquete-Kommissionen des Bundestages, die alle als Vorläufergremien des Deutschen Ethikrates angesehen werden können. Der Fokus der ersten Amtsperiode des Deutschen Ethikrates (2008–2012) lag im Geiste des Nationalen Ethikrates primär auf den „klassischen" medizin- und bioethischen Themen, unter anderem die anonyme Geburt/Babyklappe, Biobanken, Mischwesen, Ressourcenallokation im Gesundheitswesen, Fortpflanzungsmedizin und humane embryonale Stammzellen und der Umgang mit Demenz [4].

Die Jahre von 2012 bis 2016 waren vor allem von einer Internationalisierung und Europäisierung bioethischer Themen geprägt, was sich unter anderem durch die Ausrichtung des „Global Summit" der Bioethikräte im Jahre 2016 zeigte. Erarbeitet wurden Stellungnahmen u. a. zu genetischer Diagnostik, Biosicherheit, Hirntod und Organspende, Embryonenspende und Patientenwohl. Gerade die Fragen nach der Ressourcenallokation und Gerechtigkeit im Gesundheitswesen spielten in den Stellungnahmen „Nutzen und Kosten im Gesundheitswesen" (2011) und „Patientenwohl im Krankenhaus" (2016) eine wichtige Rolle und wurden im Zuge der fortschreitenden Technisierung in der medizinischen Versorgung und Pflege in der im März 2020 veröffentlichten Stellungnahme „Robotik für gute Pflege" wieder aufgegriffen [10].

Der Hinweis auf die letztgenannte Stellungnahme deutet den Trend der Amtsperiode ab 2016 an. In dieser Zeit öffnete sich der Deutsche Ethikrat vermehrt informationstechnologischen Fragen in Forschung, Medizin und Pflege. Zugleich ließe sich argumentieren, dass viele der ursprünglichen Diskussionen nicht etwa verschwunden sind, sondern sich mit der Zeit weiter ausdifferenziert und verschärft haben. In diesem Sinne ist die Arbeit des Deutschen Ethikrates als kontinuierliche Vertiefung vorheriger Debatten unter Berücksichtigung neuer Verfahren (Big Data und Genome Editing) zu verstehen. So hat der Ethikrat etwa zu verschiedenen Zeiten die Entwicklungen der Gendiagnostik in den Blick genommen (u. a. in den Stellungnahmen „Präimplantationsdiagnostik", 2011, und „Die Zukunft der genetischen Diagnostik", 2013). Zugleich profitierte die Stellungnahme „Big Data und Gesundheit" von den Überlegungen der Stellungnahme „Humanbiobanken" (2010), in der es nicht zuletzt um den Datenschutz von Probanden in der biomedizinischen Forschung ging. Auch hier sind Fortschreibungen im Rückgriff auf neuere und neueste technologische Entwicklungen erwartbar. Zu den großen Explorationsfeldern der Zukunft gehören weiterhin die Grundlagenforschung und Anwendungen im Schnittfeld von Synthetischer Biologie [11] und Genome Editing im Humanbereich [12] und in der Landwirtschaft bis hin zur digitalisierten Medizin [13].

Gerade bei den beiden Megatrends des 21. Jahrhunderts, der Gentechnik und der Digitalisierung, herrscht in der Gesellschaft eine große Unsicherheit, für die Ethikkommissionen – und dies trifft wohl auch für die ethisch ausgerichtete Politikberatung zu – eine Art „institutionelle Antwort" [14], oder zumindest einen Resonanzraum darstellen können. Dabei gilt es, gerade im Bereich der datengetriebenen und KI-basierten Anwendungen in der Medizin und Pflege Unsicherheiten anzuerkennen und angemessene Lösungen zu finden [15]. Die Dynamisierung der Datenerhebung und -nutzung wird weiter zunehmen und unser Verständnis von Gesundheit und Krankheit grundlegend verändern. Die doppelte Funktion des Ethikrates als Seismograph für bioethische Debatten einerseits und als gesellschaftlich eingebundenes Beratungsorgan zu den Entscheidungskriterien wissenschaftlichen Arbeitens und rechtspolitischen Direktiven andererseits kann wichtige Orientierungspunkte bieten.

Zugleich wird jene Rolle durch die Erfüllung des gesellschaftlichen Auftrags legitimiert, dem der Deutsche Ethikrat als eines gesetzlich etablierten, unabhängigen Sachverständigengremiums seit 2007 über drei im EthRG ausgewiesene Aufgaben nachzukommen hat: 1. Information der Öffentlichkeit und die Förderung der Diskussion in der Gesellschaft; 2. Erarbeitung von Stellungnahmen sowie von Empfehlungen für politisches und gesetzgeberisches Handeln für die Bundesregierung und den Deutschen Bundestag; 3. Zusammenarbeit mit nationalen Ethikräten und vergleichbaren Einrichtungen anderer Staaten und internationaler Organisationen.

23.2.2 Information der Öffentlichkeit und Förderung der gesellschaftlichen Debatten

Der Deutsche Ethikrat nutzt verschiedene Formate, um die Öffentlichkeit über aktuelle bioethische Themen zu informieren und gesellschaftliche Debatten anzuregen. Neben den Jahrestagungen bieten die biennal stattfindenden Herbsttagungen und das mindestens einmal jährlich ausgerichtete Forum Bioethik der allgemeinen Öffentlichkeit die Möglichkeit, mit ausgewiesenen Expertinnen und Experten zu ausgesuchten Fragestellungen in den Dialog zu treten. Die teilöffentlichen Plenarsitzungen und öffentlichen Anhörungen geben darüber hinaus einen wichtigen Einblick in die Arbeitsweise des Gremiums.

Die Jahrestagungen der Amtsperiode 2016 bis 2020 beschäftigten sich vor allem mit den Herausforderungen durch neue Technologien – vom Genome Editing bis hin zur Robotik und Künstlichen Intelligenz (KI) in den verschiedenen Bereichen des Lebens: Vernetztes Heim, Militär, Autonomes Fahren, Medizin und Pflege. Im Mittelpunkt standen Überlegungen zu den gesellschaftlichen Auswirkungen bio- und informationstechnologischer Systeme sowie deren Zusammenwachsen. Sie wurden im Lichte einer konkreten Ethik betrachtet, die davon ausgeht, dass gesellschaftliche Trends auch Auswirkungen auf die Deutung moralischer und moraltheoretischer Grundorientierungen haben und damit eine Neubewertung moralischer Kriterien wie Würde, Autonomie, Lebensschutz und Gerechtigkeit zur Folge haben können.

Zudem hat sich der Deutsche Ethikrat in den letzten Jahren zunehmend auch mit Themen beschäftigt, die über die zentralen Fragen der Bioethik hinausweisen. Dies geschah vor allem dann, wenn Prämissen der Wissenschaftsfreiheit und der Wissenschaftsethik in Frage gestellt schienen. So veranstaltete der Ethikrat am 23. Oktober 2019 an der Georg-August-Universität Göttingen seine Herbsttagung unter dem Motto „Meinen – Glauben – Wissen: Klimawandel und die Ethik der Wissenschaften". In der Art und Weise der öffentlich geführten Klimadiskussionen und dem Spannungsfeld von Selbstverständnis und Instrumentalisierung der Klimawissenschaften sahen die Ratsmitglieder besonderen Reflexionsbedarf.

Der Ethikrat möchte angesichts des Umstandes, dass bioethische Debatten oft eine Kompensations-, Symbol- und Erprobungsfunktion für die Deutung allgemein-gesellschaftlicher Trends haben (beispielsweise im Umgang mit neuen Technologien, im Verhalten gegenüber vulnerablen Gruppen, im Selbstverständnis des Menschen überhaupt) [16], insgesamt zu einer Versachlichung von oft zu Polarisierung neigenden moralischen Debatten beitragen. Er tut dies gleichwohl nicht, indem er das Potenzial zur Meinungsbildung unterdrückt, sondern vielmehr indem er zu Austausch und kritischer Reflexion einlädt. Der Ethikrat der Amtsperiode 2016 bis 2020 hat deshalb die Aufgabe der kritischen Distanzierung moralischer Kommunikation zu bioethisch und biorechtlich relevanten Themen unter das Motto „Pluralität achten – Nachdenklichkeit erzeugen – Orientierung anbieten" gestellt.

Interpretationen, die präferentiell von einer „Politisierung" [6] des Rates sprechen, treffen angesichts der Breite und Offenheit des Arbeitsportfolios des Rates nicht zu – vor allem dort nicht, wo er versucht, gegenwärtige Trends im Sinne des *Foresight* in Zukünfte hinein zu explorieren und responsiv auf alle möglichen – sprich: wissenschaftlich-technischen, politischen, aber auch weltanschaulichen – Entwicklungen zu reagieren. Gleiches gilt für die Einschätzung, angesichts der Entwicklung neuer Dialogformate und der Ausweitung des Themenspektrums „emanzipiere" sich der Ethikrat von den vermeintlich engen gesetzlichen Vorgaben [17]. Betrachtet man § 1, Abs. 1 EthRG [18] sind diese nämlich denkbar weit und beschränken sich keineswegs auf das klassische Feld der Bioethik – denn das Themenfeld liegt „insbesondere", aber damit keineswegs ausschließlich im Bereich der Lebenswissenschaften.

Auf aktuelle Herausforderungen oder sich abzeichnende Trends reagiert der Ethikrat nicht nur durch die erwähnten Veranstaltungsformate, sondern auch in Form von situationsbezogenen Stellungnahmen. Das trifft beispielsweise auf das seit 2014 bestehende Format der Ad-hoc-Empfehlung zu, das es erlaubt, zeitnah auf aktuelle Themen zu reagieren, wie dies u. a. zum Thema Klonverbot in der Stammzellenforschung (2014), der Suizidbeihilfe (2014 und 2017) und vor allem in Hinblick auf die Entwicklungen des Genome Editing (2017) sowie in der Corona-Krise (2020) geschehen ist.

Die Übersetzungsleistung aus der Wissenschaft heraus sowie die Rolle der öffentlichen Vermittler ethisch komplexer Sachverhalte gewinnt an Bedeutung und wird zunehmend gesellschaftlich eingefordert. Die Expertise der Ratsmitglieder wurde seit 2016 besonders häufig in Bezug auf Organspende, Sterbehilfe, Keimbahneingriffen, Pränataldiagnostik und Datenmedizin (inkl. KI) angefragt. Das Interesse der Medien an einer ethischen Bewertung grundlegender Fragen des Lebens ist deutlich spürbar.

Damit ist aber auch das sorgsam zu beobachtende Problem der Repräsentativität des Gremiums als eines Ganzen angesprochen, die sich neben der Qualität der Diskussionen und der Darstellung vieler Sichtweisen auch an der Vermittlung des Gefühls, repräsentiert zu sein, bemisst [19]. Gerade die Vermittlung des Gefühls, repräsentiert zu sein, kann Türen für den kritischen Austausch öffnen und lässt sich durch ein vielfältiges Angebot des öffentlichen Dialogs und eine entsprechende mediale Reichweite steigern. Von YouTube-Interviews, Anhörungen im Bundestag, TV-Auftritten, Leitartikeln in den einschlägigen Tages- und Wochenzeitungen bis hin zum Verweis auf die Stellungnahmen des Rates in internationalen Fachzeitschriften: Die Breite der medialen Einmischung ermöglicht Identifikation und öffnet Resonanzräume. Darin liegt allerdings auch eine Gefahr der Vermischung der Funktionen und Perspektiven nach innen und außen, die es beständig zu hinterfragen gilt.

Bereits unter Christiane Woopen, der Vorsitzenden des Deutschen Ethikrates von 2012 bis 2016, hat das mediale Interesse am Rat und vor allem der Person der Vorsitzenden zugenommen. Dieses hat sich in der Amtsperiode 2016 bis 2020 noch einmal verstärkt. Die mediale Präsenz des oder der Vorsitzenden sichern zum einen die Kontinuität der Aufmerksamkeit, birgt zum anderen aber auch eine Verwechslungsgefahr zwischen der Person, die den Vorsitz innehat, und der Position des Rates, der sich offiziell eben nur zu den vom Gesamtgremium verabschiedeten Stellungnahmen und Berichten äußert. Diese Ambiguität verstärkt sich, insofern zunehmend zahlreiche Mitglieder des Ethikrates über die sozialen Medien kommunizieren, was rezeptionsästhetisch durchaus weitere Repräsentations- und Erwartungskonflikte zur Folge haben kann, die eine kontinuierliche Prüfung erfordern. Umgekehrt wäre es fatal und geradewegs eine vertane Chance, aufgrund der zu erwartenden Reibungspunkte gänzlich auf diese Möglichkeiten der öffentlichen Kommunikation zu verzichten. Es kann gar nicht Ziel des Ethikrates sein, moralische Dissense, die ja die weltanschauliche Pluralität der Gesellschaft spiegeln sollen und damit nachgerade im Rat gewünscht sind, zu überspielen.

23.2.3 Erarbeitung von Stellungnahmen für die Politik und Öffentlichkeit

In den Ratsperioden 2012 bis 2016 und 2016 bis 2020 hat der Deutsche Ethikrat elf Stellungnahmen und sieben Ad-hoc-Empfehlungen, ein Joint Statement sowie drei Dokumentationen und drei Studien und Befragungen erarbeitet. Aufgrund der andauernden Corona-Krise konnte eine weitere in der Ratsperiode verabschiedete Stellungnahme zum Thema „Tierwohl" erst nach dem Ende der Amtszeit erscheinen. Häufig zeichnet sich die Arbeit des Rates durch die beständige Durchdringung gesellschaftsrelevanter Themen aus, die auf eine gesetzliche Regelung zusteuern. Als Beispiele seien hier genannt: Die Stellungnahme des Ethikrates kurz vor der gesetzlichen Regelung zur PID 2011, oder aber die hitzige Debatte um die Beschneidung nicht-einwilligungsfähiger Jungen aus weltanschaulichen Gründen bei der 2012 eine öffentliche Anhörung und die darauffolgende kurze Pressemitteilung des Ethikrates für Beruhigung und Orientierung sorgte und auch weitgehend in der gesetzlichen Regelung beachtet wurde. Die ethische und verfassungsrechtliche Legitimität der Organspende war bereits in den Stellungnahmen des Nationalen Ethikrates (2007) und des Deutschen Ethikrates (2015) verhandelt worden und hatte mit der Debatte zur Erhöhung der Organspendezahlen in den Jahren 2018 und 2019 neue Impulse erhalten, die im Dezember 2018 im Forum Bioethik „Pro + Contra: Widerspruchslösung bei der Organspende" diskutiert wurden. Schließlich publizierte der Ethikrat kurz vor der gesetzlichen Regelung der Impfpflicht seine Position zu dieser Frage (2019). In jüngster Zeit und besonders im Zuge der stark rezipierten Ad-hoc-Empfehlung „Solidarität und Verantwortung in der Corona-Krise" (2020) scheint sich die Politik mehr denn je der Expertise des Rates zuzuwenden. So hat Bundesgesundheitsminister Jens Spahn angekündigt, die Frage des Immunitätsnachweises für SARS-CoV-2 erst gesetzlich angehen zu wollen, wenn der Ethikrat sich zu diesem Thema geäußert hat.

Zugleich ist die transparente Arbeitsweise des Rates ein weiterer wichtiger Aspekt der Vertrauensbildung: Neben den zwei Mal im Jahr erscheinenden Infobriefen, berichtet der Ethikrat dem Bundestag und der Bundesregierung (sowie der Öffentlichkeit) jährlich über seine Aktivitäten. Obwohl von Seiten der Politik Aufträge möglich sind, hat das Gremium bisher die meisten Themen aus eigenem Entschluss bearbeitet – mit Ausnahme von drei Stellungnahmen: Intersexualität (2012), Gendiagnostik (2013) und Biosicherheit (2014). Allerdings hat sich nun bereits drei Mal ein Modus eingebürgert, dass jenseits einer für Ethikratsbeauftragungen durch die Bundesregierung üblichen Kabinettsabstimmung ein einzelner Minister vom Rat eine Stellungnahme erbeten hat. Auch wenn sich der Rat selbstverständlich diesem Ansinnen nicht verweigert hat, stellt sich die Frage, ob dieses Vorgehen der im Kabinett gepflegten Ressortabstimmung zuträglich ist. Aber diese regierungsinternen Fragen mag von anderen politikwissenschaftlich untersucht werden.

Bei den selbst gewählten Themen hat der Ethikrat entweder – wie erwähnt – auf bereits bestehende oder neu diskutierte Gesetzesvorlagen reagiert. An anderer Stelle schien dem Rat durch besorgniserregende Entwicklungen in der biotechnologischen Forschung eine Aufnahme des Themas ethisch geboten – so geschehen im Falle moralisch fragwürdiger Experimente an Embryonen durch chinesische und amerikanische Forscher in den Jahren 2015/2016 und der Geburt der ersten genetisch veränderten Babys in China im Herbst 2018.

Jedes Mitglied ist berechtigt, Themen für Stellungnahmen einzubringen, die dann im Rat zur Abstimmung gebracht werden. Das Vorgehen in den Arbeitsgruppen lässt sich als deliberativer Prozess fassen. Dabei sollten die generellen Prinzipien guter wissenschaftlicher Politikberatung normativ leitend sein, nämlich zumindest: „Distanz, Pluralität, Transparenz und Öffentlichkeit" [20]. Diese basieren auf Abwägungen und dem Versuch, auch durch einen anfänglichen „funktionalen Dissens" [5] nach deliberativ erarbeiteter gemeinsamer Orientierung zu suchen. Dabei dürfen weltanschauliche Differenzen nicht verschleiert, sondern sollten vielmehr als zivilgesellschaftlich-kultureller Gewinn be- und erachtet werden. Gelingt es nicht, einen Konsens zu erzielen, identifiziert der Ethikrat in seinen Stellungnahmen den gemeinsamen moraltheoretischen Grund, der oftmals eine große Schnittmenge mit dem Verfassungsrecht aufweist, und sucht vor diesem Hintergrund zumindest einen Korridor zu markieren, innerhalb dessen sich die abzuwägenden gesellschaftlichen Positionierungen aufhalten sollten.

Das EthRG sieht ausdrücklich vor, dass angesichts weltanschaulicher Pluralität auch Minderheitenmeinungen das Recht haben, artikuliert zu werden und Aufmerksamkeit erhalten sollen. Ethik ist keine politische Mehrheitsfindung. In ihr zählen nur Argumente – präziser: „sollten zählen". Eine sehr breite Mehrheit von in ethischen Fragen wohlinformierten Fachleuten ist zwar ein Indiz dafür, dass in diesem Fall damit zu rechnen ist, dass ein solches ethisches Urteil plausibel ist. Gerechtfertigt wird es aber durch die Qualität in der Argumentation, nicht durch die Quantität der Mitglieder. Insofern bieten die immer wieder auch vorkommenden Minderheitenpositionen oder Sondervoten die Gelegenheit, die je eigene Position zu überprüfen. Bei der Stellungnahme „Hirntod und Entscheidung zur Organspende" (2015) ist beispielsweise die Minderheitenposition, die bezweifelte, dass Hirntod und Tod des Menschen identifiziert werden können, sowohl in Fachkreisen als auch in der allgemeinen Presse weitaus intensiver rezipiert worden als die Mehrheitsposition.

Konstitutiv für das Wirken des Ethikrates ist, dass die schriftlichen Expertisen in der Regel das Ergebnis eines langen Aushandlungsprozesses bilden und so auch methodologisch (Keimbahnintervention 2019) und inhaltlich (Datensouveränitätskonzept in der Big Data-Stellungnahme 2017) oft innovativ erscheinen. Dies ist in Anbetracht des ehrenamtlichen Engagements der Ratsmitglieder und des vergleichsweise kleinen Teams der Geschäftsstelle nicht selbstverständlich. Über die innovativen Ansätze hinaus besteht das Besondere der langen Aushandlungsprozesse aber gerade darin, die Bedeutung der zentralen Konflikte bioethischer Fragestellungen in ihrer diskursiven Offenheit herauszufiltern, ohne dabei in Beliebigkeit abzudriften. Die Dynamik und Diversifizierung in bioethischen Debatten erlauben in der Regel keine Eindeutigkeit und Einstimmigkeit [21]. Das diskursiv offene Sprechen ist oftmals ob seiner grundsätzlichen Unabgeschlossenheit und Inklusivität dem Postulat des moralisch „richtigen" Sprechens vorzuziehen [22]. Diese Differenz auszuhalten und damit auch zugleich die Pluralität der Perspektiven zu wahren, stellt bereits einen hohen diskursiven und auch gesellschaftlichen Gewinn dar.

Selbst wenn in einer Ethikratsstellungnahme nicht grundstürzend neue Argumente gegenüber der Diskussion in der Gesellschaft auftauchen mögen, trägt doch das je konkrete Arrangement ihrer Präsentation das Gütesiegel, den komplexen Diskussionsprozess des Rates durchlaufen zu haben. Entsprechend könnte man sogar, wie es Armin Nassehi, Irmhild Saake und Niklas Barth tun, von einer institutionell verankerten „ethischen Dauerreflexion" [23] sprechen. Diese Charakterisierung ist durchaus treffend, auch wenn sich die Autoren in ihrer empirischen Analyse zu den „Perspektivdifferenzen funktionaler Logiken im Kontext der Organspende" und zu der „Eigenlogik des Verfahrens des ER" [24] auf Veranstaltungsmitschriften und Äußerungen beziehen, die sie den Mitgliedern des Ethikrates zuschreiben, obwohl es sich dabei größtenteils um Beiträge geladener Gäste handelt.

Die Vielfalt der Perspektiven, zumindest im Sinne eines menschenwürde-basierten Korridors, wachzuhalten, entspricht oft nicht dem an die Ethik herangetragenen Wunsch nach Eindeutigkeit in persönlich oder gesellschaftlich erlebten Krisenmomenten. Diese Erwartung muss und darf eine deliberativ verfahrende Ethik enttäuschen. So wählte man in der Stellungnahme zum Genome Editing unter Berücksichtigung bestimmter struktureller und ethischer Voraussetzungen ganz gezielt einen offenen Zeitrahmen für die Anwendung von Keimbahneingriffen. Diese Flexibilität des Denkens wurde dem Ethikrat als inhaltlich vages und auch tendenziell mit falschen Hoffnungen spielendes Tangieren vorgeworfen [25]. Dabei liegt die Funktion des Rates doch darin, Forschung und technologische Innovation unter sorgfältiger und verhältnismäßiger Abwägung ihrer Chancen, Grenzen und Risiken zu beobachten – und dabei auch im Blick zu behalten, dass nicht nur das Tun, sondern auch das Unterlassen sinnvollen Tuns Folgen zeitigen kann und damit ethisch rechenschaftspflichtig ist.

Die gesetzlich geforderte Breite des Meinungs- und Wissensspektrums und damit auch die prinzipielle Unabgeschlossenheit des Diskurses spiegeln sich auch in der Zusammensetzung des Rates und der Fachexpertisen wider. Dabei wäre zumindest für die letzte Ratsperiode anzuzweifeln, dass die personelle Aufstellung des Ethikrates und damit die Ausrichtung der Stellungnahmen von rechtswissenschaftlichen Positionen dominiert war, wie dies von Alexander Bogner noch für den Nationalen Ethikrat postuliert wurde [26]. So kamen neben einem Vertreter der Betroffenenverbände in der Amtsperiode 2016 bis 2020 zehn Ratsmitglieder aus dem Bereich der Geistes- und Gesellschaftswissenschaften, neun aus den Medizin- und Naturwissenschaften und sechs aus der Rechtswissenschaft – gleichwohl sich durch die Mehrfachexpertise der Mitglieder eine trennscharfe Zuordnung nach den Wissenschaftsbereichen nicht anbietet. Auffallend waren gerade die Fachkombinationen, die, so könnte man argumentieren, das interdisziplinäre Verständnis vieler Ratsmitglieder prägten und prägen. Der Pluralität der Perspektiven wurde formell in hohem Maße Rechnung getragen. Wie in der 2020 begonnenen Amtsperiode damit verfahren wird, dass die nach Proporzregeln des Bundestages der Alternative für Deutschland (AfD) zustehende Berufung von zwei Mitgliedern gescheitert ist, wird man genau beobachten und an der gesetzlich verankerten Maßgabe bewerten müssen, dass der Ethikrat die gesamte Vielfalt gesellschaftlicher Positionen widerspiegeln soll.

Nun könnte man davon ausgehen, dass die bereits erwähnte Ausweitung des Themenspektrums und die Suche nach tragfähigen Kompromissen zu Einbußen bei der ethischen Qualität der Expertisen führt [27]. Dabei ist in den letzten Jahren eher das Gegenteil zu beobachten. Als Indiz möchten wir darauf verweisen, dass die ethische Reflexion und Deliberation gerade in den jüngeren Stellungnahmen zu „Big Data und Gesundheit" (2017) und „Eingriffe in die menschliche Keimbahn" (2019) quantitativ und qualitativ einen hohen Stellenwert einnimmt – im Verhältnis zu den Amtszeiten zuvor sind die juristischen Anteile zurückgegangen. Dies mag einerseits kontingent durch die Zusammensetzung des Rates bedingt sein, können aber ebenso als Ausdruck gewandelter Selbst- und Fremdwahrnehmung gedeutet werden.

Auch der Vorwurf, „divergierende Argumentationsstränge in den Veröffentlichungen des Ethikrates" seien „nicht mehr oder nur noch unzureichend dargelegt und weiterführend begründet" [27], kann für viele der aktuelleren Stellungnahmen und Ad-hoc-Empfehlungen nicht aufrechterhalten werden – wenn sie je gestimmt haben. So bietet beispielsweise die Stellungnahme zum Genome Editing verschiedene argumentative Pfade und Orientierungsmaßstäbe zur Bewertung von Keimbahneingriffen in den verschiedenen Anwendungsphasen an. Hier wurde zudem ein didaktisches Tool entwickelt, der sogenannte „Entscheidungsbaum", der analog und digital verfügbar (eine interaktive Variante ist in Planung), vielfältige Einsatzmöglichkeiten in Wissenschaft, Schule und anderen Bildungskontexten erlaubt [28]. In dieser Hinsicht hat der Deutsche Ethikrat auch eine ethikdidaktische Funktion, da sein Deliberationsmodell für eine Entschleunigung der Debattenkulturen steht und sich als Alternative zur primär aufmerksamkeitsgetriebenen Steuerung von bioethischen Diskursen präsentiert.

Die erarbeiteten Expertisen dienen auch der Information, Konsultation und Beratung in unterschiedlichen Öffentlichkeiten, insbesondere im politischen Kontext. Mitglieder des Ethikrates werden gebeten, sich bei Ausschusssitzungen und Anhörungen des Bundestages zu beteiligen, entweder als Einzelsachverständige oder als Repräsentanten des Ethikrates, um erarbeitete Stellungnahmen in jeweiligen Fachausschüssen vorzustellen. Zugleich sind die seit 2012 (mit Ausnahme des Jahres 2013) jährlich stattfindenden Parlamentarischen Abende besonders hervorzuhebende Möglichkeiten des Austausches mit den Abgeordneten des Bundestages. Wie ernst dieser gesetzlich avisierte Dialog auch vom Parlament genommen wird, zeigt sich nicht nur an der regelmäßig hohen Beteiligung der Abgeordneten an diesen Treffen, sondern auch an dem Umstand, dass dieses Zusammentreffen bisher jedes Mal von einem Mitglied des Bundestagspräsidiums eingeleitet wurde. Zuletzt geschah dies 2019 durch den Bundestagspräsidenten Wolfgang Schäuble. Dieser hielt auch die Festrede zum 10-jährigen Jubiläum – was die Anerkennung des Ethikrates ebenso unterstrich wie der Empfang des Bundespräsidenten anlässlich dieses Ereignisses.

Zugleich darf Anerkennung nicht zur Selbstzufriedenheit führen, weshalb der Ethikrat immer auch zu externer Kritik des eigenen Tuns einlädt. Angefangen von Evaluierungsbögen, die bei sämtlichen Veranstaltungen ausliegen und im Anschluss aufbereitet und im Rat diskutiert werden, bis hin zu Anhörungen, wie jene im September 2016 zum Thema „Ethikberatung und öffentliche Verantwortung" und im September 2019 im Rahmen einer teilöffentlichen Plenarsitzung zu „Interessenkonflikten".

23.2.4 Zusammenarbeit mit nationalen Ethikräten und vergleichbaren Einrichtungen anderer Staaten und internationaler Organisationen

Konkret-ethische Reflexion und Deliberation finden nicht auf einer nationalstaatlichen Insel statt. Das Anliegen des Ethikrates, nämlich die Antizipation und kritische Begleitung von Governance-Prozessen, kann daher nicht nur auf nationaler, sondern muss vielmehr auch auf europäischer und auf internationaler Ebene umgesetzt werden. Gerade der Bereich des Genome Editing und die Anwendung KI-basierter Systeme im Gesundheitsbereich bedürfen globaler Rahmenbedingungen und nachhaltiger Governance-Strategien, die wiederum auf bioethische Expertisen und die landes- und kulturspezifischen Diskurse angewiesen sind. Nicht zuletzt die durch die Geburt der CRISPR-Babys ausgelöste Schockwelle und der daraus resultierende Ruf nach einem gemeinsamen internationalen Moratorium [29] zeigen, dass sich die Dringlichkeit wie Wichtigkeit der ethischen Reflexion und Kommunikation zu dieser schlussendlich als Menschheitsfrage zu charakterisierenden Herausforderung auch nur weltgesellschaftlich auffangen lässt. Bereits im September 2017 forderte deshalb der Deutsche Ethikrat in seiner Ad-hoc-Empfehlung einen globalen Diskurs und internationale Regulierungen zu Keimbahneingriffen an menschlichen Embryonen. Die globale Anerkennung der im Rat erarbeiteten Empfehlungen bestätigte sich 2019 mit der Berufung der Sprecherin der zuständigen Arbeitsgruppe, Prof. Dr. Alena Buyx, in das 15-köpfige WHO Expert Advisory Committee on Developing Global Standards for Governance and Oversight of Human Genome Editing.

Vor dem Hintergrund solch global drängender Fragen fügt es sich nicht nur, sondern erscheint geradezu zwingend, dass der Deutsche Ethikrat seit 2013 die Tradition des europäischen und internationalen Austausches pflegt. Neben den jährlichen, sogenannten DACH-Treffen mit den Partnern aus Österreich und der Schweiz und den trilateralen Treffen mit den Ethikräten Frankreichs (Comité Consultatif National d'Éthique) und Großbritanniens (Nuffield Council on Bioethics) sind der alle zwei Jahre stattfindende Global Summit sämtlicher Bioethikräte und die jährlich organisierten NEC-Treffen – die Treffen der Europäischen Ethikberatungsgremien – von großer Bedeutung für den Austausch und die internationale Vernetzung zu den relevanten Herausforderungen der Gegenwart und absehbaren Zukunft.

Im Rahmen dieser inspirierenden Zusammenkünfte zu den aktuellen Arbeitsprogrammen, Veröffentlichungen und aktuellen Entwicklungen auf dem Feld der Bioethik ergeben sich immer eine Reihe thematischer Überschneidungen. Dabei erweist sich der Austausch deshalb als so besonders anregend, weil schon aus den je eigenen kulturellen Herkünften und Prägungen deutlich unterschiedliche Akzentuierungen gesetzt werden, ohne dass deshalb die Bereitschaft und Fähigkeit zum wechselseitigen Aufeinander-Hören und somit auch der Selbstkritik im Spiegel der Position der anderen leiden müsste: So haben sich die Partnergremien aus Deutschland, Frankreich und Großbritannien in letzter Zeit mit Genome Editing, den Konsequenzen von Robotik und Künstlicher Intelligenz im Gesundheitswesen, dem Tierwohl oder Fragen der Corona-Krise beschäftigt – wenn auch mit unterschiedlichen Akzentuierungen und Ausrichtungen.

Auf dem trilateralen Treffen im Dezember 2019 in Berlin kam einmal mehr der Wunsch auf, aufgrund der vielen gemeinsamen Interessen ein Joint Statement der drei Ethikräte zu verfassen. Dieses wurde schließlich am 23. Februar 2020 veröffentlicht und durch einen gemeinsamen verfassten Brief der drei Vorsitzenden an Nature beworben [30]. Das Statement darf als Zeugnis gelesen werden, die Sichtbarkeit bioethischer Debatten zu bündeln und deren länderübergreifende Relevanz aufzuzeigen. Nationale Besonderheiten und Unterschiede in den Ansätzen und Methoden werden erneut keineswegs verschwiegen. Auch wenn eine Einigung in vielen wichtigen Fragen derzeit weder national noch international in Sicht ist, erscheint es allen drei Räten für sich und gemeinsam zwingend notwendig, fremdheitshermeneutisch sensibel und transkulturell den Austausch zu intensivieren und dafür Sorge zu tragen, dass eine langfristig die Menschheit in ihrer biologischen Grundlage tangieren könnende Frage nicht allein von der wissenschaftlichen Community entschieden werden darf. Sie bedarf einer zivilgesellschaftlichen Einbettung auf globaler Ebene. Dazu müssen Wissenschafts-, Sicherheits- und (Risiko- wie Werte-)Diskursstandards beachtet bleiben, die trotz verschiedenartiger Ziele auch in Phasen unterschiedlicher Governance in standardisierten Strategien überprüfbar sein sollten. Diese Benchmarks können – so die drei Ethikräte – dazu beitragen, unverantwortliche Missbräuche dieser so eingriffstiefen Biotechnologie zu verhindern und sie vielmehr zum Wohle der Menschen einzusetzen.

23.3 Fazit

Die zuvor skizzierten, nationalen und internationalen Aktivitäten des Deutschen Ethikrates zielen schlussendlich darauf ab, für den Einfluss von Forschung und Technik, insbesondere im Bereich der Lebenswissenschaften, zu sensibilisieren. Zugleich hat es sich der Rat zur Aufgabe gemacht, die personalen und gesellschaftlichen Lebensführungspraktiken, die mit den neuen Technologien einhergehen, und die sich zugleich eröffnenden individuellen und kollektiven Verhandlungs- und Gestaltungsspielräume im gesellschaftlichen Bewusstsein zu fördern und zu verankern. Dies erfordert stete Übersetzungs-, Kontextualisierungs- und (Neu-)Bewertungsarbeit im Rahmen vertrauenswürdiger, inhaltlich, methodisch und kommunikativ qualitative Standards achtender und die Pluralität der Positionen wahrender Umgebungen.

Anspruchsvoll ist dieses Programm nicht nur deshalb, weil es von den ehrenamtlich agierenden Mitgliedern ein hohes Maß an Engagement, an Bereitschaft zu intensivster inter- und transdisziplinärer Arbeit sowie hermeneutischer Sensibilität verlangt. Zudem müssen alle Mitglieder versuchen, die drei durchaus in Spannung zueinanderstehenden Aufgaben nach innen wie außen zu entfalten: die Achtung weltanschaulicher und disziplinärer Pluralität, eine sich gegen Vereindeutigungstendenzen stellende Erzeugung von differenzsensibler und ambiguitätstoleranter Nachdenklichkeit sowie die gegen moralistische Selbstgewissheit wie Beliebigkeitspluralismus optierende Orientierungsbereitschaft.

Dabei reicht am Ende der intensiven Diskussionen das Spektrum der erzielten Ergebnisse, die man aufgrund des Fortschritts von Wissenschaft und Technik, aber auch von gesellschaftlichen Aushandlungsprozessen mit Fug und Recht nüchtern als „solide Zwischenergebnisse" bezeichnen kann, von Konsensen über Identifizierung ethischer Korridore oder moralischer Kompasse bis hin zu einem reflektierten Dissensmanagement, das gegenüber der Konstatierung des reinen Widerstreits weiter reicht, weil so zumindest das Maß der Kommunikationsbereitschaft und die Tiefe des Widerspruchs explizit gemacht werden. Welche Strategie gewählt wird, zeigt sich im Geiste eines responsiven Ansatzes erst im Vollzug. Gerade in Zeiten, in denen verrohende und polarisierende Tendenzen in öffentlichen Debatten zunehmen, ist es wertvoll und verteidigenswert, dass der Ethikrat ein so breites Portfolio von Aushandlungspraktiken kennt und es bewusst einzusetzen vermag. So kann er nicht nur stellvertretend für die Gesellschaft, sondern bisweilen auch vorbildlich die wachsenden Spannungen in der Gesellschaft vielleicht nicht unmittelbar abbauen, aber doch dabei mitwirken, diese in ihrer diskursiven Rahmung in konstruktive Bahnen zu lenken.

23.4 Ein nicht nur persönlich gemeintes Postskriptum (von Peter Dabrock)

Am Anfang meiner ersten Amtszeit 2012 habe ich im Interview mit dem Deutschlandfunk gesagt, dass es einen zivilgesellschaftlichen Gewinn darstelle, wenn sich ein Gemeinwesen eine solche Institution wie den Ethikrat leiste, dessen Aufgabe darin bestehe, Fragen von gesellschaftlicher Tragweite, oft Fragestellungen um Leben und Tod, unabhängig, jedenfalls nicht unmittelbar abhängig von politischen Entscheidungen, diskutieren zu können [31]. Vier Jahre später wählte mich die Mehrheit der Ratsmitglieder zum Vorsitzenden. Dass in diesem unabhängigen und doch im Resonanzraum der Politik stehenden „Debattierclub" die Wahl – der oder die Vorsitzende wird eben nicht wie in anderen Ländern von oben bestimmt – auf einen Theologen fiel, war einerseits überraschend, andererseits auch wieder nicht. Denn die akademischen Theologien haben – insbesondere in bio- und sozialethischen Fragestellungen – seit Jahrzehnten zur Gestaltung des öffentlichen Vernunftgebrauchs, mal provozierend, häufig aber auch ausgleichend, gewirkt. Dennoch musste und wollte um der von mir so geschätzten Institution Ethikrat willen der Theologe in mir proaktiv das mögliche Vorurteil entkräften, der Perspektiven einer Religionskultur explizit berücksichtigen wollende Ethiker lasse sich nicht auf Standards öffentlicher säkularer Debatten ein oder reklamiere geradezu die Kenntnis höherer Einsicht. Bis auf ganz wenige Kommentare einzelner scheint der Ansatz, auf religionskundliche Sondergruppensemantik zu verzichten, gefruchtet zu haben. Dennoch hat mir für die Moderation der gewollt heterogenen Gruppe wie Aufgaben das keineswegs exzeptionelle, aber doch für eine modernitätssensible theologische Ethik spezifische Profil [32], eigene Partikularität als Chance zur Kultivierung öffentlicher und allgemeiner Anliegen zu nutzen, geholfen. Kann man doch in einer modernitätssensiblen Theologie lernen, dass durch gesellschaftliche Konfliktkonstellationen hindurch Gemeinwohl und Zivilgesellschaft gerade dann fruchtbar weiterentwickelt werden können, wenn alle – auch diejenigen, die vermeintlich im Namen der reinen Vernunft oder auf dem Boden des verfassungsrechtlichen Fundamentum inconcussum argumentieren – auf ihre Prägungen, blinde Flecken und Vorurteilsstrukturen reflektieren. Das geschieht, wenn aus dem Geiste dieser selbstkritischen Reflexion auf das begrenzt und kontingent Eigene eine solide Ambiguitätssensibilität [33] für mindestens zwei wichtige Punkte entwickelt wird: Erstens können andere Positionen durchaus auch Sinnvolles beinhalten und zweitens können aus dem aus unterschiedlichen Perspektiven heraus zu entwickelnden Möglichkeitsüberschuss über das real Vorfindliche Ideen komparativer Lebensdienlichkeit (von Wissenschaft und Technik) entwickelt werden. Ohne es immer explizit zu machen, haben mich dabei einige ethische Kriterien geleitet, die nicht exzeptionell, aber doch spezifisch in der Religionskultur protestantischer Prägung und ihrer Quellen begründet sind oder darin besonders gedeutet werden: Zunächst und vor allem ist mir die Deutung der Menschenwürde aus dem Gedanken der „Sakralität der Person" [34] fundamental bedeutsam. Darunter verstehe ich, dass jeder Person von Anfang bis Ende ihres konstitutiv vulnerablen leiblichen Lebens Anerkennung, Schutz und Achtung zukommt; dann prägt mich das moralische Gebot der Inklusionsnotwendigkeit und -bedürftigkeit aller, der eine Befähigung dazu gerechtigkeitstheoretisch entsprechen muss; schließlich halte ich für eine realistische Ethik die Einsicht für zentral, durch die nicht zu leugnende Neigung des Menschen zu Konflikten hindurch seine Fähigkeit zu würdigen, Solidarität geben und Dankbarkeit empfangen zu können. Vor dem Hintergrund dieser moraltheoretischen und sozialethischen Kriterien mag dabei ein Geist kultiviert werden, gesellschaftliche Debatten inhaltlich wie kommunikativ nüchtern, aber doch zuversichtlich mitzugestalten. Man könnte diesen Ansatz theologischer Responsivitätsethik, mit dem ich versucht habe, vier Jahre lang den Ethikrat zu leiten, frei nach Terry Eagleton charakterisieren als: „nicht optimistisch, aber hoffnungsfroh!" [35].

23.5 Anmerkungen und Literatur

[1] Wissenschaft im Dialog. Wissenschaftsbarometer Corona Spezial 2020. https://www. wissenschaft-im-dialog.de/fileadmin/user_upload/Projekte/Wissenschaftsbarometer/Dokumente_20/2020_WiD-Wissenschaftsbarometer_Corona_Spezial_Ergebnispraesentation.pdf [22.06.2020].

[2] Bentele G, Fähnrich B. Personalisierung als sozialer Mechanismus in Medien und gesellschaftlichen Organisationen. In: Eisenegger M, Wehmeier S (Hrsg.). Personalisierung der Organisationskommunikation. Theoretische Zugänge, Empirie und Praxis. Wiesbaden, Springer, 2020, 51–75.

[3] Breuer F, Muckel P, Dieris B. Reflexive Grounded Theory. Eine Einführung für die Forschungspraxis. 4., durchges. und aktual. Auflage. Wiesbaden, Springer, 2019.

[4] Bauer AW. Normative Entgrenzung. Wiesbaden, Springer, 2017, 39–46.

[5] Holzheid H. Bringen Ethikkommissionen und -räte mehr Ethik in die Politik? Eine Analyse am Beispiel des Deutschen Ethikrates. In: Weilert K, Hildmann PW (Hrsg.). Ethische Politikberatung. Baden-Baden, Nomos, 2012, 69–77.

[6] Ezazi G. Ethikräte in der Politik. Genese, Selbstverständnis und Arbeitsweise des Deutschen Ethikrates. Wiesbaden, Springer, 2016.

[7] Hohmann M. Ethikexpertise in öffentlichen Entscheidungsprozessen: Funktionaler Dissens in Ethikkommissionen als Qualitätsmerkmal ethischer Politikberatung. Diss., Universität Bremen, 2017.

[8] Ahlswede A. Der Nationale und der Deutsche Ethikrat: Verfassungsrechtliche Anforderungen an die Einflüsse unabhängiger Politikberatung auf die staatliche Entscheidungsbildung. Frankfurt am Main, Peter Lang Verlag, 2008.

[9] Bogner A. Ethikkommissionen. In: Grunwald A (Hrsg.). Handbuch Technikethik. Stuttgart/ Weimar, Metzler, 2013, 415–420, 417.

[10] Die hier besprochenen Veröffentlichungen des Deutschen Ethikrates können auf der Website des Ethikrates (www.ethikrat.de) als PDF-Dokument heruntergeladen oder als gedrucktes Exemplar bestellt werden.

[11] Braun M, Fernau S, Dabrock P. (Re-)Designing Nature? An Overview and Outlook on the Ethical and Societal Challenges in Synthetic Biology. Adv Biosys. 2019;3(6):1800326.

[12] Deutscher Ethikrat. Eingriffe in die menschliche Keimbahn. Berlin, Deutscher Ethikrat, 2019. https://www.ethikrat.org/fileadmin/Publikationen/Stellungnahmen/deutsch/stellungnahme-eingriffe-in-die-menschliche-keimbahn.pdf [22.06.2020].

[13] Deutscher Ethikrat. Big Data und Gesundheit – Datensouveränität und informationelle Freiheitsgestaltung. Berlin, Deutscher Ethikrat, 2017. https://www.ethikrat.org/fileadmin/Publikationen/Stellungnahmen/deutsch/stellungnahme-big-data-und-gesundheit.pdf [22.06.2020].

[14] Gmeiner R. Nationale Ethikkommissionen: Aufgaben, Formen, Funktionen. In: Bogner A, Torgersen H (Hrsg.). Wozu Experten? Ambivalenzen der Beziehung von Wissenschaft und Politik. Wiesbaden, Springer, 2005, 133–148, 135.

[15] Deutscher Ethikrat. Robotik für gute Pflege. Berlin, Deutscher Ethikrat, 2020. https://www.ethikrat.org/fileadmin/Publikationen/Stellungnahmen/deutsch/stellungnahme-robotik-fuer-gute-pflege.pdf [22.06.2020].

[16] Dabrock P. Bioethik des Menschen. In: Huber W, Meireis T, Reuter HR (Hrsg.). Handbuch der Evangelischen Ethik. München, Beck, 2015, 517–583.

[17] § 1, Abs. 1 EthRG: „Der Deutsche Ethikrat verfolgt die ethischen, gesellschaftlichen, naturwissenschaftlichen, medizinischen und rechtlichen Fragen sowie die voraussichtlichen Folgen für Individuum und Gesellschaft, die sich im Zusammenhang mit der Forschung und den Entwicklungen insbesondere auf dem Gebiet der Lebenswissenschaften und ihrer Anwendung auf den Menschen ergeben.“

[18] Vgl. [6], S. 236.

[19] Brown MB, Lentsch J, Weingart P. Politikberatung und Parlament. Opladen, Budrich, 2006, 31.

[20] Weingart P, Lentsch J. Wissen – Beraten – Entscheiden. Form und Funktion wissenschaftlicher Politikberatung in Deutschland. Weilerswist, Velbrück, 2008, 284ff.

[21] Dabrock P. „…nur in wenigen Fragen Eindeutigkeit oder gar Einstimmigkeit“. Zur Genealogie jüngerer bioethischer Stellungnahmen der EKD. Zeitschrift für Theologie und Kirche. 2012;109:360–396.

[22] Braun K, Herrmann SL, Könninger S, Moore A. Die Sprache der Ethik und die Politik des richtigen Sprechens. Ethikregime in Deutschland, Frankreich und Großbritannien. In: Mayntz

R, Neidhardt F, Weingart P, Wengenroth U (Hrsg.). Wissensproduktion und Wissenstransfer. Wissen im Spannungsfeld von Wissenschaft, Politik und Öffentlichkeit. Bielefeld, transcript, 2008, 221–242.

[23] Nassehi A, Saake I, Barth N. Die Stärke schwacher Verfahren. Zur verfahrensförmigen Entdramatisierung von Perspektivendifferenzen im Kontext der Organspende. Zeitschrift für Soziologie. 2019;48(3):190–208, 202.

[24] Vgl. [23], S. 196.

[25] Röspel R. Deutscher Ethikrat für Moratorium bei Keimbahneingriffen an Menschen. https://www.roespel.de/de/article/1094.deutscher-ethikrat-für-moratorium-bei-keimbahneingriffen-an-menschen.html [22.06.2020].

[26] Bogner A. Die Ethisierung von Technikkonflikten. Studien zum Geltungswandel des Dissenses. Weilerswist, Velbrück Wissenschaft, 2011, 97ff.

[27] Vgl. [6], S. 237.

[28] Entscheidungsbaum für Eingriffe in die menschliche Keimbahn. Berlin, Deutscher Ethikrat, 2019. https://www.ethikrat.org/fileadmin/Publikationen/Stellungnahmen/deutsch/entscheidungsbaum-keimbahneingriff.pdf [22.06.2020].

[29] Lander E, Baylis F, Zhang F, et al. Adopt a moratorium on heritable genome editing. Nature. 2019;567:165–168.

[30] Archard D, Dabrock P, Delfraissy JF. Ethics of editing human genomes. Nature. 2020;579:29.

[31] Dabrock P. „Vielleicht ist das genau die Stärke, dass es ein Debattierklub ist". Peter Dabrock im Gespräch mit Matthias Gierth. Deutschlandfunk, 10. Mai 2012. https://www.deutschlandfunk.de/vielleicht-ist-das-genau-die-staerke-dass-es-ein.886.de.html?dram:article_id=127815 [22.06.2020].

[32] Dabrock P. Konkrete Ethik in fundamentaltheologischer Perspektive. In: Roth M, Held M (Hrsg.). Was ist Theologische Ethik? Grundbestimmungen und Grundvorstellungen. Berlin/New York, De Gruyter, 2018, 19–40.

[33] Bauer T. Die Vereindeutigung der Welt. Über den Verlust an Mehrdeutigkeit und Vielfalt. Stuttgart, Reclam Verlag, 2018.

[34] Jonas H. Die Sakralität der Person – eine neue Genealogie der Menschenrechte. Frankfurt am Main, Suhrkamp Verlag, 2011.

[35] Eagleton T. Hoffnungsvoll, aber nicht optimistisch. Berlin, Ullstein, 2016.

Teil VI: **Contra Punctus**

D. von Engelhardt

24 Arzt-Patienten-Beziehung in Medizin und Literatur – Kontext, Dimensionen, Perspektiven

24.1 Kontext

Die Beziehungen zwischen Medizin und Literatur sind vielfältig, wechselseitig und essenziell – seit der Antike bis in die Gegenwart. Arzt und Patient, Krankheit und Therapie werden wiederholt in Romanen und Erzählungen wie ebenfalls in allen anderen Künsten aufgegriffen [1]. Medizin verbindet Wissenschaft (scientia) und Kunst (ars); zeitlos gültig ist der hippokratische Aphorismus aus dem 5. vorchristlichen Jahrhundert: „Das Leben ist kurz, die Kunst lang, der günstige Augenblick flüchtig, der Versuch trügerisch, die Entscheidung schwer". Ebenso unvergänglich ist die platonische Unterscheidung eines „Sklavenarztes", der sich wie ein Tyrann gegenüber dem Kranken verhält, und eines „Arztes für Freie", der seine Therapie dem Kranken erklärt und die Behandlung erst beginnt, wenn dieser seine Einwilligung gegeben hat. Der Literatur wird umgekehrt seit der Antike Heilkraft zugesprochen. Aristoteles (384–322 v. Chr.) erwartet vom Besuch von Tragödien eine kathartische Reinigung oder Milderung der Affekte Furcht und Jammern. Lesen und Schreiben sollen einen Beitrag zur Medizin, für den Umgang von Arzt und Patient mit Krankheit und Tod leisten können.

Kunst und Medizin sind aufeinander bezogen, beeinflussen sich gegenseitig, stellen aber zugleich unabhängige Seinsbereiche dar – in ihrer Sprache, ihren Beschreibungen, Begriffen und Theorien, ihrer Abhängigkeit von Raum und Zeit. Die Arzt-Patienten-Beziehung in Diagnostik, Therapie, Lehre, Forschung, in der Aufklärung, Beratung und Begleitung zeigt in der Medizin wie der Literatur Wandel und Dauer, stets spielen individuelle, soziale und kulturelle Bedingungen eine Rolle für Gelingen und Misslingen.

Die Wiedergabe von Arzt und Patient und ihrer Beziehung werden in Erzählungen und Romanen der Renaissance und des Barocks bestimmt von Säkularisierung, Individualisierung und Realistik, setzen ebenso antik-mittelalterliche Traditionen fort. Im Zeitalter der Aufklärung gilt das besondere Interesse den Rechten, Pflichten und Tugenden von Arzt und Patient, der Autonomie und Selbstverantwortung des Kranken, der allerdings nicht in jedem Fall aufgeklärt werden soll. Der Arzt muss, wie der Mediziner Friedrich Hoffmann (1660–1742) betont, die Wahrheit auch verbergen können: „Qui nescit simulare nescit etiam curare." [2] Der Blick wird nicht nur auf Vernunft und Humanität des Arztes gelenkt, sondern ebenso auf die Gesellschaft, in der Krankheiten entstehen und behandelt werden.

In der Epoche der Klassik und Romantik wird der sozial-psychologische und personale Charakter der Arzt-Patienten-Beziehung betont, die als dialektische Wechselseitigkeit heute gängige Alternativen von Symmetrie und Asymmetrie relativiert. Die

https://doi.org/10.1515/9783110645767-024

geistige Subjektivität des Kranken wie des Arztes steht im Vordergrund; emotionale und irrationale Aspekte werden für wesentlich erklärt. Das Verständnis des bewussten Seelenlebens macht der Arzt und Maler Carl Gustav Carus (1789–1869) von der Erkenntnis des Unbewussten abhängig.

Das positivistische 19. Jahrhundert führt mit der naturwissenschaftlichen Grundlegung der Medizin zu eindrucksvollen diagnostisch-therapeutischen Erfolgen, bringt aber zugleich anthropologische Verkürzungen mit sich. Ausschlaggebend soll, wie der Mediziner Robert Wilhelm Volz (1806–1882) konstatiert, die objektive Situation des Kranken sein: „die rechts und links liegenden Familienverhältnisse ändern daran gar nichts. Der Kranke wird zum Gegenstand." [3] Plädiert wird in der Zeit für eingeschränkte Aufklärungspflicht, umfassende Schweigepflicht und absolutes Verbot der aktiven Euthanasie.

Anthropologische Medizin und philosophisch beeinflusste Psychiatrie zu Beginn des 20. Jahrhunderts verstehen das Verhältnis zwischen Arzt und Patient als existentiell-kommunikative Beziehung. Überhöhung wie Verflachung des Arztes hält der Psychiater und Philosoph Karl Jaspers (1883–1969) für gleichermaßen verfehlt: „Der Arzt ist weder Techniker noch Heiland, sondern Existenz für Existenz, vergängliches Menschenwesen mit dem anderen, im anderen und sich selbst die Würde und die Freiheit zum Sein bringend und als Maßstab anerkennend." [4]

Nach empirischen Untersuchungen suchen die Menschen der Gegenwart im Arzt nicht nur den Therapeuten, sondern ebenso einen Berater und Begleiter. Klassische Bedeutung gewinnt die soziologische Rollendefinition des Kranken von Talcott Parsons (1902–1979): Befreiung von den täglichen Verpflichtungen, Befreiung von der Verantwortung für den kranken Zustand, Verpflichtung, gesund werden zu wollen, und Verpflichtung, sachkundige Hilfe aufzusuchen. Den Arzt charakterisieren in dieser Perspektive: affektive Neutralität, kollektive Orientierung, universalistische Haltung, fachliche Kompetenz [5].

Die Arzt-Patienten-Beziehung wird entscheidend von der spezifischen medizinischen Disziplin, dem konkreten ärztlichen Handeln und den jeweiligen Krankheiten geprägt. Gynäkologie oder Pädiatrie, Chirurgie oder Psychiatrie, diagnostische Untersuchung, Zeiten vor oder nach dem chirurgischen Eingriff sowie akute oder chronische Krankheit wirken sich auf jeweils unterschiedliche Weise auf das Verhältnis zwischen Arzt und Patient aus. Krankheitsbegriff, Therapieverständnis und Arzt-Patienten-Beziehung hängen zusammen. Wird Krankheit als defekte Maschine verstanden, legt sich Therapie als Reparatur einer kranken Maschine nahe sowie eine Arzt-Patienten-Beziehung als Verhältnis eines Technikers zu einer Maschine. Wenn Krankheit hingegen das Leiden eines Menschen mit Bewusstsein, Sprache und sozialen Kontakten bedeutet, muss auch die Therapie die Bereiche des Sozialen, des Individuellen und Geistigen berücksichtigen, kann auch die Arzt-Patienten-Beziehung nur als personal oder existentiell entworfen und verwirklicht werden.

Kommunikation besteht aus verschiedenen Dimensionen: Empathie und freundliches Klima, Authentizität und Selbstkritik, verbale und nonverbale Fähigkeiten,

Sach- und Situationswissen, Menschenkenntnis, kulturelle Bildung, Phantasie und Beachtung der Sprache des Kranken. Empathie meint nicht nur, sich in die Gefühle, sondern auch in die Gedanken und Wünsche des Kranken hineinzuversetzen, ist des Weiteren von Sympathie und Antipathie unterschieden, darf nur zu einer partiellen und nicht vollständigen Identifizierung mit dem Kranken führen und sollte schließlich auf die gegenwärtige (aktuell), vergangene (retrospektiv) und zukünftige (prospektiv) Lage des Kranken bezogen sein. Die sozialen Beziehungen des Kranken zeigen im Prinzip vier Formen: die Beziehung des Gesunden zum Kranken, die Beziehung des Kranken zum Gesunden, die Beziehung des Kranken zu einem anderen Kranken und schließlich die Beziehung des Gesunden zu einem anderen Gesunden im Blick auf Kranke und Krankheit.

24.2 Dimensionen

Die Welt der Medizin erscheint im Medium der Literatur in einer Reihe von Dimensionen: Pathophänomenologie, Ätiologie, Diagnostik und Therapie, Subjektivität des Kranken, Arztbild, Krankenhaus, soziale Reaktionen sowie Symbolik. Zentral ist unter diesen Dimensionen die Beziehung zwischen dem Arzt und seinem Patienten.

Das literarische Bild des Arztes zeigt positive und negative Formen, wird von der medizinischen Disziplin und medizinischen Situation geprägt, hängt vom sozialkulturellen Kontext sowie der individuellen Persönlichkeit ab. Ebenso vielfältig ist das Bild des Kranken – in Einstellungen und Verhalten, Forderungen und Hoffnungen, im Umgang mit Krankheit und Tod; im Verhältnis zum Arzt und den Angehörigen.

Zum Spektrum der Arzt-Patienten-Beziehung gehören positive wie negative, beschränkte und kluge, gleichgültige, egoistische, auch verbrecherische Ärzte. Närrisch und von Aberglauben bestimmt ist im *Narrenschiff* (1494) von Sebastian Brant (1457–1521) das Wissen der Ärzte, die den Büchern vertrauen, die Erfahrung geringachten, in der Therapie keine Rücksicht auf Geschlecht, Alter und die besondere Krankheitsart nehmen und schließlich von professioneller Hybris erfüllt sind. Närrisch verhalten sich aber auch die Kranken, die unmögliche Heilungen von den Ärzten erwarten, vor allem auch, wenn sie sich schon im Sterben befinden.

Ärzte können von ihren Kranken auch ausgenutzt werden. In dem satirischen und anonym erschienenen Roman *Die politische Colica* (1680) von Johannes Riemer (1648–1714) opfert sich der Arzt und Poet Eurilius für seine Kranken auf, erkrankt selbst an der „politischen Kolik", die er nur mit der Tugend der Geduld zu überwinden vermag. Diesem Arzt ist sittliche Integrität wichtiger als Ruhm, Rang und Geld.

Vier Arzttypen mit spezifischen Therapiekonzepten und Beziehungsformen schildert Honoré de Balzac (1799–1830) in dem Roman *Das Chagrinleder* (1831). Die von diesen Ärzten vertretene medikamentöse Therapie, spiritualistische Therapie, Psychotherapie und skeptische Therapie – beeinflusst vom zeitgenössischen Stand der Medizin um 1800 – kommen jeweils in der Behandlung des lungenkranken Raphaël zur Anwendung, können zwar letztlich alle keine Heilung bringen, manifestieren jedoch den Wert der seelisch-geistigen, empathisch-kommunikativen Zuwendung.

In Dr. Boulbon und Dr. Cottard stellt Marcel Proust (1871–1922) in dem Roman *Auf der Suche nach der verlorenen Zeit* (1913–1927) einem gebildet-empathischen Arzt einen beschränkt-unsensiblen Arzt gegenüber. Dr. Boulbon tröstet eine Patientin mit dem Hinweis auf die kulturellen Leistungen, die sich aus dem Kranksein ergeben können: „Nehmen Sie ruhig auf sich, als nervös bezeichnet zu werden. Sie gehören der großartigen Familie an, die das Salz der Erde ist. Alles, was wir an Großem kennen, ist von Nervösen geschaffen. Sie und keine anderen haben Religionen begründet und Meisterwerke hervorgebracht." [6]

Kontrastfiguren stellen auch die Ärzte Behrens und Krokowski in Thomas Manns (1875–1955) Roman *Der Zauberberg* (1924) dar. Dem burschikos-ruppigen Hofrat Behrens gelingen substanzielle Einsichten; eindrucksvoll ist seine Definition des Lebens in der Tradition der aristotelischen Ursachentypologie: „Leben ist, dass im Wechsel der Materie die Form erhalten bleibt." [7] Dr. Krokowski führt bedenkliche spiritistische Sitzungen durch und vertritt eine von der Psychoanalyse beeinflusste Deutung der Krankheit als „verkappte Liebesbetätigung", die in der irritierenden Feststellung gipfelt, dass „alle Krankheit verwandelte Liebe" [8] sei.

Im Roman *Die Flügel der Taube* (1902) von Henry James (1843–1916) reicht der Arzt Luke Strett seiner Patientin Milly Meale in nur wenigen Minuten „eine große, leere Schale der Aufmerksamkeit." [9]. Stets ist der Patient und nicht nur der Arzt gefordert. Die kranke Esther bringt in dem Roman *Die Glasglocke* (1963) von Sylvia Plath (1932–1963) ihrer Ärztin Dr. Nolan eine „Schüssel des Vertrauens" [10] entgegen.

Der deutsche Arzt in Fjodor M. Dostojewskijs (1821–1881) Roman *Die Erniedrigten und Beleidigten* (1861) verbindet in seiner Behandlung des epilepsiekranken und herzleidenden Mädchens Nelly Diätetik als umfassende Lebenskunst mit medikamentöser Therapie; neben der Arznei empfiehlt er die Vermeidung aller Aufregungen und geordnete Verhältnisse, die das Ende allerdings nur hinauszögern; geduldig und liebevoll begleitet er seine Patientin im Sterben.

Landärzte sind in der Literatur wie ebenfalls der Realität nicht nur auf die Beziehung zum Kranken beschränkt. Balzacs *Landarzt* (1833) Dr. Bénassis wirkt in einem Alpendorf in Savoyen um 1830 als Arzt, Bürgermeister und Sozialpolitiker. Von Armen nimmt er kein Honorar, bricht Behandlungen ab, wenn seine Therapie nicht befolgt wird, kümmert sich auch nicht nur um körperliches Leiden, sondern bietet seelischen Beistand an und begleitet Sterbende, was seine Kollegen lieber vermeiden, da sie „nur sehr ungern ihren vorgeblichen Opfern von Angesicht zu Angesicht gegenübertreten." [11]. Eigene Schuld und tiefe Reue haben ihn zum Arzt und Wohltäter werden lassen. Adalbert Stifters (1805–1868) Landarzt Augustin in *Die Mappe meines Urgroßvaters* (1841/42, 1870) engagiert sich ebenfalls nicht nur für die Kranken, sondern für alle Menschen in Not und darüber hinaus auch für den Schutz der Natur. Das Heilen nutzt nicht nur dem Kranken, sondern auch dem Arzt in seiner personalen

Entwicklung, er muss die Ohnmacht der Medizin und die Macht des Todes anerkennen, findet zu einer Mitmenschlichkeit erst durch die Bewältigung eigener Krisen.

Krebs und Geisteskrankheit stellen für viele Menschen unter den Krankheiten die größten Herausforderungen dar, von denen die Beziehung zwischen Arzt und Patient nicht unbeeinflusst bleibt. Die Haltung der Ärzte bei onkologischen Erkrankungen erweist sich in der Literatur mehrfach als wenig überzeugend. In Lew N. Tolstojs (1828–1910) Erzählung *Der Tod des Iwan Iljitsch* (1886) sind die Ärzte nur an der Diagnose interessiert; für sie gibt es nur die Frage: Wanderniere oder Blinddarm. Die Chirurgen in Jean-Edern Halliers (1922–1997) Roman *Der zuerst schläft, weckt den anderen* (1977) geben sich ausgesprochen ambivalent, zeigen einfühlsame Anteilnahme wie kühle Objektivität: „Der Virtuose aber lässt nicht locker, Brutalität mischt sich bei ihm mit äußerster Delikatesse." [12]. Madame St. wird in Samuel Warrens (1807–1877) Erzählung *Cancer* (1830) bei ihrer schmerzhaften Brustoperation, die in jener Zeit ohne Anästhesie durchgeführt wurde, nicht nur gütig und mitfühlend von dem Chirurgen unterstützt, sie bietet ihm ihrerseits fürsorglich vor Beginn des Eingriffs ein Glas Portwein an, das er sicher ebenso wie sie benötige.

Medizin geht in Wissenschaft nicht auf, ist in Diagnostik, Therapie und Kommunikation immer auch Kunst. Der Neurochirurg in Ian McEwans (geb. 1948) *Saturday* (2005) operiert unter den Klängen von Bachs *Wohltemperierten Klavier* und stellt Reflexionen über das Verhältnis von Materie und Bewusstsein an. Balzacs Dr. Desplein (Die *Messe des Gottesleugners*, 1836) ist ebenfalls Chirurg und wird mit den größten Genies der Kunst verglichen: „Desplein besaß einen göttlichen Blick; er durchdrang den Kranken und seine Krankheit vermöge einer erworbenen oder angeborenen Intuition, seine Diagnose den Besonderheiten des Individuums anzupassen, den genauen Augenblick, die Stunde, die Minute zu bestimmen, in denen operiert werden musste, weil er die atmosphärischen Gegebenheiten und die Eigentümlichkeiten des Gemütszustandes berücksichtigte." [13] Wie Desplein ist Dr. Rummschüttel in Theodor Fontanes (1819–1898) Roman *Effi Briest* (1894/95) mit den Frauen und ihren Leiden bestens vertraut; er wird als „Damenmann, aber in den richtigen Grenzen" bezeichnet, da er mit seinen Patientinnen angemessen umzugehen versteht, was jungen Ärzten weniger leicht gelingen soll. „Ein junger Doktor ist immer genant, und wenn er es nicht ist, desto schlimmer." [14]

Die Zuwendung zum Kranken kann sehr oder zu weit gehen, kann den Arzt belasten und sogar gefährden. Der Frauenarzt Fatty Pfaff im Roman *Dr. med. Arrowsmith* (1925) von Sinclair Lewis (1885–1951) besitzt die Seele einer Hebamme: „er fühlte und litt mit den Frauen während ihrer keuchenden Qual, litt ehrlich und fast bis zu Tränen." [15] Der Psychiater Dick Diver in Francis Scott Fitzgeralds (1896–1940) Roman *Zärtlich ist die Nacht* (1934/48) heiratet seine schizophrene Patientin Nicole Warren; ihre Genesung läuft dann allerdings seinem beruflichen Niedergang und persönlichen Verfall parallel. Nicht gescheitert ist dagegen die eheliche Verbindung zwischen dem Psychiater und seiner Patientin in Ernst Augustins (1927–2019) Roman *Raumlicht. Der Fall Evelyne B.* (1976); Grenzen des Beistands lässt der ironische Schlusssatz erkennen: „Man ahnt, ich habe meine Patientin geheiratet, anders wäre es nicht gegangen. Außerdem ist das sicherlich der Mindesteinsatz, den der Psychiater leisten sollte. Glaube ich." [16]

Psychiatrie und Psychiater werden oft, aber keineswegs immer negativ dargestellt; Satire und Kritik, Angst und Hoffnung, auch diagnostisch-therapeutische Möglichkeiten der Medizin prägen die Werke der Literatur und das Bild des Arztes. Die Psychiatriereform um 1800 spiegelt sich in Dostojewskijs Roman *Der Idiot* (1869) wider. Professor Schneider hat eine Gesundheitsinstitution in der Schweiz entwickelt und heilt nach einer diätetisch-pädagogischen Methode im Sinne des damaligen modernen „moral treatment" seine psychischen Patienten und so auch den an Epilepsie erkrankten Fürsten Myschkin: „mit kalten Güssen und Gymnastik [17], mit Unterrichtung und geistiger Bildung.

Auf unerbittliche Weise setzt sich dagegen der Arzt Sir William Bradshaw in Virginia Woolfs (1882–1941) Roman *Mrs. Dalloway* (1925) für das richtige Maß ein: „Nackt, wehrlos erhielten die Erschöpften, die Freudlosen den Stempel von Sir Williams Willen aufgedrückt. Er stürzte sich auf sie; er verschlang sie. Er ließ Leute in eine geschlossene Anstalt bringen. Es war diese Verbindung von Entschlusskraft und Menschlichkeit, was Sir William bei den Verwandten seiner Opfer so ungemein beliebt machte." [18] Der italienische Psychiater und Schriftsteller Mario Tobino (1910–1991) bietet mit dem Roman *Die freien Frauen von Magliano* (1953) ein eindrucksvolles Gegenbeispiel. Der Psychiater dieses Romans setzt in seiner Anstalt (Manicomio) therapeutische Verfahren der modernen Psychiatrie ein, beachtet die in der Gegenwart weltweit und auch in Deutschland zunehmend vernachlässigte Psychopathologie. Psychische Krankheiten sind für ihn nicht nur biologische Störungen, werden nicht nur symptomatisch nach der International Classification of Diseases (ICD-10 / ICD-11) eingeordnet, sondern in einen anthropologischen, kosmologischen Kontext gestellt. „Sicher ist es für den ärztlichen Verstand eine der schmerzlichsten Erfahrungen, wenn er einen Wahn nicht seiner bestimmten Ordnung zuweisen, nicht wissenschaftlich erklären kann, sondern ihn nur wie eine wilde Kraft spürt." [19] Das Hospital ist für diesen Psychiater nicht nur eine Institution der Verwahrung und Therapie, sondern die Möglichkeit für seine Patienten, sozial unangepasste und elementare Verhaltens- und Seinsweisen frei von gesellschaftlichen Zwängen auszuleben.

Unverständnis und Ablehnung sind bei aller professionellen Neutralität ebenso mögliche Reaktionen der Ärzte. Der Neurochirurg Etan Grien in Ayelet Gundar-Goshens (geb. 1982) Roman *Löwen wecken* (2018) empfindet Ekel vor der Körperlichkeit seiner Patienten, den Wunden, dem Schmutz und Gestank, alles verstärkt noch durch eine ihm unverständliche Sprache. „Ohne Sprache, ohne das Vermögen, einen einzigen menschlichen Satz zu wechseln – der eine redet, der andere hört zu und umgekehrt –, blieb nur das Fleisch." [20]

Unterschiedliche Auffassungen über die ärztliche Aufklärung von Juristen und Philosophen, Theologen und Medizinern durchziehen die Geschichte bis in die Gegenwart. In Henry Fieldings (1707–1754) Roman *Tom Jones* (1749) wird für Aufklärung auch bei tödlichen Erkrankungen plädiert, zugleich ein Verzicht aus Rücksicht auf die mögliche Verzweiflung des Kranken für gerechtfertigt erklärt. Vielbeachtet ist Goethes Bekenntnis im *West-Östlichen Divan* (1819): „Wofür ich Allah höchlich danke? Daß er Leiden und Wissen getrennt. Verzweifeln müsste jeder Kranke, das Übel kennend, wie der Arzt es kennt." [21]

Der junge Mediziner Kislorodow im *Idioten* (1868/69) von Dostojewskij klärt den sterbenskranken Ippolit ohne jede Empathie – aktuell, retrospektiv, prospektiv – mit „betonter Gefühlskälte und Rücksichtslosigkeit" [22] auf. Während Dr. Ravic in Erich Maria Remarques (1898–1970) *Arc de Triomphe* (1946) bei Kate Hegström eine Abtreibung vornimmt, stößt er auf eine inoperable Krebsgeschwulst, die er ihr aus Barmherzigkeit verschweigt, was sie, wie sie ihm später erklärt, für unnötig hält. „Ich hätte es ausgehalten, sagte sie, und etwas wie der Widerschein eines ironischen Lächelns ohne jeden Vorwurf huschte über ihr Gesicht." [23] Einstellungen und Verhalten müssen zwischen Arzt und Patient keineswegs immer übereinstimmen. Der an Krebs erkrankte Apotheker Malone (= I am alone) erwartet im Roman *Uhr ohne Zeiger* (1961) von Carson McCullers (1917–1967) mit seiner ausdrücklichen Bitte um Aufklärung Beruhigung und nicht die wahre Diagnose über sein Leiden: „Er hatte Mitgefühl und Beruhigung verlangt, und stattdessen bekam er sein Todesurteil zu hören." [24] Die krebskranke Ärztin Ljudmila Donzova in Alexander Solschenizyns (1918–2008) *Krebsstation* (1968) will ebenfalls nicht aufgeklärt werden, sondern sich dem Arzt anvertrauen können. „Für mich wäre es leichter überhaupt nichts davon zu verstehen! Im Ernst, entscheiden Sie für mich; wenn ich mich ins Bett legen muss, werde ich es gern tun, aber wissen will ich nichts." [25] Gegen seinen Willen muss juristisch und ethisch der Kranke nicht aufgeklärt werden, wenn seine Krankheit nicht andere Menschen gefährdet. Ohne Vertrauen ist die Arzt-Patienten-Beziehung nicht möglich.

Das Thema der aktiven Euthanasie durch den Arzt wird bereits im ausgehenden 19. Jahrhundert und dann später mehrfach bis heute aufgegriffen. In Theodor Storms (1817–1888) Erzählung *Ein Bekenntnis* (1888) erlöst und tötet der Arzt seine eigene krebskranke Frau auf ihre flehende Bitte hin und muss später erfahren, dass er eine neue Therapiemöglichkeit übersehen hat, die ihr Leben hätte retten können; im professionellen Versagen geht ihm nun die heilige Unantastbarkeit des Lebens auf, die der Medizin und allgemein jedem Eingreifen in das Leben unüberschreitbare Grenzen setzt. *Doktor Glas* (1905) von Hjalmar Söderberg (1849–1941) halten nur Eigeninteresse und Angst vor der Justiz zurück, Sterbenden aus Barmherzigkeit tödliche Pillen zu geben. Die Zeit werde aber kommen, in der jeder unheilbar Kranke „ein Anrecht auf die Hilfe des Arztes haben" werde, „sofern er die Befreiung wünscht" [26]. Im Zentrum von Walker Percys (1916–1990) Roman *Das Thanatos-Syndrom* (1987) steht der Konflikt zwischen Hospizbewegung und Euthanasie – mit einer entschiedenen Verurteilung jeder Tötung durch Ärzte.

Ärzte sind nicht nur Diagnostiker und Therapeuten, sondern ebenfalls Forscher, mehrfach ein Thema der neuzeitlichen Literatur – mit entsprechenden Auswirkungen auf die Arzt-Patienten-Beziehung. Jean Pauls (1753–1825) Dr. Katzenberger ist viel mehr an der Forschung als an seinen Kranken interessiert, seine Leidenschaft gilt dem Abnormen; aus der Zergliederung von „Mißgeburten als den höhern Haruspizien oder passiven Blutzeugen" ließen sich weit mehr Einsichten gewinnen „als aus allem Alltagvieh" [27], sie seien „eigentlich für die Wissenschaft das einzige Wesen von Geburt und Hoch- und Wohlgeboren". Ihm sei wenigstens immer „ein Fötus in Spiritus lieber als ein langer Mann voll Spiritus." [28] Emile Zolas (1840–1902) *Doktor Pascal* (1893) behandelt neben seiner Forschung unentgeltlich Patienten, führt Experimente, deren Ausgang er nicht übersieht, an sich selbst durch und ist von einer inneren Nähe zwischen Wissenschaft und Kunst überzeugt.

Empathie und Kommunikation können in der Realität wie in der Literatur auf hohem Niveau gegeben sein, aber ebenso nicht selten ausbleiben – beim Arzt wie Kranken und seinen Angehörigen. Zuwendung und Beistand hängen auch nicht zwingend, was oft behauptet und kritisiert wird, von Zeit und Geld und äußerlichen Bedingungen ab. Der Verlust an Humanität bei Ärzten kann nach Dostojewskij nicht nur sozialen Verhältnissen angelastet werden; schlechte Ärzte werde es immer wieder geben, sie seien „Wölfe" in der Schafherde. „Nächstenliebe, Freundlichkeit, brüderliches Mitleid mit dem Leidenden" ist für Kranken „oft viel notwendiger als alle Arzneien." [29]

Traditionelle Rollenbilder und professionelle Grenzen können in der Literatur aufgehoben und verkehrt werden und damit eine allen Unterschieden und Trennungen zugrundliegende Wesensverbundenheit aufleuchten lassen. Seit der Antike gibt es den Topos vom Arzt als Patient und vom Patienten als Arzt. Laien müssen in Notfällen therapeutisch einspringen, Ärzte werden krank und sterben. Die Arzt-Patienten-Beziehung erscheint noch einmal auf Seiten des Arztes und Patienten.

Fürst Myschkin (Dostojewskij, *Der Idiot*) und Hans Castorp (Thomas Mann, *Der Zauberberg*) werden durch ihre Anteilnahme von ihren Mitmenschen als Ärzte wahrgenommen. Castorp steht kranken und sterbenden Menschen bei. Myschkin wirkt als Katalysator und Psychotherapeut, beeindruckt durch diagnostische Hellsicht. Die Ärzte Behrens und Krokowski (Thomas Mann) sind selbst von den Leiden betroffen, die sie zu heilen versuchen. Für Dr. Boulbon (Marcel Proust) sollte die Beziehung zwischen Patient und Arzt auf Gegenseitigkeit beruhen: „In der Sphäre der Nervenpathologie ist jeder Arzt, der nicht allzu viele Dummheiten von sich gibt, ein halbgeheilter Kranker." [30]. Die eigene Behinderung fördert die Beziehung des Arztes Dr. Philip Carey in William Somerset Maughams (1874–1965) Roman *Der Menschen Hörigkeit* (1925) zu seinen Patienten: „Philip fand heraus, daß er mit diesen Leuten hier weniger schüchtern war als sonst; es war nicht eigentlich Mitleid, was er empfand, im Mitleid liegt eine gewisse Herablassung: er fühlte sich einfach wie zu Hause bei ihnen." [31]

Die Einstellung kranker und auch gesunder Menschen gegenüber einem kranken Arzt bleibt ambivalent. Thomas Mann gelangt im *Zauberberg* zu einem zwiespältigen und schwankenden Urteil: „Es lässt sich hören, daß nur der Leidende des Leidenden Führer und Heiland zu sein vermag. Aber ist rechte geistige Herrschaft denn möglich bei dem, der selber zu ihren Sklaven zählt? Kann befreien, wer selbst unterworfen ist?" [32]

24.3 Perspektiven

Das Spektrum der Arzt-Patienten-Beziehung erscheint in der Realität wie in der Literatur weitgespannt und stets wechselseitig. Altersphase, Geschlecht, Art der Krankheit, medizinische Disziplin, diagnostisch-therapeutische Situation, Persönlichkeit von Patient und Arzt prägen die Beziehung. Ökonomische, rechtliche und kulturelle Einflüsse spielen eine Rolle; immer wieder kann es zu unethischen Verhaltensweisen oder auch strafrechtlich relevanten Verstößen kommen. Reich sind Literatur und Realität aber auch an eindrucksvollen und beispielhaften Beziehungen zwischen Arzt und Patient.

Die Arzt-Patienten-Beziehung ist stets ein Ausdruck der Kultur und der Gesellschaft, entspricht allgemeinen Vorstellungen von Beziehung und Kommunikation, von Symmetrie und Asymmetrie, Autonomie und Heteronomie, Autorität und Partnerschaft. Wenn in einer Zeit und einer Kultur Kommunikation und Anteilnahme nur ein geringer Wert beigemessen wird, wenn Abweichung, Krankheit und Tod verdrängt werden, können auch Arzt und Patient in ihrem Verhältnis davon nicht unbeeinflusst bleiben. Wer zur Humanisierung der Medizin, der Therapie und Pflege sowie der Institution Krankenhaus beitragen will, muss diese sozialkulturellen Hintergründe und Faktoren im Auge behalten.

Literatur ist nicht Medizin und Medizin ist nicht Literatur. Differenz schließt Identität allerdings nicht aus; gerade aus dieser Ambivalenz von Eigenständigkeit und Verbindung folgt die Bedeutung der Literatur für die Medizin, für den Arzt, den Kranken, jeden Leser. Literatur erinnert an vergangene Verhältnisse, nimmt zukünftige Entwicklungen vorweg, weist auf grundsätzliche Werte und Normen hin. Insgesamt plädiert die Literatur mit ihren Darstellungen und Deutungen für eine umfassende Beachtung der objektiven und subjektiven, sozialen und kulturellen Seite der Krankheit und Therapie, vor allem für eine personale Beziehung zwischen Arzt und Patient.

„Personalisierte Medizin" kann nicht nur biologische und genetische Individualität heißen, sondern muss ebenso die Person des Kranken beachten, seine Gefühle, Gedanken und Lebensverhältnisse. „Evidenz-basierte Medizin" kann auf empirisch-statistischen Beweis nicht begrenzt werden, sondern muss auch unmittelbare Einsicht umfassen. „Präzisionsmedizin" kann nicht nur objektive Genauigkeit heißen, sondern muss ebenso subjektive Genauigkeit auf Seiten des Arztes und Kranken einbeziehen. Medizin verbindet Naturwissenschaften und Geisteswissenschaften, Wissenschaft und Kunst, ist als „medical humanities" Humanmedizin im doppelten Sinne „menschlich" – zum Wohl und zur Würde des leidenden, kranken und sterbenden Menschen.

24.4 Literatur

[1]   Engelhardt D v. Medizin in der Literatur der Neuzeit. Band I–V. Heidelberg, Mattes, 2018.
[2]   Hoffmann F. Medicus politicus. Leipzig, Philipp Bonk, 1738, 183.
[3]   Volz RW. Der ärztliche Beruf. Berlin, Lüderitz, 1870, 33f.
[4]   Jaspers K. Ein Beispiel: Ärztliche Therapie. In: Jaspers K. Philosophie. Vol. 1, 1932, Heidelberg, Springer, 1973, 121–9, 127.
[5]   Parsons T. Definition von Gesundheit und Krankheit im Lichte der Wertbegriffe und der sozialen Struktur Amerikas. In: Mitscherlich A et al. (Hrsg.) Der Kranke in der modernen Gesellschaft. Köln, Kiepenheuer & Witsch. 1967, 57–68.
[6]   Proust M. Auf der Suche nach der verlorenen Zeit. Werke. Band 5. Frankfurt a. M., Rütten & Loening, 1975, 405.
[7]   Mann T. Der Zauberberg. Frankfurt a. M., Fischer, 1994, 372.
[8]   vgl. [7], 177.
[9]   James H. Die Flügel der Taube. Köln, Kiepenheuer & Witsch, 1962, 172.
[10] Plath S. Die Glasglocke. Frankfurt a. M., Suhrkamp, 1982, 203.
[11] Balzac H de. Der Landarzt. In: Balzac H de. Die menschliche Komödie. Band 10. München, Goldmann, 1972, 628.
[12] Edern-Hallier J. Der zuerst schläft, weckt den anderen. Frankfurt a. M., Suhrkamp, 1980, 12.
[13] Balzac H de. Die Messe des Gottesleugners. In: Balzac H de. Die menschliche Komödie. Band 3. München, Goldmann, 1972, 646.
[14] Fontane T. Effi Briest. München, Nymphenburger, 1969, 202.
[15] Lewis S. Dr. med. Arrowsmith. Reinbek b. Hamburg, Rowohlt, 1954, 117.
[16] Augustin E. Raumlicht. Der Fall Evelyne B. Frankfurt a. M., Suhrkamp, 1976, 272.
[17] Dostojewskij FM. Der Idiot. Zürich, Amman, 1996, 41.
[18] Woolf V. Mrs. Dalloway. Frankfurt a. M., Fischer, 1977, 128.
[19] Tobino M. Die freien Frauen von Magliano. Darmstadt, Luchterhand, 1988, 110.
[20] Gundar-Goshen A. Löwen wecken. Berlin, Kein & Aber, 2015, 71.
[21] Goethe JW v. West-Östlicher Divan. Werke. Band 2. Hamburg, Christian Wegner, 1949, 56.
[22] Vgl. [17], 564.
[23] Remarque EM. Arc de Triomphe. Köln, Kiepenheuer & Witsch, 1988, 289.
[24] McCullers C. Uhr ohne Zeiger. Zürich, Diogenes, 1974, 62.
[25] Solschenizyn A. Krebsstation. Band 2. Reinbek b. Hamburg, Rowohlt, 1968, 116.
[26] Söderberg H. Doktor Glas. Frankfurt a. M., Suhrkamp, 1966, 71.
[27] Jean Paul. Dr. Katzenbergers Badereise. Werke. Band 11. München, Hanser, 1975, 128.
[28] vgl. [27], 198.
[29] vgl. [17], 268.
[30] vgl. [6], 405f.
[31] Maugham S. Der Menschen Hörigkeit. Band 2. Zürich, Diogenes, 1975, 107.
[32] vgl. [7], 272.

Teil VII: **Anhang**

25 Autorenverzeichnis

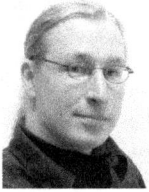

Dr. phil. Johannes Achatz

Jahrgang 1982, ist Wissenschaftlicher Mitarbeiter an der Hochschule Furtwangen.
2004–2010 Studium der Philosophie, Politikwissenschaft und Angewandten Ethik an den Universitäten in Jena und Tampere (Finnland). 2012 Promotion am Lehrstuhl für Angewandte Ethik in Jena mit einer Arbeit über ethische Aspekte Synthetischer Biologie. 2010–2014 Wissenschaftlicher Mitarbeiter im BMBF-Drittmittelprojekt Framing „Nature": The moral standing of life forms and life-artifacts. 2010–2017 Assistenz am Ethikzentrum Jena. Seit 2017 Wissenschaftlicher Mitarbeiter an der Hochschule Furtwangen. Akademische Mitarbeit im BMG-Drittmittelprojekt: VALID – Ethische Aspekte digitaler Selbstvermessung.

Hochschule Furtwangen, Fakultät Gesundheit, Sicherheit, Gesellschaft
Robert-Gerwig-Platz 1, 78120 Furtwangen
Tel.: +49 (0)7723/9202432
E-Mail: ajo@hs-furtwangen.de
www.hs-furtwangen.de

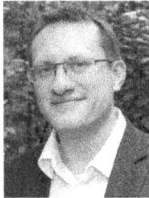

PD Dr. med. Urs-Vito Albrecht, MPH

Jahrgang 1974, ist wissenschaftlicher Angestellter am Peter L. Reichertz Institut für Medizinische Informatik der TU Braunschweig und der Medizinischen Hochschule Hannover (PLRI) sowie geschäftsführender Arzt und Vizevorsitzender der Ethikkommission der Medizinischen Hochschule Hannover.
1995–2002 Studium der Medizin, Medizinische Hochschule Hannover (MHH), 2004 dort auch Promotion. Von 2002–2004 AiP und Assistenzarzt am Klinikum Hannover. Von 2004–2005 als Freelance Consultant (Business Research and Business Communication) bei IPE International Publishers, London, UK. 2006–2008 Gründungs-Stipendiat der hep-Stiftung, Hamburg. 2007–2010 wissenschaftlicher Mitarbeiter am Epidemiologischen Krebsregister Niedersachsen (EKN) des Niedersächsischen Landesgesundheitsamtes (NLGA). 2008–2011 Berufsbegleitendes Public Health-Studium an der MHH mit Abschluss Magister Public Health (MPH). 2009–2011 wissenschaftlicher Mitarbeiter in der Rechtsmedizin der MHH. Seit 2009 geschäftsführender Arzt der Ethikkommission der MHH. Seit 2010 wissenschaftlicher Mitarbeiter am PLRI. Seit 2012 Arbeitsgruppenleitung PLRI MedApp-Lab (Medical Applications Laboratory) am PLRI. 2017 Habilitation für das Fach „Medizinische Informatik" an der MHH.

Medizinische Hochschule Hannover, Peter L. Reichertz Institut für Medizinische Informatik der TU Braunschweig und der Medizinischen Hochschule Hannover
Carl-Neuberg-Str. 1, 30625 Hannover
Tel.: +49 (0)511/5323508
E-Mail: albrecht.urs-vito@mh-hannover.de
www.plri.de

https://doi.org/10.1515/9783110645767-025

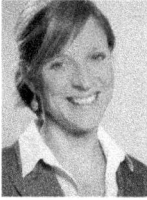

Konstanze Angelescu (M. A.)

Jahrgang 1979, ist wissenschaftliche Mitarbeiterin im Institut für Qualität und Wirtschaftlichkeit im Gesundheitswesen (IQWiG) im Ressort Nichtmedikamentöse Verfahren.

2001–2005 Ausbildung zur und Berufstätigkeit als Physiotherapeutin. 2005–2012 Studium Public Health/Gesundheitswissenschaften an der Universität Bremen. Seit 2013 wissenschaftliche Mitarbeiterin im Institut für Qualität und Wirtschaftlichkeit im Gesundheitswesen (IQWiG), Köln, im Ressort Nichtmedikamentöse Verfahren, 2018–2019 als Bereichsleitung für den Bereich Potenzialbewertung (in Vertretung).

Institut für Qualität und Wirtschaftlichkeit im Gesundheitswesen (IQWiG), Ressort Nichtmedikamentöse Verfahren

Im Mediapark 8, 50670 Köln
Tel.: +49 (0)221/35685372
E-Mail: konstanze.angelescu@iqwig.de
www.iqwig.de

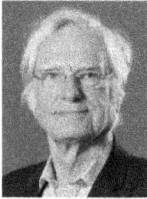

Prof. Dr. Dr. h. c. Dieter Birnbacher

Jahrgang 1946, ist Professor für Philosophie i. R. an der Heinrich-Heine-Universität Düsseldorf.

1966–1973 Studium der Philosophie, der Anglistik und der Allgemeinen Sprachwissenschaft in Düsseldorf, Cambridge und Hamburg. 1969 B. A. (Cambridge), 1973 Promotion (Hamburg), 1988 Habilitation (Essen). Tätigkeit als Wissenschaftlicher Assistent an der Pädagogischen Hochschule Hannover und als Akademischer Rat an der Universität Gesamthochschule Essen. 1993–1996 Professor für Philosophie an der Universität Dortmund, 1996–2012 an der Heinrich-Heine-Universität Düsseldorf. 2012 Ehrendoktorwürde der Universität Münster. Seit 2004 Mitglied der Deutschen Akademie der Naturforscher Leopoldina/Nationale Akademie der Wissenschaften. Seit 2016 Präsident der Gesellschaft für Humanes Sterben e. V., Berlin. Seit 1992 Vizepräsident der Schopenhauer-Gesellschaft e. V., Frankfurt am Main. Von 2013 bis 2016 Vorsitzender der Zentralen Ethikkommission bei der Bundesärztekammer.

Heinrich-Heine-Universität Düsseldorf, Institut für Philosophie

Universitätsstr. 1, 40225 Düsseldorf
Tel.: +49 (0)211/5590159
E-Mail: dieter.birnbacher@hhu.de
www.dieter-birnbacher.de

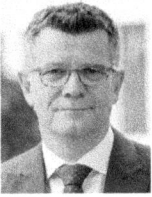

Prof. Dr. theol. Peter Dabrock

Jahrgang 1964, ist Professor für Systematische Theologie (Ethik) im Fachbereich Theologie der Friedrich-Alexander-Universität Erlangen-Nürnberg. Studium der Evangelischen und Katholischen Theologie, Philosophie und Soziologie an den Universitäten in Würzburg, Bonn und Bochum. 1995–2002 Wissenschaftlicher Mitarbeiter am Lehrstuhl für Systematische Theologie (Ethik) an der Ruhr-Universität Bochum. 2002–2008 Juniorprofessor für Sozialethik/Bioethik und 2008–2010 Professor für Sozialethik an der Philipps-Universität Marburg. Seit 2010 Professor für Systematische Theologie (Ethik) am Fachbereich Theologie der Friedrich-Alexander-Universität Erlangen-Nürnberg. 2011–2016 Mitglied der „European Group on Ethics in Science and New Technologies". 2011 Ordination zum Pfarrer (Ehrenamt) der Ev.-Luth. Kirche in Bayern. 2012–2020 Vorstandsmitglied und 2016–2020 Vorsitzender des Deutschen Ethikrates. Seit 2017 Mitglied der Deutschen Akademie der Technikwissenschaften (Acatech). Forschungsschwerpunkte: Ethik technischer und (bio-)wissenschaftlicher Durchdringung menschlicher Lebensformen (von Keimbahnintervention bis KI), besonders Fragen von sozialer Gerechtigkeit, Menschenwürde und Leiblichkeit.

Friedrich-Alexander-Universität Erlangen-Nürnberg, Fachbereich Theologie
Kochstraße 6, 91054 Erlangen
E-Mail: peter.dabrock@fau.de
www.ethik.phil.fau.de

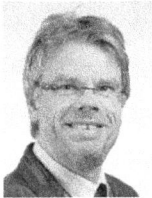

Prof. Dr. rer. nat. Dipl.-Ing. Thomas M. Deserno

Jahrgang 1966, ist Professor für Medizinische Informatik und Leiter des Standorts Braunschweig des Peter L. Reichertz Instituts (PLRI) für Medizinische Informatik der TU Braunschweig und der Medizinischen Hochschule Hannover. 1985–1992 Studium der Elektrotechnik mit Fachrichtung Nachrichtentechnik an der Fakultät für Elektrotechnik der Rheinisch-Westfälischen Technischen Hochschule (RWTH) Aachen; 1998 Promotion an der Mathematisch-Naturwissenschaftlichen Fakultät der RWTH Aachen; 2004 Habilitation an der Medizinischen Fakultät der RWTH Aachen; 2004 Ernennung zum Wissenschaftlichen Oberassistenten und 2007 zum außerplanmäßigen Professor für Medizinische Informatik der RWTH Aachen. Seit 2017 W3-Professor für Medizinische Informatik und Unfallforschung an der TU Braunschweig und Leiter des Standortes Braunschweig des PLRI. Herausgeber mehrerer Buchpublikationen zur Medizinischen Informatik. Mitherausgeber bzw. im Editorial Board diverser internationaler Fachzeitschriften. Deutscher Repräsentant in der International Medical Informatics Association (IMIA). Früherer Leiter der Präsidiumskommission der Deutschen Gesellschaft für Medizinische Informatik, Biometrie und Epidemiologie (GMDS) „Ethische Fragen in der Medizinischen Informatik, Biometrie und Epidemiologie".

Technische Universität Braunschweig, PLRI
Mühlenpfordtstraße 23, 38106 Braunschweig
E-Mail: thomas.deserno@plri.de
www.plri.de

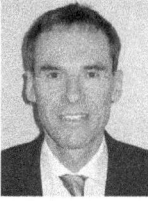

Prof. Dr. rer. nat. Olaf Dössel

Jahrgang 1954, ist Lehrstuhlinhaber für Biomedizinische Technik und Sprecher der kollegialen Institutsleitung des Instituts für Biomedizinische Technik am Karlsruher Institut für Technologie (KIT).

1973–1982 Studium der Physik an der Christian-Albrechts-Universität in Kiel, 1982 Promotion in Kiel. 1982–1996 am Philips Forschungslaboratorium in Hamburg tätig: 1982–1985 als Wissenschaftlicher Assistent, 1985–1996 als Leiter der Forschungsgruppe Messtechnik. Seit 1996 Professur mit Lehrstuhl für Biomedizinische Technik an der Universität Karlsruhe (heute KIT) und Sprecher der kollegialen Institutsleitung des Instituts für Biomedizinische Technik.

Editor in Chief der Zeitschriften „Biomedical Engineering" und „Current Directions in Biomedical Engineering". 2004–2006 Vorsitzender der Deutschen Gesellschaft für Biomedizinische Technik (DGBMT); Mitglied der Berlin-Brandenburgischen Akademie der Wissenschaften, Mitglied im Konvent für Technikwissenschaften der Union der deutschen Akademien der Wissenschaften (acatech), Fellow der International Academy for Medical and Biological Engineering (IAMBE) und Fellow der European Alliance for Medical and Biological Engineering & Science (EAMBES). Die Forschungsschwerpunkte sind Computermodelle des Herzens, das inverse Problem der Elektrokardiographie, Biosignalverarbeitung vom EKG und von intrakardialen Signalen und neue bildgebende Verfahren in der Medizin.

Karlsruher Institut für Technologie (KIT), Institut für Biomedizinische Technik
Fritz-Haber-Weg 1, 76131 Karlsruhe
Tel.: +49 (0)721/60842650
E-Mail: olaf.doessel@kit.edu
www.ibt.kit.edu

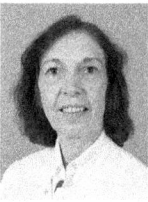

Dr. med. Birgit J. Gerecke, M. A., FESC

Jahrgang 1961, ist Oberärztin in der Klinik für Kardiologie und Pneumologie der Universitätsmedizin Göttingen.

1980–1986 Studium der Humanmedizin an der Westfälischen Wilhelms Universität (WWU) Münster; 1986 Approbation; 1988 Promotion; 1986–1990 wissenschaftliche Assistentin in der Medizinischen Klinik C der WWU Münster; 1990–2013 Oberärztin, seit 1993 Leitende Oberärztin am Klinikum Wolfsburg, 2013–2018 Kardiologin im Ambulanten Kardiologischen Zentrum Peine und Masterstudium Medizinethik an der Universitätsmedizin Mainz. Seit 1999 Lehrauftrag am Peter L. Reichertz Institut für Medizinische Informatik der TU Braunschweig.

Mitglied verschiedener medizinischer Fachgesellschaften, Mitglied der Akademie für Ethik in der Medizin (AEM) und der Deutschen Gesellschaft für Medizinische Informatik, Biometrie und Epidemiologie (GMDS).

Universitätsmedizin Göttingen, Universitäres Herzzentrum
Robert-Koch-Straße 40, 37075 Göttingen
E-Mail: birgit.gerecke@med.uni-goettingen.de
www.umg.eu

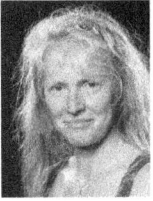

Dr. rer. pol. Katrin Gerlinger

Jahrgang 1966, ist wissenschaftliche Mitarbeiterin am
Büro für Technikfolgen-Abschätzung beim Deutschen Bundestag (TAB).
1985–1989 Studium der Finanzwirtschaft an der Humboldt-Universität zu Berlin.
1990–1997 Arbeitsstationen und Studienaufenthalte an der TU Berlin, bei Eurostat
in Luxemburg und an der Université de Bourgogne in Frankreich. 1998–2004 wissenschaftliche Mitarbeiterin am Potsdam-Institut für Klimafolgenforschung. 2004 Promotion an der Universität Potsdam. 2005–2006 wissenschaftliche Mitarbeiterin am
Zentrum für Epidemiologie und Gesundheitsforschung Berlin.
Seit 2006 wissenschaftliche Mitarbeiterin am TAB vorrangig in den Bereichen Gesundheit und Soziales, Datenanalytik, Entwicklungszusammenarbeit.

Büro für Technikfolgen-Abschätzung beim Deutschen Bundestag (TAB)
Neue Schönhauser Str. 10, 10178 Berlin
Tel.: +49 (0)30/28491108
E-Mail: gerlinger@tab-beim-bundestag.de
www.tab-beim-bundestag.de

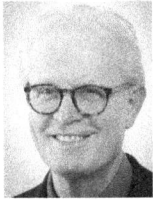

Univ.-Prof. Dr. Andreas J. W. Goldschmidt

Jahrgang 1954
1982–1997 Studium der Humanmedizin, Promotion in der Biomathematik und
Habilitation für Medizinische Informatik und Biometrie an der Goethe-Universität
Frankfurt am Main. 1998–2000 C3-Professur für Medizinische Informatik an der
Universität Bonn sowie 2001–2003 Honorarprofessor und Vorstand eines MDAX-
Unternehmens. 2003–2017 C4-Professur für Gesundheitsmanagement sowie
IHCI-Geschäftsführer und Vorstand des Zentrums für Gesundheitsökonomie der
Universität Trier. Seit 2012 Sprecher Gesundheit & Soziales der FOM Hochschule
für Ökonomie & Management Essen und Frankfurt am Main, seit 2018 Gastwissen-
schaftler am IASU der Goethe-Universität Frankfurt am Main. Seit 2013 Aufsichtsrat
des Klinikums Darmstadt und 2016–2019 der Universitätskliniken des Saarlandes.
Seit 11/2019 Vorsitzender der Präsidiumskommission Ethik der Fachgesellschaft
GMDS.

Goethe-Universität Frankfurt am Main,
Institut für Arbeits-, Sozial- und Umweltmedizin (IASU)
Theodor-Stern-Kai 7, 60590 Frankfurt am Main
E-Mail: goldschmidt@uni-trier.de
www.andreas-goldschmidt.com

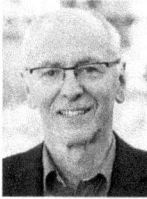

Prof. Dr. rer. nat. Armin Grunwald

Jahrgang 1960, ist Leiter des Büros für Technikfolgen-Abschätzung beim Deutschen Bundestag (TAB) sowie Leiter des Instituts für Technikfolgenabschätzung und Systemanalyse und Professor für Technikethik am Karlsruher Institut für Technologie (KIT).
1978–1984 Studium der Physik an den Universitäten Münster und Köln. 1984–1987 Dissertation in der Theoretischen Festkörperphysik an der Universität zu Köln. 1987–1991 Systemspezialist in der Wirtschaft im Bereich Software Engineering. 1991–1995 Wissenschaftlicher Mitarbeiter im Deutschen Zentrum für Luft- und Raumfahrt. 1996–1999 stellvertretender Direktor der Europäischen Akademie Bad Neuenahr. 1998 Habilitation mit Venia legendi im Fach Philosophie an der Universität Marburg. Seit 1999 Leiter des Instituts für Technikfolgenabschätzung und Systemanalyse (ITAS) am KIT. Seit 2002 auch Leiter des Büros für Technikfolgen-Abschätzung beim Deutschen Bundestag (TAB). Seit 2007 auch Professor für Technikethik und Technikphilosophie am KIT mit den Forschungsschwerpunkten Theorie der Technikfolgenabschätzung, Ethik neuer Technologien und Nachhaltige Entwicklung.

Büro für Technikfolgen-Abschätzung beim Deutschen Bundestag (TAB)
Neue Schönhauser Str. 10, 10178 Berlin
Tel.: +49 (0)721/60822500
E-Mail: armin.grunwald@kit.edu
www.itas.kit.edu/mitarbeiter_grunwald_armin.php

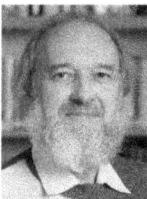

Prof. Dr. rer. biol. hum. Reinhold Haux

Jahrgang 1953, ist Professor für Medizinische Informatik am Peter L. Reichertz Institut für Medizinische Informatik der Technischen Universität Braunschweig und der Medizinischen Hochschule Hannover, dessen geschäftsführender Direktor er von 2007 bis 2017 war.
1973–1978 Studium der Medizinischen Informatik an der Universität Heidelberg/Hochschule Heilbronn. 1983 Promotion an der Universität Ulm und 1987 Habilitation an der RWTH Aachen. Nach Professuren an den Universitäten in Tübingen (1987–1989), Heidelberg (1989–2001) und Innsbruck (2001–2004) folgte 2004 der Ruf an die TU Braunschweig. 1999 Aufnahme in das American College of Medical Informatics, 2002 Ernennung zum Honorarprofessor der Medizinischen Fakultät der Universität Heidelberg, 2007–2010 Präsident der International Medical Informatics Association, 2009 Aufnahme in die Braunschweigische Wissenschaftliche Gesellschaft, 2017 Aufnahme in die International Academy of Health Sciences Informatics, zu deren Präsident er von 2018–2020 gewählt wurde.

**Peter L. Reichertz Institut für Medizinische Informatik
der TU Braunschweig und der Medizinischen Hochschule Hannover**
Mühlenpfordtstr. 23, 38106 Braunschweig
Tel.: +49 (0)531/3919501
E-Mail: Reinhold.Haux@plri.de
www.plri.de

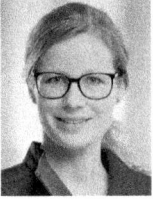

Dr. Melissa Henne

Jahrgang 1981, ist als Projekt- und Regionalleitung für Bethel.regional tätig, einem Stiftungsbereich der v. Bodelschwinghschen Stiftungen Bethel.
2001–2007 Studium der Gerontologie an der Universität Vechta. 2015–2018 PhD-Studiengang „Diakoniewissenschaft" am Institut für Diakoniewissenschaft und Diakoniemanagement der Kirchlichen Hochschule Wuppertal Bethel.
2007 Pflege- und Wohnberatung in einem Modellprojekt zu „Case und Care Management im Rahmen trägerneutraler Pflegeberatung". 2008–2011 Leitung des Sozialtherapeutischen Dienstes einer Alten- und Pflegeeinrichtung. 2011–2018 Referentin und später Leitung einer Stabsstelle für Unternehmensentwicklung bei den v. Bodelschwinghschen Stiftungen Bethel. Seit 2018 Leitung des Projekts „Bethel.Rheinland" für Bethel.regional, einem Stiftungsbereich der v. Bodelschwinghschen Stiftungen Bethel. Seit 2020 Regionalleitung Rheinland, ebenfalls für Bethel.regional.

v. Bodelschwinghsche Stiftungen Bethel, Bethel.regional, Region Rheinland
Hermann-Albertz-Straße 181, 46045 Oberhausen
Tel.: +49 (0)151/46104948
E-Mail: melissa.henne@bethel.de
www.bethel-regional.de

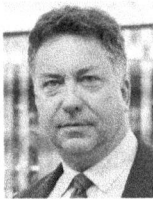

Prof. Dr. phil. Dr. jur. Eric Hilgendorf

Jahrgang 1960, ist Professor für Strafrecht, Strafprozessrecht, Rechtstheorie, Informationsrecht und Rechtsinformatik an der Julius-Maximilians-Universität Würzburg und Direktor am Bayerischen Forschungsinstitut für Digitale Transformation in München.
1981–1988 Studium der Philosophie, Neueren Geschichte, Religionswissenschaft und Rechtswissenschaft an der Universität Tübingen. 1990 Promotion in Philosophie, 1992 Promotion in Jura. 1997 Habilitation für die Fächer Strafrecht, Strafprozessrecht und Rechtsphilosophie. 1997–2001 Professor für Strafrecht an der Universität Konstanz, seit 2001 Inhaber des Lehrstuhls für Strafrecht, Strafprozessrecht, Rechtstheorie, Informationsrecht und Rechtsinformatik an der Julius-Maximilians-Universität Würzburg. Seit 2010 Leiter der Forschungsstelle RobotRecht. Mitglied der Deutschen Akademie für Technikwissenschaften (acatech), 2016–2017 Mitglied der Ethikkommission für das automatisierte und vernetzte Fahren, seit 2018 Mitglied der EU High Level Expert Group on AI. Seit 2018 Mitglied der Global Faculty der Peking University Law School, China.

Julius-Maximilians-Universität Würzburg
Domerschulstrasse 16, 97070 Würzburg
Tel.: +49 (0)931/3182303
E-Mail: Hilgendorf@jura.uni-wuerzburg.de
www.rechtstheorie.de

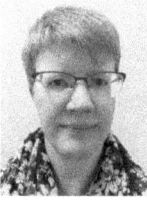

Dr. rer. biol. hum. Ute von Jan

Jahrgang 1972, ist wissenschaftliche Angestellte am Peter L. Reichertz Institut für Medizinische Informatik der TU Braunschweig und der Medizinischen Hochschule Hannover (PLRI).

1991–1997 Studium der Informatik mit Anwendungsfach Medizinische Informatik an der Universität Hildesheim. Seit 1997 wissenschaftliche Angestellte an der Medizinischen Hochschule Hannover (MHH), zunächst im dortigen Rechenzentrum (1997–2001), danach am Institut für Medizinische Informatik der MHH (seit 2008 durch Zusammenschluss mit der Medizininformatik der TU Braunschweig im gemeinsamen Dachinstitut „Peter L. Reichertz Institut für Medizinische Informatik der TU Braunschweig und der MHH"). 2008 Promotion. Seit 2012 Mitglied des PLRI MedAppLab (Medical Applications Laboratory).

Medizinische Hochschule Hannover, Peter L. Reichertz Institut für Medizinische Informatik der TU Braunschweig und der Medizinischen Hochschule Hannover
Carl-Neuberg-Str. 1, 30625 Hannover
Tel.: +49 (0)511/5324412
E-Mail: jan.ute.von@mh-hannover.de
www.plri.de

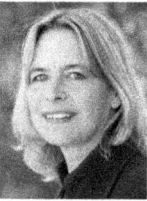

Prof. Dr. phil. Karen Joisten

Jahrgang 1962, ist Professorin für Philosophie an der Technischen Universität Kaiserslautern.

1981–1987 Studium der Philosophie, Germanistik und Pädagogik an der Johannes Gutenberg-Universität (JGU) Mainz. 1993 Promotion, 2001 Habilitation und bis 2010 Hochschuldozentur an der JGU Mainz. 2010–2013 Akademieleiterin mit den Schwerpunkten der Medizin-, Psychiatrie- und Psychotherapieethik. 2013–2016 Gastprofessorin an der Universität Kassel. 2016–2017 Fellowship am Max-Weber-Kolleg für kultur- und sozialwissenschaftliche Studien. 2017–2018 Vertretungsprofessorin im Fachgebiet Philosophie der Technischen Universität Kaiserslautern (TUK). Seit 2018 Ordentliche Professorin für Philosophie an der TUK. Seit 2007 Leitung der Wilhelm-Schapp-Forschungsstelle. 2008–2011 Mitglied der Ethikkommission am Psychologischen Institut der JGU Mainz. 2013–2017 Mitglied des Ethikkomitees des Klinikums Kassel. Seit 2018 Mitglied des Ethikkomitees des Universitätsklinikums des Saarlandes und der Ethikkommission des Fachbereichs Sozialwissenschaften an der TUK. Seit 2019 Leitung des Zertifikatsstudiengangs „Technoethik" am DISC der TUK. Seit 2019 Leitung und Aufbau von EBAKIS (Ethische Beratung für die Anwendung künstlicher intelligenter Systeme).

Technische Universität Kaiserslautern, Fachgebiet Philosophie
Erwin-Schrödinger-Straße, Geb. 57/587, 67663 Kaiserslautern
Tel.: +49 (0)631/2053118
E-Mail: joisten@sowi.uni-kl.de
www.sowi.uni-kl.de/philosophie/

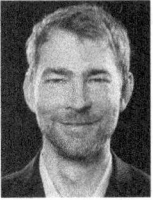

Dr. phil. Christoph Kehl

Jahrgang 1972, ist wissenschaftlicher Mitarbeiter am Büro für Technikfolgen-Abschätzung beim Deutschen Bundestag (TAB).
1992–1997 Studium der Umweltnaturwissenschaften an der Eidgenössischen Technischen Hochschule Zürich. 1998–2004 Studium der Philosophie an der Freien Universität Berlin. 2007–2011 Dissertation zur Praxis und Theorie der biomedizinischen Gedächtnisforschung am Institut für Europäische Ethnologie der Humboldt-Universität zu Berlin und am Promotionsschwerpunkt „Biomedizin – Gesellschaftliche Deutung und soziale Praxis" des Evangelischen Studienwerks Villigst. Seit 2012 wissenschaftlicher Mitarbeiter am TAB vorrangig in den Bereichen Umwelt und Nachhaltigkeit, KI/Robotik sowie Biotechnologien.

Büro für Technikfolgen-Abschätzung beim Deutschen Bundestag (TAB)
Neue Schönhauser Str. 10, 10178 Berlin
Tel.: +49 (0)30/28491106
E-Mail: kehl@tab-beim-bundestag.de
www.tab-beim-bundestag.de

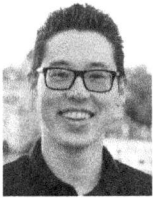

Dr. iur. Dennis-Kenji Kipker

Jahrgang 1987, ist Geschäftsführer der IT-Sicherheits- und Datenschutzberatung Certavo GmbH und Wissenschaftlicher Geschäftsführer am Institut für Informations-, Gesundheits- und Medizinrecht (IGMR) an der Universität Bremen.
2006–2011 Studium der Rechtswissenschaften an der Universität Bremen, Stipendiat der Studienstiftung des Deutschen Volkes. 2014 Visiting Doctoral Researcher am Centre for Research into Information, Surveillance and Privacy (CRISP), Open University Business School, Milton Keynes/United Kingdom. 2012 Doktorand bei Prof. Dr. Benedikt Buchner, LL.M. (UCLA), Thema: „Informationelle Freiheit und staatliche Sicherheit. Rechtliche Herausforderungen moderner Überwachungstechnologien" (Promotionspreis des Senators für Justiz und Verfassung der Freien Hansestadt Bremen, Nominierung für den Deutschen Studienpreis der Körber-Stiftung 2016). 2017 Visiting Research Fellow an der Waseda University Tokyo/Japan, Graduate School of Law, Forschungsschwerpunkt: transnationales Datenschutz- und IT-Sicherheitsrecht. 2018 Gastprofessor an der Russischen Universität der Völkerfreundschaft Moskau. 2018 Visiting Research Fellow an der University of California (UCLA) Los Angeles/USA, Forschungsschwerpunkt: transnationales IT-Sicherheitsrecht. Legal Advisor beim Verband der Elektrotechnik, Elektronik und Informationstechnik (VDE) e. V. und Mitglied des Vorstandes der Europäischen Akademie für Informationsfreiheit und Datenschutz (EAID), Berlin.

Universität Bremen, Institut für Informations-, Gesundheits- und Medizinrecht (IGMR)
Universitätsallee, GW 1, 28359 Bremen
Tel.: +49 (0)421/21866049
E-Mail: kipker@uni-bremen.de
www.denniskenjikipker.de

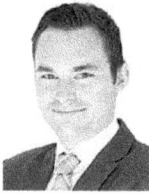

Dr. rer. pol. Dipl.-Sozw. (Univ.) Michael Lauerer

Jahrgang 1983, ist Mitarbeiter des Instituts für Medizinmanagement und Gesundheitswissenschaften der Universität Bayreuth.
2005–2011 Diplomstudium der Sozialwissenschaften mit den Schwerpunkten Gesundheitsmanagement und empirische Sozialforschung an der Universität Nürnberg. Spezialisierung auf Ressourcenallokation und Priorisierung in der Medizin, qualitative und quantitative Sozialforschung im Kontext der Gesundheitsversorgung, Präferenzstudien und komparative Gesundheitssystemanalyse. Seit 2011 wissenschaftlicher Mitarbeiter und später Akademischer Rat am Institut für Medizinmanagement und Gesundheitswissenschaften der Universität Bayreuth. 2017 Promotion zum Dr. rer. pol. Geschäftsführer der GWS – Gesundheit, Wissenschaft, Strategie GmbH.

Universität Bayreuth, Institut für Medizinmanagement und Gesundheitswissenschaften (IMG)
Prieserstraße 2, 95444 Bayreuth
Tel.: +49 (0)921/554830
E-Mail: michael.lauerer@uni-bayreuth.de
www.img.uni-bayreuth.de

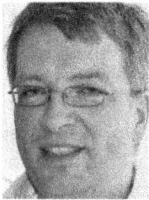

Prof. Dr. phil. Christian Lenk

Jahrgang 1971, ist apl. Professor für Medizinethik und Geschäftsführer der Ethikkommission an der Universität Ulm.
Studium der Philosophie, Politikwissenschaft und Ethnologie an der Universität Hamburg (Magister 1998), Promotionsstudium an der Universität Münster (Dr. phil. 2002). Studienaufenthalte und Fellowships an den Universitäten Marburg (1998–1999), Swansea/Wales (2008–2009) und Zürich (2011). 2002–2008 Wissenschaftlicher Assistent an der Abteilung Ethik und Geschichte der Medizin der Universität Göttingen; 2008 Habilitation an der medizinischen Fakultät der Universität Göttingen für das Fach Medizinethik und Medizintheorie. 2008–2011 Koordinator des EU-Projektes Tiss.EU zu genetischer Forschung an menschlichen Zellen und Gewebe, insbesondere in Biobanken. 2002–2011 Mitglied der Ethikkommission der Universitätsmedizin Göttingen, 2010–2011 stellvertretender Vorsitzender. 2016 Ernennung zum apl. Professor an der Universität Ulm. Forschungsthemen: Medizinethik (Enhancement, Forschungsethik, Ethikkommissionen), Technikfolgenabschätzung (ethische, rechtliche und soziale Implikationen) und Philosophie (Gerechtigkeit, Wissenschaftstheorie).

Universität Ulm, Institut für Geschichte, Theorie und Ethik der Medizin
Parkstraße 11, 89073 Ulm
Tel.: +49 (0)731/50033720
E-Mail: christian.lenk@uni-ulm.de
www.uni-ulm.de/med/gte/

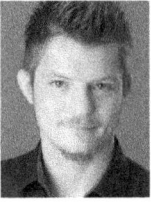

Georg Ludwig Lindinger (M. A.)

Jahrgang 1985, ist Mitarbeiter des Instituts für Medizinmanagement und Gesundheitswissenschaften der Universität Bayreuth.
2008–2015 Studium der Religionswissenschaft, -soziologie, Kulturwissenschaft und Ethnologie an der Universität Bayreuth. Spezialisierung auf qualitative sozialwissenschaftliche Methoden und interdisziplinäre Verknüpfung empirischer Forschung mit ethischen Fragestellungen. Seit 2017 Mitarbeiter des sozialwissenschaftlichen Teilprojekts im Forschungsprojekt „Medizin 4.0 – Das ethische Fundament der Digitalisierung im Gesundheitswesen" gefördert vom Bundesministerium für Gesundheit (BMG) am Institut für Medizinmanagement und Gesundheitswissenschaften, Universität Bayreuth. Lehrbeauftragter der Universität Bayreuth: „Philosophie und Geschichte der Medizin".

Universität Bayreuth, Institut für Medizinmanagement und Gesundheitswissenschaften (IMG)
Prieserstraße 2, 95444 Bayreuth
Tel.: +49 (0)921/554804
E-Mail: georg.lindinger@uni-bayreuth.de
www.img.uni-bayreuth.de

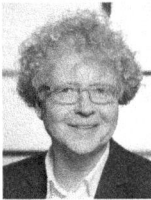

Prof. Dr. theol. Andreas Lob-Hüdepohl

Jahrgang 1961, ist Professor für Theologische Ethik an der Katholischen Hochschule für Sozialwesen Berlin (KHSB) und Geschäftsführer des Berliner Instituts für christliche Ethik und Politik.
1979–1987 Studium der Katholische Theologie, Philosophie und Erziehungswissenschaften an der Universität Bonn. 1992 Promotion an der Universität Bonn; 1991–1996 Wissenschaftlicher Mitarbeiter am Seminar für katholische Theologie der Freien Universität Berlin. Seit 1996 Professor für Theologische Ethik an der Katholischen Hochschule für Sozialwesen Berlin, 1997–2009 Rektor daselbst. 2009–2011 Präsident der Katholischen Universität Eichstätt-Ingolstadt. Seit 2014 Geschäftsführer des Berliner Instituts für christliche Ethik und Politik, seit 2016 Mitglied des Deutschen Ethikrates.

Berliner Institut für christliche Ethik und Politik (ICEP)
Köpenicker Allee 39–57, 10318 Berlin
Tel.: +49 (0)30/50101016
E-Mail: andreas.lob-huedepohl@khsb-berlin.de
www.icep-berlin.de

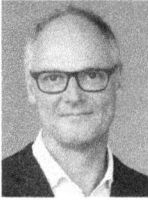

Prof. Dr. theol. habil. Arne Manzeschke

Jahrgang 1962, ist Professor für Anthropologie und Ethik für Gesundheitsberufe an der Evangelischen Hochschule Nürnberg und Leiter der Fachstelle für Ethik und Anthropologie im Gesundheitswesen.
1985–1991 Studium der Theologie und Philosophie an den Universitäten München, Tübingen und Erlangen. 1995 Promotion. 1995–2001 Pfarrdienst in der Ev.-Luth. Kirche in Bayern. Nach Stationen an den Universitäten Erlangen, Bayreuth und München (LMU) Habilitation und Venia Legendi 2007 für das Fach Systematische Theologie/Ethik an der Universität Erlangen-Nürnberg. 2012 Entwicklung eines Modells zur Ethischen Evaluation Sozio-Technischer ARangements (MEESTAR) mit Kollegen im Rahmen eines BMBF-geförderten Forschungsprojekts. Seit 2017 Leitung eines interdisziplinären Forschungsprojekts zur Entwicklung eines ethischen Orientierungsinstruments in komplexen digitalen Welten. Fortführung dieser Forschungen im BMBF-geförderten Cluster zur Integrierten Forschung. Seit 2015 stellvertretender Vorsitzender der Bayerischen Ethikkommission für Präimplantationsdiagnostik, seit 2018 Präsident der Europäischen Forschungsgesellschaft für Ethik (Societas Ethica). Forschungsschwerpunkte im Bereich der Technik-, Medizin- und Wirtschaftsethik.

Evangelische Hochschule Nürnberg, Anthropologie und Ethik für Gesundheitsberufe
Bärenschanzstr. 4, 90429 Nürnberg
Tel.: +49 (0)911/27253864
E-Mail: arne.manzeschke@evhn.de
http://www.evhn.de/

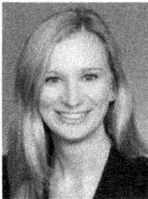

Dr. med. Maria Marloth, M.Phil.

Jahrgang 1987, ist Ärztin und wissenschaftliche Mitarbeiterin an der Klinik und Poliklinik für Psychiatrie und Psychotherapie der Universität Köln.
2006–2011 Studium der Philosophie an der Ludwig-Maximilians-Universität München. 2007–2014 Studium der Humanmedizin an der Ludwig-Maximilians-Universität München, der Technischen Universität München (TUM) und der Tor Vergata Universität in Rom. 2014–2016 wissenschaftliche Mitarbeiterin am Lehrstuhl für Geschichte und Ethik der Medizin der TUM. 2018 Promotion am Institut für Geschichte und Ethik der Medizin der TUM. 2017–2018 Assistenzärztin der Klinik für Neurologie und klinischer Neurophysiologie des Klinikums Augsburg. Seit 2018 wissenschaftliche Mitarbeiterin und Assistenzärztin der Klinik für Psychiatrie und Psychotherapie der Universität Köln.

Universitätsklinikum Köln, Klinik und Poliklinik für Psychiatrie und Psychotherapie
Kerpener Str. 62, 50937 Köln
Tel.: +49 (0)221/47832818
E-Mail: maria.marloth@uk-koeln.de
psychiatrie-psychotherapie.uk-koeln.de

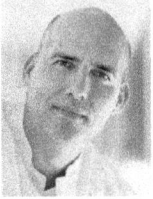

Prof. Dr. Dr. med. habil. Dr. phil. Dr. theol. h. c. Eckhart Nagel

Jahrgang 1960, ist Direktor des Instituts für Medizinmanagement und Gesundheitswissenschaften der Universität Bayreuth.
1978–1986 Studium der Medizin an der Medizinischen Hochschule Hannover und der University of Vermont (USA). 1979–1988 Studium der Philosophie und Geschichte an der Universität Hannover. 1987 Promotion zum Dr. med., 1995 Promotion zum Dr. phil., 2010 Ehrendoktorwürde Dr. theol. 1997 Habilitation im Bereich Transplantationsmedizin. 2001–2010 Leiter des Transplantationszentrums Klinikum Augsburg. 2010–2015 Ärztlicher Direktor und Vorsitzender des Universitätsklinikums Essen. Seit 2001 Gesamtärztliche Leitung (Primarius) der Sonderkrankenanstalt „Ederhof" Lienz, Tirol. Seit 2001 Geschäftsführender Direktor des Instituts für Medizinmanagement und Gesundheitswissenschaften der Universität Bayreuth. Gründungsmitglied der Fakultät „Food, Nutrition and Health, Life Science Campus Kulmbach", Vorsitzender der Geschäftsstelle Medizin-Campus Oberfranken. Seit 2015 Mitglied im Aufsichtsrat der Charité, Berlin. Seit 2001 Mitglied und Vorstand des Präsidiums des Deutschen Evangelischen Kirchentages. Gründungsmitglied des Nationalen Ethikrats (Bundesregierung) und des Deutschen Ethikrats (Bundestag und Bundesregierung) bis 2016.

Universität Bayreuth, Institut für Medizinmanagement und Gesundheitswissenschaften (IMG)
Prieserstraße 2, 95444 Bayreuth
Tel.: +49 (0)921/554800
E-Mail: eckhart.nagel@uni-bayreuth.de
www.img.uni-bayreuth.de

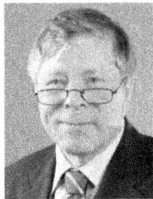

Prof. Dr. rer. nat. Wolfgang Niederlag

Jahrgang 1945, ist Professor für Medizintechnik und ehemaliger Abteilungsleiter im Krankenhaus Dresden-Friedrichstadt.
1964–1969 Studium der Physik an der Technischen Universität Dresden (TUD). 1969–1972 Forschungsstudium, 1973 Promotion, 1972–1976 Wissenschaftlicher Mitarbeiter an der TUD. 1984 Fachphysiker für Medizin. 1976–2013 im Krankenhaus Dresden-Friedrichstadt tätig, 1976–1979 Klinikphysiker, 1979–1990 Leiter der Forschungsgruppe Biosignalgewinnung, 1990–2013 Aufbau und Leitung der Abteilung Zentraler Klinikservice. Lehraufträge an der TUD, der Hochschule Mittweida (HM), der Dresden International University und der BA Bautzen. 2010 Honorarprofessur an der HM. Gründer und Sprecher der Fachausschüsse Telemedizin sowie Medizintechnik und Gesellschaft der Deutschen Gesellschaft für Biomedizinische Technik (DGBMT) im VDE. Seit 1997 wissenschaftliche und organisatorische Leitung der Dresdner Palais-Gespräche und Herausgeber der Buchserie Health Academy. 2010–2013 im Vorstand der DGBMT.

Tel.: +49 (0)176/20347849
E-Mail: niederlag@health-academy.org
www.vde.com/dgbmt

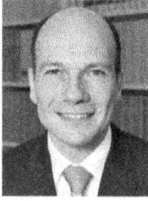

Prof. Dr. jur. Thomas Petri

Jahrgang 1967, ist Bayerischer Landesbeauftragter für den Datenschutz.
Studium der Rechtswissenschaften, 1996–2000 Rechtsanwalt in Frankfurt am Main. 1997–2000 Wissenschaftlicher Mitarbeiter an der Johann-Wolfgang-Goethe Universität Frankfurt, 2000 Promotion. 2000–2004 Referatsleiter beim Unabhängigen Landeszentrum für Datenschutz Schleswig-Holstein. 2004–2006 Wissenschaftlicher Mitarbeiter beim Bundesverfassungsgericht (Erster Senat). 2006–2009 Bereichsleiter Recht beim Berliner Beauftragten für Datenschutz und Informationsfreiheit. Seit 2009 Bayerischer Landesbeauftragter für den Datenschutz. Seit 2016 Honorarprofessor für Datenschutz an der Hochschule für angewandte Wissenschaften in München.

Der Bayerische Landesbeauftragte für den Datenschutz
Wagmüllerstraße 18, 80538 München
Tel.: +49 (0)89/2172260
E-Mail: poststelle@datenschutz-bayern.de
www.datenschutz-bayern.de

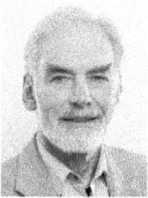

Prof. Dr. med. Otto Rienhoff

Jahrgang 1949, ist Professor für Medizinische Informatik und ehemaliger Direktor des Institutes für Medizinische Informatik der Universitätsmedizin Göttingen.
1968–1973 Studium der Medizin an der Universität Münster, dort 1973 Promotion, 1974–1984 ärztliche und medizininformatische Ausbildung an der Medizinischen Hochschule Hannover. In den Jahren Wehrdienst als Brigadearzt und mehrere Auslandsaufenthalte. 1981 Habilitation und 1982 Professur in Hannover. 1983 Gastwissenschaftler am Groote Schuur Hospital Kappstadt. 1984–1994 Direktor des neu ausgebauten Institutes für Medizinische Informatik in Marburg und 1994–2018 der gleichen Einrichtung In Göttingen. Gegenwärtig in beratender Rolle für den Vorstand in Göttingen tätig. Vorsitzender und Präsident nationaler und internationaler Fachgesellschaften und vielfältige internationale Aktivitäten – zuletzt des 2014 neu durch die Gemeinsame Wissenschaftskonferenz von Bund und Ländern aufgestellten Rates für Informationsinfrastrukturen (RfII).

Universitätsmedizin Göttingen, Institut für Medizinische Informatik
Robert Koch Allee 40, 37075 Göttingen
Tel.: +49 (0)151/14657932
E-Mail: otto.rienhoff@med.uni-goettingen.de
www.mi.med.uni-goettingen.de

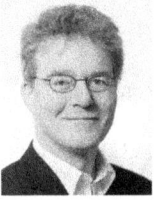

Prof. Dr. med. Stefan Sauerland, M. san.

Jahrgang 1967, ist Leiter des Ressorts Nichtmedikamentöse Verfahren im Institut für Qualität und Wirtschaftlichkeit im Gesundheitswesen (IQWiG).
1987–1994 Medizinstudium an der Universität zu Köln; 1995–1996 Arzt im Praktikum und Assistenzarzt am Rehabilitationskrankenhaus Ulm, Orthopädische Klinik der Universität Ulm; 1998 Promotion; 1997–1999 Studium der Gesundheitswissenschaften und Sozialmedizin an der Heinrich-Heine-Universität-Düsseldorf; 1997–2005 Biochemische und Experimentelle Abteilung am II. Chirurgischen Lehrstuhl (Köln-Merheim) der Universität zu Köln; 2006–2009 Institut für Forschung in der Operativen Medizin (IFOM) der privaten Universität Witten/Herdecke; 2007 Habilitation für das Fach „Chirurgische Forschung"; 2009 Professur „Klinische Forschung in der Operativen Medizin" an der Universität Witten/Herdecke. Seit Januar 2010 Leitung des Ressorts „Nichtmedikamentöse Verfahren" im IQWiG. 2019 Verleihung der Bezeichnung außerplanmäßiger Professor durch die Universität zu Köln.

Institut für Qualität und Wirtschaftlichkeit im Gesundheitswesen (IQWiG), Ressort Nichtmedikamentöse Verfahren
Im Mediapark 8, 50670 Köln
Tel.: +49 (0)221/35685372
E-Mail: stefan.sauerland@iqwig.de
www.iqwig.de

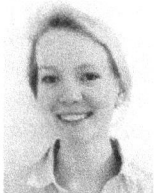

Ida Schregel

Jahrgang 1993, ist Mitarbeiterin des Instituts für Medizinmanagement und Gesundheitswissenschaften der Universität Bayreuth.
2012–2018 Studium der Humanmedizin an der Albert-Ludwigs-Universität Freiburg. 2015–2020 Studium der Geschichte und Philosophie an der Albert-Ludwigs-Universität Freiburg und an der Universität Bayreuth. Seit 2019 wissenschaftliche Mitarbeiterin des Instituts für Medizinmanagement und Gesundheitswissenschaften der Universität Bayreuth. Forschungsschwerpunkte im Bereich Digitalisierung, Ethik und ländliche Versorgung. Spezialisierung auf Mixed Methods mit Priorisierung quantitativer Methoden.

Universität Bayreuth, Institut für Medizinmanagement und Gesundheitswissenschaften (IMG)
Prieserstraße 2, 95444 Bayreuth
E-Mail: ida.schregel@uni-bayreuth.de
www.img.uni-bayreuth.de

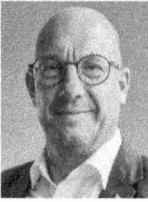

Prof. Dr. Stefan Selke

Jahrgang 1967, ist Professor für Gesellschaftlichen Wandel und Forschungsprofessor für Transformative und öffentliche Wissenschaft an der Hochschule Furtwangen.
1987–1991 Studium der Luft- und Raumfahrt an der RWTH Aachen, 1993–2001 Magister- und Promotionsstudium Soziologie, Anthropo-Geografie, spanische und portugiesische Literaturwissenschaft an der Universität in Bonn. 2002 Promotion in Soziologie. Stationen als akademischer Mitarbeiter an der Pädagogischen Hochschule Karlsruhe und am Karlsruhe Institute of Technology (KIT). 2008 Berufung an die Hochschule Furtwangen. Seit 2018 Visiting Professor an der Huddersfield University (UK). Er leitet mehrere Projekte zur Digitalisierung.

Hochschule Furtwangen, Fakultät Gesundheit, Sicherheit, Gesellschaft
Robert-Gerwig-Platz 1, 78120 Furtwangen
Tel.: +49 (0)7723/9202873
E-Mail: ses@hs-furtwangen.de
www.hs-furtwangen.de

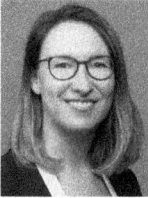

Dr. phil. Stephanie Siewert

Jahrgang 1982, ist wissenschaftliche Referentin beim Deutschen Ethikrat.
Studium der Amerikanistik/Anglistik, Erziehungswissenschaften und Komparatistik in Potsdam und Michigan/USA. 2007–2013 am Institut für Künste und Medien an der Universität Potsdam, 2013–2017 in den englischsprachigen Kulturwissenschaften an der Universität Stuttgart tätig. 2015 Promotion zu Repräsentationen der Gefangenschaft und Formen der Verletzlichkeit in Literatur und Medien. Stipendiatin des Marie Curie Early Stage Researcher Fellowship und der Studienstiftung des deutschen Volkes. Seit 2019 wissenschaftliche Mitarbeiterin am Lehrstuhl für Systematische Theologie II (Ethik) der Friedrich-Alexander-Universität Erlangen-Nürnberg im Emerging Fields Projekt BIG-THERA sowie im Teilprojekt „Ethical and Societal Challenges within Synthetic Biology" des Max Planck Research Network in Synthetic Biology.

Deutscher Ethikrat, Geschäftsstelle
Jägerstraße 22/23, 10117 Berlin
Tel: +49 (0)30/203 70524
E-Mail: siewert@ethikrat.org
https://www.ethikrat.org

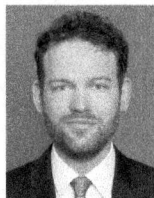

Dr. phil. Julian Stubbe

Jahrgang 1982, ist Berater im Bereich Demografie, Cluster und Zukunftsforschung in der VDI/VDE Innovation + Technik GmbH.
2003–2009 Diplom-Studium der Geographie an der Rheinischen Friedrich-Wilhelms-Universität Bonn. 2010–2012 Wissenschaftlicher Mitarbeiter am Zentrum Technik und Gesellschaft, Technische Universität Berlin (TUB). 2012–2016 Promotionsstipendiat im Graduiertenkolleg „Innovationsgesellschaft heute" der TUB, 2016 Promotion im Fachgebiet Techniksoziologie. Seit 2017 Berater in der VDI/VDE-IT und wissenschaftlicher Mitarbeiter des Instituts für Innovation und Technik. 2018–2019 Projektleiter der Bertelsmann-Studie „Digital souverän?". Seit 2019 Projektleiter der „ZukunftsWerkstatt INDUSTRIE, Sachsen", Projektleiter der EU-Koordinierungsmaßnahme „ProEthics". Seit 2018 Verantwortlicher der Querschnittsaufgabe „Integrierte Forschung" im Rahmen der Projektträgerschaft für das Referat „Interaktive Technologien für Gesundheit und Lebensqualität" des Bundesministeriums für Bildung und Forschung (BMBF).

VDI/VDE Innovation + Technik GmbH, Bereich Demografie, Cluster und Zukunftsforschung
Steinplatz 1, 10623 Berlin
Tel.: +49 (0)310078–5568
E-Mail: julian.stubbe@vdivde-it.de
www.vdivde-it.de

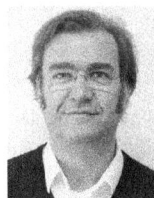

Univ.-Prof. Dr. med. Dr. phil. Kai Vogeley

Jahrgang 1963, ist Professor für Psychiatrie an der Uniklinik Köln, leitender Oberarzt der Klinik, Leiter der Arbeitsgruppe „Soziale Kognition" an der Uniklinik Köln und am Institut für Neurowissenschaften und Medizin (INM3) am Forschungszentrum Jülich.
1983–1990 Studium der Medizin, Philosophie, Geschichte der Medizin in Düsseldorf, Baltimore, London. 1992 Promotion zum Dr. med., 1993 Promotion zum Dr. phil. 2000 Anerkennung zum Facharzt für Neurologie. 2001 Anerkennung zum Facharzt für Psychiatrie und Psychotherapie. 2003 Habilitation für Psychiatrie und Psychotherapie. Seit 2004 Universitätsprofessor für Psychiatrie an der Uniklinik Köln und Leiter der Arbeitsgruppe „Soziale Kognition". Seit 2011 Leiter der Arbeitsgruppe „Soziale Kognition" am Institut für Neurowissenschaften und Medizin – Kognitive Neurowissenschaft (INM3) am Forschungszentrum Jülich. 2014–2016 Vorsitzender der Deutschen Gesellschaft für Kognitionswissenschaft.

Uniklinik Köln, Klinik und Poliklinik für Psychiatrie und Psychotherapie
Kerpener Str. 62, 50937 Köln
Tel.: +49 (0)221/47887155
E-Mail: kai.vogeley@uk-koeln.de
https://psychiatrie-psychotherapie.uk-koeln.de
www.fz-juelich.de/inm/inm-3

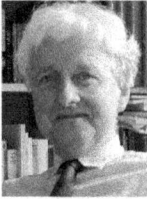

Prof. Dr. phil. med. habil. Dietrich von Engelhardt

Jahrgang 1941, ist em. Professor für Medizin- und Wissenschaftsgeschichte und ehemaliger Direktor des Instituts für Medizingeschichte und Wissenschaftsforschung der Universität zu Lübeck.
1961–1968 Studium der Philosophie, Geschichte und Slawistik, 1969 Promotion in Philosophie, 1976 Habilitation in Medizin, 1983–2007 Professur für Geschichte der Medizin und Allgemeine Wissenschaftsgeschichte der Universität Lübeck. 1993–1996 Prorektor der Universität Lübeck. 1998–2002 Präsident der Akademie für Ethik in der Medizin. 1998–2017 Dozent der Internationalen Hochschule für Kunsttherapie und Kreativpädagogik Calw/Hamburg. 2001–2010 Vizepräsident des Landeskomitees für Ethik in Südtirol. Seit 2005 Mitglied in die Akademie der Naturforscher Leopoldina, 2008–2011 Komm. Direktor des Instituts für Geschichte und Ethik der Medizin der TU München. 2009–2017 Dozent der Asklepios Medical School Budapest/Hamburg. Forschungsschwerpunkte: Theorie der Medizin, Medizinische Ethik, Medizin in der Literatur der Neuzeit, Naturwissenschaft und Medizin in Idealismus und Romantik, Geschichte der Psychiatrie/Psychopathologie, Bibliotherapie, Europäische Wissenschaftsbeziehungen.

Fichtestr. 7, 76133 Karlsruhe
E-Mail: v.e@imgwf.uni-luebeck.de
www.imgwf.uni-luebeck.de

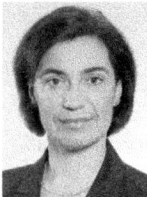

Christine Weiß

Jahrgang 1969, ist Leiterin des Bereichs Innovation und Kooperation der VDI/VDE Innovation + Technik GmbH.
1988–1995 Diplom-Studium des Maschinenbaus mit Fachrichtung Biomedizinischer Technik an der Technischen Universität Berlin. 1995–2000 Entwicklungs- und Projektingenieurin bei B. Braun Melsungen AG. Ab 2000 Wissenschaftliche Mitarbeiterin bei der VDI/VDE-IT. 2011–2019 Stellvertretende Bereichsleiterin Demografie, Cluster und Zukunftsforschung. 2012–2019 Projektleiterin für sozio-digitale Innovationen in der BMBF-Projektträgerschaft Demografischer Wandel; Mensch-Technik-Interaktion. 2014–2015 Leiterin des BMG-Vorhabens Nutzen und Finanzierung technischer Assistenzsysteme am Beispiel der Quartiersvernetzung. 2015–2016 Leiterin der BMFSFJ-Studie Sozialraum Digital. 2016–2017 Leiterin der Bertelsmann-Studie Digitalisierung für mehr Optionen und Teilhabe im Alter. Seit 2017 Leiterin der sozio-technischen Begleitforschung zum Modellvorhaben Netz-Werk GesundAktiv im Auftrag der Techniker Krankenkasse. Seit 2019 Bereichsleiterin Innovation und Kooperation und u. a. zuständig für die Netzwerkförderung im Zentralen Innovationsprogramm Mittelstand (ZIM) und das Innovationsprogramm für innovative Geschäftsmodelle und Pionierlösungen (IGP).

VDI/VDE Innovation + Technik GmbH, Bereich Innovation und Kooperation
Steinplatz 1, 10623 Berlin
Tel.: +49 (0)30/310078184
E-Mail: christine.weiss@vdivde-it.de
www.vdivde-it.de

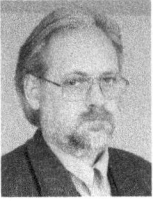

Prof. Dr. phil. Klaus Wiegerling

Jahrgang 1954, ehem. Professor für Philosophie am Institut für Technikfolgen-abschätzung und Systemanalyse (ITAS) am KIT Karlsruhe.
1975–1983 Studium der Philosophie, Komparatistik und Volkskunde an der Universität Mainz. 1983 Promotion. Langjährige freischaffende Tätigkeiten, Lehraufträge in den Fächern Philosophie, Informatik, Informationswissenschaft, Soziologie und Filmwissenschaft. 2001 Habilitation an der TU Kaiserslautern. Langjährige Tätigkeit im DFG-SFB 627 „Nexus – Umgebungsmodelle für mobile kontextbezogene Systeme" am Institut für Philosophie der Universität Stuttgart. Seit 2013 am Institut für Technikfolgenabschätzung und Systemanalyse am KIT Karlsruhe. AK-Leiter „Ethik" beim Projekt „Abida" des Bundesministerium für Bildung und Forschung (BMBF). Herausgeber der Springer-Reihe: Anthropologie – Technikphilosophie – Gesellschaft. Lehrbeauftragter an der TU Darmstadt und der TU Kaiserslautern. Schwerpunkte: Anthropologie, Technikphilosophie, Erkenntnistheorie.

Pirmasenser Straße 92, 67655 Kaiserslautern
E-Mail: wiegerlingklaus@aol.com

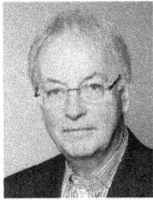

Prof. Dr. sc. hum. Alfred Winter

Jahrgang 1959, ist Professor für Medizinische Informatik am Institut für Medizinische Informatik, Statistik und Epidemiologie der Universität Leipzig.
1977–1984 Studium der Informatik an der Technischen Universität RWTH Aachen. 1991 Promotion und 1995 Habilitation an der Universität Heidelberg. Seit 1996 Professor für Medizinische Informatik am Institut für Medizinische Informatik, Statistik und Epidemiologie der Universität Leipzig. 2019–2021 Präsident der Deutschen Gesellschaft für Medizinische Informatik, Biometrie und Epidemiologie (GMDS), seit 2014 Secretary und Mitglied des Executive Board der European Federation of Medical Informatics (EFMI). Seit 2010 Hauptschriftleiter der open access Zeitschrift GMS Medizinische Informatik, Biometrie und Epidemiologie (MIBE). Mitglied der Editorial boards der Zeitschriften Methods of Information in Medicine, Journal of Korea Society of Medical Informatics und German Medical Science (GMS). 1996–2012 verantwortlich für das strategische Informationsmanagement des Universitätsklinikums Leipzig. Aktuelle Projekte befassen sich mit: modellbasiertes Design IHE-konformer Informationssysteme des Gesundheitswesens (3LGM2IHE), Semantisches Netz des Informationsmanagements im Krankenhaus. (SNIK), Entwicklung eines nationalen Metadata Repositories (NMDR), Ontologie für die systematische Beschreibung von Anwendungssystemen und Softwareprodukten für Informationssysteme des Gesundheitswesens (HITO).

Universität Leipzig, Institut für Medizinische Informatik,
Statistik und Epidemiologie
Härtelstraße 16–18, 04107 Leipzig
Tel.: +49 (0)341/9716103
E-Mail: alfred.winter@imise.uni-leipzig.de
www.imise.de

26 Stichwortverzeichnis

A

Abwägung 52
Akzeptanz 227
Algorithmus 26
Ambient Assisted Working 217
Analysat 124, 131
Anerkennung 17
Angemessenheit, technisch 153
angewandte Ethik 11
Anreizsetzung 76
Anreizsysteme 76
Ansätze, kohärentisch 51
Anthropologie 177
Anti-Aging 33
App 72, 152
App, Gesundheit 143, 146, 147, 149, 151, 153
App, Medical 217
App, Smartphone 133
Arrangement, sozio-technisch 179
Artikulation 123
Assistenz 172
Assistenzsystem 13, 133, 205, 225
Assistenzsystem, technisch 172
Ästhetisierung 35
Audit 68
Aufklärung 37, 52
Aufklärung, ärztlich 270
Augé, Marc 95
Augmentation, sozial 85
Augmented reality 7
Autarkie 23
Autismus-Spektrum-Störung (ASS), 81
Autoadaptivität 122
Automation 23
Autonomie 23, 37, 82, 127, 148, 151, 173, 192, 209, 236
Autonomie, menschlich 15, 25
Autonomie, technisch 26
Autonomisierung 23

B

Bacon 36
Beauchamp 144, 148, 150, 156
Bedingung, metaethisch 127
Begegnung 94
Benannte Stelle 6, 240

Bewusstsein 26

Bewusstsein 26
Beziehung 97
Beziehung, Arzt-Patient 265
Big Data 5, 9, 13, 71, 248, 253, 254
Bioinformatik 233
Biopolitik 121
blaming the victim 76
Bonussystem 74
BSI-KritisV 64
Buber, Martin 93
Bundesamt für Sicherheit in der Informations-technik (BSIG) 64
Bundesdatenschutzgesetz (BDSG) 67
Bundesinstitut für Arzneimittel und Medizin-produkte (BfArM) 113, 214
Bundestag 202, 207, 210

C

CE-Zertifizierung 111
Chatbot 220
Childress 144, 148, 150, 156
Chirurgie 7
Chirurgie, roboter-assistiert 218
Computerisierung 61
Cyberraum 62
Cyber-Sicherheitsstrategie 64

D

Data Breach 63
Datafizierung 13, 121
Datafizierungsidee 122
Data-Mining 204
Datendouble 43
Dateninfrastruktur 206
Datenkorrelativismus 128
Datenpräferenz 124
Datenrepräsentat 130
Datenschutz 46, 64
Datenschutzgrundverordnung 9, 29, 239, 240
Datenschutzrecht 43
Datensicherheit 46, 64
Datenstrom 122
Deklaration von Helsinki 219, 235, 236
Denken 26
Desartikulation 123, 131
Descartes 36

https://doi.org/10.1515/9783110645767-026

Deutscher Ethikrat 246–259
Diagnose, wissensbasiert 182
Diffusionsbarriere 207
Digitale-Versorgung-Gesetz (DVG) 110, 113
Digitalisierung 62, 143, 144, 179, 183
digital twin 14
Diskurs 238
Diskurs, ethisch 235
Doping 36

E

Echtzeitanalyse 122
Eigenverantwortung 77
Einwilligungsprozess 138
ELSI 225, 229
Enhancement 136, 173
Enhancement, erweiternd 33
Enhancement, kompensatorisch 38
Ensemble subjektiver Rechte 56
Ensembletheorie 56
Entgrenzung 135
Entgrenzung, Mensch-Maschine 208
Entindividualisierung 128
Entmündigung 126, 130
Entwickler 28
Erprobungsregelung 112
Erstattungsfähigkeit 239
Ethik 50, 91, 105, 177
Ethik, angewandt 106
Ethikkodex 235, 241
Ethikkomitee 140
Ethikkommission, lokal 213
Ethikmanagement 139
Ethik, öffentlich 100, 105, 106
ethische Orientierung 18
EU-Cyber-Sicherheitsstrategie 66
EU Datenschutzgrundverordnung (DSGVO) 67
EU-Datenschutzrichtlinie (DSRL) 67
Europäischen Agentur für Netz- und Informationssicherheit (ENISA) 66
Europäische Union (EU) 111
Exposom 186

F

Fehlübertragung 123
Finanzierungsgrundlage 77
Food and Drug Administration (FDA) 6
Foresight 231

Forschung, integriert 227, 228, 230
Forschungsethik 214
Forschungsfreiheit 222
Fortpflanzungsmedizin 35
Freiheit 24
Fremdbestimmung 39
Fremdbestimmung, selbstinduziert 30
Fremdbestimmungsrisiko 39

G

Gebrauchstauglichkeit 153, 155
Gemeinsame Bundesausschuss (G-BA) 112, 116
Genom 186
Genome Editing 248, 249, 250, 254, 255, 256
gentechnisch 39
Gerechtigkeit 17, 148, 151, 236
Geschwindigkeit 95
Gesundheitsakte, digital 5
Gesundheitsanwendung, digital (diGA), 110
Gesundheitsapp 126, 129
Gesundheitsbegriff 128
Gesundheitsdaten 43
Gesundheitsdaten, personenbezogen 45
Gesundheitsinteresse, öffentlich 205
Gesundheitskarte, elektronisch 63
Gesundheitssystem 42, 204
Gesundheitstechnologie, assistierend 182
Gesundheitsversorgung 46, 182
Gesundheitswesen 100, 101, 104
Gesundheitswesen, Informationssystem 182
GKV-Versorgungsstrukturgesetz (GKV-VStG) 112
Governance 229, 256, 257
Governance-Strategie 29
Gruppe, vulnerable 214
Gültigkeit, inhaltlich 153

H

Handeln 92
Handlungssubjekt 27
Handlungsurheberschaft 25
Health Technology Assessment (HTA) 112, 235
Herzklappenimplantation, minimalinvasiv (TAVI) 216
Humanismus, juristisch 52

I

Ich-Du 93
Ich-Es 93
Illusion 80
Implantate 7
Individualisierung 8, 192
Individualität 192
Individualversicherung 74
informed consent 37
Infrastruktur, digital 164
Infrastruktur, diskursiv 140
Infrastruktur, kritisch (KRITIS) 64
Institut für Qualität und Wirtschaftlichkeit im
    Gesundheitswesen (IQWiG) 113
Instrumentalisierung 40
Instrumentalisierungstopos 53
Instrumentalisierungsverbot 52
Integrationsbegriff 121
Intentionalität 27
Interaktion, Mensch-Technik 29, 225, 227
Internet 8
Internet der Dinge (IoT) 67
In-vitro-Fertilisation 34
Irreversibilität 38
IT-Qualifikation 68
IT-Sicherheit 63
IT-Sicherheit, Lagebild 65
IT-Sicherheitsgesetzes (IT-SiG) 64
IT-SiG 2.0 67

J

Jaspers, Karl 193

K

Kantianismus 51
Keimbahneingriffe 39, 250, 254, 255, 256
Kieferorthopädie 34
Kollektivität 192
Kommunikation 82
Kompensation 173
kompensatorisch 33
Kompetenzbildung, ethisch 140
Konsequenz 55
Konstrukteur 28
Korrelativismus 130
Krankenhaus 65
Krankenkasse 73
Krankenversicherung 71, 74

Krankenversorgung 186
Krankheitsbegriff 266
Kultur 91
Künstliche Intelligenz 4, 9, 28, 51, 116, 167,
    182, 207, 249, 250, 256
Kunst und Medizin 265

L

Lebensführung 23
Leib 92, 128
Leitlinie, ethisch 139, 235, 241
Lernen, maschinell 122, 124
Lernprozess 27
Liebesethik, christlich 51
Löwith, Karl 97

M

Machine Learning 4, 5, 10
Mängelwesen Mensch 172
Manipulation 88
Maschine, autonom 26
Maschinenethik 26
Massendatenverarbeitung 72
Maßnahmen zur Gewährleistung einer hohen
    gemeinsamen Netz- und Informations-
    sicherheit (NIS-RL) 66
Medialität 174
Mediation 237, 238
Medical Device Regulation (MDR) 235
Medizin 85, 182
Medizin, ästhetisch 35
Medizin, personalisiert 159
Medizinprodukt 3, 110, 111, 113, 214
Medizinproduktegesetz 235
Medizin, wunscherfüllend 35
Meldepflicht 65
Mensch 91
Menschenbild 98
Menschen- und Maschinenbilder 15
Menschenwürde 50, 52
Menschheit 24
Mensch-Maschine-Interaktion 86
mHealth 71
Miniaturisierung 7
Mitmensch 93, 98
Mobilität, intelligent 227
Modellierung 8
Moral 50

moralische Intuition 12
moralischer Relativismus 11
Mustererkennung 122

N

Nationaler Ethikrat 248, 252, 254
Natürlichkeit 36
Natürlichkeitsargument 36
Neurotechnologie 208
Nicht-Ort 95
Nicht-Schaden 148, 151
Normalität 33, 38
Normierung 192
Nutzenbewertung 113
Nutzerintegration 230

O

Ort, anthropologisch 95
Outcome 215

P

Paternalismus 37
Paternalismus, technologisch 51
Patientenakte, elektronisch 8
Patientendaten 63, 206
Patientengeheimnis 45
Patientenpartizipation 170
Patientenvertrauen 68
Patientenvertreter 222
Personalisierung 8
Personen, künstlich 30
Persönlichkeitsprofil 43
Persönlichkeitsrecht 44
Petya 66
Pflege 209
Pflegeroboter 209
Pflicht 54
Phänom 185
PIP-Skandal 216
Placebo-Effekte 35
Politikberatung 202, 246, 248, 252, 255
postdisziplinär 100
Postdisziplinarität 102
Potenzial 207
Präimplantationsdiagnostik 39
Präventionsmedizin 121, 125
Praxis 102

Präzisionsmedizin 159
President's Council 36
Prinzip der Nichtschädigung 37
Privatheit 227
Privatsphäre 209
Produktentwicklung 205
Prognosesystem 125
Programmierung 27
Prozess, partizipativ 140
Public Health 233
Public Science 231

Q

Qualitätsbegriff 156
Qualitätskriterien 156
Qualitätsmanagement 159, 160, 162
Quantified Self 217
Quantifizierung 72

R

Ransomware 61
Raum, anthropologisch 93
Realität 82
Realität, Repräsentation 82
Recht auf offene Zukunft 40
Rechtsbegriff, unbestimmt 65
Rechtsdiskurs 126
Rechtskonformität 153
Reflexion, ethisch 50, 101, 105, 106
Reflexionsbegriff 121
Reflexionsprozess 141
Regulierung 213
Respektierung von Selbstbestimmung 37
Ressourceneffizienz 153, 155
Rezept, elektronisch 5, 8
Richtlinie 2016/1148 66
Risikoabschätzung 219
Risikoangemessenheit 153, 154
Risikoprofilbildung 73
Robodoc 218
Roboter 13, 51, 133
Robotik 207, 248, 249, 256

S

Schönheitsoperation 35
sektorale Entgrenzung 13
Selbständigkeit 174

Selbstbestimmung 24, 44, 227
Selbstbestimmung, informationell 45, 205
Selbstbestimmungsrecht 47
Selbstgesetzlichkeit, relational 24
Selbstursprünglichkeit 27
Selbstverantwortung 75, 265
Selbstvermessung 74
Selbstzweck 24
Selbstzweckhaftigkeit 24
sense of agency 85
Simulation 8
social augmentation 82
Software as a Medical Device 4
Software in a Medical Device 4
Solidarität 73
Solidarprinzip der gesetzlichen Kranken-
    kasse 75
Souveränität, digital 231
Sozialversicherung 74
Sport 36
Standard, ethisch 101
Stand der Technik 65
Sterbehilfe 53
Strukturwandel, digitaltechnisch 101
Subsidiarität 127, 131
Subsidiaritätsprinzip 127
Surveillance 13
Symmetriebedingung 31
Synthesisleistung 129
System, autonom 51
Systemautonomie 29
System, wissensbasiert 125

T
TA, parlamentarisch 202
TA, politikberatend 202, 208
Technik 91, 173
Technikbewertung 203
Technik, Eigensinn der 173
Technikfolge 201
Technischen Überwachungsverein (TÜV) 218
Technisierung 172
Technologie 87
Technologieförderung 225
Technology Assessment 229
Teilhabe 227
Telematikinfrastruktur 63
Telemedizin 206

Telemonitoring 72
Terminservice- und Versorgungsgesetz
    (TSVG), 112
Therapie 33, 82
Therapieunterstützung 182
tissue engineering 7
Transparenz 17, 152, 153, 203
Triage 16
Tugendethik 51
Tumorkonferenz 160
Turing, Alan 184

U
Umbruch, digital 162
Unbedenklichkeit, ethisch 153, 154
Unfruchtbarkeit 38
Unternehmensethik 139
Unterstützungssystem 137
Unterstützungstechnologie 138
Urteilsvermögen 27
Utilitarismus 51

V
Veränderungsprozess, gesellschaftlich 136
Verantwortung 192
Verfahren, bildgebend 7
Verfahren, datenanalytisch 204
Verhaltensunsicherheit 49
Vernetzung 12, 62
Vernunft 24
Vernunft, instrumentell 30
Verschwiegenheit 45
Verteilungsgerechtigkeit 136
Virtual Reality (VR) 80
Vorsorgeprinzip 201
vulnerabel 175

W
Wandel, demografisch 134, 226, 227
Wandel, digital 100, 104, 143, 147, 183
WannaCry 66
Wearable 4, 72, 126
Welt, virtuell 80
Wert 91
Widerständigkeit 123, 131
Willensfreiheit 26
Wirklichkeitsverlust 132
Wirkung, faktisch 54

Wissen, empirisch 51
Wohltun 148, 151
Wohnung, intelligent 190
World Medical Association 219
Würde 24, 127

Z
Zeit 93
Zertifizierung 67
Zukunftsvision 208
Zulassung 216
Zusammenarbeit, interdisziplinär 222
Zusammenwirken, Menschen und Maschine,
    intelligent 182
Zweckmäßigkeit 152, 153
Zwecksetzung 12

27 Ethikkodizes und Ethische Leitlinien von Fachgesellschaften aus Medizin/Technik/Informatik (Auswahl)

Anmerkungen

Dieser Anhang führt eine Reihe von Gesellschaften auf, die sich ethische Leitlinien, einen Ethikkodex gegeben oder einen verwandten Text publiziert bzw. sich auf ähnliche Weise zu ethischen Fragen öffentlich geäußert haben. Diese Auswahl beansprucht keine Repräsentativität, will aber einen Überblick geben über den Stand der ethischen Diskussion und ihre Institutionalisierung. Die Beschreibungen der Organisationen wurden aus ihren Selbstdarstellungen – wenn möglich wörtlich – entnommen und als Zitate gekennzeichnet. Entsprechend sind sie entweder in Deutsch oder Englisch abgefasst. Eine alphabetische Anordnung erschien uns praktisch und impliziert keinerlei Wertung.

Der Beschreibung der Organisation folgt die entsprechende Quellenangabe. Darauf folgt der Hinweis auf den Ethikkodex bzw. verwandte Publikationen mit dem Hinweis auf den letzten Stand der Überarbeitung sowie – wenn vorhanden – weitere Informationen mit Quellenangabe.

https://doi.org/10.1515/9783110645767-027

ACM Association for Computing Machinery, US

About ACM "ACM brings together computing educators, researchers, and professionals to inspire dialogue, share resources, and address the field's challenges. As the world's largest computing society, ACM strengthens the profession's collective voice through strong leadership, promotion of the highest standards, and recognition of technical excellence."

"The ACM community is as diverse as the subfields that comprise computer science, from educators and researchers in academia to practitioners in project management, industrial research, and software development, engineering, and application design."

Retrieved from: www.acm.org/about-acm/about-the-acm-organization [30.04.2020]

Code of Ethics "The ACM Code of Ethics identifies the elements of every member's commitment to ethical professional conduct. It outlines fundamental considerations that contribute to society and human well-being and those that specifically relate to professional responsibilities, organizational imperatives, and compliance with the code."

Code of ethics: www.acm.org/code-of-ethics [30.04.2020]

Published This Code and its guidelines were adopted by the ACM Council on June 22nd, 2018.

Additional links related to ACM ethics The "Integrity Project" is a 2-year project of the ACM Committee on Professional Ethics to promote ethics in the profession though modern media: YouTube videos, podcasts, social media, and streaming video. https:// ethics.acm.org/integrity-project/ [30.04.2020]

"Ask an Ethicist is a periodic blog/video series from the ACM's Committee on Professional Ethics." https://ethics.acm.org/integrity-project/ask-an-ethicist/ [30.04.2020]

Akademie für Ethik in der Medizin e. V., DE

Ziele und Aufgaben „Als Fachgesellschaft für Medizinethik hat sich die AEM zum Ziel gesetzt, den öffentlichen wie auch den wissenschaftlichen Diskurs über ethische Fragen in der Medizin, der Pflege und im Gesundheitswesen zu fördern und für die Interessen des Faches Medizinethik einzutreten."

Zu den Aufgaben der AEM zählt u. a. die „Förderung und Qualitätssicherung der Ethikberatung im Gesundheitswesen (z. B. Veröffentlichung von Stellungnahmen und Empfehlungen, Qualifizierungsangebote für Ethikberatung, Zertifizierung für Ethikberatung im Gesundheitswesen)".

Quelle: www.aem-online.de/index.php?id=30 [30.04.2020]

Ethikkodex Die Publikationen der AEM umfassen „Abgeschlossene Leitlinien mit Beteiligung der AEM", „Aktuelle Leitlinienprojekte mit Beteiligung der AEM" sowie „Dokumente des AEM-Vorstands".

Übersicht Leitlinien: www.aem-online.de/index.php?id=124 [30.04.2020]

Aktualität o. J.

AMIA American Medical Informatics Association, US

About AMIA "AMIA is a community committed to the vision of a world where informatics transforms people's care. Over the last 35 years, the use of informatics has grown exponentially to improve health and to make better healthcare decisions. Today, informatics is the key to accelerating the current goals of healthcare reform."

Retrieved from: www.amia.org/about-amia [30.04.2020]

Code of Ethics "Ethical, legal, and social issues related to health information technology are emerging as central issues. All are within the purview of AMIA's Ethical, Legal and Social Issues Working Group, where a range of issues are discussed related to health information technology and systems."

www.amia.org/programs/working-groups/ethical-legal-and-social-issues [30.04.2020]

Code of Ethics: www.amia.org/about-amia/ethics [30.04.2020]

Published October 2018

Additional links related to AMIA ethics AMIA's code of professional and ethical conduct 2018 pdf free download via: https://academic.oup.com/jamia/article/25/11/1579/5134082 [30.04.2020]

published in: Journal of the American Medical Informatics Association, Volume 25, Issue 11, November 2018, Pages 1579–1582, https://doi.org/10.1093/jamia/ocy092 [30.04.2020].

DGAUM Deutsche Gesellschaft für Arbeitsmedizin und Umweltmedizin, DE

Ziele und Aufgaben „Die DGAUM ist eine gemeinnützige, wissenschaftlich-medizinische Fachgesellschaft und politisch wie wirtschaftlich unabhängig. Ihr gehören heute über 1.100 Mitglieder an, die auf dem Gebiet der Arbeitsmedizin und Umweltmedizin arbeiten, vor allem Ärztinnen und Ärzte, aber auch Angehörige anderer Berufsgruppen wie etwa der Natur- und Sozialwissenschaft. Die DGAUM berät und unterstützt ihre Mitglieder in allen Fragen des betriebsärztlichen Arbeitsbereiches und ist akzeptierte und gefragte Ansprechpartnerin von Politik, Wirtschaft und Gesellschaft.“
    Quelle: www.dgaum.de/dgaum/ueber-die-dgaum/ [30.04.2020]

Ethikkodex „Der Ethikkodex richtet sich an alle mit arbeitsmedizinischen Aufgaben betraute Ärzte, Wissenschaftler und Mitarbeiter in medizinischen Assistenzberufen. Die Arbeitsmedizin ist die medizinische, vorwiegend präventiv orientierte Fachdisziplin, die sich mit der Untersuchung, Bewertung, Begutachtung und Beeinflussung der Wechselbeziehungen zwischen Anforderungen, Bedingungen, Organisation der Arbeit einerseits sowie dem Menschen, seiner Gesundheit, seiner Arbeits- und Beschäftigungsfähigkeit und seinen Krankheiten andererseits befasst.“
    Ethikkodex: www.dgaum.de/dgaum/ethikkodex/ [30.04.2020]

Aktualität 2009

DGBMT Deutsche Gesellschaft für Biomedizinische Technik im VDE e. V., DE

Ziele und Aufgaben „Die DGBMT fördert die Entwicklung der Medizintechnik in Deutschland auf gemeinnützige Art und Weise. Dies erreicht sie durch: interdisziplinären Wissenstransfer von der Forschung bis zur klinischen Anwendung, die Entwicklung von Stellungnahmen, Analysen und Empfehlungen zu aktuellen Fragen und Themen der Medizintechnik und durch die Vernetzung von Ingenieuren, Informatikern, Naturwissenschaftlern und Ärzten aus Forschung, Industrie und Klinik." Der Fachausschuss Medizintechnik und Gesellschaft (FMG) untersucht ethische, ökonomische, politische und rechtliche Aspekte der Medizintechnik bzw. Hochtechnologiemedizin und deren Wechselbeziehungen.

Quellen: www.vde.com/resource/blob/792070/ab651982cdaac0cc5485f73724c915ae/dgbmt-broschuere-data.pdf [30.04.2020]

www.vde.com/de/dgbmt/arbeitsgebiete/fachausschuesse/medizintechnik-gesellschaft [30.04.2020]

Ethikkodex Zusammen mit der GMDS werden derzeit Ethische Leitlinien entwickelt. In der Präsidiumskommission der GMDS arbeiten Mitglieder des FMG mit. Ziel ist, die entwickelten Leitlinien auf die DGBMT zu übertragen.

Ethische Leitlinien: https://gmds.de/de/ueber-uns/organisation/praesidiumskommissionen/ethische-fragen-in-der-medizinischen-informatik-biometrie-und-epidemiologie/ [30.04.2020]

Aktualität o. J.

DGGG Deutsche Gesellschaft für Gerontologie und Geriatrie e. V., DE

Ziele und Aufgaben „Gesellschaftliche Entwicklungen und medizinischer Fortschritt verändern kontinuierlich die Lebensbedingungen und die Bedürfnisse der Menschen. Besonders vor dem Hintergrund der demografischen Entwicklung stellt dies für die Gerontologie und die Geriatrie immer neue Herausforderungen dar. Die Deutsche Gesellschaft für Gerontologie und Geriatrie unterstützt Gerontologen und Geriater aktiv in der Alternsforschung und alle in diesem Arbeitsfeld beteiligten Berufsgruppen bei der praktischen Umsetzung der Ergebnisse.

Wir fördern die Forschung und Lehre über das Altern in den unterschiedlichen Fachdisziplinen sowie den fachlichen Austausch und die Verbreitung gerontologischer und geriatrischer Erkenntnisse."

Quelle: www.dggg-online.de/ [30.04.2020]

Ethikkodex In der Arbeitsgemeinschaft der Wissenschaftlichen Medizinischen Fachgesellschaften (AWMF) ist die DGGG an den unterschiedlichen Leitlinien beteiligt (z. B. Demenzen). „Die Mitglieder der DGGG streben die Sicherung von hoher Qualität in ihren unterschiedlichen Tätigkeitsfeldern an. Dies gilt sowohl für die wissenschaftlichen Arbeiten als auch für die vielfältigen Praxisfelder. So gibt es methodische Standards für gute quantitative oder qualitative Forschung und diverse Qualitätssiegel für die praktische Arbeit. Die Forschung an Menschen wird häufig von Ethikkommissionen geprüft und evaluiert. Insbesondere die Forschung mit fragilen Menschen, die mitunter auch an demenziellen Erkrankungen leiden, erfordert nicht nur Sorgfalt, sondern auch eine besondere Sensibilität für die ethische Reflexion wissenschaftlichen Handelns."

Quellen: www.dggg-online.de/aktuelles-termine/leitlinien.html [30.04.2020]
www.dggg-online.de/ueber-uns/qualitaet-verantwortung.html [30.04.2020]

Aktualität o. J.

DGIM Deutsche Gesellschaft für Innere Medizin, DE

Ziele und Aufgaben „Die Gesellschaft dient der Förderung von Wissenschaft und Forschung auf dem Gesamtgebiet der Inneren Medizin und ihrer Entwicklung als angewandte Heilkunde. Sie verfolgt diese Ziele insbesondere durch die Vereinigung der auf dem Gebiet der Inneren Medizin tätigen Wissenschaftler und Ärzte, die Veranstaltung einer jährlichen Tagung, die Unterstützung wissenschaftlicher Arbeiten aus ihrem Fachgebiet und die Pflege der Beziehungen zu anderen wissenschaftlichen Gesellschaften des In- und Auslandes. Die Gesellschaft fördert die wissenschaftlich fundierte Fortbildung in Klinik und Praxis. Die Gesellschaft macht sich Pflege und Integration der Spezialgebiete der Inneren Medizin zur ständigen Aufgabe. Die Gesellschaft vertritt die Belange der Inneren Medizin als Wissenschaft gegenüber staatlichen und kommunalen Behörden und Organisationen der ärztlichen Selbstverwaltung."

Quelle: www.dgim.de/ueber-uns/satzung/ [30.04.2020]

Ethikkodex Die DGIM hat einen Ärztekodex (ehemals Klinik-Kodex „Medizin und Ökonomie") entwickelt. Ärztekodex: www.dgim.de/fileadmin/user_upload/PDF/Publikationen/2018_Sonderdruck_Klinik_Kodex.pdf [30.04.2020]

Aktualität 2018

DGSP Deutsche Gesellschaft für Sportmedizin und Prävention e. V., DE

Ziele und Aufgaben „Gesundheitsförderung und Prävention durch Bewegung und Sport: das sind die Leitthemen der 1912 gegründeten Deutschen Gesellschaft für Sportmedizin und Prävention (DGSP) e. V., die mit rund 8.000 ärztlichen Mitgliedern eine der größten wissenschaftlich-medizinischen Fachgesellschaften Deutschlands und die europaweit größte und weltweit älteste sportärztliche Vereinigung ist. Die Kernziele der Deutschen Gesellschaft für Sportmedizin und Prävention e. V. sind:

Umsetzung von Maßnahmen zur Erhöhung der Gesundheitskompetenz in der Bevölkerung, Dienstleistungsangebot für sport- und präventivmedizinische Meinungsbildner, Förderung der sport- und präventivmedizinischen Forschung, Lehre sowie Fort- und Weiterbildung, Aufbau von Netzwerken mit Unternehmen, Verbänden und anderen Organisationen."

Quelle: www.dgsp.de/seite/277054/%C3%BCber-uns.html [30.04.2020]

Ethikkodex Die DGSP hat einen sportmedizinischen Ethikkodex entwickelt.

Ethikkodex: https://www.dgsp.de/seite/377549/sportmedizinische-ethik.html [30.04.2020]

Aktualität 2018

EC European Commission, EU

Ziele und Aufgaben Die Europäische Kommission hat jeweils eine Vertretung in allen ihren 27 Mitgliedsstaaten. Diese hat die Aufgabe, ihren Bürgern das europäische Geschehen näher zu bringen. Im deutschen Webseitenbereich der Europäischen Kommission wird dies wie folgt beschrieben:

„Die Vertretung in Deutschland ist das Bindeglied zwischen der EU-Kommission in Brüssel und der Bundesregierung und dem Bundestag, den Ländern und Kommunen. Genauso wichtig sind uns der Kontakt zu Verbänden, Sozialpartnern, Zivilgesellschaft und Medien, insbesondere aber der direkte Austausch mit den Bürgerinnen und Bürgern." Quelle: https://ec.europa.eu/germany/about-us_de [30.04.2020]

Ethikkodex Auf europäischer Ebene beschäftigt sich die EU-Kommission unter anderem auch mit der Entwicklung von ethischen Strategien im Umgang mit künstlicher Intelligenz (Artificial Intelligence – AI). "On 8 April 2019, the High-Level Expert Group on AI presented Ethics Guidelines for Trustworthy Artificial Intelligence. This followed the publication of the guidelines' first draft in December 2018 on which more than 500 comments were received through an open consultation."

Ethic Guidelines for AI: https://ec.europa.eu/digital-single-market/en/news/ethics-guidelines-trustworthy-ai [30.04.2020]

Published 8. April 2019

GI Gesellschaft für Informatik e. V., DE

Ziele und Aufgaben „Die Gesellschaft für Informatik ist ... die größte und wichtigste Fachgesellschaft für Informatik im deutschsprachigen Raum und vertritt seit 1969 die Interessen der Informatikerinnen und Informatiker in Wissenschaft, Wirtschaft, öffentlicher Verwaltung, Gesellschaft und Politik."

„Die GI bezieht bei umstrittenen Fragen der IT-Nutzung Stellung und skizziert in ihren ethischen Leitlinien, wie ein verantwortungsvoller Umgang mit Informatik aussehen kann."

„Es gibt zahlreiche gesellschaftlich relevante Themen mit Informatikbezug, wie Datenschutz und IT-Sicherheit, digitale Überwachung, Netzpolitik oder die Bedeutung sozialer Medien. Wir glauben, vor dem Hintergrund unserer fachlichen Kompetenz Wertvolles zum notwendigen Diskurs in Gesellschaft und Politik beitragen zu können und sehen in der GI das geeignete Sprachrohr dafür."

Quelle: https://gi.de/ueber-uns [30.04.2020]

Ethikkodex „Die Ethischen Leitlinien ... wurden ... vom Präsidium der GI verabschiedet. Sie ersetzen die 1994 erstmals formulierten und 2004 überarbeiteten Leitlinien und wurden maßgeblich von der Fachgruppe „Informatik und Ethik" unter Beteiligung der Mitglieder der GI entwickelt ... Die Gesellschaft für Informatik e. V. (GI) will mit diesen Leitlinien bewirken, dass berufsethische oder moralische Konflikte Gegenstand gemeinsamen Nachdenkens und Handelns werden. Die Leitlinien sollen den GI-Mitgliedern und darüber hinaus allen Menschen, die IT-Systeme entwerfen, herstellen, betreiben oder verwenden, eine Orientierung bieten."

Ethische Leitlinien: https://gi.de/ueber-uns/organisation/unsere-ethischen-leitlinien/ [30.04.2020]

Aktualität 29.06.2018

GMDS Deutsche Gesellschaft für Medizinische Informatik, Biometrie und Epidemiologie e. V., DE

Ziele und Aufgaben Die GMDS „... ist eine unabhängige wissenschaftlich-medizinische Fachgesellschaft (und) hat ihr vorrangiges Wirkungsfeld in der Medizinischen Informatik, der Medizinischen Biometrie und Epidemiologie einschließlich der Medizinischen Dokumentation im Gesundheitswesen in Theorie und Anwendung, in Forschung und Lehre ... (Sie) entwickelt die Vertretung der Fachgebiete weiter durch sachverständige Repräsentation z. B. bei der Planung der Förderungsmaßnahmen der Öffentlichen Hand, in Fragen der Standardisierung und Normung, durch Stellungnahmen, bei der Errichtung von Lehrinstitutionen, bei Ausbildungs-, Weiter- und Fortbildungsfragen und bei gesetzgebenden Maßnahmen."

Quelle: www.gmds.de/ueber-uns/ziele-aufgaben/ [30.04.2020]

Ethikkodex Im Jahr 2017 hat die GMDS eine Präsidiumskommission berufen. „Die Hauptaufgabe dieser Präsidiumskommission ist eine Revision der im März 2008 publizierten *Ethische Leitlinien der Deutschen Gesellschaft für Medizinische Informatik, Biometrie und Epidemiologie e. V.(GMDS), des Arbeitskreises der IT-Leiter/innen der Universitätsklinika (AL-KRZ) des Berufsverbandes Medizinischer Informatiker (BVMI), des Bundesverbandes der Krankenhaus-IT-Leiterinnen/Leiter e. V. (KH-IT) und des Deutschen Verbandes Medizinischer Dokumentare e. V.(DVMD)*".

„Darüber hinaus wird sich die Kommission auch mit Fragen von Interessenkonflikten im wissenschaftlichen Begutachtungswesen beschäftigen."

Ethische Leitlinien: www.gmds.de/fileadmin/user_upload/Aktivitaeten_Themen/ praesidiumskommissionen/Ethische_Leitlinien.pdf [30.04.2020]

Präsidiumskommission: https://gmds.de/de/ueber-uns/organisation/praesidiums kommissionen/ethische-fragen-in-der-medizinischen-informatik-biometrie-und-epidemiologie/ [30.04.2020]

Aktualität 03/2008

HIMSS Healthcare Information and Management Systems Society, Inc., US

About HIMSS "Healthcare Information and Management Systems Society, Inc. (HIMSS) is a global advisor and thought leader supporting the transformation of the health ecosystem through information and technology. As a mission-driven non-profit, HIMSS offers a unique depth and breadth of expertise in health innovation, public policy, workforce development, research and analytics to advise global leaders, stakeholders and influencers on best practices in health information and technology. Through our innovation engine, HIMSS delivers key insights, education and engaging events to healthcare providers, governments and market suppliers, ensuring they have the right information at the point of decision. Headquartered in Chicago, Illinois, HIMSS serves the global health information and technology communities with focused operations across North America, Europe, the United Kingdom, the Middle East and Asia Pacific. Our members include more than 80,000 individuals, 480 provider organizations, 470 non-profit partners and 650 health services organizations."

Retrieved from: www.himss.org/who-we-are [30.04.2020]

Code of Ethics Ethical topics as shown in the example "Episode # 17: Artificial Intelligence, Ethics, and Security":

www.himss.org/library/podcasts/episode-17-artificial-intelligence-ethics-and-security [30.04.2020]

Published 2019

IEEE Institute of Electrical and Electronics Engineers, US

About IEEE „IEEE is the world's largest technical professional organization dedicated to advancing technology for the benefit of humanity. Below, you can find IEEE's mission and vision statements. IEEE's core purpose is to foster technological innovation and excellence for the benefit of humanity. IEEE will be essential to the global technical community and to technical professionals everywhere, and be universally recognized for the contributions of technology and of technical professionals in improving global conditions."

Retrieved from: www.ieee.org/about/ [30.04.2020]

Code of Ethics Software engineering code of ethics and professional (1999)

Code of ethics: www.ieee.org/about/corporate/governance/p7-8.html [30.04.2020]

https://standards.ieee.org/news/2017/ead_v2.html [30.04.2020]

„IEEE Releases Ethically Aligned Design, Version 2 to show "Ethics in Action" for the Development of Autonomous and Intelligent Systems (A/IS)" (2017)

https://standards.ieee.org/news/2017/ead_v2.html [30.04.2020]

Published 1999/2017

IMIA International Medical Informatics Association, CH

About IMIA "The International Medical Informatics Association (IMIA) is the world body for health and biomedical informatics. As an *association of associations*, IMIA acts as a bridging organisation, bringing together the constituent organizations and their members. IMIA provides leadership and expertise to the multidisciplinary, health focused community and to policy makers, to enable the transformation of healthcare in accord with the world-wide vision of improving the health of the world population."

"The mission of the International Medical Informatics Association is to bring people together from around the world to advance biomedical and health informatics science, education, and practice through mutual learning and exchange of knowledge, skills and ideas."

Retrieved from: https://imia-medinfo.org/wp/welcome-to-imia-the-international-medical-informatics-association/ [30.04.2020]

Code of Ethics "The International Medical Informatics Association is proud to announce that the IMIA General Assembly has approved the endorsement of the updated 2016 IMIA Code of Ethics for Health Information Professionals at its General Assembly meeting on August 28th, 2016 in Munich, Germany."

Code of ethics: https://imia-medinfo.org/wp/imia-code-of-ethics/ [30.04.2020].

Published August 28th, 2016

iSMIT International Society for Medical Innovation and Technology, US

About iSMIT "The international Society for Medical Innovation and Technology (iSMIT) is an international society, formed in 1989 under the name "Society for Minimally Invasive Therapy" (SMIT) by an innovative group of medical practitioners led by John Wickham. The founding members were leaders in their fields and were dedicated to the multidisciplinary advancement of minimally invasive therapy in an attempt to reduce patient trauma arising from traditional surgical operations or radiological interventions. The current membership base includes representatives from most medical specialties, instrument manufacturing, biomedical engineering and research out of > 35 countries. As to reflect this broader membership as well as to attract further members not necessarily only within minimally invasive therapy, the name of the Society was formally changed to "international Society for Medical Innovation and Technology" iSMIT."

Retrieved from: https://ismit.org/who-we-are/ [30.04.2020]

Code of Ethics The Seoul Declaration "A Manifesto for Ethical Medical Technology" written by Young Woo Kim, Conference President SMIT 2018 in Seoul.

https://ismit.org/the-seoul-declaration-a-manifesto-for-ethical-medical-technology/ [30.04.2020]

Published December 10th, 2018

NSPE National Society of Professional Engineers, US

About NSPE "NSPE was established in 1934 to realize a simple but vital goal: create an inclusive, nontechnical organization dedicated to the interests of licensed professional engineers, regardless of practice area, that would protect engineers (and the public) from unqualified practitioners, build public recognition for the profession, and stand against unethical practices and inadequate compensation." NSPE's Vision is: "A world where the public can be confident that engineering decisions affecting their lives are made by qualified and ethically accountable professionals."

Retrieved from: www.nspe.org/membership/nspe-who-we-are-and-what-we-do [30.04.2020]

Code of Ethics "Engineering is an important and learned profession. As members of this profession, engineers are expected to exhibit the highest standards of honesty and integrity. Engineering has a direct and vital impact on the quality of life for all people. Accordingly, the services provided by engineers require honesty, impartiality, fairness, and equity, and must be dedicated to the protection of the public health, safety, and welfare. Engineers must perform under a standard of professional behavior that requires adherence to the highest principles of ethical conduct."

Code of ethics: www.nspe.org/resources/ethics/code-ethics [30.04.2020]

www.nspe.org/sites/default/files/resources/pdfs/Ethics/CodeofEthics/NSPE-CodeofEthicsforEngineers.pdf [30.04.2020]

Published July, 2019

ÖGBMT Österreichischen Gesellschaft für Biomedizinische Technik, AT

Ziele und Aufgaben „Die Österreichische Gesellschaft für Biomedizinische Technik (ÖGBMT) ... bezweckt die Förderung der Zusammenarbeit zwischen Personen, welche an der gemeinsamen Arbeit auf dem Gebiet der Naturwissenschaften und der technischen Wissenschaften einerseits und der Biologie und Medizin andererseits interessiert sind. Die wesentlichen Ziele der Gesellschaft sind die Förderung und Verknüpfung von biologischen und medizinischen Erkenntnissen mit den neuesten Erkenntnissen der Ingenieurswissenschaft, die Evaluierung neuer Technologien zur Verbesserung der Lebensqualität und Förderung der Gesundheit unter Berücksichtigung ethischer Leitmotive ...“

„Der Arbeitskreis Medizinische Informatik und eHealth (AKMI) ist eine gemeinsame Einrichtung der OCG und der ÖGBMT und vertritt die fachspezifischen Angelegenheiten gegenüber der wissenschaftlichen Gemeinschaft, den Schwester- und Dachgesellschaften, der Industrie und der Öffentlichkeit im Allgemeinen.“

Die aktuellen Themenschwerpunkte des Arbeitskreises sind u. a. ethische, juristische und wirtschaftliche Aspekte von eHealth.

Quellen: https://www.ocg.at/de/medizinische-informatik-und-ehealth [30.04.2020]

Ethikkodex Keine eigenen Leitlinien entwickelt. Die AKMI richtet sich nach den Ethischen Leitlinien der GMDS (2008). Quelle: www.gmds.de/fileadmin/user_upload/Aktivitaeten_Themen/praesidiumskommissionen/Ethische_Leitlinien.pdf [30.04.2020]

Aktualität o. J.

OCG Oesterreichische Computer Gesellschaft, AT

Ziele und Aufgaben „Die Österreichische Computer Gesellschaft (OCG) ist ein gemeinnütziger Verein und wurde 1975 zur Förderung der Informatik und IKT (Informations- und Kommunikationstechnologien) gegründet."

„Der Arbeitskreis Medizinische Informatik und eHealth (AKMI) ist eine gemeinsame Einrichtung der OCG und der Österreichischen Gesellschaft für Biomedizinische Technik (ÖGBMT) und vertritt die fachspezifischen Angelegenheiten gegenüber der wissenschaftlichen Gemeinschaft, den Schwester- und Dachgesellschaften, der Industrie und der Öffentlichkeit im Allgemeinen."

„Die aktuellen Themenschwerpunkte des Arbeitskreises sind u. a. ethische, juristische und wirtschaftliche Aspekte von eHealth."

Quellen: www.oegbmt.at/index.php?id=77 [30.04.2020]

www.ocg.at/de/medizinische-informatik-und-ehealth [30.04.2020]

Ethikkodex Keine eigenen Leitlinien entwickelt. Die AKMI richtet sich nach den Ethischen Leitlinien der GMDS (2008). Quelle: www.gmds.de/fileadmin/user_upload/Aktivitaeten_Themen/praesidiumskommissionen/Ethische_Leitlinien.pdf [30.04.2020]

Aktualität o. J.

SI Schweizer Informatik Gesellschaft, CH

Ziele und Aufgaben „Die Schweizerische Informatik Gesellschaft (SI) setzt sich für die Interessen und die Reputation der IT-Fachpersonen in der Schweiz ein. Sie tut dies durch spezialisierte Fachgruppen und Sektionen, fokussierte Projekte, fachlich anspruchsvolle Veranstaltungen (u. a. Swiss Digital Summit) und Publikationen (u. a. Digital Magazine), ein politisches Engagement für Bildungsthemen mit IT-Bezug, Stellungnahmen zu Gesetzesentwürfen und zu nationalen Strategien im Kontext Digitalisierung, die Zusammenarbeit mit anderen Verbänden (u. a. Swiss ICT) und mit Schwestergesellschaften im Ausland (u. a. GI eV, OCG), die Beteiligung an nationalen und internationalen Verbänden (ICT Switzerland, IFIP, CEPIS) und die Mitarbeit in nationalen und internationalen Arbeitsgruppen."

Quelle: https://swissinformatics.org/de/ [30.04.2020]

Ethikkodex „In den Jahren 2004–2005 hat die Ethikkommission ... verschiedene ethische Richtlinien und Standesordnungen von IT-Berufsverbänden aus der ganzen Welt analysiert. Basierend auf dem "Code of Ethics and Professional Conduct" des ACM, wurde daraufhin ein Entwurf für die Schweiz erarbeitet. Diese Richtlinien sollen für die IT Berufsleute in der Schweiz verbindlich sein."

Ethik-Richtlinien: https://swissinformatics.org/de/die-si/ethik-richtlinien/ [30.04.2020]

https://swissinformatics.org/wp-content/uploads/2019/06/SI-Code-of-Ethics-2019.pdf [30.04.2020]

Aktualität 2019

STC Society for Technical Communication, US

About STC "The Society for Technical Communication is a professional association dedicated to the advancement of technical communication. Technical communicators research and create information about technical processes or products directed to a targeted audience through various forms of media. For example, STC members communicate about technical or specialized topics, such as computer applications, medical procedures, or environmental regulations. They communicate by using technology, such as Web pages, help files, or social media sites. And they provide instructions for products and services."

Retrieved from: www.stc.org/ [30.04.2020]

Code of Ethics "As technical communicators, we observe the following ethical principles in our professional activities": Legality, Honesty, Confidentiality, Quality, Fairness, and Professionalism."

Ethical principles: www.stc.org/about-stc/ethical-principles/ [30.04.2020]

Published Adopted by the STC Board of Directors September, 1998

VDI Verein Deutscher Ingenieure e. V., DE

Ziele und Aufgaben „Am 12. Mai 1856 gründeten Ingenieure den VDI e. V. Ihr Ziel war, *alle geistigen Kräfte der Technik zum gemeinsamen Wirken* zu bündeln. Rund 160 Jahre später ist daraus der bedeutendste und mitgliederstärkste Verein Europas für Naturwissenschaftler und Ingenieure geworden. Der VDI von heute sieht sich als Wegbereiter für moderne, nachhaltige Technologien, aber auch als starke Stimme, die die Interessen aller Mitglieder vertritt."

Quelle: www.vdi.de/ueber-uns/organisation [30.04.2020]

Ethikkodex „Naturwissenschaft und Technik stellen wesentliche Gestaltungsfaktoren der Zukunft dar. Ihre Wirkungen können sowohl im nützlichen als auch im schädlichen Sinne gewaltige Ausmaße annehmen. Und jeder von uns ist daran beteiligt. Zuletzt 1950 wurde diese besondere Verantwortung der Ingenieure in dem „Bekenntnis des Ingenieurs" hervorgehoben. Die jetzt vom Präsidium verabschiedeten *Ethischen Grundsätze des Ingenieurberufs* wollen Ingenieurinnen und Ingenieuren als den Gestaltern der Technik Orientierung bieten und sie bei der Beurteilung von Verantwortungskonflikten unterstützen. Diese Grundsätze wurden von den *VDI Philosophen* gemeinsam mit Vertretern anderer Disziplinen im Bereich *Mensch und Technik* erarbeitet."

Ethische Grundsätze des Ingenieurberufs: www.vdi.de/ueber-uns/presse/publikationen/details/ethische-grundsaetze-des-ingenieurberufs [30.04.2020]

Aktualität 2002/2003

28 Zur Schriftenreihe Health Academy

Reihenherausgeber: Wolfgang Niederlag und Heinz U. Lemke.
ISSN: 1617-8874

In der Schriftenreihe Health Academy sind bisher folgende Publikationen erschienen:

HA 1: Verbesserung der radiologischen und kardiologischen Bildgebung durch digitale großflächige Flachbild-Detektoren
Herausgeber: W. Niederlag (Dresden), H. U. Lemke (Berlin), 2001

HA 2: Digital Imaging and Image Communication between Hospitals in the Free State of Saxony, Germany (SaxTeleMed Reference Model Program)
Editors: W. Niederlag (Dresden), H. U. Lemke (Berlin), 2001

HA 3: Telemonitoring & Tele Home Care – Methodische Grundlagen, technische Voraussetzungen, organisatorische Konzepte, praktische Erfahrungen, medizintechnische Produkte
Herausgeber: W. Niederlag (Dresden), H. U. Lemke (Berlin), 2002

HA 4: Advances in Medical Imaging (I)
Editors: W. Niederlag (Dresden), H. U. Lemke (Berlin), 2002

HA 5: Telemedizin & Ökonomie – Ökonomische Effekte, Abrechnungsmodalitäten, Geschäftsmodelle
Herausgeber: W. Niederlag (Dresden), H. Burchert (Bielefeld), H. U. Lemke (Berlin), 2003

HA 6: Ethik und Informationstechnik am Beispiel der Telemedizin
Herausgeber: W. Niederlag (Dresden), H. U. Lemke (Berlin), A. Bondolfi (Lausanne/Schweiz), O. Rienhoff (Göttingen), 2003

HA 7: Telekardiologie – Methodische Grundlagen, technische Lösungen, praktische Erfahrungen, integrierte Versorgungskonzepte
Herausgeber: W. Niederlag (Dresden), B. Lüderitz (Bonn), A. Hempel (Dresden), H. U. Lemke (Berlin), 2004

HA 8: Smart Cards in telemedizinischen Netzwerken
Herausgeber: W. Niederlag (Dresden), O. Rienhoff, H. U. Lemke (Berlin), 2004

HA 9: Hochtechnologiemedizin im Spannungsfeld zwischen Ökonomie, Politik, Recht und Ethik
Herausgeber: W. Niederlag (Dresden), H. U. Lemke (Berlin), L. A. Nefiodow (St. Augustin), D. H. W. Grönemeyer (Bochum), 2005

HA 10: Molecular Imaging – Innovationen und Visionen in der medizinischen Bildgebung
Herausgeber: W. Niederlag (Dresden), H. U. Lemke (Berlin), W. Semmler (Heidelberg), C. Bremer (Münster), 2006

HA 11: Rechtliche Aspekte der Telemedizin
Herausgeber: W. Niederlag (Dresden), C. Dierks (Berlin), O. Rienhoff (Göttingen), H. U. Lemke (Berlin), 2006

https://doi.org/10.1515/9783110645767-028

HA 12: Gesundheitswesen 2025 – Implikationen, Konzepte, Visionen
Herausgeber: W. Niederlag (Dresden), H. U. Lemke (Berlin), E. Nagel (Augsburg, Bayreuth), O. Dössel (Karlsruhe), 2008

HA 13: Modellgestützte Therapie – Technische Möglichkeiten, potenzielle Anwendungen, gesellschaftliche Auswirkungen
Herausgeber: W. Niederlag (Dresden), H. U. Lemke (Berlin), J. Meixensberger (Leipzig), M. Baumann (Dresden), 2008

HA 14: Personalisierte Medizin – sind wir auf dem Weg zu einer individualisierten Gesundheitsversorgung?
Herausgeber: W. Niederlag (Dresden), H. U. Lemke (Berlin), O. Golubnitschaja (Bonn), O. Rienhoff (Göttingen), 2010

HA 15: Personalisierte Medizin & Informationstechnologie – Innovative Konzepte, realisierte Anwendungen, gesellschaftliche Aspekte
Herausgeber: W. Niederlag (Dresden), H. U. Lemke (Berlin, Los Angeles/USA), O. Rienhoff (Göttingen), 2010

HA 16: Der virtuelle Patient – Zukünftige Basis für Diagnose und Therapie?
Herausgeber: W. Niederlag (Dresden), H. U. Lemke (Berlin), H. Lehrach (Berlin), H.-O. Peitgen (Bremen), 2012

HA 17: Der digitale Operationssaal – Methoden, Werkzeuge, Systeme, Applikationen und gesellschaftliche Aspekte
Herausgeber: W. Niederlag (Dresden), H. U. Lemke (Berlin), G. Strauß (Leipzig), H. Feußner (München), 2012

Fortsetzung der Reihe im Verlag De Gruyter
Health Academy – HAC
Reihenherausgeber: Wolfgang Niederlag und Heinz U. Lemke
ISSN: 2199–2959

Band 1: Der virtuelle Patient
Wolfgang Niederlag, Heinz U. Lemke, Hans Lehrach, Heinz-Otto Peitgen (Hrsg.)
2., erweiterte Auflage, Verlag de Gruyter, 2014
Broschur ISBN: 978–3–11–055434–2
Gebunden ISBN: 978–3–11–033429–6
PDF ISBN: 978–3–11–033566–8
EPUB ISBN: 978–3–11–038925–8

Band 2: Der digitale Operationssaal
Wolfgang Niederlag, Heinz U. Lemke, Gero Strauß, Hubertus Feußner (Hrsg.)
2., erweiterte Auflage, Verlag de Gruyter, 2014
Broschur ISBN: 978–3–11–055431–1
Gebunden ISBN: 978–3–11–033430–2
PDF ISBN: 978–3–11–033562–0
EPUB ISBN: 978–3–11–038924–1

Band 3: Ethische Perspektiven auf Biomedizinische Technologie
Arne Manzeschke, Wolfgang Niederlag (Hrsg.)
Verlag de Gruyter, 2020
Gebunden ISBN: 978-3-11-064460-9
PDF ISBN: 978-3-11-064576-7
EPUB ISBN: 978-3-11-064624-5

www.ingramcontent.com/pod-product-compliance
Lightning Source LLC
Chambersburg PA
CBHW081529190326
41458CB00015B/5494